近现代名中医未刊著作精品集

沈济苍讲伤寒

沈济苍 著

程磐基 沈乐平 整理

人民卫生出版社

图书在版编目（CIP）数据

沈济苍讲伤寒/程磐基，沈乐平整理. —北京：
人民卫生出版社，2016
（近现代名中医未刊著作精品集）
ISBN 978-7-117-22717-9

Ⅰ.①沈…　Ⅱ.①程…　②沈…　Ⅲ.①伤寒（中医）
—临床医学—经验—中国—现代　Ⅳ.①R249.1②R254.1

中国版本图书馆 CIP 数据核字（2016）第 148199 号

| 人卫社官网　www.pmph.com | 出版物查询，在线购书 |
| 人卫医学网　www.ipmph.com | 医学考试辅导，医学数据库服务，医学教育资源，大众健康资讯 |

沈济苍讲伤寒

著　　者：沈济苍
整　　理：程磐基　沈乐平
出版发行：人民卫生出版社（中继线 010-59780011）
地　　址：北京市朝阳区潘家园南里 19 号
邮　　编：100021
E - mail：pmph @ pmph.com
购书热线：010-59787592　010-59787584　010-65264830
印　　刷：三河市尚艺印装有限公司
经　　销：新华书店
开　　本：710×1000　1/16　印张：20　插页：4
字　　数：381 千字
版　　次：2016 年 8 月第 1 版　2023 年 3 月第 1 版第 2 次印刷
标准书号：ISBN 978-7-117-22717-9/R · 22718
定　　价：49.00 元

出版者的话

在我国近现代中医界曾经活跃过一大批学验俱丰，在当时享有盛誉、产生过重要影响的中医大家，或蜚声全国或名重一方，为中医事业的发展贡献了毕生精力，他们在临证之余也多有著述，然而，其中许多著作（如手稿、内部交流稿等）因种种原因在作者生前直至现在都未能出版，以致先贤在长期临床实践和寝馈深思中积累的宝贵学验被埋没、被遗忘，甚至有的已经失传，这应视为中医事业的一种损失。如以"作者生前其作品未能刊行"初步确立未刊的定义，历史上许多名著在一段时间内都曾经是未刊作品，明代本草学家李时珍的《本草纲目》就是一例，因此，中医界的未刊著作应该引起我们的高度关注。

诚然，以实事求是和谨慎客观的态度来考察和分析我社编辑目前搜集到的未刊著作，不能说每一部都是精品，但其中不乏有重要学术价值和临床指导价值者，它们凝聚了先辈一生的学术精华，尊重它们、珍视它们，进而出版它们，是中医编辑工作者的光荣使命，为此，我们策划了"近现代名中医未刊著作精品集"丛书，拟将上述作品在精选的基础上分辑出版，以飨读者。精选的标准为：作品应有较高的理论价值和临床指导价值，其学术观点及临证经验等，系经过作者当时长期的临床检验才以提炼，既来源于临床实践，又能很好地指导临床实践，以目前的中医发展水平来衡量，仍有其科学性、独特性、实用性，对中医工作者和学习者有重要参考意义，对中医事业的发展有重要促进作用。为确保以上目标的实现，我们对符合上述目标初步入选的作品又分别报送当前中医界知名专家评审，在专家的具体指导下确立最终书目。

鉴于许多中医名家的未刊作品多在其弟子或家人、友人处，另有部分保存在中医临床、科研机构或各地图书馆当中，故殷切希望社会各界人士能提供有关稿件及信息，让我们共同努力，使一批批的未刊著作得以问世，使先贤英名不朽，学验流传，徽音累属，慈惠无穷。

人民卫生出版社
2009 年 9 月

沈济苍先生小传

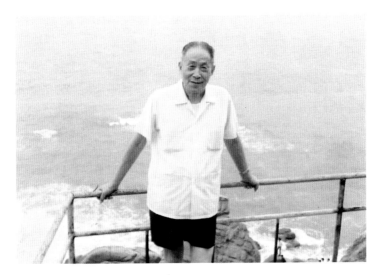

　　沈济苍（1906—1994），上海市川沙县人，中国共产党党员，一生从事中医临床和理论研究。先生早年先后就读于上海中医专门学校与上海国医学院，拜上海国医学院创办人之一的章次公先生为师，毕业后共同开业行医。1953年响应政府号召，联合其他医生成立嵩山区第一联合诊所，任所长。行医期间利用业余时间系统学习西医理论。1956年停业后进入上海市卫生局中医处任技正，从事全市医疗机构中医学术工作等，编辑出版《中医中药临床实验汇编》，筹建"上海中医学院"，承担"西医学习中医研究班"班主任工作与西学中班《伤寒论》课程教材的编写与讲授。1961年调入上海中医学院任伤寒温病教研室主任，并继续担任西学中研究班的课程。两次参加全国教材会议，参与编写《伤寒论》全国教材。"十年动乱"期间参加重修《辞海》中医部分的编撰工作，为1979年版《辞海》主要编写者之一。1978年任上海中医学院重新恢复的伤寒温病教研室主任，并任中国农工民主党上海中医学院委员会主任委员。1985年加入中国共产党。被聘为上海中医学院教授、学术委员会委员、专家委员会委员等。著有《温病名著通俗讲话》（合著）《伤寒论析疑》等，临床擅用仲景方治疗病证，并数十年如一日坚持在社区免费为群众诊治疾病，上海人民广播电台与《解放日报》曾有专题报道。

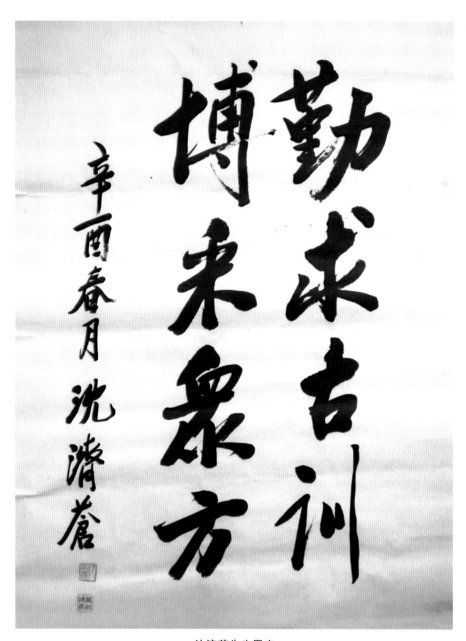

勤求古训 博采众方

辛丙春月 沈济苍

沈济苍先生墨宝

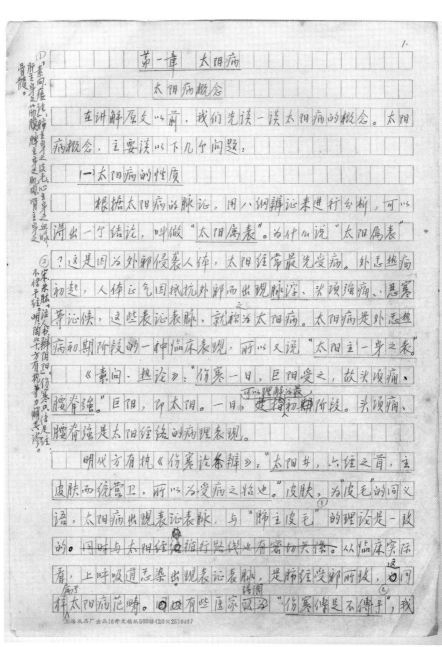

第一章 太阳病

太阳病概念

在讲解原文以前，我们先谈一谈太阳病的概念。太阳病概念，主要谈以下几个问题。

(一) 太阳病的性质

根据太阳病的脉证，用八纲辨证来进行分析，可以得出一个结论，叫做"太阳病表"。为什么说"太阳病表"？这是因为外邪侵袭人体，太阳经常最先受病。外感热病初起，人体正气固抵抗外邪而出现脉浮、头项强痛、恶寒等证候，这些表证表脉，就称为太阳病。太阳病是外感热病初期阶段的一种临床表现，所以又说"太阳主一身之表"。

《素问·热论》："伤寒一日，巨阳受之，故头项痛、腰脊强"。巨阳，即太阳。一日，可以理解为是指初期阶段。头项痛、腰脊强是太阳经络的病理表现。

明代方有执《伤寒论条辨》："太阳者，六经之首，主皮肤而统营卫，所以为受病之始也。"皮肤，为皮毛的同义语，太阳病出现表证表脉，与"肺主皮毛"的理论是一致的。同时与太阳经循行路线也有密切关系。从临床实际看，上呼吸道感染出现表证表脉，是肺经受邪所致，同样属太阳病范畴。所以有些医家认为"伤寒传足不传手"，我

^{left margin:}
① "素问·经脉论"：肺手太阳之脉毛心主之脉，脾主身之肌肉，胃主肌肉，肾主骨髓。

② 荣卫脉浮，不仅手经，明白营卫辨阴阳，会辨阴阳但从寒只是足经，华方有机，辨力阔其论。

上海报品厂出品16开文稿纸500格(20×25)9487

沈济苍先生手书影印（1）

3—1

原文3：太阳病，或已发热，或未发热，必恶寒，体痛呕逆，脉阴阳俱紧者，名为伤寒。

提要　太阳病的主要脉证。

分析　本条指出太阳伤寒的主要脉证。首句太阳病三字，同样统括第一条的基本脉证而言。第一条的基本脉证和本条的脉证和起来，就是太阳伤寒的主要脉证。

关于发热恶寒的病机，我们在上面两条已经讲得很多，这里不多重复。本条的"或已发热，或未发热，"这是说发热有迟有早，未发热是尚未发热，并非始终不发热。只有伤风感冒，因感邪较轻，就不一定发热。

必恶寒的"必"字很重要。为什么说必恶寒？因为寒邪外束之故，所以无论已发热或未发热，而恶寒则为必见之象。恶寒可有两种情况，一种情况是在人体正气尚未作出反应的阶段，此时的恶寒是尚未发热时的恶寒。另一种情况是，恶寒之后，继以发热，发热之后，仍些恶寒，此时的恶寒与发热同时并见，体表的反应必特别敏感，有的病人尽管热度已经很高，但还是怕冷得很厉害，并不因为已经发热而不再怕冷，这就是太阳伤寒恶寒的临床特点。《伤寒论》第一条太阳病提纲为什么突出恶寒二字而不提发热，其原因也在这里。

上海市印刷品厂出品16开文稿纸500格(20×25)226

沈济苍先生手书影印（2）

整 理 说 明

一、本书为沈济苍教授亲笔写就的《伤寒论》讲稿。由整理者在随师学习过程中抄录而成。

二、讲稿以宋本《伤寒论》为蓝本，参照高等中医药院校《伤寒论》教材，选取《辨太阳病脉证并治上》至《辨阴阳易差后劳复病脉证并治》内容，对主要原文进行讲解。并按原次序进行编号。

三、讲稿多次提到某些名词术语在"概论"中已论述。由于"概论"内容已佚失，故选取沈老发表在《上海中医药杂志》1963 年 6 月号上的《〈伤寒论〉六经分证的精神实质》一文，该文反映了沈老对《伤寒论》的认识与学术观点，今略作整理放在书首作为"代概论"。

四、讲稿参考了大量前贤注解，本次整理对凡是能找到的内容，基本上进行了核对，并注明出处。

五、讲稿分别用"☆"、"○"、"△"、"√"等符号依次表示原文的重要程度，本次整理全部保留。部分文字下有下划线，以示板书内容，本次整理一并保留。

六、由于整理者水平有限，恐有疏漏之处，谨请广大读者提出宝贵意见。

程磐基　沈乐平

2015 年 1 月

目　　录

《伤寒论》六经分证的精神实质
（代概论）

后汉张仲景氏，是我国古代杰出的医学家之一。他一方面勤求古训、博采众方，总结了汉以前劳动人民从长期和疾病作斗争中所积累起来的医学知识和实践经验；一方面在继承《内经》理论的基础上，进一步加以充实和发展，著成《伤寒论》一书，具体地阐述了辨证论治的基本法则。这些基本法则，正体现在六经分证之中，它不但对外感热病指出了发生和发展的规律，而且具体地指出了在各种不同情况下的诊断和治疗法则；这些理、法、方、药的运用，对其他各科疾病也同样具有普遍的指导意义。笔者常说："学习《伤寒论》，是学习祖国医学辨证论治的基本功。"就是因为《伤寒论》是讲究这些基本法则的第一部著作。自汉以来，无论在诊断上、治疗上，尽管在学术方面已经有了不少进展，但总的说来，都没有离开过这些基本法则。历代医家之所以将《伤寒论》尊为经典、奉为圭臬，是有一定道理的。正因为《伤寒论》六经分证包含着这些基本法则，所以正确理解六经分证的精神实质，有其重要的意义。这个问题不解决，在研究《伤寒论》辨证论治的具体内容时会受到一定的影响，对《伤寒论》中所说的这些基本法则就会模糊不清。历来诸家对此问题，见仁见智，各有不同。最近从有些同志发表的文章中或从讨论中都可以看出，大家的见解也并不是一致的。笔者不揣浅陋，对《伤寒论》六经分证若干问题提出拙见如下，希高明指正。

一、六经分证的来源

《伤寒论》的六经，从总的方面来说，是渊源于《内经》的。但《内经》中所说的三阴三阳，并不只是一个意义，所以从分证的角度上来说，《伤寒论》六经分证是渊源于《素问·热论》的。当然，《素问·热论》的六经分证，与经络学说是分不开的，它以表证为阳，以里证为阴，其证候亦多以经络循行路线为主；而《伤寒论》的六经分证则是比较全面地继承了《内经》各方面的理论，除了经络、脏腑、营卫气血等理论外，特别着重阴阳的消长与转化，邪正的盛衰与进退，它在很大程度上补充了《素问·热论》分证的不足，所以无论在传经次序、传经日数、六经证候以及六经治法等方面，较之《素问·热论》所说，都有了很大的发展，显得更为全面而具体，在临床上起着实际的指导作用。兹仅就以下数点，列表以见其异同：

（1）传经次序 { 《热论》：三阳三阴传经次序，固定不移。
《伤寒论》：有循经传、有越经传、有表里传、有直中，传经次序并不固定。

（2）传经日数 { 《热论》：日传一经，六日遍传六经，固定不移。
《伤寒论》：有二三日或五六日传一经，有十余日传一经；以脉证的变不变决定疾病的传不传，既不受日数限制，更不必遍传六经。

（3）六经证候 { 《热论》：主要为经络循行路线所出现的症状，且仅有热证、实证。
《伤寒论》：经络脏腑诸证悉具，表里寒热虚实俱全。

（4）六经治法 { 《热论》：未满三日可汗，已满三日可下。
《伤寒论》：汗、吐、下、和、温、清、补、消，辨证施治。

以上说明：《伤寒论》六经与《素问·热论》六经其间既有联系，又有区别。《伤寒论》六经在《素问·热论》六经的基础上，既有继承，又有发展。《伤寒论》六经虽非《素问·热论》六经之旧，但也不能撇开经络。因此，若说二者之间毫无共同之处，或者认为完全一致的看法，似乎都是值得商讨的。至于《伤寒论》中也有"一日太阳""二日阳明""三日少阳"云云，这确是仲景沿用了《素问·热论》的说法。正是在这些地方，我们既可以看到他的理论根据的来源，也可以看到他的理论发展所在，这是医学发展的痕迹，并无矛盾可言。宋本《伤寒论》原文第4条云："伤寒一日，太阳受之，脉若静者，为不传。颇欲吐，若躁烦，脉数急者，为传也。"又第5条云："伤寒二三日，阳明少阳证不见者，为不传也。"从这两条可以充分看出仲景已经清楚地说明了观察疾病的传变与否，主要决定于脉证的有无变化，实际上并不是用日数来推断的，这正是仲景师古而不泥古、理论善于结合实际的范例。我们学习《伤寒论》，能明了六经分证的来源及其发展，对进一步理解它的实际涵义，有很大的好处。

二、六经分证的涵义

《伤寒论》以六经为总纲，它贯串着八纲辨证的具体内容，所以六经分证与八纲辨证是不可分割的。外感热病的发展过程，实际上就是邪正斗争的发展过程，六经分证与八纲辨证的具体内容，完全体现了这种斗争的发展过程。病情在不断演变，由此而产生的各种证候，也就跟着不断演变，于是形成了一个一个综合性的证候类型。这些证候类型的产生，必然和人体的经络、脏腑、营卫气血等生理病理变化有着密切的关系，所呈现出来的证候，虽然很复杂，但必然有它一定的规律。《伤寒论》六经分证的形成，也必然是从长期实践中观察得来的。他把多种外感热病在发展过程中所产生的各种证候，从整体观念出发，依据人体正气的强弱、邪气的盛衰、病位的浅深、病势的进退等方面的病机结合起来，进行分析归纳，找出其共同规律，在阴阳两纲（即三阴三阳）的基础上，再分清表里、寒热、虚实，然后把各种不同的证候类型分隶于六经，并定出相应的治疗法则。这是仲景的创获，其功绩是不可泯灭的。然而仲景的创造，显然是根据《内经》的阴阳学说。关于这一点，在《伤寒论》中可以看得很清楚，是不容置疑的。《素问·阴阳应象大论》说："阴阳者，天地之道也，万物之纲纪，变化之父母，生杀之本始，神明之府也。治病必求于本。"又说："善诊者，察色按脉，先别阴阳。"又说："审其阴阳，以别柔刚。"这些理论，可以说都是《伤寒论》六经分阴阳的主要依据。又如《素问·阴阳应象大论》说："阴胜则阳病，阳胜则阴病；阳胜则热，阴胜则寒；重寒则热，重热则寒。"《素问·调经论》说："阳虚则外寒，阴虚则内热；阳盛则外热，阴盛则内寒。"《灵枢·通天》说："谨诊其阴阳，视其邪正，安容仪，审有余不足，盛则写之，虚则补之。"诸如此类，在《内经》中只是比较原则性的理论。《伤寒论》显然受到这些理论的启示，把疾病在发展过程中所出现的具体脉证与病机完全结合起来，作为六经分证和八纲辨证的依据。仲景这样阐明经旨，并运用到实践中去，应该说这是非常可贵的。同时，我们在这里可以明显地看出，《伤寒论》的六经分证，不仅规定了各经的证候类型，而且还包含着邪正进退与阴阳转化等复杂的病机变化。因此三阴三阳这个名称，自有其特殊的意义，目前还不能用其他的名称来代替它。倘认为六经名称不过是一种符号，好比甲乙丙丁，可以随便更易，这显然是不妥当的。病情的演变，情况很复杂，往往虚中有实，实中有虚，阴中有阳，阳中有阴，既有一般的规律，又有特殊的规律。因此，必须肯定六经分证决不是各个孤立的，而是不可分割的和相互联系的。有些同志常把六经分证称做六个证候群，这样一来，把六经分证的概念和现代医学所说的证候群的概念完全混淆起来，容易将六经分证误解为六个互不相关的和固定不移的东西，那显然也是不妥当的。

三、六经的传变问题

　　《伤寒论》的六经分证，主要在于辨证，所以又称六经辨证。这是说，不但要分，而且要辨，不但要分得清楚，而且要辨得明白，这样才能对疾病的千变万化掌握住它的一定的规律。笔者认为，《伤寒论》是统论多种外感热病的，而且包括不少杂病在内，它决不是指某一个病的终始。同时，外感热病的发生，可以因所受外邪性质的不同，以及人体的正气强弱而异，虽然大部分多从太阳开始，但也可以从各经自发，所谓各经自发，就是说既可以从太阳开始发病，也可以从阳明或少阳开始发病，甚至可以从少阴开始发病。因此，它不可能用某一种病的特定的传变方式来概括或代表。退一步说，即使是同一个病，在它的整个发展过程中，也并不是六经证候全部都会出现，更不是一定从太阳到厥阴这样地次第相传的。我们只要抓住这个关键，就可以知道越经传的意义要比循经传的意义更加广阔。记住循经传、越经传、各经自发、直中阴经以及由实转虚、从阴出阳等理论，这样，对多种外感热病的传变规律，就会有一个完整而明确的概念。有些同志对于《伤寒论》的六经次序，有所争议，认为三阳的排列次序，应从原来的太阳→阳明→少阳，改为太阳→少阳→阳明。笔者认为：如果明确了六经分证和传变的实际意义，就知道六经的排列次序原无争论的必要。后人如张志聪、陈念祖、柯韵伯等，运用开、阖、枢的说法来解释《伤寒论》的六经传变，不但张冠李戴，而且与临床实际不符。

　　值得注意的是：《伤寒论》中的合病、并病，它也是一种传经的规律，而且是一种比较复杂的传经规律。它在《伤寒论》中占有相当重要的地位，历来注家都没有予以应有的重视。大家知道，凡两经或三经之证同时并见的谓之合病。前一经之证未罢，而后一经之证已见的谓之并病。外感热病在发展过程中有许多证候往往不是一经所能包括的，它是交错出现的，《伤寒论》就用合病、并病的理论来表达这些复杂的传经规律，它进一步反映了六经分证的不可分割性。《伤寒论》谈到了太阳与阳明合病、太阳与少阳合病、阳明与少阳合病以及二阳并病、三阳合病等。条文虽然只有 12 条，而且只见于三阳，不见于三阴。然而合病、并病的精神，却贯串着全书，决不是仅仅局限于这 12 条。《伤寒论》中有不少条文，明明是合病、并病，而没有明说是合病、并病，这是古文的简奥之处，就要我们能在无字处着眼，举一反三，触类旁通，才能有良好的收获。例如 99 条的"身热恶风，颈项强，胁下满，手足温而渴"，实际上是三阳合病。104 条的"胸胁满而呕，日晡所发潮热"，实际上是少阳与阳明并病。146 条的"发热微恶寒，支节烦疼，微呕，心下支结"，实际上是太阳与少阳并病。又如 279 条的"本太阳病，医反下之……大实痛者，桂枝加大黄汤主之"，实际上是太阳与阳明并病，不过这是由于误下所造成，放在太阴篇中是为了与桂枝加芍药汤证相互辨证。尤其值得注意的是，301 条麻黄细辛附子汤证的"反发热，脉沉"，实际上是太阳与少阴同病，与 92 条的"病发热头痛，脉反沉"遥遥相对。301 条是在少阴病的角度上谈的，以脉沉为主，故云"反发热"；92 条是在太阳病的角度上谈的，以发热头痛为主，故云"脉反沉"。实际上这两条都是发热、脉沉，都是太少同病，只因所站的角度不同，提法才不一样。《素问·热论》以阳经阴经同病称为两感，它的原意是说凡是两感之病，病情就比较严重（《伤寒论·伤寒例》也有相关论述）。92条与301条在阳经与阴经同病以及病情比较严重的意义上来说，这明明又是一个十分重要的规律，借用两感这个名称，似乎还是可以的。很多注家不明此理，在六经原分表里之外，将各经再分表里。于是乎钱潢等人，对301条有少阴之表的说法；又因少阴有表，于是乎又有细辛"发少阴之汗"的说法。此说陈陈相因，视为理所当然。笔者却有不同的看法，因为少阴主阴、主里，哪能再有什么表证，哪能再有什么汗法。如果301条认为是少阴表证，那末等于说少阴病可以用汗法了；如果视细辛是发少阴之汗的，那末麻黄也成为少阴病的发汗药了。根据这个逻辑，92条也就变成了太阳里证，又无异说太阳病可以用四逆汤了。其说显然与临床实际不符，徒乱人意，殊难信从。少阴禁汗，285、286条有明文规定，也完全符合临床实际。301条之用汗法，是由于兼见太阳表证，尚有可汗的条件之故。原文虽然只说少阴病，未说太少同病，但六经分证的精神，原不是各个孤立的，诸家的眼光被六经的框框限住了，跳不出少阴的圈子，致有此失。至于太少同病，在临床上是数见不鲜的，有些急性热病初起，往往开手即需应用温补药，如人参姜附之类，因为病虽初起，每多邪实正虚之证，正气衰弱的病人，虽表证悉具，但其脉常不浮而沉，这样的病就应作太少同病论治，不得单用发汗药，这是一个重要的规律。如果不注意这个规律，认为是一般的发热，单纯地使用解表药，以致发汗过多，往往可以造成大汗亡阳，这就是《伤寒论》中所称的误汗了。所以起病时凡见高热不退、脉象软数无力、精神委顿的病人，就需要考虑维护正气，不可一味表散，或者太少同治，甚至急当救里，这就是《伤寒论》92条的真正价值。领会这些理论的精神实质，在临床上就懂得什么叫做虚中夹实、实中夹虚，阴中有阳、阳中有阴，这不但能十分正确地指导临床，而且必然会相应地提高医疗质量。因为掌握了这些理论，就可以掌握疾病的演变趋势，对诊断、治疗、预防以及预后等各方面都有很大的帮助。

一部《伤寒论》，为什么太阳篇的内容要占全书的一半光景，为什么太阳病要谈到白虎、承气与小柴胡汤，还要谈到四逆汤与真武汤，一言以蔽之，就是为了六经传变的关系。太阳病由于病情的演变，既可以由表入里而转实，也可以由阳入阴而转虚，因此谈到了白虎、承气、小柴胡以及四逆、真武等方，这是非常自然的事情，我们都未曾被太阳的框框所限住，而说这些都是太阳病的汤方。那末为什么到了三阴篇又会产生问题了呢，这是不能不提出来加以讨论的。笔者认为：研究《伤寒论》只要从临床实际出发，思路就不至于被六经的框框所限住。仲景《伤寒论》主要从两个方面启发我们，第一是教人分清六经证候，并掌握它的传变规律，从而可以正确地进行辨证论治。第二是突出反复辨证的精神，所以各篇独多辨析疑似的条文，其目的还是为了严格掌握六经分证，以免毫厘千里，造成误治的危险。举例来说，如少阴篇中所以有四逆散证与三急下证，完全是为辨证而设，并不是少阴病应该用四逆散和大承气汤，但这又必须从无字处着眼，精思冥悟，才能洞彻它的真实意义。

关于互相辨证的例子，在《伤寒论》中是举不胜举的，因不涉本文范围，不再赘述。

四、结语

（1）《伤寒论》六经分证，渊源于《素问·热论》。但《伤寒论》的理论，除了经络学说之外，主要还在于阴阳学说的指导。本文将两方面的文献作了一个比较，说明《伤寒论》在《素问·热论》六经分证的基础上有很多的补充和发展。笔者认为，二者之间既有联系、又有区别；既有继承、又有发展；因此不能只谈经络，但也不应撇开经络。

（2）外感热病的发展过程，即邪正斗争的发展过程。《伤寒论》以六经为总纲，贯串着八纲辨证的具体内容，实际上体现着疾病的发生及其发展规律，所以既有分证分型的性质，又有传变进退的意义，决不能与现代医学所称的证候群等同起来。

（3）《伤寒论》是统论多种外感热病的，而且包括不少杂病在内，它决不是指某一个病的终始。外感热病大部分多从太阳开始发病，但也可以从各经自发。即使是同一个病，在它的整个发展过程中，也并不是六经证候都会全部出现，更不是一定从太阳到厥阴这样次第相传的，因此，记住循经传、越经传、各经自发、直中阴经以及由实转虚、从阴出阳等理论，对于多种热病的传变规律，就会有一个完整而明确的概念，对于《伤寒论》六经的排列次序，也就没有争论的必要。

（4）笔者认为，合病、并病是一种比较复杂的传经规律，它在《伤寒论》中占有相当重要的地位。外感热病在发展过程中有许多证候往往不是一经所能包括的，《伤寒论》用合病、并病的理论来表达这些复杂的传经规律，正反映了六经分证的不可分割性。本文援引了《伤寒论》若干条文，认为诸如此类的条文，实际上都是合病、并病，同时也说明了合病、并病的精神是贯串着全书的。

（5）阳经与阴经同病，同样是一个十分重要的传经规律。本文就《伤寒论》原文 92 条与 301 条的实际意义作了阐述。在这一问题上，说明了疾病虚中夹实、实中夹虚的复杂性，并应善于掌握它的治疗法则，这也同样说明了六经分证的不可分割性。总的说来，正确理解《伤寒论》六经分证的精神实质是十分重要的。融会贯通以后，便觉处处符合临床，显得非常亲切。相反，如果把六经割裂起来看，或者被六经的框框所限住，就往往不容易和实践结合起来，这是我们学习《伤寒论》者所应该注意的问题。

第一章 太 阳 病

太阳病概念

在讲解原文以前，我们先谈一谈太阳病的概念。太阳病概念主要谈以下几个问题：

（一）太阳病性质

根据太阳病的脉证，用八纲辨证来进行分析，可以得出一个结论，叫做"太阳属表"。为什么说"太阳属表"？这是因为外邪侵袭人体，太阳经常最先受病。外感热病初起，人体正气因抵抗外邪而出现脉浮、头项强痛、恶寒等症，这些表证表脉，就称为太阳病。太阳病是外感热病初期阶段的一种表现，所以又说"太阳主一身之表"。

《素问·热论》："伤寒一日，巨阳受之，故头项痛，腰脊强。"巨阳，即太阳。一日，可以理解为最初阶段。头项痛、腰脊强是太阳经络的病理表现。

明代方有执《伤寒论条辨》："太阳者……六经之首，主皮肤而统营卫，所以为受病之始也。"皮肤，为"皮毛"的同义语。太阳病出现表证表脉，与"肺主皮毛"① 的理论是一致的，同时与太阳经脉循行路线也有密切关系。从临床实际看，上呼吸道感染出现表证表脉，是肺经受邪所致，也同样属于太阳病的范畴。有些医家强调"伤寒传足不传手"②，我们认为这种说法是不恰当的。此外，如果单纯从经络角度出发，把《伤寒论》的六经和十二经脉完全等同起来也是值得商榷的。

（二）太阳病分类

太阳病主要分为太阳经病和太阳腑病两大类。

太阳经病亦称太阳经证，是指由于风寒之邪袭表而出现太阳经脉及肺主皮毛的病证，所以太阳经证就是表证。恶寒发热同时并见为太阳经证特有的热

---

① 《素问·痿论》："肺主身之皮毛，心主身之血脉，肝主身之筋膜，脾主身之肌肉，肾主身之骨髓。"

② 朱肱《类证活人书》卷四："伤寒只传足经，不传手经。"明代陶华、方有执等力辟其谬。

型，但有中风和伤寒之分。

$$
太阳经证
\begin{cases}
中风——有汗，脉浮缓——表虚证 \\
伤寒——无汗，脉浮紧——表实证
\end{cases}
$$

中风与伤寒的辨证要点在于有汗、无汗。有汗，脉浮缓的名为中风；无汗，脉浮紧的名为伤寒。中风有汗，所以称它为表虚证；伤寒无汗，所以称它为表实证。所谓表虚是相对于表实而言的，不可误以为虚证。至于太阳温病，即后世温病学说所称的卫分证，《伤寒论》中提到温病的只有一条，我们也不作重点叙述。

太阳腑病亦称为太阳腑证，是指太阳经的病邪传入到太阳之腑。根据经络学说，膀胱是太阳之腑，也属于太阳经范围，所以邪结膀胱或下焦膀胱部位引起的病变，就称为太阳腑证。

太阳腑证有蓄水和蓄血之分，其主要脉证如下：

$$
太阳腑证
\begin{cases}
蓄水——脉浮发热，渴而小便不利，少腹满——邪在膀胱气分 \\
蓄血——少腹急结，硬满，如狂发狂，小便自利，脉沉结—— \\
\qquad 邪在下焦血分
\end{cases}
$$

蓄水证主要由于膀胱气化不利，造成水气潴留所致。这是邪在膀胱气分。蓄血证是由于瘀血与邪热互结于下焦，相当于少腹部位，所以我们说邪在下焦血分。小便自利，是说小便没有毛病，因为小便自利，其病变就不一定在膀胱本身[1]。当然，膀胱也是可以发生瘀热互结的病变，但如果真是"热在膀胱"的话，那么小便一定要起相应的变化[2]。因此小便的利与不利是病变在膀胱与不在膀胱的辨证要点。程钟龄《医学心悟》认为只有蓄水属于太阳腑病，蓄血则不一定蓄在膀胱，所以列为伤寒兼证，其说可供参考。

这里提出了一个问题，有人提问，太阳病分为经证和腑证，阳明病分为经证和腑证，这种由经到腑的分类方法，究竟有没有根据？我们说有根据，它源于《内经》。《素问·皮部论》："是故百病之始生也，必先于皮毛。邪中之则腠理开，开则入客于络脉。留而不去，传入于经，留而不去，传入于腑，廪于肠胃。"这就是《伤寒论》分经证和与腑证的根据[3]。

（三）太阳病治疗原则

太阳病邪在表，总的治疗原则是发汗解表。《素问·阴阳应象大论》："其

---

[1]　山田正珍《伤寒论集成·辨太阳病脉证并治中》："热结膀胱者，谓邪气郁结于下焦膀胱之部分。下文所谓小腹急结者，即其外候，非直指膀胱一腑言之也。"

[2]　《伤寒论》126条："伤寒有热，少腹满，应小便不利，今反利者，为有血也，当下之……"

[3]　《伤寒论》124条："太阳随经，瘀热在里。"在里即指在腑。105条："过经谵语者，以有热也。"过经谵语，即由经到腑。

在皮者，汗而发之。"两者的观点是一致的。中风有汗，宜用桂枝汤类祛风解肌，调和营卫；伤寒无汗，宜用麻黄汤类发汗解表，这些都属于汗法。

此外，表证兼里实的，原则上应先表后里，先汗后下，必要时也可以用表里双解法；如果是表证兼里虚，里虚不甚的，可以表里兼顾，若里虚重而且急，必须先救其里，后治其表。所以表证兼里实和表证兼里虚的治疗原则，二者有很大的不同。

太阳表证 { 兼里实——先表后里，先汗后下
　　　　　 兼里虚 { 里虚不甚——表里兼顾
　　　　　　　　　 里虚严重——急当救里

太阳腑病，蓄水证以五苓散通阳化气，利水解表为主，这也是表里双解的方法。蓄血证有轻重缓急之分，病势较重的，以桃核承气汤泄热行瘀，若是蓄血重证，则宜用抵当汤，以逐血攻瘀。

《伤寒论》太阳病的篇幅，为什么要占全书的一半光景？这是因为太阳病是外感热病的初期阶段，太阳病不愈，病邪便有可能向里传变。传变的趋势，一般来说有转实和转虚两个方面，这和邪正斗争的趋势显然是密切相关的。不仅如此，其中还有虚实互见的，也有寒热错杂的，情况十分复杂。《伤寒论》太阳病篇的篇幅所以如此之多，其原因就在这里。掌握太阳病与其他各经之间的关系，掌握这些复杂的传变规律，对疾病的辨证论治显然是十分必要的。

复习思考题

太阳病的性质、分类和治疗原则是什么？

第一节　太阳病纲要

1. 太阳病提纲

☆原文1. 太阳之为病，脉浮，头项强痛而恶寒。

提要　太阳病提纲。

分析　本条是太阳病的提纲，也就是太阳病的基本脉证。凡外感热病初起，病邪在表，其主要脉证为脉浮，头项强痛而恶寒，这些脉证综合起来总称为太阳病，亦称太阳表证。

脉浮——正气抗邪，气血充盈于体表

脉浮是脉象浮浅，轻按就得①。《难经·十八难》："浮者，脉在肉上行

---

① 张璐《诊宗三昧·师传三十二则》："浮脉者，下指即显浮象，按之稍减而不空，举之泛泛而流利。"潘楫《脉诀详解·浮脉》："泛泛欲上之势，如水中漂木，虽按之使沉，亦必随手而起。"王叔和《脉经·脉形状指下秘诀》："举之有余，按之不足。"

也。"外邪侵袭人体，正气奋起抗邪，气血充盈于体表，所以脉象见浮。浮脉是太阳病特有之脉。

头项强痛——风寒束表，太阳经脉受病

头项强痛，即头痛、项强，是两个症状。头为诸阳之会，项是太阳经脉的通路。风寒束表，太阳经气运行受阻，所以头项强痛。项强是颈项部牵强不舒，有转动不能自如的感觉。《医宗金鉴·订正伤寒论注》："太阳经脉上额交巅，入络脑，还出别下项，连风府，故邪客其经，必令头项强痛也。"

恶寒——外邪初袭，卫外之阳一时被遏

恶寒的原因有两个方面，一方面由于外邪的突然袭击，人体卫外的阳气受到了遏郁，一时不能外达，造成卫外的功能失常，于是体表就产生恶寒的感觉；另一方面，由于风寒之邪外束，人体不能再耐受风寒的袭击，所以就怕风怕冷。这里请注意"一时"二字，卫阳被遏是暂时的，只有外邪初袭时是这样。第一步是被迫，第二步是反抗，卫阳反抗时就表现为发热，因此卫阳被遏是有时间性的。

太阳病基本脉证，就是太阳中风与太阳伤寒所共有的脉证。外感热病初期，虽然还有其他脉证，但只要见到此症此脉，便可以诊断为太阳病。这里补充一下，太阳病除了表证表脉之外，它的舌苔是薄白的。舌苔薄白也是感受风寒的主要依据。

现在回过来讨论两个问题。

（1）有人问：你说脉浮是太阳病的主脉，它的病机是正气抗邪，气血充盈于体表，那么脉浮和发热之间有没有关系呢？我们说当然有关系。浮为阳脉而主表，脉之所以浮，是由于正气抗邪，气血充盈于体表所致。气血充盈于体表是引起发热的主要原因，因此脉浮与发热之间是密切相关的。根据临床体会，外感热病初起，总是先恶寒后发热的，当病人尚未发热的时候脉常不浮，发热然后脉浮。本条虽只说脉浮，实际上已包括发热在内[①]。

（2）恶寒发热是太阳病的基本证候，恶寒发热同时并见是太阳病独有的热型。那么本条为什么只提恶寒而不提发热呢？这有三个原因：第一，浮为阳脉而主表，提脉浮已包括发热在内。第二，发热有迟有早，而恶寒必然先见。第三，太阳病往往并不是一开始就见发热的，只有恶寒是太阳病一开始就有的，而且太阳病自始至终存在着恶寒的感觉，没有恶寒就不叫太阳病，所以恶寒是太阳表证重要的辨证关键。王肯堂《伤寒证治准绳》有"但见恶寒即为在表，此是要诀"的论述。本条强调恶寒，不提发热，正是突出了恶寒这一辨证

---

① 苍按：有些病例，体温只有 37℃，脉已见浮，这是什么道理？实际上此种病人平时体温偏低，到了 37℃已经是发热了。

关键。

结语：①脉浮，头项强痛而恶寒是太阳病的基本脉证。由于风寒之邪侵袭人体，首先出现的就是这些表证表脉，这些表证表脉的出现，和太阳经脉受病以及正气抗邪都有着密切的关系。②脉证合参是十分重要的。头痛恶寒发热是太阳病的主症，但必须与浮脉并见，才能诊断为太阳表证。如果有上述表证而反见脉沉，或浮大无力的，就要考虑其他原因。③由于病因有不同，体质有强弱，同一太阳病，又有中风与伤寒之分，但脉浮、头项强痛而恶寒，这些表证是基本的，所以为中风、伤寒所共有的。

复习思考题

(1) 试述太阳病的基本脉证及其病机。

(2) 太阳病脉浮与发热有没有关系？

(3) 本条为什么只提恶寒，不提发热，其原因何在？

2. 太阳病中风证

☆原文2. 太阳病，发热，汗出，恶风，脉缓者，名为中风。

提要　太阳中风的主要脉证。

分析　本条指出太阳中风的主要脉证。首句太阳病三字，赅括第一条的基本脉证而言，第一条的基本脉证与本条的脉证加起来，就是太阳中风的主要脉证。

发热——风邪袭表，卫气抗邪 ⎫
汗出——风性疏泄，腠理不密 ⎪ 太阳中风主要脉证
恶风——汗出肌疏，不胜风袭 ⎬
脉缓——汗出液泄，脉象迟缓 ⎭

成无己："卫为阳，卫外者也。"[①] 太阳中风的病机是感受风邪，风邪外袭，卫气起而抗邪，邪正抗争，这是引起发热的主要原因，也是造成营卫不和的主要原因。关于营卫不和的问题，以后再谈。

汗出也有邪正两个方面的原因。风为阳邪，其性疏泄[②]，这是讲邪的性质，腠理不密，玄府不闭，这和人的体质有关。太阳中风的汗出，是由于汗出不彻（48 条），所以虽然有汗而热仍不解。同时体内过剩的热量，有随汗排泄的机会，所以热度一般不大高。此种汗出只要扪其肌肤（循尺肤）略觉潮润，或见时时微汗出，即使有汗，这和表阳虚的自汗出不得混为一谈。

---

① 成无己《注解伤寒论·辨太阳病脉证并治上》："以卫为阳，卫外者也。病则不能卫固其外，而皮腠疏，故汗出而恶风也。"程应旄《伤寒论后条辨·辨太阳病脉证篇》："缘风则伤卫，以卫阳虚而皮毛失护，故发热汗出恶风也。"苍按：卫不外固与卫阳虚的意义不同，程说非是。邪之所凑，其气必虚，虚处受邪，其病为实。

② 章楠《伤寒论本旨·太阳中风篇风伤卫证治》："风为阳邪，性疏泄，故腠开而自汗。"

恶风是由于汗出肌疏，所以见风就怕。但是恶风与恶寒，都是自觉症状，仅在程度上略有不同，不宜截然划分。只能说恶风比恶寒轻一些，恶风的病人，不喜欢吹风，见风就怕，无风就不怕。恶寒的病人，则虽不当风，也觉得怕冷，甚至覆被向火，还是觉得怕冷而已①。诊断太阳中风或太阳伤寒，不在恶风、恶寒上分，应在有汗、无汗上分。

现在讲脉缓。脉缓是相对脉紧而言，缓是弛缓不紧张的意思，并不是指缓慢的迟脉。为什么脉弛缓而不紧张？主要关键在于汗出②。由于汗出液泄，所以脉来弛缓。前条讲脉浮，本条说脉缓，那么太阳中风的脉象应该是什么？应该是浮而缓。为什么不说脉浮缓？这是《伤寒论》互文见义的一种笔法；不说脉浮是省笔。在《伤寒论》中像这样的笔法是很多的，希望同学们注意掌握。

汗出，脉浮缓，是太阳中风证的特点。凡太阳病见此症此脉，便称为中风。中风的中字，是中伤的意思，即伤于风邪。与猝然倒地，口眼㖞斜的中风不同。

许叔微《本事方》："今伤风，古方谓之中风。"③ 这个说法有对的一面，也有值得商榷的一面。我们认为伤于风邪的病，古人称为中风，这是对的。但伤于风邪是指病因，和伤风感冒是两个不同的概念，不可混淆。当然，伤于风邪的病，可以包括伤风感冒在内，但不等于就是伤风感冒，这一点必须搞清楚。

此外，名为中风的"名为"二字，颇有深意，不可轻轻放过。凡是外感热病初起，见发热，汗出，恶风，脉缓的，给它定一个名称叫做中风或太阳中风。由此得出结论说：中风是伤于风邪，这就是审证求因，也就是清·钱潢《伤寒溯源集》所谓"因发知受"。这种审证求因的理论，在临床用药方面具有直接的指导作用④。但风寒本是一体，有汗无汗在同一个病人身上可以先后出现。例如一个无汗的病人，我们说他是伤于寒邪，经服发汗药后，病人得汗而表仍不解，就应改用祛风解肌的方法来治疗。在这样的情况下，你总不能说昨天是伤寒，今天是中风；或者说是昨天伤于寒邪，今天伤于风邪。《伤寒论》

---

① 成无己《伤寒明理论·恶风》："恶风则比之恶寒而轻也。恶寒者，啬啬然憎寒也，虽不当风亦自然寒矣。其恶风者，谓常居密室之中、帷帐之内，则舒缓而无所畏也。一或用扇，一或当风，淅淅然而恶风者，则为恶风也。"章楠《伤寒论本旨·太阳中风篇风伤卫证治》："恶寒必兼恶风，恶风必兼恶寒，但有微甚之别。"

② 成无己《注解伤寒论·辨太阳病脉证并治上》："伤寒脉紧，伤风脉缓者，寒性劲急而风性解缓故也。"尤怡《伤寒贯珠集·太阳篇上》："风性解缓，寒性劲切，故中风汗出脉缓，而伤寒无汗脉紧也。"柯琴《伤寒来苏集·伤寒论注·太阳脉证》："风性散漫，脉应其象，故浮而缓。"苍按：古人以风属木象春，春木皆主疏散。

③ 喻昌《尚论篇·太阳经上篇》："中字与伤字无别，即谓伤风亦可。"

④ 钱潢《伤寒溯源集·阴阳发病六经统论》："仲景以外邪之感，受本难知，发则可辨，因发知受，有阳经阴经之不同，故分发热无热之各异。"

本身也没有这样机械地划分，这也是《伤寒论》理论符合临床的可贵之处。

复习思考题

（1）太阳中风的特征是什么？

（2）形成脉缓的主要原因是什么？

3. 太阳病伤寒证

☆原文 3. 太阳病，或已发热，或未发热，必恶寒。体痛，呕逆，脉阴阳俱紧者，名为伤寒。

提要　太阳伤寒的主要脉证。

分析　本条指出太阳伤寒的主要脉证。首句太阳病三字，同样赅括第一条的基本脉证而言。第一条的基本脉证和本条的脉证加起来就是太阳伤寒的基本脉证。

关于发热恶寒的病机，我们在上面两条已经谈得很多，这里不再重复。总之，发热是正气抗邪，气血充盈于体表，恶寒是卫阳一时被遏，正气不得伸展所致。这种机理，不论中风、伤寒基本上都一样。本条的"或已发热，或未发热"，是说发热有迟有早，未发热是尚未发热，并非始终不发热。伤风感冒除外，因感邪较轻，就不一定发热。

必恶寒的"必"字很重要。为什么说必恶寒？因为寒邪外束之故，所以无论已发热或未发热，而恶寒则为必见之象①。恶寒有两种情况：一种情况是在人体正气尚未作出反应的阶段，此时的恶寒是尚未发热的恶寒。另一种情况是恶寒之后，继以发热，发热之后，仍然恶寒，此时恶寒与发热同时并见，体表的反应也特别敏感。有的病人尽管已经发热，但还是怕冷怕风，并不因发热而不再怕冷，这就是表证恶寒的临床特点。第一条太阳病提纲为什么突出恶寒而不发热，其原因也在这里。

体痛——寒邪束表，经脉拘急

呕逆——寒气外束，胃气不和

体痛是由于寒邪外束，太阳经脉拘急所致。《素问·痹论》："痛者，寒气多也，有寒故痛也。"凡外感热病初起的体痛，多见于太阳伤寒无汗表闭的病人，若是有汗的病人，则体痛不明显。

呕逆是由于寒邪外束，胃气受其影响而上逆所致。并非胃的本身有病，既不严重，亦非必见之症，所以不能与"必恶寒"三字连起来读。

脉阴阳俱紧——寒性刚劲，腠理闭塞，无汗

---

① 方有执《伤寒论条辨·辨太阳病脉证并治中篇》："或，未定之词……必，定然之词……曰必者，言发热早晚不一，而恶寒则必定即见也。"

脉阴阳俱紧，阴阳指尺寸言。寸脉为阳，尺脉为阴，所以说脉阴阳俱紧[①]。也有指浮沉而言的[②]，似欠妥帖，因为太阳表证，当见脉浮紧，若脉沉紧，就要考虑其他因素。还有一点，外感热病在未发热以前，脉是但紧而不浮的。本条脉紧，如果与第一条结合起来看，应该是指浮而紧，并无脉沉紧的意思。紧脉主寒主痛。《素问·举痛论》："寒则气收。"因为寒邪束表，腠理闭塞，汗不得出，邪郁于表，所以不论已发热或未发热，往往寸关尺三部都见紧脉，这又说明紧脉与无汗表闭是分不开的，正因无汗，所以脉紧[③]。

寒邪外束→腠理闭塞→汗不得出→邪郁于表→脉紧

由此可以得出结论：

（1）寒邪束表，是太阳伤寒的主因；无汗，脉浮紧，是太阳伤寒的特点。

（2）中风、伤寒的异同点：

相同点——发热，脉浮。

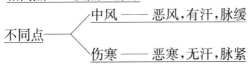

恶风、恶寒是自觉症状，没有一定标准，因此主要鉴别点在于有汗、无汗与脉缓、脉紧，特别是有汗、无汗为两者辨证的眼目，临床上必须很好掌握。

复习思考题

（1）太阳伤寒的病因是什么？其脉证的特点是什么？

（2）中风与伤寒，同时发热脉浮，为什么中风之脉浮而缓，伤寒之脉浮而紧？中风与伤寒的主要鉴别点是什么？

附讨论题（适用于师训班、研究生、进修生）：

问：太阳病未发热的恶寒与少阴病的无热恶寒，其病机有何不同？应如何鉴别？

答：①太阳病未发热的恶寒属于表证，一般出现在外感热病的早期。少阴病无热恶寒属里虚寒证，一般出现在外感热病的后期。

②太阳病和直中少阴虽然都是无热恶寒，同样见于疾病早期，但太阳病是寒邪在表，当有脉浮，头项强痛，体痛等症。而直中少阴则是阳虚阴盛，当有脉沉微细，但欲寐，肢冷，蜷卧等症，且无头痛，无项强。

③太阳病初期，由于正气未衰，精神状态并无特殊变化，少阴病则精神非

---

① 《难经·二难》："从关至尺是尺内，阴之所治也。从关至鱼际是寸内，阳之所治也。"脉关前为阳，关后为阴之说，即本于此。

② 柯琴《伤寒来苏集·伤寒论注·太阳脉证》："阴阳指浮沉而言，不专指尺寸也。"张介宾《景岳全书·脉神章》有说，可供参考。

③ 柯琴《伤寒来苏集·伤寒论注·太阳脉证》："寒则令脉紧。"喻昌《尚论后篇·太阳经寒伤营方》："寒主闭藏，故令无汗……寒气刚劲，故令脉紧。"

常委顿，甚至出现迷蒙状态。所以掌握了少阴病脉微细，但欲寐的提纲，就可以和太阳病初期的无热恶寒作出明确的鉴别。

4. 太阳温病

☆原文 6. 太阳病，发热而渴，不恶寒者，为温病。若发汗已，身灼热者，名风温。风温为病，脉阴阳俱浮，自汗出，身重，多眠睡，鼻息必鼾，语言难出。若被下者，小便不利，直视失溲。若被火者，微发黄色，剧则如惊痫，时瘛疭，若火熏之。一逆尚引日，再逆促命期。

提要　太阳温病的主症及误治后的变证。

分析　本条应分前后两个大段。"太阳病，发热而渴，不恶寒者，为温病。"这一段是主要的，它提出了太阳病的主症，以与中风、伤寒互相鉴别。因为三者的病因不同，治法各异，必须明确辨证，区别对待。本条"若发汗已"以下，是说温病误治后的变证，成无己《注解伤寒论》别为一条，有一定道理，我们也不作重点讨论。

温病是广义伤寒中的一种，它的病因是感受温邪。温病初期，从温病学的角度讲是邪在卫分；从《伤寒论》角度讲，它属于太阳表证范畴，所以也有脉浮、头项强痛而恶寒等表证，不过恶寒比较轻微，而且短暂，往往很快不恶寒，所以说"不恶寒"[1]。再因温邪的热势较中风、伤寒为重，容易化燥伤津，所以温病初期多见发热口渴，这些都是温病的特点[2]。再补充一下舌苔：中风、伤寒的舌苔大多薄白而润；温病邪在卫表，大多舌边尖红，舌苔薄白而带干。

温为阳邪，治宜辛凉解表，即汗法与清法同用。温病忌用辛温发汗，如果误用，势必促使更加化燥伤津，于是引起多种变证。"风温为病，脉阴阳俱浮，自汗出，"这是风温应有的脉证。脉阴阳俱浮，即脉尺寸俱浮，这和第三条的阴阳二字指尺脉寸脉是一致的。至于"身重，多眠睡，鼻息必鼾，语言难出"这些症状的出现，既有可能是温病重症的表现，也有可能是误治后的变证。应按具体情况具体分析，不宜一概而论。关于这一点清代陈平伯有所论述[3]，可供参考。本条的脉阴阳俱浮，与中风、伤寒的脉浮不尽相同，是在脉浮的基础

---

① 吴瑭《温病条辨·上焦篇》："仲景所云不恶风寒者，非全不恶风寒也。其先亦恶风寒，追既热之后，乃不恶风寒耳。"

② 沈金鳌《伤寒论纲目·渴》："所以名之曰温者，以内外皆热也。发热为外热，渴为内热，所以别于中风伤寒也。"

③ 陈平伯《外感温病篇》第一条自注："凡此皆误汗劫液后变见之证，非温病固有之证也……亦止详用下用火之变证，而未言风温之本来见证也。然从此细参，则知风温为燥热之邪，燥令从金化，燥热归阳明，故肺胃为温邪必犯之地。且可悟风温为燥热之病，燥烁伤阴，热则伤津，泄热和阴，又为风温病一定之治法也，反此即为逆矣。用是不辞僭越，而于仲景之无文求文，无治处索治，叙证施治，列为条例，知我罪我，其在斯乎。"苍按：此说既为风温重证补出治法，亦为本条误治变证补出救逆方法。

上兼有躁急的现象。《素问·评热病论》："有病温者，汗出辄复热，而脉躁疾不为汗衰。"《灵枢·论疾诊尺》："尺肤热甚，脉盛躁者，病温也。"证之临床，凡急性热病初期，即使用辛凉解表法并不误，但如果汗出热不退，而脉反躁急，并不因汗出而脉静身凉，那就是温邪亢盛的一种表现。这种病大多比较严重。在这种情况下，如果误用辛温发汗，当然就更加严重了。"身重，多眠睡，鼻息必鼾，语言难出"，这些都是热盛神昏的表现，都不是温病初期所应有的证候，因此也可以称之为坏病。倘若此时再用下法，以致气阴耗竭，可以引起小便不利或直视、失溲。失溲，是指大小便失禁，小便不利与大小便失禁不能同时并见，所以两句不能连起来读。若误用火法，轻则全身发黄如火熏①，重则四肢抽搐如惊痫。瘛疭，即瘛疭，与抽搐同义②。温为阳邪，再用火法，此为两阳相熏灼（111条），犯了实实之戒。一次误治，尚可苟延时日，若一误再误，则病情益发恶化，势必促其死亡。

本条论述温病而未出方，陈念祖、柯琴等认为宜用麻杏石甘汤发汗透表为主，钱潢认为可以用大青龙汤与桂枝二越婢一汤，均可供参考③。

复习思考题

试列表说明中风、伤寒、温病的证、因、脉、治和主要鉴别点。

中风、伤寒、温病的证、因、脉、治和主要鉴别表

分 类	证	因	脉	治	主要鉴别点
太阳中风	发热，汗出，恶风	风邪（腠理疏松）	浮缓	祛风解肌	汗出、脉浮缓
太阳伤寒	发热，无汗，恶寒	寒邪（腠理闭塞）	浮紧	辛温发汗	无汗、脉浮紧
太阳温病	发热，口渴，不恶寒	温邪（化燥伤津）	浮数	辛凉清解	口渴、不恶寒

① 程应旄《伤寒论后条辨·辨太阳病脉证篇》："若火熏之者，对微发黄色言，黄而加黑，津血为火热熯枯也。"

② 《素问·玉机真脏论》："病筋脉相引而急，病名曰瘛。"苍按：筋急引缩为瘛，筋缓纵伸为疭，手足时缩时伸，抽动不止，称为瘛疭。

③ 陈念祖《伤寒论浅注·辨太阳病脉证篇》："初起即发热而渴，不恶寒者，须于中风伤寒之外，区别为温病。治宜寒凉以解散，顺其性以导之，如麻杏石甘汤之类。"柯琴《伤寒来苏集·伤寒附翼·太阳方总论》："麻黄杏仁甘草石膏汤，此温病发汗逐邪之主剂也……此虽头项强痛，反不恶寒而渴，是有热而无寒。桂枝下咽，阳盛则毙。故于麻黄汤去桂枝之辛热，易石膏之甘寒，以解表里俱热之证。"钱潢《伤寒溯源集·温病风温证治》："其见证之初，以大青龙汤之凉解，为治温之首剂……然无汗者宜之耳。其有发热而渴，不恶寒而汗自出者，不宜更汗，则有桂枝二越婢一汤之法也。其无表证，但热渴而不恶寒者，为已入阳明，又有白虎汤可用也。"

5. 传变与病程

☆原文 4. 伤寒一日，太阳受之，脉若静者，为不传；颇欲吐，若躁烦，脉数急者，为传也。

☆原文 5. 伤寒二三日，阳明、少阳证不见者，为不传也。

提要　根据脉证来判断太阳病的传变与否。

分析　什么叫传变？传变就是指疾病的发展变化。也就是从这一经的证候发展为另一经的证候，所以亦称为传经。关于传经与不传经的问题，我们在概论里已经提到过，现在可以复习一下。（提问：什么叫传？什么叫不传？）我们说，太阳属表，凡病势较轻，病邪停留在太阳一经，不再传里的，叫做不传。若病势较重，病邪由表入里，逐步深入的，就叫做传。观察疾病的是否传变，主要取决于当前的脉证有没有变化，有变化就是传，没有变化就是不传。

这两条的精神都是说明一点，要知道太阳病的传与不传，必须根据当前的脉证来判断，内容具体扼要，在临床上很有指导意义。

原文第 4 条："伤寒一日，太阳受之。"这是说外感热病从第一天开始，一般总是太阳经最先受邪，此处伤寒二字，是指广义的伤寒（二版教材的提法可商）；太阳二字，包括太阳中风与太阳伤寒而言。"脉若静者，为不传"，脉静的"静"，是平静的意思。这里的脉静，可以从以下三个方面去理解：

$$脉静\begin{cases}1.\ 病轻脉不变（平人之脉）\\2.\ 太阳病脉不变（浮缓或浮紧）\\3.\ 由病脉转为正常脉\end{cases}不传$$

第一个方面是指病轻脉不变。脉来和缓调匀，这是平人之脉。症状停留在头项强痛、恶风恶寒，但并不发热，此等病往往能迅速治愈或不药而愈。第二个方面是指太阳病脉不变。得太阳病，中风脉浮缓，伤寒脉浮紧，虽是有病之脉，但太阳病的脉没有变，这说明太阳病没有变，所以也是不传。不过这个不传，不等于这个病已经好了。第三个方面是指由病脉转为正常脉。例如患太阳伤寒的病人，发热恶寒，无汗，脉浮紧，经用发汗解表药后，所有证候很快就得到缓解，脉亦随之恢复正常。我们经常把这种情况称之为脉静身凉，这是疾病向愈之兆，当然不会再传变了。

与此相反，如果太阳病不愈，反而增加太阳病所没有的症状，那就有向里传变的可能。

$$太阳病+\begin{cases}颇欲吐（喜呕）——少阳病主症之一\\（若）躁烦（烦躁）——阳明病主症之一\\脉数急（躁疾）——表示病邪势盛\end{cases}传$$

原来没有呕吐的，现在只想呕吐，原来没有烦躁的，现在却烦躁得很，而且脉来数急不静，那便是传变的征兆。以上这些症状，不一定全部出现，只要有一于此，就是要提高警惕。这里的"若"字，应作"或"字解。"脉数急"相对"脉静"而言，脉之静与不静，对病情的传变与否很关重要。例如一个发热的病人，脉搏大多增速，这并不可怕，但如果汗出热退以后，而脉搏依然数急不解，这说明病邪没有根本肃清，即使症状一时有所减轻也并不可靠，不但热度有再次升高的可能，而且很有可能向里传变。这是经验，不可不知。

第5条："伤寒二三日，阳明、少阳证不见者，为不传也。"这是承上条反复讨论太阳病的传与不传，可以互相印证。这两条在提法上虽有不同，但意义则是一致的，它们都说明一个问题：邪之传与不传，主要取决于当前脉证的变不变。这就是说：太阳病二三日后，出现他经症状的，即为传经。否则，即使已经病了二三日，甚至更多日数，只要不见他经症状的，即为不传。

一日伤寒，二日阳明，三日少阳云云，这是仲景沿用《素问·热论》的说法，仅借以说明疾病发展的一般程序，并不是叫人用计算日数的方法来推断疾病，这正是仲景师古而不泥古，理论善于结合实际的范例①。

复习思考题

(1)"脉若静者为不传"这里的脉静应从哪几个方面来理解？

(2)病的传与不传，原则上应根据什么来判断？为什么？

√ 原文 8. 太阳病，头痛至七日以上自愈者，以行其经尽故也。若欲作再经者，针足阳明，使经不传则愈。

提要　太阳病邪衰自愈及预防传经的方法。

分析　"头痛至七日以上自愈"，即第5条所称不传的病。太阳病经过七日以上，如果头痛恶寒等表证渐次消失，同时也没有出现阳明、少阳证，这是邪衰正复，并将自愈。七日为太阳一经行尽之期，所以说"行其经尽"。"欲作再经"是说病邪将向里传至另一经。也就是说，倘若此时病仍不愈，且有邪传阳明之势，可以针足阳明经穴，泄其邪热，截其传路，使经中的病邪不传则愈。

结语：归纳几点如下。

(1)怎样理解太阳病，头痛至七日以上为行其经尽？根据临床经验，凡是病邪较轻的外感热病，一般不超过七天就能邪衰病愈。如果发热超过七天，而病势不见轻减的，那么向里传变的可能性就很大。有些热病，例如湿温伤寒，往往七天一个变化，步步深入，所以一个七天就称为一候。古人从无数的实践中观察一种现象，把它上升为理论，设想七天为一经行尽之期，这是合乎逻辑

---

① 方有执《伤寒论条辨·阳病阴病图说》："一日，二日，三四五六日，犹言第一，第二，第三四五六之次序也。大要譬如计程，如此立个前程的期式约摸耳，非计日以限病之谓。证见如经为诊，不可拘日拘经以冒病。"高士宗《黄帝素问直解·热论》："一日受，二日受者，乃循次言之，非一定不移之期日也。"

的。我们从这一条原文中可以清楚地看出：《伤寒论》是不主张"日传一经"的说法的。旧注认为：伤寒日传一经，六日至厥阴，七日再传太阳，八日再传阳明，谓之再经。其说脱离临床实际，不可从①。

（2）若欲作再经者，为什么要针足阳明？我们认为，这样提的精神是要提出一些预防措施。针足阳明是预防的方法之一，是举例而言的，不是唯一的预防方法。本条只提针足阳明，未提具体的穴位，就有斟酌的余地。庞安常认为，补足阳明三里穴，也只能作为参考。我们胸中如果有一个"治未病"的观点，在辨证用药方面及时采取一些预防措施，往往也可以控制病情向不利的方向发展。另外，根据临床观察，外感热病一般的传变规律，以太阳传阳明较为多见。本条说"若欲作再经者，针足阳明。"这就充分证明，如果太阳病不愈，首先应考虑防止邪传阳明，这是符合临床实际的。

原文 10. 风家，表解而不了了者，十二日愈。

提要　风家表解，正复始愈。

分析　风家，指平素容易感受风邪的患者。其人正气虚弱已可想而知。这样的病人，即使表邪得解，由于体力恢复较慢，因此身体还会感到不太舒服，精神也不太爽适。不了了，就是不清楚，不爽适的意思。柯琴《伤寒来苏集·伤寒论注》说："不了了者，余邪未尽也。七日表解后，复过一候，而五脏元气始充，故十二日精神慧爽而愈。"十二日是约略之辞，日数不可拘泥。

凡正气虚弱，抵抗力不足的患者，平常容易感冒，而且不易很快康复，这是事实。这样的病人，我们应该建议他加强锻炼，并持之以恒，日久可以自然改变体质，增强自身的防御功能，光靠药物治疗是不够的。

原文 9. 太阳病，欲解时，从巳至未上。

提要　推断太阳病向愈的时刻。

分析　六经病皆有欲解时，太阳从巳至未上，阳明从申至戌上，少阳从寅至辰上，太阴从亥至丑上，少阴从子至寅上，厥阴从丑至卯上。这是古人用天人相应的理论来说明人身六经各有旺时，而六经病的欲解时，亦可就其所旺之时来推断而知。我们认为，大自然环境与人类生活，关系至为密切，天气的好坏，气候的转变，对人体带来一定影响。例如，年老体弱者，对气候变化特别敏感，在天气不好时，浑身骨节酸痛就会加剧。患关节炎的病人，在湿度增加，气压下降时，就很容易发病。大病久病，特别是患心血管疾病和呼吸系统疾病的人，可因四时不正之气

---

① 柯琴《伤寒来苏集·伤寒论注·伤寒总论》："旧说伤寒日传一经，六日至厥阴，七日再传太阳，八日再传阳明，谓之再经。自此说行，而仲景之堂无门可入矣。夫仲景未尝有日传一经之说，亦未有传至三阴而尚头痛者。曰头痛者，是未离太阳可知。曰行则与传不同。曰其经，是指本经而非他经矣。"丹波元简《伤寒论辑义·辨太阳病脉证并治上》："成氏、喻氏、程氏、钱氏及《金鉴》，并以六日传六经之说为注解。皆不可从。"

或在节气变换时有所增剧。《灵枢·顺气一日分四时》曰："夫百病者，多以旦慧，昼安，夕加，夜甚。"外感热病往往日轻夜甚，亦属信而有征。因此，天人相应的理论，是值得我们进一步探讨的。但对太阳病来说，它只是一组证候，这一组证候，是否一定在巳时至未时得到缓解，尚缺乏足够的事实为佐证。有的学者认为，上午九点至下午三点，是阳气最旺盛的时刻，最近发现人体防卫系统白血球数量的变化，有白昼增多，夜间减少的规律①，以此来说明太阳病欲解时从巳至未上是可能的。如果根据这个逻辑，那么六经病的欲解时似乎应该都在白昼，否则就会发生矛盾。关于这一点，尚待作进一步研究。

六经欲解时，我们只讨论这一条，其余一概从略。

6. 总则

<u>原文</u> 7. 病有发热恶寒者，发于阳也；无热恶寒者，发于阴也。发于阳，七日愈，发于阴，六日愈。以阳数七，阴数六故也。

<u>提要</u> 以有热无热辨阳证与阴证。

<u>分析</u> 诊断外感热病的首要任务是辨别阳证与阴证。《伤寒论》八纲辨证是以阴阳两纲统帅其他六纲，说明阴阳两纲具有提纲挈领的重要作用。这和《素问·阴阳应象大论》所说的"善诊者，察色按脉先别阴阳"的精神是完全一致的。

"发热恶寒者，发于阳；无热恶寒者，发于阴。"什么叫发于阳，发于阴？各家的见解不一②。我们认为，钱潢的注解很有启发。《伤寒溯源集》："<u>仲景以外邪之感，受本难知，发则可辨，因发知受，有阳经阴经之不同，故分发热无热之各异。</u>"这两个"发"字和两个"受"字颇有深意。我们可以作这样的解释："发于阳者，邪入阳经而发；发于阴者，邪入阴经而发。"这就是说，凡是发热恶寒的是阳经受病，无热恶寒的是阴经受病。这是辨别阳证与阴证的重要关键。《外台秘要》卷一载："<u>王叔和曰：夫病发热而恶寒者，发于阳，无热而恶寒者，发于阴。发于阳者，可攻其外，发于阴者，宜温其内。发表以桂枝汤，温里宜四逆汤。</u>"它进一步说明了阳经与阴经受病的治疗原则。

周扬俊、钱潢、柯琴等注家都将本条列为第一条，作为全书的总纲③，是有一定道理的。但另一方面，同是外感热病初期见发热恶寒的，在阳证中唯有太阳有之；见无热恶寒的，在阴证中唯有少阴有之。发热恶寒是邪在肌表，由于阳胜则热，故未发热的可继以发热，这是太阳病的特点。无热恶寒是直中少

① 见杜建诚《伤寒论新解》，天津市武清县科协、卫生局 1979 年印制（内部资料）。
② 方有执《伤寒论条辨·辨太阳病脉证并治上篇》："发热恶寒者，中风即发热，以太阳中风言也。发于阳之发，起也。言风为阳，卫中之，卫亦阳，其病是起于阳也。无热恶寒者，伤寒或未发热，故曰无热。以太阳伤寒言也。发于阴者，言寒为阴。荣伤之，荣亦阴，其病是起于阴也。"柯琴《伤寒来苏集·伤寒论注·伤寒总论》："无热，指初得病时，不是到底无热。发阴指阳证之阴，非指直中少阴。"
③ 钱潢《伤寒溯源集·阴阳发病六经统论》："此一节提纲挈领，统论阴阳，当冠于六经之首。"

阴，由于阴胜则寒，故少阴病始终无热，因此如果把此条作为太阳病和少阴病互相鉴别的话，条文的位置也就没有必要移动了。

至于"发于阳，七日愈，发于阴，六日愈"，以及"阳数七，阴数六"云云，这是古代用水火成数配合阴阳数的一种推理方法，对临床实际究竟用处有多少，尚缺乏足够的事实为佐证，只能存而待考。

复习思考题

(1) 太阳病未发热的恶寒与少阴病的无热恶寒，其病机有何不同? 应如何鉴别?

答：(详原文第 3 条后讨论题。)

(2) 第七条前半段，发于阳，发于阴，意义较为明确。但后半段"发于阳，七日愈，发于阴，六日愈，以阳数七，阴数六故也"不易理解，请问其故?

答：这问题提得很深。前半段区别阴证阳证，在临床上有实际指导意义，后半段七日愈、六日愈，是古人推测愈病的日期，不必强解。本教研组讲义，过去只采用前半段，删去后半段。至于阳数七，阴数六，这是指水火的成数而言，今简单列表如下：

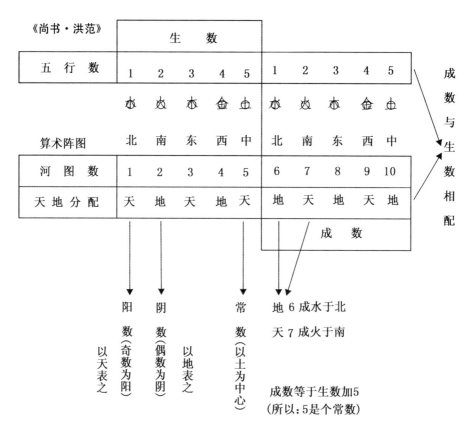

说明：

《礼记·月令》郑注：数者，五行佐天地"生物""成物"之次也。

《易》曰："天一地二，天三地四，天五地六，天七地八，天九地十。"据郑注，1～10之数，是指天地"成物之序数"，叫成数。《尚书·洪范》1～5之数，是生数。

成无己《注解伤寒论》："阳法火，阴法水。火成数七，水成数六，阳病七日愈，火数足也；阴病六日愈，水数足也。"

程应旄《伤寒论后条辨》："七与六，不过奇偶二字解。特举之为例，以配定阴阳耳。日子上宜活看，重在阴数阳数之数字上。"

6是水的成数，故曰阴数6……发于阴，六日愈。

7是火的成数，故曰阳数7……发于阳，七日愈。

为什么不能指导临床？

(1) 发于阴不一定六日愈，发于阳不一定七日愈。

(2) 阴证的愈期反早，阳证愈期反迟，不合逻辑。

7. 辨寒热真假证

原文11. 病人身大热，反欲得衣者，热在皮肤，寒在骨髓也。身大寒，反不欲近衣者，寒在皮肤，热在骨髓也。

提要　辨寒热真假。

分析　原文第7条"发热恶寒者，发于阳；无热恶寒者，发于阴。"这种寒热，现象与本质是一致的。临床诊断并不困难。但当病情发展到寒极或热极的时候，往往会出现一些假象，那就是真寒假热和真热假寒。

外有假热　内有真寒
↗　　　↗

身大热，反欲得衣——热在皮肤，寒在骨髓=真寒假热

外有假寒　内有真热
↗　　　↗

身大寒，反不欲近衣——寒在皮肤，热在骨髓=真热假寒

皮肤，是指人体的外部，浅表；骨髓，是指人体的内部，深层。

病人身大热，反欲得衣被，这是热在皮肤，寒在骨髓也。就是外有假热，内有真寒，所以称为真寒假热。身大寒，反不欲近衣，这是寒在皮肤，热在骨髓，也就是外有假寒，内有真热，所以称为真热假寒。于此可见，诊察疾病，不能单凭表面的现象，必须综合所有脉证，仔细探究疾病的本质，才不致被假象所迷惑。

真寒假热，由于阴盛阳虚，虚阳浮越所致，大多在重病后期才会出现。真热假寒，由于阳邪内郁，一时不能外达所致，可见于外感热病的全过程。本条根据病人的"反欲得衣"和"反不欲得衣"来帮助诊断，在临床上有一定的参

考价值，因为病人的喜恶，往往与病情内在的变化有一定联系，但光靠这一方面的情况而欲正确判断真寒假热和真热假寒是不够的。

辨寒热真假

（1）真寒假热（阴盛格阳）

假象：身热面赤，烦躁（阴极似阳）

鉴别点：口不渴或渴喜热饮，喜近炉火，声低气微，大便不实，小溲清长，舌胖，苔滑润，脉沉微细或浮大无力。

治则：急救回阳

（2）真热假寒（热深厥深）

假象：畏寒肢冷（阳极似阴）

鉴别点：渴喜冷饮，不喜衣服，声高气粗，大便秘结，少溲短赤，舌红，苔黄燥，脉洪滑有力。

治则：清泄里热

关于阴盛格阳和热深厥深，《伤寒论》都有具体条文，将来再详细讨论。这里根据临床实际，着重说明其鉴别点和治疗原则，具有实际应用价值。例如真寒假热是一组极其危重的证候。张景岳说："误投寒凉，下咽即毙。"我们不可等闲视之。

第二节　太阳病证治

甲、太阳经证

一、太阳中风

（一）桂枝汤适应症

桂枝汤证

☆原文 12. 太阳中风，阳浮而阴弱。阳浮者，热自发，阴弱者，汗自出。啬啬恶寒，淅淅恶风，翕翕发热，鼻鸣干呕者，桂枝汤主之。

☆原文 13. 太阳病，头痛，发热，汗出，恶风，桂枝汤主之。

提要　太阳中风的证治——桂枝汤主要适应症。

分析　原文 12 条"太阳中风"一句，应概括第一条的脉浮，头项强痛而恶寒以及第二条的发热、汗出、恶风、脉缓等脉证在内。"阳浮而阴弱"，它主要是指太阳中风证的脉象[①]，并说明它和发热、汗出之间的关系。脉轻按见

----

① 程应旄《伤寒论后条辨·辨太阳病脉证篇》："阴阳以浮沉言，非以尺寸言。"

浮，故称阳浮；脉重按见弱，故称阴弱。脉阳浮而阴弱，即脉浮缓而弱的意思。缓是弛缓，弱是软弱。后面两句是解释脉象为什么会产生阳浮而阴弱的道理，是非常精辟的。意思是说为什么阳脉浮？由于热自发；为什么阴脉弱？由于汗自出。发热汗出是因，脉阳浮阴弱是果。我们不能理解为阳脉浮所以发热，阴脉弱所以汗出，如果是那样的话，就是倒因为果了。至于病机，那当然是和卫强营弱有着密切的关系。吕震名《伤寒寻源》："卫强故阳脉浮，营弱故阴脉弱。"可谓要言不烦。关于营弱卫强的问题，后面还有条文，这里不再细说。

"啬啬恶寒，淅淅恶风，翕翕发热"的啬啬、淅淅、翕翕都是形容词。啬啬是畏怯貌，这里形容怕冷，俗称"啬啬抖"。淅淅原是指风声、细雨声，这里形容怕风[①]。翕翕，轻附浅合貌，这里是形容发热较轻[②]，与阳明病的"蒸蒸发热"相对而言。这里提出一个问题：本条恶风恶寒并列，我们应该如何理解？按理论上讲，中风应该恶风，伤寒应该恶寒，这不能算错。但是恶风、恶寒毕竟都是病人的一种感觉，仅仅在怕冷的程度上有所不同而已[③]。《伤寒论》在这里对恶风、恶寒并没有作出严格的区分，这正好说明了《伤寒论》的实事求是精神。同时也说明了恶风、恶寒并不是中风、伤寒的主要鉴别点。中风伤寒的主要鉴别点在于有汗、无汗，因而有汗、无汗是显而易见的。无汗是伤寒，有汗是中风，再加上脉浮缓与脉浮紧的区别，那么中风与伤寒的鉴别就万无一失了。

邪客于表 $\left\{\begin{array}{l}\text{鼻鸣——肺气失于通畅} \\ \text{干呕——胃气失于和降}\end{array}\right\}$ 或有症

鼻鸣和干呕，是太阳中风的或有症。肺合皮毛，邪客于表，首先影响肺气。肺开窍于鼻，由于鼻腔的肿胀阻塞而引起呼吸不畅，便可见鼻鸣。鼻鸣是呼吸道感染的征象之一，俗称伤风感冒。因此太阳中风兼见鼻鸣，病情反而比较浅。我们说太阳中风包括伤风感冒在内，但是太阳中风不等于伤风感冒，这一点必须要搞清楚。因此，有些注家认为中风就是伤风，在提法上是欠妥的。干呕是胃气失于和降，这是受外邪束表影响而引起的一种反应，病变不在胃的本身（成无己："鼻鸣干呕者，风拥而气逆也。"鼻鸣与干呕是两回事，不一定同时并见）。此外，根据临床体会，本条的干呕与第4条的"颇欲吐"在程度上有轻重的不同，应该加以区别。第4条的"颇欲吐"是胸中难受，只想呕吐，再

---

① 杜甫《秋风二首》："秋风淅淅吹我衣。"

② 丹波元简《伤寒论辑义·辨太阳病脉证并治上》引顾氏《溯源集》云："翕翕者，热在表也，如鸟翼之附外也。"

③ 方有执《伤寒论条辨·辨太阳病脉证并治上篇》："风动则寒生，寒生则肤粟，恶则皆恶，未有恶寒而不恶风，恶风而不恶寒者，所以经皆互文而互言之，不偏此偏彼而立说也。"

加上其他脉证，便是病势向里传变的征兆。本条的干呕，是指有恶心、呕吐的感觉，也可能有呕吐，但并不厉害，这种情况多见于伤食感冒（肠胃型）。

最后谈治法。桂枝汤是太阳中风证的主方。

桂枝汤 {
　桂枝——温经通阳
　芍药——和营益阴
　甘草——甘缓和中 }祛风解肌，调和营卫
　生姜——辛散温胃
　大枣——益气调中

桂枝辛温通阳，有祛风解肌的作用，还有温经通脉的作用①。芍药酸苦微寒，有和营益阴的作用，还有通调血脉的作用②。桂枝与芍药相配，就具有祛风解肌与调和营卫的功能。甘草不但能甘缓和中，且能佐桂枝以通阳，佐芍药以和营。生姜辛散，能佐桂枝以解表，且能温胃止呕。大枣甘平，能佐芍药以和营，且能益气调中，姜枣二味相配，也同样具有调和营卫的作用。

桂枝汤主要功用是祛风解肌，调和营卫。柯琴认为"桂枝汤为伤寒、中风、杂病解外之总方"，确为经验有得之言。本方应用范围很广，临床上不论外感、内伤，只要出现头痛，发热、汗出，恶风等症，就是桂枝汤的适应症，就可以用桂枝汤治疗。用此药以辨证为主，这是意义深长的。柯琴说四症中头痛是太阳本症，头痛、发热、恶风与麻黄汤证相同。本方重在汗出，汗不出者，便非桂枝证。这些话也非常扼要中肯。一个汤方有一个汤方的适应症，我们经常有这样的提法——麻黄证、桂枝证、柴胡证、承气证等。一提什么证，脑海里就浮现出一系列的主要脉证。这种术语，在临床上很重要，我们应当在深刻理解的基础上予以牢固掌握。

桂枝汤长于解肌（16 条），但发汗力薄。因此《伤寒论》在桂枝汤方后的服法中提出了三点：①啜热稀粥，使谷气充足，助药力发汗（啜是呷的意思，二版教材释为急饮，恐非）；②温覆取汗；③以遍身漐漐微似有汗为佳，不可令如水流漓。除这三点以外，还谈到"若不汗，更服依前法"，如果再不汗，可以再三服桂枝汤，其目的显然是为了发汗。这里提出一个问题：桂枝汤证原有汗出，为什么还要强调使用汗法？我们说桂枝汤证的汗出是局部有汗，也就是汗出不彻③（48 条）。服桂枝汤的要求是要达到遍身漐漐微似有汗，把汗出

---

① 邹澍《本经疏证·桂枝》："（桂枝）盖其用之道有六：曰和营，曰通阳，曰利水，曰下气，曰行瘀，曰补中。其功之最大，施之最广，无如桂枝汤，则和营其首功也。"
② 《神农本草经·中经》："芍药，味苦平，主邪气腹痛，除血痹，破坚积，寒热，疝瘕，止痛，利小便，益气。"
③ 曹颖甫《经方实验录·附录·闲话桂枝》："桂枝汤证的自汗是局部有汗，也就是汗出不彻。服桂枝汤的要求是遍身漐漐，把局部有汗变为遍身有汗，这是药力所致之汗，俗称药汗。服汤后的不汗，是说不见遍身之汗，并不是说连服汤前的局部之汗也没有了。"

不彻变成遍身有汗。但不要大汗淋漓，这就是《伤寒论》把这种汗法称为"解肌"的道理①。

现在谈一下《伤寒论》方的剂量问题。汉代的度量衡制与今不同，诸家考证互有出入，很难作为定论。大致汉代的一两，约今一钱左右②，这是一般的估计。但主要还是应该根据目前临床实际，因人因地因时因病制宜，不必强求完全一致。我们认为各药之间的比例是值得重视的。例如桂枝汤用桂枝三两，芍药也用三两，两药的比例相同，这对疗效可能有密切关系，我们当然不一定完全按照比例用药，但是应该加以研究。《伤寒论》方中，有用药大致相同，因各药之间的剂量不同而主治有所不同，甚至另立方名，如小建中汤、桂枝附子汤、通脉四逆汤等都有这一种情况，这就说明各药之间的比例有一定的重要性。

最后我们提一个问题（作讨论用）：桂枝汤究竟是发汗剂还是止汗剂？芍药在桂枝汤中的作用究竟是什么？这个问题历来有两种不同的看法。例如《医宗金鉴》认为芍药酸寒收敛，桂枝汤是在发汗中寓敛汗之意。柯琴认为桂枝汤专治表虚，用芍药是为了能止汗。这是一种看法，这种看法直接和表虚联系起来。另一种意见是不同意这种看法的，例如邹澍《本经疏证》认为，服桂枝汤得微似有汗而愈，"此实和营布阳之功，断断非酸收止汗之谓"。曹颖甫先生更竭力反对酸收之说，他认为《本经》言芍药苦平，桂枝汤中芍药，正以苦泄能通营分之瘀，用于疝瘕，亦能止痛。他的结论是"通则能和，敛则不和③"关于表虚表实的概念，我们在概论里已经讲清楚，太阳中风证的所谓表虚，是相对表实而言的，这个表虚，不能当作虚证看待。桂枝汤证明明是阳证，而柯琴却说桂枝汤专治表虚④，当然要横生枝节了。若说是表虚，就应该用补剂，难道桂枝汤是补剂吗？当然不是。有些学者虽然没有把桂枝汤当作补剂，但却有不少人把桂枝汤作为敛汗剂的，实际上已经把桂枝汤证当作虚证看待了，因为只有虚证才需要止汗。《伤寒论》规定太阳表证应该用汗法，用麻黄汤称发汗，用桂枝汤称解肌。麻黄汤用于无汗，故称发汗；桂枝汤用于汗出不彻，故称解肌。总起来说都是发汗剂，桂枝汤在《伤寒论》有时也称发汗（43条"当以汗解"，53条"复发其汗"），就是这个道理。太阳病发热有汗，服桂枝汤后热

---

① 许叔微《伤寒九十论·太阳桂枝证》："仲景用桂枝以发汗，芍药以利其血。盖中风则病在脉之外，其病较轻，虽同曰发汗，特解肌之药耳。故桂枝证云令遍身染染微似有汗者益佳，不可如水淋漓，病必不除。"

② 陆渊雷《伤寒论今释·太阳上篇》："林亿以古三两为一两，古三升为一升。"李时珍《本草纲目·序例》："古之一两，今用一钱可也。"张介宾《类经附翼·律原·黄钟生衡》："今之六钱为古一两。"徐大椿《医源流论·古今方剂大小论》："自三代至汉晋，升斗权衡，虽有异同，以今较之，不过十分之二。"王绳林《考正古方权量说》："凡云一两者，以今之七分六厘为准之。"

③ 见章次公《药物学讲义》芍药条。

④ 柯琴《伤寒来苏集·伤寒附翼·太阳方总论》论桂枝汤："要知此方，专治表虚，但能解肌，以发营中之汗。"

退汗止，汗之所以能止，显然是由于热退之故，并不是桂枝汤能直接止汗的关系。有的学者认为，中风有汗和体质虚弱有一定关系。我们说："邪之所凑，其气必虚"，这是一个方面；"虚处受邪，其病为实"，这又是一个方面。只有从两个方面来理解受邪与发病的具体情况，这才是全面的观点。否则体质虚弱的人，要么不生病，一生病就都是虚证，这种理论是不能够指导临床的。

至于说芍药在桂枝汤中的作用是酸收，是止汗，我们也不敢赞同，其理由如下：①《伤寒论》明言桂枝汤解肌发汗，芍药的主要作用是和营益阴，并不是酸收止汗。桂枝通阳，芍药和营，相辅相成，并不是互相监制。②古今有不少敛汗的方剂，都不用芍药止汗，说桂枝汤用芍药的目的是止汗，没有根据，不合逻辑。③芍药的性味《本草经》说苦平，后世说酸苦微寒，两者并不矛盾，应当合起来看。芍药之酸，有和营益阴的一面，也有酸苦涌泄的一面，这要看芍药和哪些药物互相配合而发挥其不同的作用，不可执一而论。例如《伤寒论》中的麻子仁丸、大柴胡汤等方，芍药与枳实、大黄同用；《金匮要略》中的排脓散，芍药与枳实、桔梗同用，这些方剂都发挥了芍药苦泄的作用。太阴病脾虚泄泻，《伤寒论》明确指出应当慎用大黄、芍药等苦寒药，这里大黄与芍药相提并论，是值得深思的。又如芍药甘草汤能治胁痛、腹痛以及腓肠肌痉挛等症，说明芍药具有养血柔肝、缓急止痛的作用，而解痉的作用是不能用酸收来解释的。④有人可能认为，芍药在古代是赤白不分的，目前证明白芍和赤芍的功效，有一定的区别，不能混为一谈。我们说，白芍长于益阴，赤芍长于散瘀，应该发挥它们的专长，这是完全对的。不过也得研究一下古代用药时的情况，当时既然赤白不分，那么白芍之中必然也有赤芍在内。在这种情况下，《伤寒论》用芍药的功效，究竟是白芍的功效呢？还是赤芍的功效呢？看来要截然划分是有困难的。因此，我们说芍药本身特别是白芍，它具有益阴和营和酸苦涌泄两者不同的功效，但没有敛汗的作用，这是我们目前的看法。

复习思考题

(1) 怎样理解脉阳浮阴弱与发热汗出之间的关系？

(2) 桂枝汤证原有汗出，为什么还要使用汗法？

(3) 有些注家认为芍药的作用是酸收止汗的，你的看法如何？

原文 95. 太阳病，发热汗出者，此为荣弱卫强，故使汗出。欲救邪风者，宜桂枝汤。

提要　指出太阳中风的病机。

分析　本条说明太阳中风之所以发热汗出，其病机主要是由于营弱卫强。在正常的生理情况下，营行脉中，卫行脉外，它们互相协调，对机体具有卫护作用①。一

---

① 《灵枢·卫气》："其浮气之不循经者为卫气，其精气之行于经者为营气。"《灵枢·本脏》："卫气者，所以温分肉，充皮肤，肥腠理，司开合者也。"

旦机体感受外邪，卫气便因病邪的刺激而产生反抗作用，这个反抗作用可以导致发热。发热是卫气不失其抗邪外卫的功能，所以称为卫强。太阳中风的发热，伴有汗出，汗出是"营受邪蒸"而使营阴外泄，因营阴不能内守，所以称为营弱。营弱相对卫强而言，卫强与营弱都是一种病理表现，因此不能认为营弱就是虚证。人体在抵抗外邪的过程中，由于卫气与营分之间产生了不协调的现象，这就是营卫不和。营卫不和是指营卫不协调，不是什么虚不虚的问题。如果认为营弱是正气虚，那么下文的"欲救邪风"，又将作如何解释呢？

邪风就是风邪。欲救邪风，是说要想祛除风邪。总之是风邪为患营卫不和，故宜用桂枝汤祛风解肌，调和营卫。服桂枝汤后热退汗止，这是营卫重新得到调和的结果。

原文 53. 病常自汗出者，此为荣气和，荣气和者，外不谐，以卫气不共荣气谐和故尔。以荣行脉中，卫行脉外。复发其汗，荣卫和则愈，宜桂枝汤。

原文 54. 病人脏无他病，时发热，自汗出，而不愈者，此卫气不和也。先其时发汗则愈，宜桂枝汤。

提要　补叙营卫不和的病理机制。

分析　这两条都是补叙营卫不和的病理机制，都是因桂枝汤发汗，和95条的道理是完全一致的。53条说"此为荣气和"，54条说"此卫气不和也"，综合起来讲都是卫气不共荣气谐和，也就是95条所说的营弱卫强。荣气和相对卫气不和而言，说荣气和是为了强调卫气不和。

荣气和＋卫气不和＝卫气不共荣气谐和──→营弱卫强

荣行脉中，卫行脉外，一个内守，一个外护，各司其职，互相协调，这是生理现象。谐和，就是协调的意思。现在是卫气不同荣气相协调，不协调的主要原因是卫强，卫强就可以导致发热。53条的"病常自汗出"一句，虽未明言发热，实际上包含发热在内。不言发热是省笔，因为这两条都是说卫气不和，所以都应有发热[①]。有些注家认为卫气不和是卫气不能卫外而固，病常自汗出是自汗虚汗[②]。我们认为，如果真是自汗虚汗，怎么能说是"荣气和"？又怎么能"复发其汗"呢？看来是很难自圆其说的。那么不发热的自汗出，到底能不能用桂枝汤呢？我们说只要见到头痛，项强，汗出，恶风等太阳中风表证，即使并没有发热，也完全可以用桂枝汤调和营卫。抵抗力不足的患者，最容易感受风邪出现表证，而且经常反复发作，但不一定发热，这在临床上是常有的事情。在这种情况下，用桂枝汤调和营卫是十分恰当的，但如果有一点虚

---

① 喻昌《尚论篇·太阳经上篇》："此明中风病，所以卫受邪风，营反出汗之理，见营气本和，但卫强不与营和，复发其汗，俾风邪从肌窍外出，斯卫不强而与营和。"

② 张锡驹《伤寒论直解·辨太阳病脉证》："卫气者，所以肥腠理，司开合，卫外而为固也。今不能卫外，故常自汗出。"

象，光用桂枝汤就不一定合拍，应该考虑桂枝加黄芪汤（《金匮・水气病》篇）、桂枝加附子汤以及桂枝新加汤之类，凭脉辨证，随宜而施。

　　54条的"病人脏无他病"，意思同样是说病在表，不在里。"时发热，自汗出"，是说有时发热汗出，有时则不发热，不汗出。这实际上是说寒热有起伏，一时不能很快痊愈。这在临床上也是常有的事情，说它是由于卫气不和，也是很恰当的。《伤寒论》第10条说："风家，表解而不了了者，十二日愈。"与本条可以互相启发。成无己《注解伤寒论》说："脏无他病，里和也；卫气不和，表病也。"《外台秘要》说："里和表病，汗之则愈。"这些说法都说明这里所说的卫气不和是指表病而言，可谓明白晓畅。"先其时发汗"是说应该在发热之前，就用汗法挫其病势，如果不这样的话，热度是很可能会再度上升的。周扬俊说"乘其退而击之"，也就是这个意思。

　　桂枝汤的应用范围很广，不论外感、杂病，只要见到发热，汗出，恶风，脉浮缓的便可以用，有表证而不发热的也可以用。但桂枝汤的功能是祛风解肌，调和营卫，它并不是治疗虚证，既非补益剂，亦非敛汗剂。

　　复习思考题

　　（1）试述桂枝汤证的主要脉证及其病理机制。

　　（2）你对"荣气和"、"卫气不和"是怎样理解的？

桂枝汤证营弱卫强病理图解

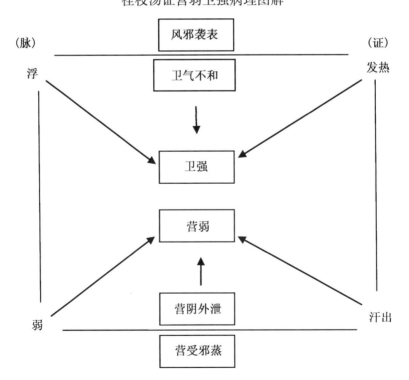

根据：

12条：太阳中风，阳浮而阴弱。阳浮者，热自发，阴弱者，汗自出。

54条：时发热，自汗出，而不愈者，此卫气不和也。先其时发汗则愈，宜桂枝汤。

53条：病常自汗出者，此为荣气和，荣气和者，外不谐，以卫气不共荣气谐和故尔。

95条：太阳病，发热汗出者，此为荣弱卫强，故使汗出。欲救邪风者，宜桂枝汤。

《医宗金鉴》：营受邪蒸则汗出，精气因之而虚，故为营弱。是营中之阴气弱也，所以使发热而汗出也。

原文42. 太阳病，外证未解，脉浮弱者，当以汗解，宜桂枝汤。

提要 指出太阳中风证的汗法。

分析 凡是太阳经病，都是表邪在表，所以不论太阳中风或太阳伤寒，也不论日数多少，只要表证未解，一概应该用汗法来解表。但太阳中风的汗法，与太阳伤寒的汗法是不同的。本条的"太阳病，外证未解"，是说太阳病头痛，发热，汗出，恶风等表证未解；"脉浮弱"，即"脉阳浮而阴弱"[1]。这是太阳中风证，当以汗解，宜桂枝汤。

这里说明三个问题：①桂枝汤属汗法的范畴；②桂枝汤祛风解肌，是太阳病的汗法之一；③治病以辨证为主，若脉浮紧，便是麻黄汤证，不得使用本法[2]。

原文24. 太阳病，初服桂枝汤，反烦不解者，先刺风池、风府，却与桂枝汤则愈。

提要 太阳中风针药并用的治例。

分析 太阳中风服桂枝汤，原属不误。桂枝汤的服法是分温三服。今初服后表证不解，而反见烦，这不是因为药不对证，而是由于风邪较盛，药不胜病所致。在这种情况下，可以先刺风池、风府，以疏泄太阳经的风邪，然后再服桂枝汤调和营卫，自然汗出而解。

本条的关键在"反烦不解"四字[3]。这个不解，是说太阳病不解，也就是说太阳病的脉证俱在，只是添了一个烦字，说明这个烦并不是病邪传里的烦，

---

① 方有执《伤寒论条辨·辨太阳病脉证并治上篇》："外证未解，谓头痛项强，恶寒等犹在也。浮弱，即阳浮而阴弱。此言太阳中风凡在未传变者，仍当从于解肌，盖严不得下早之意。"

② 柯琴《伤寒来苏集·伤寒论注·桂枝汤证上》："如但浮不弱，或浮而紧者，便是麻黄证。"

③ 魏荔彤《伤寒论本义·太阳经上篇》："言不解则太阳之证俱在，但添一烦，知其非传里之烦，而仍为表未解之烦也。"

而仍然是表证的烦，与第 4 条所说的"烦躁"不同。

风池，是足少阳胆经的穴位（双）；风府，是督脉经的穴位（单），与太阳经脉相连，它们的部位都在脑后发际。本条是针药并用的一个治例，可以参考应用。最近有人提倡一种"预防感冒保健操"，其中有一节是按摩风池、风府，它是用两手的三指密排，在脑后发际来回横擦数十次，使皮肤感觉微热。这个方法原是清代陆懋修讲的①，持之以恒，有一定效果。

原文 57. 伤寒发汗已解，半日许复烦，脉浮数者，可更发汗，宜桂枝汤。

提要　伤寒汗后，邪未尽解的治法。

分析　本条伤寒二字，指狭义伤寒而言。太阳伤寒服麻黄汤发汗后，如邪已尽解，当脉静身凉。现在是半日许（左右）复烦，脉又见浮数，说明这个烦是由于重新出现恶寒发热，或是周身感觉不适，这是邪未尽解，可更发汗。但因服麻黄汤已经得汗，就不可再用峻剂发汗，以免过汗伤正，只宜用桂枝汤取其微汗，以解余邪。

这里有两个问题需要讨论一下：

（1）桂枝汤为太阳中风的主方，为什么太阳伤寒也可以用桂枝汤？我们说桂枝汤为太阳中风的主方，这是对的，但不能拘泥于这一点。本条原属伤寒无汗之证，经麻黄汤发汗以后，表未尽解，这是常有的事情，半日许复烦，也不是因为再受风邪的缘故。正因为已经得汗，不宜再用峻剂发汗，而改用桂枝汤发汗解肌。可见麻桂二方的用法，既不在于中风、伤寒之分，也不在恶风、恶寒之别，主要还在于有汗、无汗，无汗用麻黄汤，有汗用桂枝汤，这倒是个原则问题。本条为伤寒汗后表未解立法，不得拘泥与中风、伤寒而凿分风邪、寒邪，如果凿分风寒，就不能更好地指导临床②。

（2）伤寒脉浮紧，中风脉浮缓（弱），为什么本条又提出了一个数脉来？我们说临床上凡是发热之脉，大多增速。本条补出脉数，正说明不论伤寒、中风，不论浮紧、浮缓，其脉象都应该是数的。太阳伤寒，脉浮紧而数；太阳中风，脉浮缓带数。不过由于热度的高低不同，在脉数的程度上有所不同而已。以前各条只提到脉浮紧、浮缓、浮弱，没有提到脉数，到这里方才提到脉数，这就是《伤寒论》互文见义之处，不可忽略。

---

① 陆懋修《医林琐语》："以三指密排，在脑后入发际横擦之至两耳旁，令徉热，亦可去风。"

② 《医宗金鉴·订正伤寒论注·辨太阳病脉证并治中篇》："伤寒服麻黄汤发汗，汗出已，热退身凉解，半日许复烦热而脉浮数者是邪未尽，退而复集也，可更发汗。其不用麻黄汤者，以其津液前已为发汗所伤，不堪再任麻黄，故宜桂枝更汗可也。"丹波元简《伤寒论辑义·辨太阳病脉证并治中》："方氏、喻氏辈并云伤寒已解，复伤风邪，且以'更'为'改'之义，非是。更，再也。《玉函》作'复'，其意可见耳。"

附：脉象性质简表

分类	脉象	性质	
1	迟 数	指频率	⟶ 时间
2	紧 缓	指形态	
3	浮 沉	指部位	
4	结 代	指节律	

说明：

（1）同一性质的脉，不能同时并见。例如迟与数、紧与缓、浮与沉都不能同时并见。

（2）不同性质的脉，可以同时并见。例如浮紧而数、浮缓而数都可以同时并见。

复习思考题

桂枝汤为太阳中风的主方，能不能用于太阳伤寒？为什么？

桂枝汤证小结

（1）桂枝汤证的发热汗出，脉阳浮而阴弱，其病机主要是营弱卫强。卫强所以发热，营弱由于汗出。营弱相对卫强而言，不能因为汗出营弱就认为是虚证。伤寒恶寒称为表实，中风有汗称为表虚，这个表虚相对表实而言，并不是表虚就是虚证，不可以辞害意。

（2）桂枝汤是太阳病的汗法之一，方用桂枝通阳，芍药和营，其功用主要是祛风解肌，调和营卫。有些学者把桂枝汤当作止汗剂，把芍药当作敛汗药，实际上是否认桂枝汤属于汗法了。42 条说："当以汗解，宜桂枝汤"；53 条说"复发其汗，荣卫和则愈，宜桂枝汤"；54 条说"先其时发汗则愈，宜桂枝汤"；57 条说"可更发汗，宜桂枝汤"。这些条文，前后一致，桂枝汤属于汗法已无可置疑，如果说桂枝汤是止汗剂，芍药是敛汗药，是很难自圆其说的。再说，桂枝功专解肌，发汗力薄，说芍药敛汗是监制桂枝的发汗作用，也不合逻辑。何况桂枝汤的服法还要求啜热稀粥和温覆取汗，如果说不是为了发汗，那又是为了什么呢？

（3）桂枝汤是滋阴和阳，解肌发汗的总方，其应用范围较广。凡见头痛、发热、恶风、恶寒、脉浮而弱、汗自出者，不拘何经，不论中风、伤寒、杂病均可应用。有此证，用此方，不要被太阳中风一证所局限。目前临床上除治疗流行性感冒之外，还能治疗不明原因的低热，只要符合汗自出，脉浮弱，舌苔薄白等症的，就可以用桂枝汤。老院长程门雪先生说："日久寒热，经数候高低不常，汗多，指尖冷者，此方有奇效，小儿尤佳。然脉虚数者，方可用之。"这是经验之谈。脉虚数就是脉来弱数。我曾治间日疟，汗多，脉浮弱，舌苔薄白，用本方加常山、草果，超前半天服，有显著疗效。

（二）桂枝汤加减法

外感热病的发生与发展，往往因人而异。每个人体质有强弱，受邪有轻重，以及有无宿疾等情况，同一太阳病桂枝证，往往会出现各种兼挟证，而这些兼挟证又不是桂枝汤所能兼治的，这样就必须在桂枝汤的基础上进行加减，以适应各种具体病情，以下各条都是属于这一类。通过这些方证的学习，可以进一步体会《伤寒论》辨证论治的精神，懂得运用成方和进行加减的道理。

1. 桂枝加葛根汤证

原文 14. 太阳病，项背强几几，反汗出恶风者，桂枝加葛根汤主之。

提要　太阳中风兼见项背强的治法。

分析　汗出恶风是太阳中风的见症，若兼见项背强几几，这是风邪客于太阳经脉，经气不利，津液不升，筋脉失养所致。太阳病原有头痛，项强，项背强是说从项至背皆强，其范围较广。为什么叫几几？《说文》认为是"鸟短羽欲飞不能"之意。《注解伤寒论》说："几几者，伸颈之貌也。"这里借以形容项背牵强拘急，俯仰转侧不能自如的一种感觉，故用桂枝加葛根汤调和营卫，兼通经输[①]。

项背强几几，一般多见于伤寒无汗之证，今汗出恶风，故曰反。葛根性味辛平，功能解肌透表，清热生津。《本草经》认为葛根能"起阴气"；《别录》说："疗伤寒中风头痛，解肌发表出汗，开腠理……"；李东垣认为葛根"其气轻浮，鼓舞胃气上行，生津液，又解肌热"；有医家认为葛根"为汗药中之润品"[②]。这些都是经验有得之言。正因为葛根能起阴气，生津液，所以能宣通经脉之气，这说明葛根是治疗项背强几几的主要药物。

葛根与桂枝，都具有解肌的作用，但桂枝辛温，葛根辛平，两者有一定区别。张元素说："太阳初病，未入阳明而头痛者，不可便服升麻、葛根发之。是反引邪气入阳明，为引贼破家也。"此说法与临床实际不符，不可深信[③]。《伤寒论》治太阳病，既用桂枝加葛根汤又用葛根汤，其说不攻自破。本条用

---

① 输：运输、转输之意。经输，为经络之通路，故经络的穴位亦称经穴输穴。

② 浅田宗伯《伤寒论识》："葛根为太阳之药，然与桂枝之解肌，麻黄之发汗，稍异其途，有清凉滋润之效，故专主筋脉劲急。与麻桂为伍，不唯治项背强急，亦能治刚痉也，与芩连为伍，则津液走于上下以治下利喘息脉促。"

③ 丹波元简《伤寒论辑义·辨太阳病脉证并治上》："方氏以降，以此方为太阳阳明合病之方，只张志聪、张锡驹之解为太阳病项背强之主剂，其说似长矣。盖以葛根为阳明之药者，昉乎张洁古诸家未察耳。仲景用葛根者，取之于其解表生津，痉病亦用葛根，其意可见也。"

桂枝汤治太阳中风证，加葛根专治邪客太阳经输的项背强几几，桂枝与葛根同用，有相辅相成之妙。

桂枝加葛根汤，葛根用四两，桂枝、芍药按桂枝汤原方各减一两，足见本方证的主诉是项背强几几。日人汤本求真认为葛根是本方的主药①，他这个说法可能就是从本方剂量的轻重不同上得出的结论。

桂枝加葛根汤，应是桂枝汤中但加葛根一味，而不当有麻黄。本条林亿按语，言之甚详，亦很合理。《金匮玉函经》及成无己《注解伤寒论》均无麻黄，这是对的。

2. 桂枝加厚朴杏子汤证

○原文 18. 喘家作桂枝汤，加厚朴杏子佳。

√原文 43. 太阳病，下之微喘者，表未解故也，桂枝加厚朴杏子汤主之。

提要　喘家患太阳中风的防治及表证误下引起微喘的治法。

分析　18 条的喘家，是指素有气喘病的人。这种人如果患了太阳中风证，须防引起喘病的复发。感受外邪，最易引动宿疾，应防患未然，故用桂枝汤祛风解肌，加厚朴、杏仁下气平喘。这是一种预防措施，也就是《金匮要略·脏腑经络先后病》篇所说的"上工治未病"。同时也说明了临床上询问病史的重要性。有些注家据别本把原文改成"喘家作，桂枝汤加厚朴杏子佳"。我们认为如果喘病已经发作，那么单用厚朴、杏仁是不够的，效果也不一定会"佳"。凡治喘病，在肺为实，在肾为虚；实喘治肺，虚喘治肾。本条用厚朴、杏仁来防治的喘，当是支气管哮喘，多属实喘；若是虚喘，如心脏性喘息之类，则当以补肾纳气为主，本方便不适用。

43 条是说表证误下引起微喘的治法。太阳中风，病邪在表，治当祛风解肌，如果误用下法，这是和正气欲驱邪外出的自然趋势背道而驰的，在这种情况下就很有可能迫使外邪下陷而产生变证。下后微喘，是说明正气有能力抗拒攻下药的不利影响，成无己称之为"里气上逆"，就是这个意思②。里气上逆并非真喘。同时太阳表证依然存在，且无其他变证，所以说"表未解"。表未解所以仍用桂枝汤解表，加厚朴、杏仁下气平喘。本方仅治表证未解而见微喘者，若下后大喘，则是邪气传里，正气暴脱，肺气将绝之候，法当益气固脱，本方便不适用。

以上两条，喘的病因虽有不同，但只要脉证相同，就可以用同一方法处

---

① 汤本求真《皇汉医学·太阳病篇·桂枝加葛根汤之注释》："葛根汤亦以葛根为君药，与本方同。"

② 成无己《注解伤寒论·辨太阳病脉证并治》："下后大喘，则为里气太虚，邪气传里，正气将脱也。下后微喘，则为里气上逆，邪不能传里，犹在表也。与桂枝汤以解外，加厚朴、杏仁以下逆气。"

理。本条就是异病同治的一个例证。

复习思考题

（1）误下后微喘，何以知道是表未解？

（2）试述桂枝加厚朴杏子汤的适应症。

3．桂枝加附子汤证

○原文 20．太阳病，发汗，遂漏不止，其人恶风，小便难，四肢微急，难以屈伸者，桂枝加附子汤主之。

提要　发汗太过导致表阳虚的证治。

分析　太阳中风虽然应该用汗法，但总以遍身漐漐微似有汗为佳（伤寒俗语“汗漐漐”），不可令如水流漓。假如发汗太过，这是汗不如法，则往往因此而造成汗出不止。“遂漏不止”就是说“令如水流漓”① 的意思，所以“病必不除”。

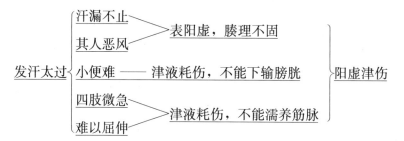

发汗太过，造成汗漏不止，汗多则阳气外泄，津液内耗，其结果是既伤阳，又伤阴。恶风是太阳中风原有的表证之一，本条说其人恶风，可见表证依然存在，只是由于汗多表阳虚，其恶风的程度必将更为明显。发汗太过，津液耗伤，不能下输于膀胱，故小便难；同时也由于津液耗伤，不能濡养筋脉，所以四肢拘急，难以屈伸②。“微急”是说拘急的程度并不过于严重，所以主要的病机（矛盾）是表阳虚③。《素问·生气通天论》篇说：“凡阴阳之要，阳密乃固。”④ 根据阴阳互根的道理，阳气与阴津是互相密切维系着的，而阳气比阴津更为重要。阳虚津伤的病人，只要阳气不亡，津液是容易恢复的。陆渊雷《伤寒论今释》说：“津伤而阳不亡者，其津自能再生；阳亡而津不继者，其津

---

① 喻昌《尚论篇·太阳经上篇》：“大发其汗，致阳气不能卫外为固，而汗漏不止，即如水流漓之互词也。”

② 《灵枢·决气》：“津脱者，腠理开，汗大泄。液脱者，骨属屈伸不利。”

③ 成无己《注解伤寒论·辨太阳病脉证并治上》：“四肢者，诸阳之本也。四肢微急，难以屈伸者，亡阳而脱液也。”徐大椿《伤寒论类方·桂枝汤类》：“四肢为诸阳之本，急难屈伸，乃津脱阳虚之象，但不至亡阳耳。”

④ 李中梓《内经知要·阴阳》：“阴主内守，阳主外护，阳密于外，则邪不能侵，而阴得以固于内也。”

不能自复。"本条证因表未尽解，故用桂枝汤调和营卫，因表阳虚，故加附子扶阳固表。所谓扶阳固表，是指在扶阳的基础上达到固表止汗的目的，阳复表固，则漏汗自止，津液自复。治病求本，本方为什么不用敛汗剂？是值得我们深思的。在这种情况下，如果不以扶阳固表为主，而只用敛汗益阴的方法，这个汗肯定是止不了的。那么桂枝加附子汤是不是一点也没有益阴的功效呢？那也不是。此方甘草加一两，共为三两，合芍药三两，便有复阴之意。阴复则小便难者得以自利，而四肢微急者亦得以自除。《本草经》谓芍药利小便，就是因为芍药的功效是益阴和营，能治阴津耗伤所造成的小便不利，记住这一点是重要的。

《备急千金要方·妇人方中》："治产后风虚，汗出不止，小便难，四肢微急，难以屈伸者，桂枝加附子汤。"即此方。

丹波元简《伤寒论辑义》引《叶氏录验方》救汗汤，治阳虚自汗，即此方。

根据临床体会，本方治虚人患热病而汗多不止者有良效，正不必等待过多而后用之。我曾治一患者，服阿司匹林过量，大汗不止，恶寒而热不退，用本方一剂而愈。若是大汗亡阳，汗出如雨，手足逆冷，脉微欲绝，甚至发生昏厥（休克）等情况时，当用四逆辈温经回阳，非本方所主。

复习思考题

桂枝加附子汤证的漏汗不止，为什么不用敛汗剂？附子与芍药在本方中有哪些作用？

4. 桂枝去芍药汤证、桂枝去芍药加附子汤证

○原文21. 太阳病，下之后，脉促，胸满者，桂枝去芍药汤主之。

○原文22. 若微寒者，桂枝去芍药加附子汤主之。

提要　太阳病误下后两种变证的治法。

分析　《注解伤寒论》将这两条合为一条是合理的，我们也合在一起加以讨论。第22条"微寒"二字，《金匮玉函经》及成无己本均作"微恶寒"。张志聪、陈念祖等都说应作"脉微，恶寒"[1]。我们认为，这两种说法都有一定道理，可以结合起来看。因为这个"寒"字应理解为恶寒的意思，所以加一个"恶"字是对的。但单凭"微恶寒"症，尚不能肯定其为表阳虚，因为太阳病原有恶寒，如何区别表证的恶寒与表阳虚的恶寒是十分重要的，只有在脉促、胸满的基础上，再见到恶寒反而加重，而这个促脉又是微弱无力的，也可能出现自汗多的现象，这才是表阳虚。现在可以归纳如下表。

---

[1]　陈念祖《伤寒论浅注·辨太阳病脉证篇》："若脉不见促而见微，身复恶寒者，为阳虚已极，桂枝去芍药方中加附子汤主之，恐姜桂之力微，必助之附子而后可。"

$$
表证误下后
\begin{cases}
脉促——邪欲下陷，正欲上冲 \\
胸满——邪郁胸中，阳气受损 \\
微恶寒——表阳虚——桂枝去芍药加附子汤
\end{cases}
桂枝去芍药汤
$$

太阳表证，当汗不当下，如果误下，则邪气欲下陷，正气欲上冲，正气与邪气相拒于胸中，正气欲伸而不得伸，故出现脉促；同时由于误下后，邪郁胸中，胸中阳气受损，故出现胸满。此时正气虽已受到挫折，但表证仍在，知病邪尚有外解之肌，故于桂枝汤中，去芍药之阴柔①，使桂枝、甘草温通胸阳（心阳），再配合姜枣，而力专达表。（误下后胸满者忌用芍药，冠心病胸满者，不因误下，故不忌芍药）

脉微弱而恶寒甚是表阳虚，故附子扶阳固表。表阳虚在桂枝汤中加炮附子一枚已足，若是少阴病脉微，恶寒，四肢厥冷，那就非用四逆汤类不可了。

最后谈脉促的问题。何谓促脉？王叔和《脉经》："促脉，来去数，时一止，复来。"历代注家对《伤寒论》脉促有两种不同的见解：①认为《伤寒论》的脉促，是指脉来数，时一止，复来的促脉，不过这种促脉是由于误下所造成的，与阳盛无关②；②认为这个促脉是指脉来急促，与王叔和所说的促脉不同③。我们说表证误下见促脉，大多发生于大下之后，这是人体正气反抗外部压力的一种反应，既可以出现歇止脉，也可以出现急促脉，但这种脉大多是一过性的，持续的时间不会太久，因此问题也不大。但我们遇到这种脉象时，都应摸清情况。研究脉促的原因，还要辨别表已解或表未解，分清脉促的有力无力，不可一概而论④。《伤寒论》提到脉促的共有四条（21、34、140、349条），三条是由于表证误下，这说明太阳病用下法要慎重考虑，因为它是违背因势利导这一治疗原则的。

复习思考题

（1）太阳病误下，为什么会造成脉促胸满？

（2）脉促、胸满为什么要去芍药？

5. 桂枝去桂加茯苓白术汤证

○原文28. 服桂枝汤，或下之，仍头项强痛，翕翕发热，无汗，心下满微

---

① 尤怡《医学读书记·伤寒杂论》："阳邪被抑而未服者，仍当从阳，因而去之，此桂枝汤去芍药之意。"章次公《药物学》："要知芍药之主治，在痛不在满，脉促胸满非芍药所主，故去之。设腹满时痛者，则芍药在所必用，如太阳病，医反下之，因尔腹痛而时痛者，桂枝加芍药汤主之。"

② 成无己《注解伤寒论·辨太阳病脉证并治上》："脉来数，时一止，复来者，名曰促。促为阳盛，则不因下后而脉促者也，此下后脉促，不得为阳盛也。"恽铁樵《伤寒论辑义按·辨太阳病脉证并治上》："下后脉促是事实，钱顾二说恐非是。不但下后有促，汗后温后均有，所谓促即来数时一止复来之促也。大约脏气骤变，脉无有不促者。"

③ 钱潢《伤寒溯源集·太阳上篇》："脉促者，非脉来数，时一止复来之促也。即急促，亦可谓之促也。"

④ 程应旄《伤寒论后条辨·辨太阳病脉证篇》："有阳盛而见促脉，亦有阳虚而见促脉者，仍须辨之于外证也。"

痛，小便不利者，桂枝去桂加茯苓白术汤主之。

提要　太阳中风兼水气内停的证治。

分析　太阳伤寒与太阳中风都有可能兼挟水气为患，这是外有表邪，里有水饮，也就是表里同病。本条叙述太阳中风兼水气内停的证治，今按其证候分析归纳如下：

桂枝证 {
头项强痛，翕翕发热——外有表邪

无汗（欲汗不汗）
心下满微痛 } 里有水饮 {
阳不化气，津不外达
水停心下，气机不利 } 表里同病
小便不利
膀胱气化不行
}

从上表可以清楚地看出，此证从一开始就是外有表邪里有水饮，既不是单纯的表证，也不是单纯的里证，所以应该属于表里同病。我们认为本条所说的这些证候，在未服药以前就已经都有了。何以见得？原文说："仍头项强痛，翕翕发热，无汗，心下满微痛，小便不利。"这个"仍"字是关键所在。

头项强痛，翕翕发热，属于太阳中风桂枝证，已无可置疑。桂枝证应自汗出，今原文说无汗，就引起有些注家的怀疑。我们认为柯琴在这个问题上的见解很有启发。他说："汗出不彻而遂下之，心下之水气凝结，故无汗而外不解，心满而微痛也。"此种无汗，由于阳不化气，津不外达，故欲汗而不汗，病人自己感觉要出汗的样子，与麻黄汤证的皮肤干燥，丝毫无汗者不同。其次是心下满微痛，何以知是水饮内停？其关键在于小便不利，苔白腻，脉弦滑，若心下满而小便自利的，则又当别论了（149条心下满而硬痛者，此为结胸也；但满不痛者，此为痞）。

至于治法，此病原非单纯表证，故开始时用桂枝汤并无显著疗效。又因心下满微痛，误认为里实证改用下法，当然更是药不对证，所以同样得不到疗效。所幸服桂枝汤或下之后，原始症状依然存在，说明并没有因为药不对症而发生变化，所以仍当按照太阳中风兼水气内停来处理，以其表里同治。最恰当的治疗方法是表里双解，用桂枝汤调和营卫而解肌，加茯苓、白术，利水健脾以蠲饮（蠲，除也，弃也），其目的在于汗出而小便畅通，则内外之邪俱解。

最后谈一下去桂不去桂的问题，历来注家颇多争议，主要有以下几种观点：

（1）主张按原文去桂。理由：①无汗忌桂；②去桂重在逐饮，饮去则表自解[1]；③方后云"小便利则愈"，可见应以利小便为主[2]。持以上见解的有王肯

---

[1] 尤怡《伤寒贯珠集·太阳篇上》："夫表邪挟饮者，不可攻表，必治其饮而后解表。桂枝汤去桂加茯苓白术则不欲散邪于表，而但逐饮于里，饮去则不特满痛除，而表邪无附，亦自解矣。"徐大椿《伤寒论类方·桂枝汤类》："头痛发热，桂枝证仍在也。以其无汗则不宜更用桂枝。心下满则用白术，小便不利则用茯苓。此证乃亡津液而有停饮者也。"

[2] 柯琴《伤寒来苏集·伤寒附翼·太阳方总论》："桂枝为血分药，但能发汗，不能利水。观五苓方末云：多服暖水出汗愈。此云小便利则愈。比类二方，可明桂枝去桂之理矣。"顾观光《伤寒论补注》："误下而水气凝结，先治其里，俟里和而后治其表，非一方统治之也，注家并未解此。"

堂、尤怡、柯琴、陈念祖、徐大椿等（近人吴考槃也主张去桂，但不主张全去，只主张减轻分量，态度模棱两可）。

（2）主张留桂去芍。理由：①主方绝无去主药之理[①]；②表证仍在，不当去桂（钱潢）；③心下满当去芍药之阴柔（《医宗金鉴》）；④无汗更当留桂去芍；⑤凡水气诸病，大多用桂不用芍（陆渊雷）（真武汤有芍药）。持以上见解的有《医宗金鉴》、钱潢等，近贤陆渊雷、程门雪先生也抱这样的看法。1958年各地中医杂志就此问题展开百家争鸣时，持此观点的占大多数[②]。

（3）主张桂枝汤原方加苓、术。主要认为表证兼水气水停之证，应表里双解。持这种观点的有成无己、丹波元简及恽铁樵等[③]。

我们认为去桂的理由是不充分的。按《伤寒论》体例，凡方中有加减法，皆为次药或佐使药，如桂枝去芍药汤，桂枝去芍药加附子汤等皆是。桂枝是桂枝汤的主药，若去桂枝而仍名桂枝汤，绝无此理。再说，头项强痛，翕翕发热，无疑是表证仍在，若去桂枝，将何以解肌发表，通阳化气。至于尤怡说"表邪挟饮，不可攻表"，此说法亦不确切。只能说表邪挟饮不可单纯攻表，若用表里双解法则完全合拍。下面即将谈到的五苓散证、茯苓甘草汤证等都用桂枝通阳化气，可以为证。相反，若专治水饮而不解表，表邪亦未必有自解的可能。方后云"小便利则愈"，说明利小便是重要的。为什么单讲利小便则愈？因为前医用桂枝汤或下法，都未用利小便药。

复习思考题

（1）你对去桂去芍问题，有哪些看法？

（2）无汗，为什么没有人主张用麻黄？方后云"利小便则愈"应如何理解？

6. 桂枝新加汤证

☆原文 62. 发汗后，身疼痛，脉沉迟者，桂枝加芍药生姜各一两人参三两新加汤主之。

提要　汗后里虚身痛的治法。

分析　身疼痛有两个原因：一是寒邪束表，筋脉拘急所致，属于表实证，

---

① 徐大椿《伤寒论类方·桂枝汤类》："凡方中有加减法，皆佐使之药，若去其君药，则另立方名。今去桂枝而仍以桂枝汤为名，所不可解。殆以此方虽去桂枝，而意仍不离乎桂枝也。"

② 《医宗金鉴·订正伤寒论注·太阳中篇》："去桂当是去芍药。此方去桂，将何以治仍头项强痛，发热，无汗之表乎？……且《论》中有脉促胸满，汗出恶寒之证，用桂枝去芍药加附子汤主之。去芍药者，为胸满也。此条证虽稍异，而其满则同，为去芍药可知矣。"钱潢《伤寒溯源集·太阳下篇》："桂枝已去，岂能解外？加茯苓、白术，即能使留饮行动耶？"

③ 成无己《注解伤寒论·辨太阳病脉证并治法上》："头项强痛，翕翕发热，虽经汗下，为邪气仍在表也。心下满，微痛，小便利者，则欲成结胸。今外证未罢，无汗，小便不利，则心下满，微痛为停饮也。与桂枝汤以解外，加茯苓白术利小便行留饮。"丹波元简《伤寒论辑义·辨太阳病脉证并治上》："若不去桂而用此方于此证，或有效验。"恽铁樵《伤寒论辑义按·辨太阳病脉证并治上》："桂枝汤以桂枝为主，今云去桂，不词实甚。"

多见于疾病初期；二是气血不足，不能温养肌肉所致，属里虚证，多见于疾病后期。身疼痛是太阳伤寒最常见的证候（体痛，第 3 条），一般经发汗后，病随汗解，则身痛自除。但是也有发汗后病仍不解的，可以出现两种情况：一种是身疼痛而脉浮，这是表未尽解，仍当再汗，宜桂枝汤。另一种是发汗后身痛未除，脉由原来的浮紧、浮数变为沉迟，<u>沉为在里</u>，<u>迟为血少</u>，这里显然是<u>里虚不足之象</u>①。如果患者头痛，发热，恶风，恶寒等表证未罢，这是表证兼里虚，就不得单用桂枝汤解表。本条证发汗后，身疼痛、脉沉迟，就属于这种情况。为什么会出现这种情况？这大多与患者平素气血不足有密切关系。

一般说来，脉迟为寒，但气血不足的患者，往往亦见迟脉，我们不能单纯认为是寒象（传导阻滞，多见迟脉）②。根据临床体会，凡是气血不足的脉迟，大多迟而带涩，按之不流利，这一点和一般的迟脉有所不同。

$$桂枝新加汤\begin{cases}重芍药——和营通痹\\重生姜——温通散寒\\加人参——益气补血\end{cases}调和营卫，兼补气血$$

本方在桂枝汤的基础上加重芍药、生姜各一两，再加人参三两，旨在调和营卫，兼补气血，适用于表未尽解而气血不足者③。此外，亦可用于内伤杂病，不问有无表证，只要见到身疼痛，脉沉迟，即可用本方治疗。

柯琴《伤寒来苏集》将本条原文改为："发汗后，身疼痛，脉沉迟者，桂枝去芍药生姜新加人参汤主之。"恐非。

复习思考题

发汗后，身疼痛，脉沉迟，与太阳伤寒的身体痛在病机方面有什么不同，应怎样处理？

（三）桂枝汤的禁忌症

1. 坏病及治则

☆原文 16. 太阳病三日，已发汗，若吐，若下，若温针，仍不解者，此为坏病，桂枝不中与之也。观其脉证，知犯何逆，随证治之。桂枝本为解肌，若其人脉浮紧，发热，汗不出者，不可与之也，常须识此，勿令误也。

<u>提要</u>　桂枝汤禁忌症及坏病的救治方针。

---

① 《医宗金鉴·订正伤寒论注·太阳中篇》："发汗后，身疼痛，脉浮紧或浮数，乃发汗未彻，表邪未尽也。仍当汗之，宜桂枝汤。今发汗后身虽疼痛，脉见沉迟，是营卫虚寒，故宜桂枝新加汤，以温补其营卫也。"

② 《伤寒论》50 条："脉浮紧者，法当身疼痛，宜以汗解之。假令尺中迟者，不可发汗，何以知然，以营气不足，血少故也。"

③ 徐大椿《伤寒论类方·桂枝汤类》："邪未尽，宜表，而气虚不能胜散药，故加人参。凡素体虚而过汗者方可用。"

分析　本条分为两段，主要说明两个问题：一个是讨论太阳病误治以后所造成的坏病应采取什么样的救治方针？也就是说坏病的治疗原则是什么？第二个问题是指出桂枝汤的禁忌症是什么？也就是说在什么情况下是不可以用桂枝汤的。

我们先谈第一个问题。病在太阳经，应该用汗法。太阳病三数天，已经发过汗，照理应该脉静身凉，如果汗后表证仍在，可以再用汗法来治疗。总之，脉证未变，治法也不能变，这是《伤寒论》辨证论治的原则。再说，任何疾病尽管辨证很正确，也并不都是能一药而愈的。例如 12 条桂枝汤方后云"若汗不出，乃服至二三剂"，就是一个很好的说明。若见汗而不愈，举棋不定，误用吐、下、温针，杂药乱投，这就违反了太阳病的治疗原则。不但病不能愈，而且势必耗伤正气，使病情趋于恶化，这就是造成坏病的主要原因①。坏病的概念，我们在概论里已经提到过。坏病是误治以后造成的变证。它打乱了正常的传经规律，临床表现必然是杂乱无章的。因此坏病的治疗，只能是观察它的当前脉证，追究原因，知犯何逆，随证治之。这里的"仍不解"，是指病仍不解，非指表仍不解。到了坏病的程度，已经不再是原来的太阳表证了，因此桂枝汤也当然不适用了②。"桂枝"是桂枝汤的简称；"不中与"，就是不适宜与。

第二个问题是说，桂枝汤的作用本来是解肌，只适用于汗出，脉浮缓的太阳中风证。若其人脉浮紧，发热，无汗者，则是太阳伤寒证，那就不可与桂枝汤。有汗用桂枝汤，无汗用麻黄汤，这是定法。所以原文最后说"常须识此，勿令误也"。那么无汗的麻黄汤证，为什么不可以用桂枝汤呢？这是因为桂枝汤的所谓解肌，是疏通腠理的意思，只适用汗出不彻，并无开表的力量。在脉浮紧，汗不出，热不退的情况下，用桂枝汤不但不能开表发汗，反有留邪之弊。所以尤怡《伤寒贯珠集》说："设误与桂枝，必致汗不出而烦躁，甚则斑黄狂乱，无所不至。"我们说麻黄汤证误服桂枝汤以后，虽不一定会发生斑黄、狂乱等坏病，但因不能及时开表发汗，贻误病机却是肯定的。反过来说也是一样的，如果桂枝汤证而误用麻黄汤开表发汗，同样会造成许多不良后果，轻则导致表阳虚而漏汗不止（20 条），重则汗多亡阳，造成筋惕肉瞤（38 条）等变证，因此本条下半段不但说明了桂枝汤的禁忌症，同时也指出了桂、麻二方证的重要鉴别诊断，我们对桂麻二方的应用，必须有严格的区分。

复习思考题

---

① 柯琴《伤寒来苏集·伤寒论注·桂枝汤证下》："坏病者，即变证也。若误汗则有遂漏不止、心下悸、脐下悸等症……妄下则有结胸痞鞕、协热下利、胀满清谷等症，火逆则有发黄、衄血、亡阳、奔豚等症。是桂枝症已罢，故不可更行桂枝汤也。"
② 程知《伤寒经注·太阳辨证》："桂枝不中与，以桂枝证罢也。若桂枝证仍在，则不谓之坏病矣。"

（1）太阳病误治后造成的坏病，为什么不可再与桂枝汤？

（2）脉浮紧，发热汗不出，为什么不可与桂枝汤？如果误用将产生哪些不良后果？

（3）太阳中风证能不能用麻黄汤发汗？为什么？

2. 酒客湿热盛，禁用桂枝汤

√原文17. 若酒客病，不可与桂枝汤，得之则呕，以酒客不喜甘故也。

提要　酒客湿热盛，禁用桂枝汤。

分析　酒客，指平素嗜酒的人。病，指患了太阳中风证。酒客患太阳中风，为什么不可与桂枝汤？因为平素嗜酒的人，往往有湿热内蕴，桂枝汤辛温助热，味甘助湿，凡湿热壅盛的患者均须慎用，不独酒客为然。如患者并无湿热征象，即使是酒客，依然可用。主要不在酒客，而在湿热之有无。酒客兼有湿热的患者，多见胸闷、口苦、舌苔垢腻等症，服桂枝汤每易呕吐。喻昌认为宜用"辛凉以彻其热，辛苦以消其满"[1]，其说可供参考。《千金方》阳旦汤，即桂枝汤加黄芩。或用桂枝汤加葛花、枳椇子，可以清湿热，解酒毒，其他如葛根、黄芩、半夏等均可选用[2]。

"酒客不喜甘"一句应当活看。酒客并不都是不喜甘的，但酒客兼有湿热征象的患者，不宜用味甘的药是肯定的。所以桂枝汤中的甘草、大枣，宜斟酌少用或不用。

本条举例说明，病有兼挟，应按照具体情况辨证论治。

3. 阳热盛禁用桂枝汤

√原文19. 凡服桂枝汤吐者，其后必吐脓血也。

提要　阳热盛者禁用桂枝汤。

分析　17条说酒客湿热盛，禁用桂枝汤。本条是说阳邪热盛或平素里热重的患者，桂枝汤同样不适用。桂枝汤辛温助阳，服之则阳热更盛，也就更有可能引起呕吐。如果邪热迫血妄行，损伤阳络，还有可能引起吐血、衄血等变证，这是需要注意的。

"其后必吐脓血"一句宜活看。服桂枝汤后是否吐脓，须视其人是否患有肺胃痈脓而定，如患者无痈脓，即无吐脓的可能。

凡是里热重的人，平时大多有口苦、口臭、便秘等症。在这种情况下，如果感受外邪，桂枝汤证悉具，也并不是绝对不能用桂枝汤，可根据兼证进行加

---

① 喻昌《尚论篇·太阳经上篇》："酒客平素湿与热搏结胸中，才挟外邪，必增满逆，所以辛甘之法，遇此辈即不可用。则用辛凉以彻其热，辛苦以消其满，自不待言矣。"

② 沈金鳌《伤寒论纲目·不可汗》引危亦林："酒客不喜甘，平日蓄有湿热也。病虽中风，应与桂枝，以不喜甘而不与，正以善桂枝汤之用也，言外当知有葛根芩连之以解肌之法矣。"陆渊雷《伤寒论今释·太阳上篇》：酒客"于桂枝汤中去草枣，加葛花、枳椇子以解酒，应手而愈。"

减，阳旦汤亦可用①。

　　王叔和《伤寒例》有这样两句话，叫做"<u>桂枝下咽，阳盛则毙</u>"。我们认为这种说法，有点过甚其辞，致使后来有些人畏桂枝如猛虎。当然，素体阳盛的病人用桂枝要倍加谨慎，这是对的。但如果因为有这样两句话，当用而不敢用，即用亦不过三五分，那肯定是不对的。

二、太阳伤寒

（一）麻黄汤主治证

麻黄汤证

☆原文 35. 太阳病，头痛发热，身疼腰痛，骨节疼痛，恶风，无汗而喘者，麻黄汤主之。

　　提要　太阳伤寒的证治。

　　分析　太阳伤寒的病机，主要是感受寒邪，这就是狭义伤寒。头痛，发热，身疼，腰痛，骨节疼痛，恶风，无汗而喘，是太阳伤寒的典型症状，柯琴称为"麻黄八症"，也就是麻黄汤的适应症。

太阳伤寒 { 头痛、发热、恶风（寒）——寒邪束表，正气抗邪
身疼、腰痛、骨节疼痛——寒邪外束，经气不舒
无汗而喘——腠理闭塞，肺气不宣

　　以上八症，其关键全在于无汗。由于寒邪束表，正气抗邪，以致引起头痛、发热、恶风恶寒，这一点不难理解。但正因为寒邪束表，腠理闭塞，汗不得泄，热不得散，邪不得出，所以头痛、发热、恶寒就特别厉害。身疼腰痛、骨节疼痛也特别明显。这与寒邪束表，太阳经络之气郁而不得舒有密切关系。同时因为高热无汗，肺气失于宣畅，就可以导致呼吸喘促，这也是很自然的事情。

　　八症中，头痛、发热、恶风寒为中风、伤寒所共有，无汗而喘，则为太阳伤寒所独具。太阳中风，由于汗出肌疏，热不甚高，一般不至于发生喘急。身痛、腰痛、骨节疼痛也比较轻微。因此，无汗而喘是太阳伤寒的辨证特点，也是伤寒与中风的重要鉴别点。

　　本条只提症状，未提脉象，应与第 1 条、第 3 条结合起来看。太阳伤寒的脉是浮紧的，此处未提脉象是省笔，应知互文见义。此外，太阳伤寒的舌苔，和太阳中风一样都是薄白苔。凡是风寒在表，舌苔大多薄白。

---

　　① 程门雪《伤寒论歌诀·太阳篇》云："须知方中姜枣决不可用，纵有恶寒，头项强痛如桂枝证者，亦只能轻投桂芍二味，或更兼清解药治之，如佐黄芩，阳旦法也。"

麻黄汤 {
麻黄——发散风寒，宣肺定喘
桂枝——温通解肌，助麻黄发汗
杏仁——利肺气，助麻黄平喘
甘草——和中气，调和诸药
} 发汗解表，宣肺定喘

麻黄汤的主要功用是发汗解表，宣肺定喘，它是一首发汗的重要方剂。《素问·生气通天论》篇指出"体若燔炭，汗出而散"。麻黄汤就有这样的作用。但麻黄汤只能用于表实证，如果表证有汗的就不能用[①]。

本条方后云："先煮麻黄，减二升，去上沫，纳诸药。"又说："温覆，微似汗，不须啜粥。"我们认为，服麻黄汤后温覆取汗是必要的，不温覆往往不容易得汗，这一点很要紧。至于目前用麻黄汤的时候，一般均不先煮，也不去上沫，但实际上并无不良反应。因此，先煮麻黄，去上沫的说法不必拘泥（可从药理方面进一步研究）。

这里提一个问题（可提问），麻黄汤中并无一味止痛药，它为什么能治头痛、身疼和骨节疼痛呢？我们知道，太阳伤寒的主要矛盾是无汗，所有这些疼痛都是由于无汗所引起的，因此只要能抓住无汗这个主要矛盾，用发汗解表的方法来治疗，服药后汗出热退，各种疼痛便可不治自愈。

还有一个问题，必须反复论证：麻黄汤能宣肺定喘，这是历来医家所公认的。《素问·咳论》说："皮毛者，肺之合也。"李时珍说："麻黄为肺经专药。"并说："证虽属于太阳，而肺实受邪气。"这都说明皮毛与肺之间有着非常密切关系。皮毛受邪，可以影响肺气，肺经受邪，同样可以影响皮毛。我们经常把"肺表"二字联在一起，称为"病在肺表"，这个道理是很浅显的。但奇怪的是，有些注家为什么一定要单纯用经络学说来解释太阳病，拘泥于太阳病是太阳膀胱和手太阳小肠的病，无视"太阳病与肺经有关"这个临床实际，我想我们同学一定要理论联系实际，食古不化是不利于学术进步的[②]。

临床体会：麻黄汤不但是太阳伤寒发汗的主方，而且对外邪引起的咳喘和浮肿，疗效也很好，但必须见表证然后可用。单用麻黄一味，发汗力极微，故有汗不忌麻黄，与桂枝合用则发汗力量较强。《金匮要略·水气病》篇说："诸有水者，腰以下肿，当利小便；腰以上肿，当发汗乃愈。"麻黄既能发汗，又能利小便，所以能治风水、皮水、咳逆上气、手足浮肿等证。《素问·汤液醪

---

① 柯琴《伤寒来苏集·伤寒附翼·太阳方总论》：麻黄汤为"开表逐邪发汗之峻剂……若脉浮弱，汗自出者，或尺脉微迟者，是桂枝所主，非此方所宜。"
② 苍按：程门雪院长十分同意我的看法。《伤寒论歌诀·太阳篇》云："麻黄非特汗要药，亦非治喘要药也……诸家因感于伤寒不入手经之说，无言及治肺者。独李濒湖谓：虽是发汗重剂，实能发散肺邪。钱潢赞之，以为发古之秘。其说固是，惟其理亦甚明显，并不足异。只是诸家为前说所囿，印定眼目，遂不敢昌言耳。""太阳膀胱经主表，肺主皮毛，风寒外束，最先犯肺，肺亦主表……麻黄汤实为治肺之药，必纳之太阳一经，何拘泥之甚耶。"

醴论》所谓"开鬼门，洁净府"，即指此等证候而言。根据药理研究，麻黄有松弛支气管平滑肌的作用，故对急性支气管炎、慢性支气管炎急性发作以及支气管哮喘等都有一定疗效。但麻黄又有收缩血管的作用，故对高血压患者必须禁用。

我曾治一码头工人，来诊时精神极度委顿，有两个人搀扶，呻吟之声不绝。我初期疑是虚证，及询其所苦，则说平日身体健康，三日来头痛如裂，身痛如被杖，恶寒殊甚，无汗，但不发热，按其脉紧，舌苔白。知为风寒之邪束表，投麻黄汤加羌活、防风。温覆取汗，一剂而愈。这说明只要具备头痛、体痛、恶寒、无汗、脉紧等表实证，不论已发热，或未发热，都可以用麻黄汤发汗解表。这是曲突徙薪的方法，它可以阻止病势的进一步发展，并不是一定要等到发热以后才能用。我根据这个经验，随后又治好了好几个类似情况的病人，说明《伤寒论》第3条的理论是经得起考验的。

复习思考题

（1）太阳伤寒有哪些典型症状，主要矛盾是什么？其理由何在？

（2）麻黄汤中并无一味止痛药，它为什么能止痛？

原文51．脉浮者，病在表，可发汗，宜麻黄汤。

原文52．脉浮而数者，可发汗，宜麻黄汤。

提要　补叙麻黄汤证的脉象。

分析　第35条是详证略脉，这两条是举脉略症，必须前后互参，方得窥其全貌。这两条粗看很简单，似乎没有反复讨论的必要，其实不然。我们体会，51条的精神，在于"脉浮者，病在表"两句。浮脉主表，在《伤寒论》中只有这一条讲得最明确。见浮脉一般就能确定为表证，不见浮脉就不一定是表证，因此这不是等闲之笔，不可轻轻放过。另一方面，脉浮者，病在表，可发汗，这都很对。但太阳表证，有中风与伤寒之分，只有无汗，脉浮紧的，才能用麻黄汤峻汗。本条说"宜麻黄汤"，这就可以倒过来推断这个脉浮是指脉浮紧，这个表字，就包括头痛，发热，身疼，恶寒，无汗等一系列表证在内。这种推断方法，中医学术语叫做"以药测证"，这是研究古医书的重要方法之一，我们应具备这种本领。"宜麻黄汤"的"宜"字，是教人斟酌的意思①。同一太阳表证，有宜桂枝汤的，有宜麻黄汤的，必须辨证施治，不可滥用。

52条的脉浮而数，亦非等闲之笔，同样不可轻轻放过。大家知道麻黄汤证的脉是浮紧的，但麻黄汤证到了发热无汗的时候，一般热度都较高，脉搏是未有不数的。因此本条的脉浮而数，是指浮紧而数，与单纯的脉浮数不同。

---

① 《医宗金鉴·订正伤寒论注·太阳中篇》："不曰以麻黄发之、主之，而皆曰可发汗，则有商量斟酌之意焉。"

《伤寒论》57 条说："伤寒，发汗已解，半日许复烦，脉浮数者，可更发汗，宜桂枝汤。"从 57 条可以看出，桂枝汤证的热度一般并不太高，尚且可以见到浮数脉，那么麻黄汤证就更加不用说了。我们现在可以这样说：桂枝汤证的脉浮缓带数，麻黄汤证是浮紧而数的。旧注认为麻黄汤证的脉浮而数，有外邪入里之势，这种说法是欠妥的①。

脉浮缓带数，浮紧而数，是三种不同性质的脉，可以同时并见，说详 57 条。

○原文 46. 太阳病，脉浮紧，无汗发热，身疼痛，八九日不解，表证仍在，此当发其汗。服药已微除，其人发烦目瞑，剧者必衄，衄乃解。所以然者，阳气重故也，麻黄汤主之。

√原文 47. 太阳病，脉浮紧，发热，身无汗，自衄着愈。

√原文 55. 伤寒，脉浮紧，不发汗，因致衄者，麻黄汤主之。

提要　太阳伤寒见衄，有三种不同情况。

分析　《伤寒论》提到衄的共有 6 条（46、47、55、56、202、207 条），都是指鼻衄而言。鼻衄，即鼻出血，多见于外感病而邪热重的患者。

46 条说太阳病经久失汗，邪从衄解的机理。凡太阳伤寒见脉浮紧，发热无汗，身疼痛，至八九日不解，说明表证还在，仍当用麻黄汤发汗，不可拘泥于日数。"服药已微除"至"阳气重故也"为另一段，是说服麻黄汤后病情虽然有所缓解，但患者却感到心烦目眩，很不舒服，这是一种瞑眩现象。什么叫做瞑眩？瞑眩就是病人服药后产生的一种较强的反应。那么为什么会产生这种反应呢？这种反应对病情究竟是有利还是不利呢？这应该从两个方面加以分析。《尚书·说命上》篇说："若药弗瞑眩，厥疾弗瘳。"② 意思是说，凡是疗效好、力量大的药，服后总难免有一些反应。有反应是一种好现象，假定说吃了药毫无反应，这病也就不会好，这是一个方面。另一方面，服药后发生发烦目瞑的现象，虽然不一定就是坏事，但总是一种副反应，副反应总是应该加以注意和设法避免的。"剧者必衄"，是由于邪热太重，郁久不散，以致热伤阳络，迫血妄行，得衄则热随血散，邪从衄解③。太阳伤寒在邪热重的情况下，

---

① 方有执《伤寒论条辨·辨太阳病脉证并治中篇》："数者，伤寒之欲传也。可发汗而宜麻黄汤者，言乘寒邪有向表之浮，当散其数而不令其至于传也。"

② 《尚书·说命上》："启乃心，沃朕心。若药弗瞑眩，厥疾弗瘳。"《尚书孔氏传》："开汝心，以沃我心，如服药，必瞑眩极，其病乃除，其出切言，以自警。"《孔颖达疏》："当开汝心所有，以灌沃我心，欲令以彼此见，教己未知故也。其沃我心，须切至若服药，不使人瞑眩愤乱，则其疾不得瘳愈，言药毒乃得除病，言切乃得去惑也。"

③ 成无己《注解伤寒论·辨太阳病脉证并治法》："衄则热随血散。"《灵枢·百病始生》："阳络伤则血外溢，血外溢则衄血。"

如果不及时发汗，往往会产生鼻衄，因为鼻腔内的小血管最脆薄，也最容易破裂出血。"衄乃解"的出血量是比较多的，可以多达数毫升，看来很骇人，实际上倒是好事，不用害怕。比如高血压病人可以出现鼻衄，鼻衄以后可使血压随之降低，从而避免了脑溢血的危险。太阳伤寒鼻衄以后的热随血散，邪从衄解，它的机理看来与高血压病人的鼻衄有相似之处。"麻黄汤主之"一句是倒装句，应接在"此当发其汗"句下，并不是说衄解以后，仍用麻黄汤发汗。《伤寒论》有好几处有这种倒装句法，这是汉代文字的特点，我们必须掌握这种文法上的特点，否则容易产生误解。

47 条是说太阳伤寒，邪随衄解。"太阳病，脉浮紧，发热恶寒"，这是太阳伤寒麻黄汤证。当汗不汗，邪热郁表，热伤阳络，这是产生鼻衄的原因。得衄以后，热随血散，邪从衄解，往往可以不药自愈。《医宗金鉴》说："太阳病凡从外解者，惟汗与衄二者而已。"说明衄血是邪从外解的另一出路。衄后热退身凉，起到了汗出而解的同样作用，所以方有执《伤寒论条辨》称为红汗①。

55 条是说衄后表不解，仍当发汗。与 47 条的情况不同。47 条是说邪随衄解，不药而愈；本条是说衄后表仍不解，仍可用麻黄汤发汗。不过我们认为，衄后再用汗法，必须注意两点：①鼻衄的量极少，点滴不成流②，并没有起到红汗的作用。②必须具备发热恶寒、无汗、脉浮紧等表实证方可用麻黄汤发汗。也就是说，一定要表寒证仍在，同时还要确实没有里热，阴气未伤的方才可用，否则还以审慎为宜。恽铁樵认为"阳盛则衄，似宜麻黄汤去桂枝加芩连"，其说可供参考。栀豉汤加荆芥、防风、茅花、葛根等清热药亦好。

（备用）柯琴将本条改为："伤寒，脉浮紧者，麻黄汤主之。不发汗，因致衄。"他认为衄血是阳气内扰阳络受伤，不能再用麻黄汤发汗了③。但是这样一改，便失去了原文本来的意思。衄后固然应当慎用辛温发汗，但衄后表仍不解的，汗法却不可偏废。

复习思考题

试述太阳伤寒产生鼻衄的机理。

---

① 方有执《伤寒论条辨·辨太阳病脉证并治下篇》："汗本血之液，北人谓衄为红汗。"

② 张璐《伤寒缵论·太阳上篇》："衄必点滴不成流，此邪热不得大泄，病必不解，急宜麻黄汤汗之。"王执中《伤寒纲目》："夺血者无汗，既至衄，不可轻用麻黄汤，须审之又审，点滴不成流者，可也。"

③ 柯琴《伤寒来苏集·伤寒论注·麻黄汤证上》："脉紧无汗者，当用麻黄汤发汗，则阳气得泄，阴血不伤，所谓夺汗者无血也。不发汗，阳气内扰，阳络伤则衄血，是夺血者无汗也。若用麻黄汤再汗，液脱则毙矣。言不发汗因致衄，岂有因致衄更发汗之理乎。"苍按："夺血者无汗"，见《灵枢·营卫生会》。

（二）麻黄汤禁忌症

麻黄汤虽是太阳伤寒发汗的主方，但也是辛温发汗的峻剂，只适用于表寒表实证。凡平素阳虚或阴虚，气虚或血虚的患者，或误治后正气亏损的病人，虽有表证，麻黄汤都在慎用或禁用之列。如果不当用而用之，则往往由于发汗太过，既能伤阳，又能伤阴，就要犯虚虚之戒而产生一系列变证。以下九条，都属于麻黄汤禁忌症，都说不可发汗，但这个所谓不可发汗，是指不可用麻黄汤峻剂发汗，并不是说一切解表药都不能用。

1. 里虚血少禁汗

○原文 49. 脉浮数者，法当汗出而愈。若下之，身重，心悸者，不可发汗，当自汗出乃解。所以然者，尺中脉微，此里虚。须表里实，津液自和，便自汗出愈。

○原文 50. 脉浮紧者，法当身疼痛，宜以汗解之。假令尺中迟者，不可发汗。何以知然？以荣气不足，血少故也。

提要 里虚血少者禁汗。

分析 49 条的脉浮数与 50 条的脉浮紧，可以综合起来看，都是说明病邪在表，是麻黄汤证。麻黄汤证可以见脉浮数，也可以见脉浮紧，也可以见脉浮紧而数，这个道理在前面已经讲清楚。这里很少提到症状，其目的在于突出脉法。这两条都有"法当"二字，这个"法"就是指脉法[①]。

49 条的精神是说尺中脉微，里虚禁汗。脉浮数，病在表，凭这个脉，就应当使用发汗的方法来治疗。如果误用下法，则非但表邪不解，而且有徒然伤其里气，以致出现身重，心悸等症，在这种情况下，即使有太阳伤寒表证，亦不可用峻汗法，否则就要犯虚虚之戒而造成亡阳之变。凭什么知道是里虚呢？原文说："所以然者，尺中脉微，此里虚。"这一段是自注文字，它说明里虚的主要根据是尺部脉微，并且认为此等处理方法是必须等待表里气血充实，正气来复。如正气得复，气血充沛，则津液自和，便能自汗出而愈。"须表里实"，就是说要等待表里气血充实，正气来复，便可不药而愈。

50 条的精神是说尺中脉迟，荣虚血少者禁汗。脉浮紧是太阳伤寒的脉，凭这个脉来推断，应当有身疼痛等症，身疼痛属于表证，宜以汗法来解除它，用麻黄汤。假令尺部脉迟，这是荣虚血少，荣虚血少属里虚，故亦不可用麻黄汤峻汗。

---

① 沈金鳌《伤寒论纲目·身疼》："法者，脉法也。以浮紧之脉法言。当身痛，宜发汗。然必三部浮紧，乃可发汗。今尺紧之脉，虽见于寸口，而尺中迟，则不得主发汗之法矣。且尺主血，血少而尺迟，虽发汗亦不能作汗，不但身疼不除，必至有亡血亡津之变。"

第一章　太阳病　　49

现在把这两条的脉证综合起来分析一下：

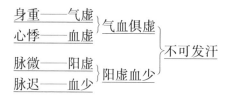

49 条说："若下之，身重心悸者，不可发汗。"这是说误下以后导致气血俱虚的就应当禁汗。50 条说："假令尺中迟者，不可发汗。"但是这一条并没有误下，为什么也要禁汗？这说明凡是太阳伤寒只要见到此症此脉，不论是否曾经误治，都不可用峻剂发汗。治病以辨证为主，记住这一点很要紧。脉微是阳虚，脉迟为血少。这种脉迟大多是迟而带涩，正如 62 条的"发汗后，身疼痛，脉沉迟"用桂枝新加汤一样，都是表证兼里虚，若用峻剂发汗，必将造成不良后果。

（备用）此外，49 条说"尺中脉微"，50 条说"尺中脉迟"，为什么这两条特别提出"尺中"二字？这是因为尺脉主阴主里，为了强调里虚，所以只提尺中而不提寸、关。一般来说，寸关尺三部脉应该是一致的，但有时三部脉的确可以不一样，比如说尺部脉微的，寸部、关部的脉就不一定微。至于迟脉就不能那样说，尺中脉迟的，那么寸关的脉一定也是迟脉，如果说尺中脉迟而寸关不迟，这是违反常识的。

这两条的所谓"不可发汗"，是说不可用麻黄汤峻汗，并不是说一切解表药都不能用。49 条所说的"须表里实，津液自和，便自汗出愈"，只是一种处理方法。如果里虚较甚，则不可能不药而愈，应采用和表实里的方法[①]，例如身重，心悸，尺中脉微，可以用小建中汤之类温养中气，调和营卫[②]；身疼痛，尺脉迟，有汗的可以用桂枝新加汤之类调和营卫，补气益血；无汗的可以用麻黄细辛附子汤之类温经发汗，邪正兼顾。这些都是扶正达邪的方法，也都适用于表邪兼里虚的证候。

复习思考题

(1) 尺中脉微，尺中脉迟，为什么不可发汗？

(2) 表邪兼里虚有哪些主要临床表现，应该用什么治疗方法？

2. 不可发汗证

√原文 83. 咽喉干燥者，不可发汗。

---

① 程应旄《伤寒论后条辨·辨太阳病脉证篇》："须用和表实里之法治之，是表里两实则津液自和，而邪无所容，不须发汗而自汗出愈矣。"

② 顾观光《伤寒论补注》："不可发汗者，言不可用麻黄汤以大发其汗，非坐视而待其自愈也。用小建中以和其津液，则自汗而解也。"许叔微《本事方》主张用小建中汤加黄芪、当归。

√原文 84. 淋家不可发汗，汗出必便血。

√原文 85. 疮家虽身疼痛，不可发汗，汗出则痉。

√原文 86. 衄家不可发汗，汗出必额上陷，脉急紧，直视不能眴一作瞬，不得眠。

√原文 87. 亡血家不可发汗，发汗则寒栗而振。

√原文 88. 汗家重发汗，必恍惚心乱，小便已阴疼，与禹余粮丸。方本阙

√原文 89. 病人有寒，复发汗，胃中冷，必吐蛔一作逆。

提要　见阴虚、阳虚、气虚、血虚等症者禁汗。

分析　以上九条，都在禁汗之例，也就是麻黄汤的禁忌症。麻黄汤虽能开表逐邪，但发汗力量较强，凡是阴虚、阳虚、气虚、血虚的病人，如不当用而用之，便有可能产生亡阳、亡阴等变证，所以《伤寒论》一再指出在某些情况下不可发汗，以免误治。

83 条是说咽喉干燥者禁汗。

禁汗理由——阴亏液少，津不上承

处理方法——解表与育阴并用

误治后果——咽痛、吐血、衄血

素体阴亏的病人，因津液不能上承，往往可以出现咽喉干燥的现象。这样的病人，虽有表邪，亦不可用辛温发汗的方法来治疗。葛洪《肘后方》有黑膏方，用豆豉、生地二味，解表与育阴并用，可以取法。如果误用辛温发汗，势必阴液更伤，咽喉更燥，轻则咽痛，重则吐衄，不可不慎。

84 条是淋家禁汗。

禁汗理由——下焦蓄热，津液素亏

处理方法——解表与清热养阴同用

误治后果——尿血

淋家，指小便淋沥不畅，尿意频频，尿道刺痛，而且久病不愈，或反复发作的患者。它包括尿路结石、尿路感染等病在内。这种病多属下焦湿热，津液素亏，即使有外邪，亦应辛凉解表与清热养阴药同用，如果误用辛温发汗，则津液更亏，邪热更盛，甚至热伤阴络，迫血妄行，可以导致尿血等变证[①]。

85 条是疮家禁汗。

禁汗理由——脓血外溢，气血损伤

处理方法——扶正达邪，兼补气血

---

① 汪琥《伤寒论辩证广注·辩太阳病脉证并治法中》："淋家，常云宜猪苓汤，然用于汗后小便血者，亦嫌其过于渗利也。"

误治后果——气血愈虚，筋脉失养，肢体拘挛如痉

久患疮疡的病人，由于脓血外溢，气血损伤，故虽有身疼痛的表证，亦不可发汗。汗出则气血更虚，筋脉失于濡养，可以引起肢体痉挛等症[1]。此病汪琥主张用小建中汤加黄芪、当归，可供参考。

86条是衄家禁汗。

禁汗理由——津伤血耗，阴虚内热

处理方法——解表与育阴清热并用

误治后果——额旁经脉拘急凹陷，两目直视不能瞬，不得眠

经常衄血的病人，必然是津伤血耗，阴虚内热，若误用辛温发汗，则津血更亏，燥热更甚。血不养筋，故额旁经脉拘急凹陷。诸脉皆属于目，筋脉拘急，势必牵引两目，故两目直视不能瞬[2]。阴虚则阳亢，故不得眠。

"汗出必额上陷，脉紧急"，这两句应并作一句读。额上陷脉紧急，是指额上两旁的颞颥动脉因拘急而凹陷不起。急紧，即不柔和。尤怡说："血不荣而失其柔。"大凡津枯血耗的患者，或久病形体消瘦的人，多见此状[3]。原文"直视不能眗"的"眗"字，一作"瞬"，应以瞬字为宜。眗与瞬，音同字不同，含义也不同。眗，是以"以目示意"的意思；瞬，是"眨眼"的意思。一瞬，即一眨眼。直视不能瞬，即直视而不能眨眼。衄家与55条的鼻衄不同。55条是太阳伤寒表实证，因不发汗而致衄，本条是素有衄血，荣虚血少，故不可发汗。

87条是亡血家禁汗。

禁汗理由——失血过多，气血俱虚

处理方法——扶正达邪，益气补血

误治后果——寒栗而振

亡血家，指各种失血的病人[4]。经常失血的患者，必然气血俱虚，即有外邪，亦当用扶正达邪、补气益血的方法来治疗，不得滥用发汗药。因为汗血同源，误汗则气血更虚，必然会引起各种变证。《灵枢·营卫生会》篇说："夺血者无汗。"也就是告诫我们，凡是失血的病人不得滥用发汗药。又误汗伤阳，

---

[1]　张锡驹《伤寒论直解·辨太阳病脉证》："疮家久失脓血，则充肤热肉之血虚矣。虽身疼痛而得太阳之表病，亦不可发汗。汗出必更内伤其筋脉，血无荣筋，强急而为痉矣。"

[2]　成无己《注解伤寒论·辨太阳病脉证并治法》："若发汗，则上焦津液枯竭，经络干涩，故额上陷脉急紧。诸脉者，皆属于目。筋脉紧急则牵引其目，故直视不能眗也。"

[3]　曹颖甫《伤寒发微·太阳篇》："'额上陷'三字，殊不可通，额上为颅骨覆冒处，不似无骨之处，易于下陷。岂有病衄之人，一汗而陷之理。愚按'上'字为'旁'字之误，指两太阳穴。曾见久病瘵瘵之人，形脱肉削，两太阳穴下陷不起，年老之人气血两虚者亦然。"

[4]　尤怡《伤寒贯珠集·太阳篇上》："疮家、衄家并属亡血，而此条复出亡血家者，该吐下、跌扑、金刃、产后等证而言也。"苍按：吐下，指吐血、下血。

阴阳气血俱虚，便可以导致寒栗而振[1]。寒栗，即寒战；振，即振颤。这是亡阳的先兆。

88条是说汗家不可重发汗。

禁汗理由——卫阳不固，心液素亏

处理方法——调和营卫，兼补心气

误治后果——恍惚心乱，小便已阴疼

汗家，指平素容易出汗的病人。汗为心之液，汗家卫阳不固，心液素亏，即有外邪，亦应用调和营卫，兼补心气，如桂枝加附子汤、玉屏风散之类。若再用峻剂发汗，势必心气虚怯，不能自持，所以出现恍惚心乱的征象。恍惚心乱是形容心神不安，精神恍惚的意思。汗后阴液被劫，下焦津液不足，故小便已阴中疼。禹余粮丸，宋本方佚，古本有一方如下：禹余粮四两，人参三两，附子二枚，干姜三两，茯苓三两，五味子三合，右六味，蜜为丸，如桐子大，每服二十丸。此方偏于温补收摄，治疗阳虚自汗，可作为参考。若是阴虚盗汗，便不适用。

89条是胃寒者禁汗。

禁汗理由——素有胃寒，中阳不足

处理方法——先温其里，或温中解表

误治后果——吐蛔、吐逆

病人有寒，指素有胃寒的病人。素有胃寒的病人，中阳不足，即有表邪，亦当先温其里，或温中解表（桂枝人参汤之类，如163条）；如果反发其汗[2]，则中阳更虚，胃寒更甚，胃中虚冷，便会引起吐逆等病变。若患者素有蛔虫，就有吐蛔的可能。《医宗金鉴》说："胃寒复汗，阳气愈微，胃中冷甚，蛔不能安，故必吐蛔也，宜理中汤送乌梅丸可也。"此法适用于蛔虫病而有胃寒者，如无蛔虫，即使胃中虚冷，也不至吐蛔。

结语：以上七条，不是津亏，便是血少，不是阴虚，便是阳虚，总而言之，都是虚证。按照《伤寒论》的治疗原则，凡是正气不足的病人，虽有表证，亦不可用峻剂发汗，这是符合"夺血者无汗"这个原则的。这些条文，不过举例而言，我们要善于举一反三，触类旁通。每一条都指出误汗以后的不良后果，如汗出则便血、汗出则痉等等，这同样是举例，应当活看。

---

① 曹颖甫《伤寒发微·太阳篇》："少年血盛则耐寒，老年血衰则畏寒……妇人血败，虽当盛暑，亦必寒战，此其明验也。故无论吐血、衄血、便血及妇人崩漏，其体必属虚寒。至如亡血而身热，则里阴不能抱阳，阳荡而无归矣。至是更用凉血之药，十不活一。明于此，乃可与言亡血家之不可发汗……余尝治宋姓妇人血崩，恶寒蒙被而卧，用大熟地四两、生潞参三两、陈皮五钱，一剂手足温，二剂血崩止。"

② 方有执《伤寒论条辨·辨温病风温杂病脉证并治》："复，反也，言误也。"

（三）麻黄汤类证变法

太阳伤寒，一般以麻黄汤发汗为主，但同是感受寒邪，由于临床表现的重点不同，病机也不完全一样，就必须在麻黄汤的基础上进行加减变化，才能适合病情。麻黄汤类证是指葛根汤证、大青龙汤证、小青龙汤证而言。这些汤方实际上是从麻黄汤加减变化而成，与桂枝汤加减法有相似之处，但又不完全相同。因此它不称麻黄汤加减，而另立方名，这是为了突出重点，所以一般称它为麻黄汤变法。

1. 葛根汤证、葛根加半夏汤证

☆原文 31. 太阳病，项背强几几，无汗恶风，葛根汤主之。

提要　太阳伤寒见项背强的治法。

分析　我们已经学习了 14 条的桂枝加葛根汤证和 35 条的麻黄汤证，对于"项背强几几"和"无汗恶风"的病机，应该已经清楚了解，这里扼要地提一下，不再多重复。

太阳病，无汗恶风，属太阳伤寒证，它应该包括头痛，发热，脉浮紧等症在内，本条只提无汗恶风，是突出重点，以概其余。项背强几几，是风寒之邪客于太阳经输，津液不升，筋脉失养所致，故用葛根汤解表散寒，宣通经输。

第 14 条说："太阳病，项背强几几，反汗出恶风者，桂枝加葛根汤主之。"本条说"太阳病，项背强几几，无汗恶风，葛根汤主之。"这两条都有项背强几几，所以都用葛根解肌表，升津液，但一则有汗，一则无汗，这是两方证明显的不同点，因此桂枝加葛根汤不应有麻黄，而葛根汤则非用麻黄不可。再说，太阳伤寒无汗的项背强，是由于寒邪束表，经气不利，所以它的项背强在程度上要比太阳中风有汗的项背强重得多。换句话说，葛根汤证的项背强要比桂枝加葛根汤证的项背强重得多。因此，葛根汤的葛根为主药，主药并不是可有可无的，这一点和桂枝加葛根汤的"加葛根"，在用法上显然有主次的不同。明白了这一点，那么无汗恶风的项背强几几，为什么要另立一个葛根汤的问题，就可以迎刃而解了。

有人认为葛根汤是桂枝汤加麻黄、葛根，为什么不属于桂枝汤加减法？我们认为这个问题是不难理解的，因为葛根汤是麻黄、桂枝同用，发汗力量要比桂枝汤强得多，应该属于麻黄汤类证。不能因为葛根汤中有桂枝汤的五味药而产生误解。至于葛根汤证与麻黄汤证的不同点在于：麻黄汤证无项背强几几而有喘，故重在发汗解表，宣肺平喘；葛根汤证无喘而有项背强几几，故重在解表散寒，宣通经输。两方证各有侧重点，在用法上自应加以区别。

葛根汤中的葛根，性味辛凉，有解肌、透疹、生津、止泻等作用。再加芍药益阴和营，所以柯琴称它为"开表逐邪之轻剂"。由于本方能治伤寒无汗的项背强，所以对肩凝症也有相当疗效。本方用于流行性感冒，无论呼吸型或胃肠型均有效。

复习思考题

（1）试述葛根汤证与桂枝加葛根汤证的异同。

（2）试述葛根汤证与麻黄汤证的异同。

○原文 32. 太阳与阳明合病者，必自下利，葛根汤主之。

○原文 33. 太阳与阳明合病，不下利，但呕者，葛根加半夏汤主之。

提要　太阳病见自下利或呕的治法。

分析　这两条都称太阳与阳明合病，都用葛根汤解表散寒，所以放在一起讨论。

32 条是讲太阳病兼见自下利的治法。它既有太阳病的头痛，发热，恶寒，无汗，项背强几几等表证，又有自下利的里证，故称太阳与阳明合病。自下利，是指不因误下而自然发生的腹泻。这是由于寒邪束表，寒气内迫肠道所致（肺与大肠相表里）。这种下利实际上是由于表寒所引起，病偏于表，故用葛根汤解表散寒，表解则里自和，而利亦自止[1]。"必自下利"的"必"字，不必拘泥，或作"如果"、"假使"解亦通[2]。葛根汤的作用是解肌表，治项背强，亦能治下利，故治麻疹初起、大便泄泻，以致麻疹不能透达的，可用本方加减。病毒性感冒兼见大便溏泄属胃肠型的，用本方亦有良效。

33 条是讲太阳病见呕的治法。太阳病因表邪郁闭，寒邪犯胃而见呕，故亦称太阳与阳明合病。寒邪在胃而不在肠，故不下利，但见呕。由于胃气上逆，故用葛根加半夏汤解表散寒，降逆止呕。

（备用）最后讨论一下关于太阳与阳明合病的概念。什么叫合病？我们在概论里已经讲得很清楚，凡是两种或三种证候同时出现的才能称为合病。现在这里的两条原文比较简单，除太阳病以外，只有自下利或呕，那么自下利或呕能不能称它为阳明病呢？这有两种不同的看法。朱肱《活人书》说："太阳阳明合病，脉必浮大而长，外证必头疼，腰痛，肌热，目痛，鼻干也……"由此可见 32 条原文阳明病的证候不够完备，不补充，就不能称为合病。陆渊雷先生说："葛根汤但治太阳证兼下利者，若有阳明证，辄不效，然则合病之说不足据也。"这是说葛根汤证与阳明无关，对合病的说法持否定态度。这是一种看法。另一种看法认为，阳明指胃而言。例如徐大椿说："合病全在下利一证上审出，盖风邪入胃则下利矣。"这和《素问·痿论》所说"治痿独取阳明"（这个阳明，是指足阳明胃）的概念是一样的，但和《伤寒论》六经病的阳明病是两个不同的概念，因此我们认为这两条称为合病是不太确切的。

---

①　喻昌《医门法律》用人参败毒散治痢疾引邪透出表外，称逆流挽舟法。但对葛根汤证，似以不提为宜。

②　《史记·廉颇蔺相如列传》："王必无人，臣愿奉璧往使。"

复习思考题

（1）试述葛根汤证的主症、病机和方义。

（2）表证见自下利用葛根汤，不下利、但呕用葛根加半夏汤。如果既有自下利，又有呕，宜用何方？

2. 大青龙汤证

☆原文38. 太阳中风，脉浮紧，发热恶寒，身疼痛，不汗出而烦躁者，大青龙汤主之。若脉微弱，汗出恶风者，不可服之，服之则厥逆，筋惕肉瞤，此为逆也。

提要　表有寒邪，里有郁热的证治与治禁。

分析　本条脉浮紧，发热恶寒，身疼痛，不汗出而烦躁，这是表有寒邪，里有郁热，也就是大青龙汤证的主要脉证。由于寒邪束表，腠理闭塞，以致热不得泄，而反内郁，故除发热、恶寒、无汗等表证外，更出现烦躁一症。同时虽然里有郁热，但脉仍浮紧，恶寒显著，头痛身疼剧烈，肌肤干燥无汗，可见邪仍在表，并未传里。烦躁一症全从发热无汗表闭而来，与阳明里热的烦躁不同，故用大青龙汤发汗解表，兼清里热。

$$大青龙汤\begin{cases}麻黄汤——开表逐邪\\加姜枣——散寒和中\\加石膏——清除郁热\end{cases}发汗解表，兼清里热$$

本方一面发汗解表，一面清除里热，这是汗清同用、表里同治的方法。喻昌《尚论篇》说："天地郁蒸，得雨则和；人身烦躁，得汗则解。大青龙汤证为太阳无汗而设，与麻黄汤证何异？因有烦躁一症并见，则非此法不解。"因此，有没有烦躁，是麻黄汤证与大青龙汤证的辨证要点，无烦躁是麻黄汤证，有烦躁是大青龙汤证。陆渊雷先生认为，大青龙汤证除有烦躁外，还有口渴一症可资鉴别，其说颇有见地。（日人吉益东洞《方极》亦主张有口渴）

大青龙汤麻黄用至六两，比麻黄汤的用量增加了一倍，而且再加姜枣，发汗的力量较麻黄汤更大，所以只适用于表寒里热的表里俱实证。《金匮要略·痰饮病》篇说："饮水流行，归于四肢，当汗出而不汗出，身体疼重，谓之溢饮。"又说："病溢饮者，当发其汗，大青龙汤主之。"由于大青龙汤的发汗力量大，所以亦能排除肌表的水气。

脉微弱，是里虚，汗出恶风，是表虚，表里俱虚，所以不可发汗。大青龙汤是发汗峻剂，当然不可以服。在这种情况下，如果误投大青龙，便足以造成亡阳液脱之变，所以说"此为逆也"[①]。

---

①　张锡驹《伤寒论直解·辨太阳病脉证》："若脉微弱，汗出恶风者，此阴阳表里俱虚，故不可服，服之则阳亡而厥逆矣。阳气者，柔则养筋，血气盛则充肤热肉。今虚则筋无所养，肉无以充，故筋惕而肉瞤，此治之逆也。"

误治后果 $\begin{cases} 四肢厥逆——阳亡不能温煦四肢 \\ 筋惕肉瞤——液脱不能濡润筋脉 \end{cases}$ 亡阳液脱

本条方后提出两点注意事项：①一服汗者，停后服，以防汗多亡阳；②汗多不止的，用温粉扑之。这里主要说明一个问题，即使服大青龙汤很对证，也应适可而止，以免造成汗多亡阳。温粉是一种外用扑粉，后世方书多用龙骨、牡蛎、麻黄根、糯米粉等药研末外用，用以止汗，此法只能治标，仅供参考①。

最后谈一谈"太阳中风，脉浮紧"的问题。本条说中风脉浮紧，下条说伤寒脉浮缓，似乎不合逻辑，可能是传抄有误。但是也有注家认为很有道理，大做文章。于是引起很多争论，而且牵涉面很广，一时谈不清楚，为了节约时间，我们认为柯琴的观点比较中肯，现在引述如下，作为本条的结束语。柯琴说："盖仲景凭脉辨证，只审虚实，不论中风伤寒，脉之缓紧，但于指下有力者为实，脉弱无力者为虚；不汗出而烦躁者为实，汗出多而烦躁者为虚；证在太阳而烦躁者为实，证在少阴而烦躁者为虚；实者可服大青龙，虚者便不可服。此最易晓也。"柯氏之论，可谓要言不烦。

复习思考题

（1）试述大青龙汤证的主症和病机。它和麻黄汤证的辨证要点是什么？

（2）脉微弱，汗出恶风，为什么不可服大青龙汤？服大青龙汤后将产生什么样的后果？

原文 39. 伤寒脉浮缓，身不疼，但重，乍有轻时，无少阴证者，大青龙汤发之。

提要　补叙大青龙汤证及与少阴病的鉴别。

分析　本条脉浮缓，身不疼，而用大青龙汤，粗看似乎很难理解，所以有些注家对此也提出了疑问②。其实，大青龙汤证的主症有发热，恶寒，不汗出而烦躁。这个大前提不能离开。本条是在大青龙汤证的基础上补出一些不典型的症状，只举副证，不提主症，这种笔法在《伤寒论》中是常见的③。"脉浮缓"，可以理解为脉浮而不紧；"身不疼"，是说身疼不甚剧；"但重，乍有轻时"，是说身重有时减轻。这些都是可能出现的不典型的大青龙汤证。身重一

---

①　程门雪《伤寒论歌诀·太阳篇》："《明理论》所载温粉扑法不甚佳。今人多以龙骨、牡蛎、麻黄根、糯米等研末，匀置粗绢包扑之，颇佳。惟只是一时治标之法，无大效力，根本仍在内治。"苍按：《千金方》用煅龙骨、煅牡蛎、生黄芪各三钱，加炒糯米粉共研细末，与上方略同。

②　徐大椿《伤寒论类方·麻黄汤类》："按：此条必有误。脉浮缓，邪轻易散；身不疼，外邪已退；乍有轻时，病未入阴，又则无少阴等症。此病之最轻者，何必投以青龙峻之剂？此必另有主方，而误以大青龙当之也。"苍按：程应旄、张璐玉改为小青龙汤。

③　山田正珍《伤寒论集成·辨太阳病脉证并治中》："此条承前章，论其有异证者，故唯言其异者而不言同者。虽则不言乎，其发热恶寒，不汗出而烦躁，含蓄其中，古文之简乃尔。"

症（6、39、49、107、116、219、316 条），有阴阳虚实之分。本条的"身不疼，但重，乍有轻时，无少阴证"，同时又有 38 条的"发热恶寒，不汗出而烦躁"，便属于阳证、实证，同样也是大青龙汤证。"无少阴证者"一句，与 38 条的"若脉微弱，汗出恶风者，不可服之"句前后呼应，脉微弱是少阴脉，显然不可服大青龙汤，也就是说必须在没有少阴证的前提下，才能用大青龙汤。否则就不能用，这就是与少阴病的鉴别点[①]。

辟三纲鼎立之说（备用）

考王叔和《辨脉法》云："寸口脉浮而紧，浮则为风，紧则为寒，风则伤卫，寒则伤荣，荣卫俱伤，骨节烦疼，当发其汗也。"他泛论风寒伤营卫的病机，原无不是之处。后世诸家据此，遂以桂枝汤证为风伤卫，以麻黄汤证为寒伤荣。又见 38 条说中风脉浮紧，39 条说伤寒脉浮缓，就认为大青龙汤证是中风见寒脉，伤寒见风脉。到了明末清初，喻昌《尚论篇》更创立三纲鼎立之说，可谓治丝益棼，横生枝节。这种说法很早就有，倒并不是从喻昌开始的。唐·孙思邈《千金翼方》说："寻方之大意，不过三种。一则桂枝，二则麻黄，三则青龙。此之三方，凡疗伤寒不出之也。"宋·朱肱《活人书》："桂枝主伤卫，麻黄主伤营，大青龙主营卫俱伤。"宋·许叔微《普济本事方》："仲景论治伤寒，一则桂枝，二则麻黄，三则大青龙。桂枝治中风，麻黄治伤寒，大青龙治中风见寒脉，伤寒见风脉，三者如鼎力。"成无己《注解伤寒论》解释 38 条也说："此中风见寒脉也。浮则为风，风则伤卫；紧则为寒，寒则伤荣，荣卫俱病，故发热恶寒，身疼痛也。风并于卫者，为荣弱卫强；寒并于荣者，为荣强卫弱。今风寒两伤，则荣卫俱实，故不出汗而烦躁也。与大青龙汤发汗，以除荣卫风寒。"到了方有执、喻昌，不但创立三纲鼎立之说，而且将《伤寒论》太阳病篇原文分别列为上中下三篇，作为三纲，大做文章。认为治伤寒只桂、麻、青龙三方为主，余皆救逆之后而已。喻昌则更加明白指出："风则伤卫，寒则伤营，风寒兼受，则营卫两伤，三者之病，各分疆界。仲景立桂枝汤、麻黄汤、大青龙汤，鼎足大纲三法，分治三证。风伤卫则用桂枝汤，寒伤营则用麻黄汤，风寒两伤营卫则用大青龙汤，用之得当，风寒立时解散，不劳余力矣。"方、喻二氏的做法，未免自作聪明，大搞烦琐哲学，把风寒如此分裂开来，也是完全脱离实际的。清代诸家多崇喻氏之说，惟柯琴力辟其谬，可谓独具慧眼。柯氏说："妄谓大青龙为风寒两伤营卫而设，不知其为两解表里

[①]　《医宗金鉴·订正伤寒论注·太阳下篇》："乍有轻时，谓身重而有轻时也。若但欲寐，身重无轻时，是少阴证也。今无但欲寐，身虽重，乍有轻时，则非少阴证也，乃荣卫兼病之太阳证也。"

而设，请问石膏之设，为治风欤，治寒欤？营分药欤，卫分药欤？"真是一语破的。但柯氏认为方有执说的三纲鼎立是受许叔微的影响，说许是始作俑者，这话说得不够确切，因为在许氏之前，《千金翼方》《外台秘要》等早有类似的记载，而许叔微、成无己等崇其说，并加以发挥，但非始自许叔微。反对三纲鼎立之说的，除柯琴外，尚有尤怡也不同意这种说法。他说："伤寒分立三纲，桂枝主风伤卫，麻黄主寒伤营，大青龙主风寒两伤营卫。其说始于成氏、许氏，而成于方氏、喻氏。以愚观之，桂枝主风伤卫则是，麻黄主寒伤营则非。盖有卫病而营不病者矣，未有营病而卫不病者也。至于大青龙证，其辨不在营卫两病，而在烦躁一症，其立方之旨，亦不在并用麻、桂，而在独加石膏，王文禄谓风寒并重，闭热于经，故加石膏于发散药中。是也。"尤氏之言与柯氏互发，而三纲鼎立之非，亦不待烦言而解。

3. 小青龙汤证

☆原文 40. 伤寒表不解，心下有水气，干呕，发热而咳，或渴，或利，或噎，或小便不利，少腹满，或喘者，小青龙汤主之。

提要　表有寒邪，里有水饮的证治。

分析

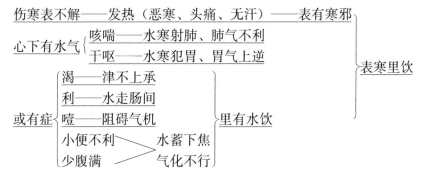

小青龙汤证的病机，总的来说是表有寒邪，里有水饮。表有寒邪，故称伤寒表不解，虽举发热一症，实赅括恶寒、头痛、无汗等表证在内。水饮在胸膈之间（徐大椿：停于肺胃之间。程知：心下有水气，寒在膈上也），故称心下有水气。水气，泛指一切寒水之气，包括湿痰、停饮。《金匮要略》称为水饮，亦称痰饮。此病多发于冒雨受寒或饮冷之后，或素患痰饮，因感受风寒而反复发作。发病时以发热咳喘为主症，发热有轻有重，也有只恶寒而不发热的，但咳喘是必见之症。水寒射肺，肺气不利，故咳而喘；水寒犯胃，胃气上逆，故见干呕[①]。或渴，或利，故噎，或小便不利，少腹满，这些

---

①　干呕，发热而咳，《金匮玉函经》《千金翼方》作"咳而发热"，无干呕。亦是。

都是或有症①。渴而小便不利，少腹满，是由于水饮内停、气化不行所致②。但非必见之症。应该说一般是不渴的，即使口渴，也是渴不欲饮，或渴不多饮。根据临床所见，此病相当于急性哮喘性支气管炎、慢性支气管炎急性发作。小青龙汤证除发热、咳喘外，咳痰大多黏腻，痰如白沫（即泡沫痰），舌润苔白，脉浮紧或脉弦紧，这些都是辨证要点。

$$
小青龙汤\begin{cases}麻黄、桂枝——发汗解表\\芍药、甘草——和中缓急\\细辛、干姜——散寒化饮\\半夏、五味子——降逆镇咳\end{cases}发汗解表，温肺化饮
$$

我们的老院长程门雪先生曾经说过，这八味药是"配合妥当，无一闲味，其中干姜温肺胃，五味子敛肺气，起温里止咳作用；细辛辛散，半夏化痰，起散寒蠲饮作用。干姜、五味子，一温一敛，是一对；细辛、半夏，一散一降，也是一对。如果不用这四味药，就不叫小青龙了"。这是经验之谈，很有价值。本人临床体会，小青龙汤证以咳喘为主，不论有无发热均可用。身热恶寒甚者，当重用麻黄；身热轻，微恶寒者，麻桂应减量；不发热的桂枝就不一定要用，但麻黄是必用之药。咳呛剧烈，胸腹部挛急疼痛的，应重用芍药、甘草，有和中缓急之效。若咳逆倚息，不得卧（见《金匮要略·痰饮咳嗽病》篇），喉中有水鸡声音，本方加射干、葶苈、款冬、紫菀等。若见郁热烦躁，本方可加石膏，此即《金匮》的小青龙加石膏汤（见《金匮要略·肺痿肺痈咳嗽上气病》篇），治肺胀，咳而上气，烦躁而喘，脉浮者，乃寒温并用法。若咳喘剧烈，痰涎上壅，呼吸促迫，有升无降时，可加服控涎丹 1.5 克（《三因方》：甘遂、大戟、白芥子），以逐痰浊。

方后的加减法，有四个"去麻黄"，看来是有些疑问的③。我们认为麻黄主喘，为大家所一致公认，现在原文却说"若喘，去麻黄，加杏仁"。很难理解，相反，如果麻黄与杏仁同用，岂不更好？除非是高血压患者，应考虑去麻黄，我们常用荆、防代麻黄。除此之外，麻黄以不去为是。

---

① 汪昂《医方集解·发汗之剂》："发热恶寒，头痛身痛，属太阳表证。仲景书中，凡有里证兼表证者，则以表不解三字赅之。内有水饮，则水寒相搏，水留胃中故干呕而噎，水寒射肺故咳而喘，水停则气不化，津不生故渴；水渍肠间故下利，水蓄三焦故小便不利而少腹满。短气者，气促不能相续，与喘不同，有实有虚，有表有里，此为水停心下，亦令短气。水气内渍，所传不一，故有或为之症。"

② 尤怡《伤寒贯珠集·太阳篇上》："水积于中，故不渴。其渴者，水积一处而不得四布。然而不渴者常也，其渴者变也。"

③ 钱潢《伤寒溯源集·少阴篇》："详推后加减法，凡原文中，每具诸或有之症者皆有之。如小柴胡汤、小青龙汤、真武汤、通脉四逆汤、四逆散皆是也。愚窃揆之以理，恐未必皆出于仲景。"

辨大、小青龙汤证治的异同①

相同点——俱治表里证，皆有两解法

不同点
 - 大青龙证——以烦躁为特征——发汗解表，兼清郁热（重在解表）
 - 小青龙证——以喘咳为特征——发汗解表，温肺化饮（重在温化）

复习思考题

（1）试述小青龙汤证的主症与病机。

（2）辨大、小青龙汤证治的异同点。

（3）你对四个"去麻黄"有何看法？

☆原文41. 伤寒心下有水气，咳而微喘，发热不渴。服汤已，渴者，此寒去欲解也。小青龙汤主之。

提要 承上条补叙水气向愈的机理。

分析 "伤寒心下有水气"，即上条"伤寒表不解，心下有水气"。水寒犯肺，故咳而微喘；表寒里饮，故发热不渴。因此，"咳而微喘，发热不渴"两句，是小青龙汤的主要适应症，简单明了，要求牢记。

"小青龙汤主之"一句是倒装句，按现代文字来说，应接在"发热不渴"句后，并不是寒去欲解之后，再用小青龙汤来治疗②。

凡水气多属阴寒之邪，故一般不见口渴，即或有渴，亦是水不化气，津不上承，所以大多渴不喜饮，或渴不多饮，但总以不渴为常见。"服汤已，渴者"，这是从不渴到渴，正说明药已中病，水寒之气得以消散，病有向愈之机，所以说"寒去欲解"③，不过这种渴也是暂时性的，一俟津液渐复，其渴自止④。不过观察水气病的是否向愈，渴与不渴，这仅仅是一个方面。应该说主要在于发热，咳喘是否好转，如果发热，咳喘好了，在这个基础上发现口渴，那才是真的寒去欲解。

复习思考题

小青龙汤证为什么应以不渴为主症？服汤后在什么情况下见口渴，才能诊为寒去欲解？

---

① 柯琴《伤寒来苏集·伤寒附翼·太阳方总论》："两青龙俱两解表里法。大青龙治里热，小青龙治里寒，故发表之药同，而治里之药殊也。"

② 丹波元简《伤寒论辑义·辨太阳病脉证并治中》："案汪氏引《补亡论》'小青龙汤主之'六字，移在'发热不渴'字下，张璐、志聪、《金鉴》皆从其说。"徐大椿《伤寒病类方·麻黄汤类》："此倒笔法，即指'服汤已'三字，非谓欲解之后，更服小青龙汤也。"

③ 钱潢《伤寒溯源集·太阳下篇》："发热不渴者，因心下有水气，故虽发热亦不渴也。服汤，谓服小青龙汤也。服汤已而渴。则知心下之水气已消，胃中之寒湿已去。但以发热之后，温解之余，上焦之津液尚少，所以反渴也。前以有水气。故发热不渴。今服汤已而渴，故知寒水去而欲解也。"

④ 张璐《伤寒缵论·太阳上篇》："虽渴而不必复药，但当静俟津回可也。"

三、桂麻合用法

1. 桂枝麻黄各半汤证

以下三条，都属于桂麻二方合用的方法，由于它们的用量较小，所以亦称小发汗法（48条）。此法适用于太阳轻证。

○原文23. 太阳病，得之八九日，如疟状，发热恶寒，热多寒少，其人不呕，清便欲自可，一日二三度发。脉微缓者，为欲愈也。脉微而恶寒者，此阴阳俱虚，不可更发汗，更下，更吐也。面色反有热色者，欲未解也，以其不能得小汗出，身必痒，宜桂枝麻黄各半汤。

提要　太阳病经久不解的几种不同转归。

分析　本条自"太阳病，得之八九日"至"一日二三度发"为总冒。以下在总冒的基础上再分三段："脉微缓者，为欲愈也"为第一段；"脉微而恶寒"至"不可更发汗，更下，更吐"为第二段；"面色反有热色者"以下为第三段。

太阳病　＜发热恶寒如疟状，热多寒少，一日二三度＞　正胜邪微，
八九日　　不呕未传少阳，清便自可，未传阳明　　　　病未传里

太阳病经过八九天，发热恶寒，一日二三度发，并无定时，所以说"如疟状"①。热多，并不是指热盛，它是对寒少相比较来说的。热多是说有时发热，寒少是说恶寒甚微。同时既没有呕吐，大便亦整调，既未传少阳，亦未传阳明。从这个鉴别诊断可以说明这是正胜邪微，病仍在表，邪气渐衰，正气渐复，这是太阳轻证。清，同圊。清便，犹言临圊如厕。有人认为清便欲自可，是指大小便正常、亦通。

以上是总的情况。在这种情况下，如果：

(1) 脉见微缓——邪衰正复——为欲愈。

这是一种最好的转归，可以勿药，故未出方，或投以桂枝汤轻剂，调和营卫，即可痊愈。脉微缓，是脉微和缓的意思，也是第4条脉静的意思。

(2) 脉微恶寒——表里俱虚——禁再用汗吐下法

脉微是里虚，恶寒是表虚。表里俱虚，自当禁用汗吐下法，以免犯虚虚之戒。这里的阴阳指表里而言②。这里的恶寒是说寒多热少，与热多寒少正相反。尤怡主张用桂枝新加汤，可供参考。若里虚甚，当从少阴论治。

(3) 面色反有热色，身痒——邪郁于表——桂枝麻黄各半汤

---

① 尤怡《伤寒贯珠集·太阳篇上》："病如疟状，非真是疟，亦非传少阳也。乃正气内胜，数与邪争故也。"

② 成无己《注解伤寒论·辨太阳病脉证并治上》："脉微而恶寒者，表里俱虚也。阳，表也；阴，里也。脉微为里虚。恶寒为表虚。以表里俱虚。故不可更发汗、更下、更吐也。"

若寒热如疟，一日二三度发，更见面热身痒，这是由于不能得小汗出，邪郁于表，欲解不解，如此当在"可发汗"之例。因为无汗，不宜单用桂枝汤，因为病久邪微，麻黄汤又兼太重，故用桂麻二方的三分之一剂量（见林亿原注），小发其汗，这就用麻桂合用的小发汗法①。"热色"指发热时面色呈潮红之状，与阳明病"面合赤色"不同，故用一"反"字②。

2. 桂枝二麻黄一汤证

○原文 25. 服桂枝汤，大汗出，脉洪大者，与桂枝汤，如前法。若形似疟，一日再发者，汗出必解，宜桂枝二麻黄一汤。

提要　服桂枝汤后两种不同的证治。

分析　本条分两段，说明服桂枝汤后可以产生两种情况。

第一种情况：服桂枝汤，以遍身漐漐微似有汗为佳，不可令如水流漓。今服汤后，大汗出，脉洪大，这是药不如法，故病必不除。大汗出，脉洪大，可能是邪传阳明，变为白虎汤证。但此证并无大烦，大渴，不恶寒，但恶热等里热实证③。相反，头痛，恶寒等表证仍在，可见此种脉洪大，只是在大汗出之际，一时血流集表、阳盛于外的现象（阳明病的大汗出、脉洪大，非一过性），不能作为传经的依据，故可再与桂枝汤如前法④。我们体会这一段文字很可能是一个实际病例，从这里可以看出桂枝汤是发汗剂，如果药不如法，照样可以引起大汗淋漓，而且病必不除。

第二种情况：服桂枝汤后，若寒热如疟，一日再发，热多寒少，亦属正胜邪微。因无面热，身痒，较 23 条为轻，故用桂枝二麻黄一汤轻散表邪。本方用桂枝汤三分之二，麻黄汤三分之一，故称桂枝二麻黄一汤⑤。本方证与桂枝麻黄各半汤证相比，是基本相同而较轻，所以两方的药味组成是完全一样的，只是在剂量上略有轻重而已。所谓桂麻各半，所谓桂二麻一，我们只要领会它的小发汗精神就可以了，临床上不必过于拘泥。

还有一点，我们从桂麻各半和桂二麻一两方，可以看出，太阳中风用桂枝

---

① 尤怡《伤寒贯珠集·太阳篇上》："夫既不得汗出，则非桂枝所能解。而邪气又微，亦非麻黄所可发。故合两方为一方，变大制为小制，桂枝所以为汗液之地，麻黄所以为发散之用，且不使药过病，以伤其正也。"

② 丹波元坚《伤寒论述义·述太阳病》："考面赤症，参二阳并病面色缘缘正赤及阳明病面合色赤，当是表郁兼里热者使然。今但表郁而有之，故下一反字。不得小汗出者，言得病以来，未曾小小发汗。故致此表郁，且身痒也。"

③ 丹波元简《伤寒论辑义·辨太阳病脉证并治上》："《玉函》有但字，可见其无他证也。"

④ 《医宗金鉴·订正伤寒论注·太阳下篇》："服桂枝汤，大汗出，病不解，脉洪大，若烦渴者，则为表邪已入阳明，是白虎汤证也。今脉虽洪大而不烦渴，则为表邪仍在太阳，当更与桂枝汤如前法也。"

⑤ 柯琴《伤寒来苏集·伤寒附翼·太阳方总论》："邪气稽留于皮毛肌肉之间，固非桂枝汤之可解。已经汗过，又不宜麻黄汤之峻攻。故取桂枝汤三分之二。麻黄汤三分之一。合而服之……此又用桂枝后，更用麻黄法也。"

汤，太阳伤寒用麻黄汤，这在原则上是该这样讲，但也不必拘泥。这两条是麻桂二方合用，以辨证论治为主，总不能说既是中风又是伤寒吧！又如57条是先用麻黄汤，后用桂枝汤；本条是先用桂枝汤，后用麻黄汤。这都是随证而施，相互为用，说明《伤寒论》本身用药是非常灵活的，它并没有把中风、伤寒看得很死。

复习思考题

服桂枝汤后，大汗出，脉洪大，为什么还能用桂枝汤？此种大汗出，脉洪大，与阳明病的大汗出，脉洪大，有何区别？

问题解答（备用，同学曾提问）

问：服桂枝汤后，既然大汗出，为什么表邪还不解？

答：太阳病服发汗药得汗后，邪可能解，也可能不解。因为病邪有轻有重，体质有强有弱，患者对药物的敏感性也各有不同。因此即使辨证正确，用药得当，病也不一定马上就好。否则的话，就不会再有六经传变的问题了。原文12条，桂枝汤方后云："病证犹在者，更作服，若汗不出，乃服至二三剂。"这说明在有些情况下，并不因为用得得当而病就立即解除，何况药虽对证，但服法不适当，剂量不合适，都足以影响药物的疗效。服桂枝汤大汗出，这不符合遍身漐漐微似有汗的要求，所以虽大汗出而病不解。原文71条说："太阳病，发汗后，胃中干，烦躁不得眠，欲得饮水者，少少与饮之，令胃气和则愈。"还有26条说："服桂枝汤，大汗出后，大烦渴不解，脉洪大者，白虎加人参汤主之。"这两条都是服发汗药后大汗出，但一条是汗后邪解，一条是病邪传里，这些都是临床实际病例，说明病情是复杂多变的，需要全面掌握。

3. 桂枝二越婢一汤证

○原文27. 太阳病，发热恶寒，热多寒少。脉微弱者，此无阳也，不可发汗。宜桂枝二越婢一汤。

提要　表寒里热轻证治法。

分析　本条"发热恶寒，热多寒少"，和23条完全一样，都是表邪不解，当用小发汗法。但同是发热恶寒，热多寒少，为什么23条用桂麻各半汤，本条用桂枝二越婢一汤？这就需要加以分析。越婢汤见《金匮要略·水气病》篇，其方为麻黄六两，石膏半斤，甘草二两，生姜三两，大枣十五枚，共五味。以方测证，本条除发热恶寒，热多寒少外，当有微烦、微渴等郁热征象，故用桂枝二越婢一汤轻散外邪，兼清郁热。

"脉微弱者，此无阳也，不可发汗"，这三句是倒装句，按现代文字应接在"热多寒少"句下。脉微弱为什么不可发汗？因为脉微弱是无阳，无阳即阳气衰微（章楠语）。38条大青龙汤证，有"若脉微弱、汗出恶风者，不可服之，服之则厥逆，筋惕肉𬌗，此为逆也"等语，可以前后印证。这里再强调一下，倒装句是汉代常用的一种笔法，《伤寒论》中有好几处用倒装句，必须注意掌握①。柯琴疑此条有误，他说："此言不可发汗，何得妄用麻黄。"贤如柯氏，竟不知此条有倒装句，可谓贤者一失。

与大青龙汤证比较

相同点——同见发热恶寒，同有郁热烦渴，同用麻桂石膏，同治表寒里热。

不同点 ＜ 大青龙汤证——邪盛——峻汗法——适用于重证
　　　　桂二越一证——邪微——小发汗法——适用于轻证

桂枝二越婢一汤证与大青龙汤证比较，虽然同见发热恶寒，同有郁热烦渴，同用麻桂石膏，同治表寒里热，但用药的剂量，轻重大相悬殊，不可一概而论。桂枝二越婢一汤之取桂枝汤原方的四分之一，取越婢汤的八分之一。从比例上看，桂枝汤的用量比越婢汤多一倍，故称桂枝二越婢一。这是一张解表清里的轻剂，临床上不论有汗无汗都可以用，这一点和大青龙汤的用法有明显的不同。

本方治风湿痛，外有表邪，里有郁热，寒热休作，走注疼痛者有效；用于荨麻疹经久不愈，身痒难忍，有表寒里热现象者亦有效。《金匮要略·水气病》篇用越婢汤治"风水，恶风，一身悉肿，脉浮，不渴，续自汗出，无大热"。方后云："恶风者，加附子。"这个恶风是由于汗多伤阳，表阳虚，故加附子温经复阳，这是石膏与附子同用的方法，附述于此，以广应用。

复习思考题

(1)"脉微弱者，此无阳也，不可发汗"，为什么还要用桂枝二越婢一汤？

(2)试述桂枝二越婢一汤证与大青龙汤证的异同点。二方在用法上有什么不同？

四、治疗原则

中医学对外感热病有几个治疗原则很重要，临床上经常要运用，理论性也较强，我们选择关于这方面的条文，放在一起，重点讲解二三条，希望能牢固掌握。

1. 表证未解，禁用下法

☆原文44. 太阳病，外证未解，不可下也，下之为逆，欲解外者，宜桂枝汤。

提要　表证未解，禁用下法。

分析　本条文字不多，但明白指出了太阳病的治疗原则应该是先表后里，

---

① 章楠《伤寒论本旨·阳明篇》称为"倒装文法"。

先汗后下。太阳病，外证未解，为什么不可下？因为邪在太阳之表，正气正趋向于外，欲驱邪外出，这是机体的自然疗能，在治疗上应该帮助机体发挥它的自然功能，这叫做因势利导。汗法是驱邪外出的一条捷径，它有散热作用，也能使病邪从汗液排泄。如果表证误用下法，就违背了机体的自然机能，也就是违反了太阳病的治疗原则。它的后果往往会迫使表邪下陷而引起其他变证，所以说"下之为逆"。21条的"下之后，脉促，胸满"，43条的"下之微喘"，都是下之为逆的病例。幸而所逆不甚，表证未罢，故仍用解表法。如误下后邪气乘虚内陷而变成痞证、结胸以及下利等证，那为害就更大了[①]。

"欲解外者，宜桂枝汤。"所谓解外，包括发汗与解肌，无汗的用麻黄汤发汗，有汗的用桂枝汤解肌，故本条"宜桂枝汤"云云，犹言宜桂枝汤之类，应当活看。

一般来说，太阳表证，当用汗法，阳明里证，当用下法，这都容易理解。因为单纯的表证，一般总不至于误用攻下法的。现在的问题在于：当表里同病的时候，既有表证又有里证，我们应该怎么办？我们说太阳病的治疗原则是先表后里，先汗后下（44、45、48、56、90、106、152、164、208条）。外证未解，必先解外，虽有可下之证，如果不在急下之例的，均不可下[②]。那么，临床上如果遇到表里证同时并见的时候，在发表药中可以不可以兼用一些下剂呢？我们说只要有此需要，完全可以用。《伤寒论》强调先表后里，先汗后下，主要是说有表证的时候，决不可忘掉汗法而专用下法。它并没有否定表里同治，汗下并用。例如太阴篇的桂枝加大黄汤，那就是一首表里同治、汗下并用的方剂。其次，《伤寒论》中所说的不可攻下，大多是指承气汤一类的攻下剂而言，如果兼用一般的下剂，那是完全可以的。

复习思考题

为什么太阳病的治疗原则应该是先表后里，先汗后下？如果违反先表后里的治疗原则，将产生哪些不良后果？

√原文45. 太阳病，先发汗不解，而复下之，脉浮者不愈。浮为在外，而反下之，故令不愈。今脉浮，故在外，当须解外则愈，宜桂枝汤。

提要　误下后表证未罢，仍须解外。

分析　本条内容简单明了，与上条互发，意思是一样的。上条说："太阳病，外证未解，不可下，下之为逆。"本条说："太阳病，先发汗不解，而反下

---

① 钱潢《伤寒溯源集·太阳上篇》："太阳中风，其头痛项强，发热恶寒，自汗等表证未除，理宜汗解，慎不可下。下之于理为不顺，于法为逆。逆则变生而邪气乘虚内陷，结胸痞鞕，下利喘汗，脉促，胸满等症作矣。故必先解外邪。欲解外者，宜以桂枝汤主之，无他法也。"

② 《医宗金鉴·订正伤寒论注·太阳上篇》："凡表证未解，无论已汗未汗，虽有可下之证，而非在急下之例者，均不可下，下之为逆也。"

之，脉浮者不愈。"脉浮二字概括头痛、发热、恶风、恶寒等太阳表证而言，这是详脉略证的笔法①。"先发汗不解"，是说表证用发汗药后表仍不解。在这种情况下，按照太阳病的治疗原则应该再用汗法，不能因为表不解而改弦易辙，如见一汗不愈，而改用下法，这就是误下。病当然不会好，所以接下来说"浮为在外，而反下之，故令不愈"②。最后说"今脉浮，故在外"，这说明误下以后幸而没有造成变证。外邪未解，表证仍在，惟一的治疗方法是"当须解外则愈，宜桂枝汤"③。

原文 48. 二阳并病，太阳初得病时，发其汗，汗先出不彻，因转属阳明，续自微汗出，不恶寒。若太阳病证不罢者，不可下，下之为逆，如此可小发汗。设面色缘缘正赤者，阳气怫郁在表，当解之、熏之。若发汗不彻，不足言，阳气怫郁不得越，当汗不汗，其人躁烦，不知痛处，乍在腹中，乍在四肢，按之不可得，其人短气，但坐以汗出不彻故也，更发汗则愈。何以知汗出不彻，以脉涩故知也。

提要　二阳并病的成因，太阳未罢的治则。

分析　本条当分三段读。自"二阳并病"至"不恶寒"为第一段，说明转属阳明的原因和特征。二阳并病，即太阳与阳明并病。由于太阳初得病时，虽然经过发汗，但汗出不透，或者当汗不汗，以致病邪不得外泄，化热入里，因而转属为阳明。续自微汗出，不恶寒，反恶热，这是邪传阳明的特征。

自"太阳病证不罢者"至"解之、熏之"为第二段。这一段是本条的重点，它着重说明太阳表未罢的治疗原则。太阳病表证未罢者，不可下，下之为逆，其理由与 44 条完全一致，如此可用小发汗轻散外邪。这就是说只有在太阳表证已罢，而见阳明腑实证的，然后可下。"面色缘缘正赤"，与 23 条桂麻各半汤证的"面色反有热色"同一机理④，这是邪热怫郁在表，不得外泄所致，故云"当解之、熏之"。"缘缘"，是形容词。王肯堂说："缘缘者，自浅而深，自一处而满面之谓。"喜多村说："缘缘，接连不已貌；正赤，不杂他色也。"总之，是满面又红又热，故两皆通。熏，是古代用药熏蒸取汗的一种方法。黄坤载说："熏法以盆盛滚水，入被热熏，取汗最捷，宜于下部用之。"程应旄认为："熏法用麻黄等煎汤从外蒸以助其汗。"此法近代亦有应用，如用酒

---

① 程应旄《伤寒论后条辨·辨太阳病脉证篇》："今脉浮，故知在外，悟古人略证详脉之法。"
② 钱潢《伤寒溯源集·太阳上篇》："即用桂枝汤，亦有如水流漓而病不除者。况前条亦有初服桂枝汤而反烦不解，必待先刺风池风府，使风邪得泄，然后却与桂枝汤愈者。可见表证不解，未可遽用他法也。医见汗后不解，疑其邪已入里而复下之……下之而不愈者，以药不中病，故令不愈也。"
③ 徐大椿《伤寒论类方·桂枝汤类》："脉浮而下，此为误下。下后仍浮，则邪不因误下而陷入，仍在太阳。不得因已汗下，而不复用桂枝也。"
④ 顾观光《伤寒论补注》："面色赤者，当从麻桂各半之例，即上文所谓小发汗也。"苍按：成氏释面色缘缘正赤为阳明之经循面，似不妥。若是阳明面赤，何得再云阳气怫郁在表，当解之熏之。

精灯喷雾器治疗小儿支气管肺炎；外用新鲜芫荽煎汤，取其蒸汽，透发小儿麻疹等，这都属于熏法一类。

自"若发汗不彻"至"脉涩故知也"为第三段，是叙述发汗不彻，阳气怫郁不得越所可能产生的各种证候。如烦躁，不知痛处，乍在腹中，乍在四肢，按之不可得，其人短气等等。这些都是形容病人的烦躁，这个烦躁与阳明的烦躁不同①。拿现在的话来说，"躁烦"就是形容说不出来的难受；"不知痛处"，就是痛无定处；"乍在腹中，乍在四肢，按之不可得"，就是浑身不舒服，手脚无摆处；"短气"是指呼吸短促。这些形容词形容有些病人吃不起一点痛苦倒是惟妙惟肖的，其实是太阳表证，没有什么大不了。遇到这种病人，他说这样那样痛苦，你们不要上当。主要原因是当汗不汗，或汗出不彻，阳气怫郁在表所致，所以说"更发汗则愈"。这里的"阳气"指邪热而言。"怫郁"，即遏郁。"不足言"，是指汗出不彻，即使有一点汗，也是微不足道的意思②。

最后两句，"何以知汗出不彻，以脉涩故知也"，文气上与上文不相承接，疑是旁注误入正文。《伤寒论》中提到脉涩的，除本条外，还有五条，都是指里虚，没有一条是讲阳气有余的。脉涩何以知其为汗出不彻，何以知其为阳气有余，临床上很难体验，不宜强解。脉涩也可能是脉浮之误，当存以待考。

2. 表里同病治则

√ 原文 90. 本发汗，而复下之，此为逆也，若先发汗，治不为逆。本先下之，而反汗之，为逆，若先下之，治为不逆。

提要　风寒外束宜汗不宜下，燥热内结宜下不宜汗。

分析　本条分为两段，自"本发汗"至"治不为逆"为第一段。是说风寒外束的病，本来应该发汗，而反用下法，这是误治，如果先用汗法，治不为逆。这一段是重申太阳表证兼里实应该先汗后下的治疗原则，前面已经讲清楚，不再多赘。

自"本先下之"至"治不为逆"为第二段。是说燥热内结的病，本来应该先下，而反用汗法，这当然也是误治，如果先用下法，治不为逆。本来应该先下的病，这说明里邪已经十分轻微，或者表邪已经基本解除，在这种情况下如果不用下法，反用汗法，也是违反因势利导原则的③。成无己说："病在表者，

①　周扬俊《伤寒论三注·合病并病篇》："烦躁以下种种证候，不过形容躁烦二字，非真有痛，故曰按之不可得也。"

②　汪琥《伤寒论辩证广注·辩太阳病脉证并治法中》："此发汗不彻之证，其人阳气怫郁，不得宣越，不足言也。不足言者，犹言势所必至，不须说也。"苍按：此说似不妥，观 225 条"减不足言"自知。

③　黄元御《伤寒悬解·太阳经中篇》："风寒外闭，宜辛温发散而不宜下；燥热内结，宜苦寒攻下而不宜汗。若表邪未解，里邪复盛，则宜先汗而后下；若里邪急迫，表邪轻微，则宜先下而后汗，错则成逆矣。若治法得宜，先后不失，不为逆也。"

汗之为宜，下之为逆；病在里者，下之为宜，汗之为逆。"可谓要言不烦。

☆原文 91. 伤寒，医下之，续得下利，清谷不止，身疼痛者，急当救里；后身疼痛，清便自调者，急当救表。救里宜四逆汤，救表宜桂枝汤。

提要　误下后转为里虚的治疗原则。

分析　先表后里是太阳病的治疗原则，如果违反这个原则而用下法，那就是误下。误下后表证未罢的，仍须解外，这在 45 条已讲得很清楚（今脉浮，故在外，当须解外则愈，宜桂枝汤），不须多赘。今误下后续得下利，清谷不止，这是误下后脾肾阳气受伤，病已由表证、实证转为里证、虚证，此时虽有身体疼痛的表证，亦当以里虚为急，所以说"急当救里"。这里的续得下利，是指误下后造成的持续下利。清谷不止，是说所下的大便都是未经消化的谷食，中医术语称为完谷不化，这是里虚寒的明显指征。在这种情况下，必须先温其里，以防止病势向更为严重的方向发展①。"后身疼痛，清便自调者，急当救表"是说一定要等到阳气来复，大便恢复正常，而身疼痛等表证仍然未除的方可再治其表②。"救里宜四逆汤，救表宜桂枝汤"，这个"宜"字，是斟酌之辞，犹言救里宜四逆汤之类，救表宜桂枝汤之类。救里，指温里；救表，指解表。救，就是着重治疗的意思。

这里有个十分重要的问题需要注意。前面 44、45、48 条都说先表后里是太阳病的治疗原则，为什么本条又说急当救里，这究竟有没有矛盾呢？我们说，先表后里的里，和急当救里的里，是两个完全不同的概念，千万不能混同起来。先表后里的里字，指里实而言。凡表证兼里实的，应当先表后里，先汗后下。所以说"不可下，下为逆之"。本条急当救里的里，指里虚而言，凡表证兼里虚的，至少也得表里兼顾（如 62 条新加汤证），如果里虚为急，便须先救其里③。先表后里与急当救里都是太阳病十分重要的治疗原则，是绝对不矛盾的。本条是误下后转为里虚，阳证有向阴证发展的趋势，在这种情况下，在治疗上必须分清缓急，先救其里，若按先表后里的常法处理，只顾表证，不顾里虚，非但表邪不能解，很可能由于汗多亡阳，人的生命也将无法保持。阳证的主要矛盾是邪气，阴证的主要矛盾是阳气，故阳证以驱邪为主，阴证以扶阳为主。

太阳病治疗原则 { (1)表证兼里实——先表后里，先下后汗——外证未解，下之为逆
(2)表证兼里虚——急当救里，先里后表——防止向少阴发展

---

① 徐大椿《伤寒论类方·桂枝汤类》："凡病皆当先表后里，惟下利清谷，则以扶阳为急，而表证为缓也。"

② 《伤寒论》372 条："下利腹胀满，身体疼痛者，先温其里，乃攻其表。温里宜四逆汤，攻表宜桂枝汤。"

③ 《金匮要略·脏腑经络先后病脉证》："师曰：病医下之，续得下利，清谷不止，身体疼痛者，急当救里；后身体疼痛，清便自调者，急当救表也。"

本条以身体的痛不痛与大便的实不实为辨证的依据,我们应当理解它的精神,临床上必须参合其他脉证,方为全面。四逆汤为回阳救逆之方,在少阴篇里再作详细讨论。

复习思考题

(1) 为什么说"先表后里"和"急当救里"都是太阳病的治疗原则?

(2) 表证兼里实、表证兼里虚,在治疗上有何区别?为什么?

☆原文 92. 病发热头痛,脉反沉,若不差,身体疼痛,当救其里,四逆汤方。

提要 太阳病见脉反沉的治法。

分析 病发热头痛与身体疼痛,是病在太阳之表,其脉当浮。今脉沉,这是阳证见阴脉,所以说"脉反沉"①。证是太阳证,脉是少阴脉,这是表实里虚,也就是太少两经同病,在这种情况下,应采用麻黄细辛附子汤之类发汗温经并施。这个脉沉是指沉而无力,乃阳气衰微,不足以抗病祛邪的表现。李纘文《伤寒论释义》在"脉反沉"句下补了一句"宜麻黄附子细辛汤"。看来这一句补得有意思,不但"若不差"一句有了着落,而且完全符合临床实际。当然,我们不赞成把原文随便乱改,但他的观点是正确的。"若不差"一句是说服了麻黄细辛附子汤以后,如果脉沉不起,这是阳虚阴盛、阳消阴长之兆②。在这种情况下,虽有发热,头痛,身疼等表证,可能很快由阳证转变阴证,所以应当进一步用四逆汤之类急救其里,以防亡阳厥逆之变。《素问·生气通天论》篇:"阳气者,若天与日,失其所则折寿而不彰。"凡阳证见阴脉,证有余而脉不足的,应舍证从脉,本条从脉不从证,它充分说明,脉证合参的重要性③。

本条与上条虽然都是急当救里的病例,但病因病机并不相同。上条是误下后转为里虚证,本条一开始就是阳经与阴经同病,也就是太阳与少阴合病。关于合病并病,我们在概论里曾经提到过,说合病、并病在外感热病的发展过程中是常见的现象;《伤寒论》中有不少条文,字面上虽然没有明说是阳经与阴经同病,但实际上是阳经与阴经同病,本条就是一个十分明显的例子。太少合病在临床上是经常会碰到的。有些热病患者,为什么一开始就需要用温补药,如人参附子之类。这是因为病虽初起,每多邪实正虚之证。正气衰弱的病人,尽管表证具备,寒热不退,但是脉沉细微,软数无力,精神委顿,不像初病的

---

① 程应旄《伤寒论后条辨·辨太阳病脉证篇》:"病发热头痛,太阳表证也。脉反沉,阴经里脉也。阳病见阴脉,由其人里气素虚素寒,邪虽外侵,正难内御,切不可妄从表治……"

② 柯琴《伤寒来苏集·伤寒论注·四逆汤证上》:"阳证见阴脉,是阳消阴长之兆也。"

③ 程应旄《伤寒论后条辨·辨太阳病脉证篇》:"若不差,而更加身体疼痛,知表从内转。此时不温其里,六七日传之少阴经时必成厥逆亡阳之变,温之无及矣。故舍证从脉,用四逆汤救里。不当因发热头痛迟疑瞻顾也。"

样子。这就要考虑维护正气，不可一味表散，应该太少同治甚至急当救里，这就是本条的真正价值。

复习思考题

表证兼里虚，在什么情况下应该表里兼顾？在什么情况下应该急当救里？

太阳病治疗原则小结

（1）"太阳病，外证未解，不可下，下之为逆。"（44 条）这个治疗原则是正确的。表证兼里实，应该先表后里，先汗后下，但必要时也可以表里兼顾，用表里双解法。

（2）表证兼里虚，应先维护正气，特别是维护阳气，阳气不盛的，至少应该表里兼顾，发汗温经并施，如果阳虚严重。就要当机立断，急救其里，用回阳救逆的方法处理。

（3）先表后里与急当救里都是太阳病的治疗原则。先表后里适用于表证兼里实者；急当救里适用于表证兼里虚者。治病当先分清虚实，两者有严格区别。

五、太阳辨证

一部《伤寒论》讲的都是辨证论治。本节所谓太阳辨证，是指有些条文主要是讲太阳病本身的辨证用药问题以及与其他多经相互之间如何辨证的问题，因此放在一起讨论。其他各篇都有类似这样的条文，我们都作同样处理。

√原文 15. 太阳病，下之后，其气上冲者，可与桂枝汤，方用前法。若不上冲者，不得与之。

提要　太阳病误下后，辨桂枝汤可与不可与。

分析　太阳病，下之后，可以出现各种各样的变证。太阳病误下后，有见微喘的（43 条），有见脉促胸满的（21 条），因其表证仍在，所以还须从汗而解。本条是误下后，病人自觉胸中有气上冲，这说明正气虽被攻下药所伤，但尚有余力与误下的药力反抗，同时头项强痛的表证未除，邪仍在表，仍有驱邪外出之势，故可因势利导，用桂枝汤如前法[1]。若下后气不上冲，说明正气已经受伤，不能与邪抗争，由于里虚邪陷，桂枝汤就不能再用。

本条的气上冲，与 43 条的下后微喘同一机理[2]，也都是表未解的现象，

---

[1]　庞安时《伤寒总病论·可发汗证》："太阳病，下之后，气上冲，其脉必浮，可依证发汗，不与汗，则成结胸。"黄元御《伤寒悬解·太阳经中篇》："下后其气上冲是奔豚发作也。可与桂枝汤，用如前法，疏风木而降奔冲。若不上冲者，奔豚未作，不可与前汤也。"

[2]　柯琴《伤寒来苏集·伤寒附翼·太阳方总论》："气上冲者，阳气有余也，故外虽不解，亦不内陷，仍与桂枝汤汗之。"丹波元简《伤寒论辑义·辨太阳病脉证并治上》："上冲，诸家未有明解。盖此谓太阳经气上冲，为头项强痛等症，非必谓上冲心也。"舒诏《伤寒集注·太阳上篇》："误下而无变证，正当用桂枝汤以解太阳之表，何论其气之上冲与不上冲乎？仲景必无此法。"

但气上冲是一种自觉症状，似较喘息为轻，所以只用桂枝汤原方，不须加药（比桂枝加桂汤证，"气从少腹上冲心"轻）。

太阳病误下后，究竟可不可以再用桂枝汤？单凭气上冲与不上冲是不够的。辨证必须脉证合参，太阳病脉证不变，说明邪仍在表，可与桂枝汤；若脉证已变，说明邪已离表，便不得与之。

《伤寒论》有许多条文，往往只突出一点来说明某一个问题，它往往省略前面已经谈过的内容，因此学习《伤寒论》必须懂得前后互文见义。

原文 36. 太阳与阳明合病，喘为胸满者，不可下，宜麻黄汤。

提要　辨太阳与阳明的喘满和治法。

分析　本条既称太阳与阳明合病，很可能兼有阳明里实证。太阳病有喘满，阳明病也有喘满，应该加以辨别。阳明病的喘满是腹满而喘（208、210条），属里热燥实证，故可考虑用攻下法；太阳病的喘满是喘而胸满，乃邪郁于表，肺气失宣所致。其病在上不在下，在表不在里，当按先表后里的治疗原则。故不可下，只宜用麻黄汤发汗解表，宣肺平喘。明·陶节庵《伤寒明理续论·胸胁满痛》说："喘而胸满，犹带表证，不可下，与麻黄汤、麻黄杏仁甘草石膏汤。"其说可供参考。

原文 37. 太阳病，十日以去，脉浮细而嗜卧者，外已解也。设胸满胁痛者，与小柴胡汤。脉但浮者，与麻黄汤。

提要　太阳病十日以上，可有三种不同情况。

分析

太阳病十日以上 { ①脉浮细而嗜卧——表已解
②胸满胁痛，与小柴胡汤——传少阳
③脉但浮，与麻黄汤——表未解 }

本条分为三段，叙述太阳病经过十日以上，可能有三种不同情况。既可以因邪衰而病愈，也可以因邪盛而内传，也有始终停留在太阳不变的，当根据不同情况加以处理，不可执一。

"十日以去"，即十日以上。太阳病在十日以上，脉由浮紧转为浮细，病人也觉得倦怠好睡，这是由于脉静身凉，表已解而正欲复，故可勿药而愈。其实此时脉不一定浮，《医宗金鉴》认为："脉缓细，身和嗜卧者，已解也。"其说符合临床实际。

倘使出现胸满胁痛，脉弦细等症时，这是邪传少阳，当与小柴胡汤和解少阳。小柴胡汤证有胸胁苦满，本条突出胁痛一症，这是重点。这里单提邪传少阳，"设"是假设的意思，其实是举例而言，如见腹满，便秘，脉实，便是邪传阳明。

太阳病十日以上，病邪既不内传，亦不向愈，而脉浮、恶寒、发热、头痛、身痛、无汗等症依然存在的，这是表邪未解。尽管病在十日以上，还是应该用麻黄汤发汗解表。有此证，用此药。能正确掌握这一点，即不致被传经日数所拘。

√原文 56. 伤寒，不大便六七日，头痛有热者，与承气汤。其小便清者，知不在里，仍在表也，当须发汗，若头痛者，必衄。宜桂枝汤。

提要　与阳明辨证及论治。

分析　头痛有热，即头痛发热，为太阳、阳明共有之症。伤寒，不大便六七日，头痛有热，未必便是里热实证。如果太阳证依然存在，就不能因为不大便六七日而用攻下法。那么在什么情况下才能用承气汤攻下呢？我们说必须恶寒已罢，小便短赤，不大便而有腹满痛等症时，乃为实热在里的指征，这种头痛，是里热上熏所致，故可与承气汤攻下。若头痛发热而恶寒未罢，小便清长的，知其热尚未入里，虽不大便六七日，这是邪仍在表，当须发汗，宜用桂枝汤之类。

"宜桂枝汤"一句是倒装法，按文意应接在"当须发汗"句之下，"若头痛者，必衄"句之上，非谓衄血以后再用桂枝汤。

"头痛者，必衄"的"必"字，当活看。这是说如果当汗不汗，阳气怫郁在表，不但头痛不能已，且有引起衄血的可能。

根据临床体会，阳明病大多是小便短赤的，但太阳病日久，郁热较重的，小便也不一定清。因此小便赤、小便清，既不能肯定其为阳明里热实证，同样也不能肯定其为太阳表证。必须参合其他脉证，全面观察，然后下结论。《伤寒论》文字简奥，要悉心体会，才能有得（全国本提要，根据小便清否，辨表里证治，有随文敷衍之嫌）。

乙、太阳腑证

一、蓄水

1. 五苓散证

☆原文 71. 太阳病，发汗后，大汗出，胃中干，烦躁不得眠，欲得饮水者，少少与饮之，令胃气和则愈。若脉浮，小便不利，微热，消渴者，五苓散主之。

○原文 72. 发汗已，脉浮数，烦渴者，五苓散主之。

提要　太阳蓄水的证治，并与胃燥作鉴别。

　　分析　第71条当分两段看,从"太阳病"至"令胃气和则愈"为第一段。是说太阳病发汗后表邪已解,由于汗后伤津,胃中干燥,故病人欲得饮水以止渴,这并不是蓄水证,只须少少与饮之(少量的适当的给他喝些水,或吃些水果汁),使胃燥得以滋润,津液得以恢复(程应旄:小便自利),则胃气和而渴自止。这一段是说明太阳病经过发汗以后病就好了,也就是不传的病。此证因病后有烦渴,故提出来与蓄水证作鉴别①。"烦躁不得眠"一句是形容病人胃中干,因口渴得很而烦躁不能眠,与阳明病白虎汤证的烦渴不同,与阴虚火旺的心烦不得眠亦不相同。

　　71条的第二段是讲蓄水的证治,可与72条结合起来加以分析。

微热,汗出,脉浮数——外有表邪　⎫
　　　　　　　　　　　　　　　　　⎬内外合邪,表里同病
烦渴,小便不利——里有水饮　　　⎭

　　蓄水是太阳腑证之一②,膀胱为太阳之府,太阳病汗后表不解,外邪随经入府(诸家说邪热随经入府,有语病),影响膀胱气化功能,使水气内蓄,便成了蓄水之证③。微热,汗出,脉浮数是外有表邪(顾观光:"脉浮数,必有恶寒之表证。");烦渴,小便不利,是里有水饮。膀胱气化不行是蓄水的关键;渴而小便不利是蓄水的主症。水津不布,津不上承,故见烦渴;水蓄膀胱,气化不行,故小便不利④。72条未提小便不利,是省笔法。蓄水证的口渴,大都渴喜热饮,或渴不多饮,故本条"消渴"二字应当活看,此处的消渴只是形容病人的烦渴欲饮,与饮一溲一的消渴病并不是一回事。

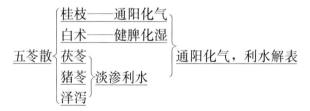

　　蓄水证因外有表邪,里有水饮,内外合邪,表里同病(徐大椿:"所谓表里者,经与腑也。"),故用五苓散两解表里(方有执语)。五苓散除用白术(方有执、喻昌改用苍术恐非),茯苓,泽泻健脾利水外,再用桂枝通阳化气兼解

---

　　①　汪琥《伤寒论辩证广注·辩太阳病脉证并治法中》:"此条论当作两截看。太阳病发汗后云云,至胃气和则愈,此系胃中干燥,烦躁作渴,只须饮水以和胃气,非五苓散证也。若脉浮,小便不利,微热,消渴。此系水热积于膀胱而渴,乃为五苓散证。"

　　②　分经证腑证出处:《素问·皮部论》:"是故百病之始生也,必先于皮毛,邪中之则腠理开,开则入客于络脉,留而不去,传入于经,留而不去,传入于腑,廪于肠胃。"王冰注:廪,积也;聚也。

　　③　徐大椿《伤寒论类方·五苓散类》:"胃中干而欲饮,此无水也,与水则愈。小便不利而欲饮,此蓄水也,利水则愈。"

　　④　《素问·灵兰秘典论》:"膀胱者,州都之官,津液藏焉,气化则能出矣。"顾观光《伤寒论补注》:"水不化气,故少腹满而小便不利;津不上承,故口渴。须知此渴必喜热饮。"

表，使阳气得以运行，水津得以四布，**气化行则表里俱和，小便利则水去渴止**。

五苓散方后云："右五味，捣为散，以白饮和服方寸匕，日三服。多饮暖水，汗出愈。"五苓散本为散剂，服用比较方便，又有疗效，值得提倡。当然改用汤剂，未始不可。"白饮"，即白米汤[①]。"方寸匕"是古代量药末的器皿，形如食匙。盛药的地方大小为古代一寸见方，故名方寸匕。据考证，一个方寸匕约等于现在植物类药末 1 克左右；金石类药末则为 2 克左右。"白饮和服"、"多饮暖水"与啜热稀粥的意义相仿，都是取其帮助药力出汗，所以说"汗出愈"[②]。

五苓散有较强的利尿作用，对急性肾小球肾炎见面浮足肿、少腹胀满、渴而小便不利者，不论有无表证，都有相当疗效。其他如尿路感染、急性肠炎（386 条）等，只要不是属于实热型的都可以用。服药后往往汗出肿退与方后所说的"汗出愈"若合符节。对休克以后的小便不利疗效亦好。《金匮要略》用茵陈五苓散治黄疸，对湿重于热，症见少腹满，大便溏泄，小便不利的患者，有很好的疗效[③]。汪昂《医方集解》谓本方**通治诸湿腹满、水饮水肿、呕逆泄泻**。这十二个字概括得很好，可供参考。

与小青龙汤证辨异同（可以提问）

相同点——①同为外有表证，里有水饮；②同见少腹满，渴而小便不利；③同用两解表里法。

不同点 { 小青龙汤证——以咳喘为主，以温肺化饮为主。少腹满、渴而小便不利是或有症

五苓散证——以渴而小便不利，少腹满为主，以通阳利水为主。无咳喘 }

复习思考题

（1）试述太阳蓄水证的主症、病机和治法。

（2）试与小青龙汤证辨异同。

√原文 74. 中风发热，六七日不解而烦，有表里证，渴欲饮水，水入则吐者，名曰水逆，五苓散主之。

---

① 丹波元简《伤寒论辑义·辨太阳病脉证并治中》："案白饮，诸家无注。《医垒元戒》作白米饮，始为明晰。《活人书》作白汤，恐非也。"

② 张锡驹《伤寒论直解·辨太阳病脉证》："桂枝从肌达表，外窍通而内窍利矣。故曰多饮暖水，汗出愈也。"柯琴《伤寒来苏集·伤寒附翼·太阳方总论》："故必少加桂枝，多饮暖水，使水精四布……溱溱汗出，表里之烦热两除也。白饮和服，亦啜稀粥之微义。"

③ 《伤寒论》125 条："太阳病，身黄，脉沉结，少腹硬，小便不利者，为无血也。"196 条："阳明病，脉迟，食难用饱，饱则微烦头眩，必小便难，此欲作谷疸。虽下之，腹满如故。"黄元御《伤寒悬解·太阳经中篇》："阴盛之人，阳亡土湿，则入太阴而成五苓散证。"

提要　水逆的证治。

分析　太阳中风，六七日不解，见发热，汗出，脉浮，这是有表证；烦渴，欲饮水，小便不利，这是有里证，所以说"有表里证"。五苓散证的主症是渴而小便不利，本条未提小便不利，亦是省笔法。正因水蓄膀胱，气化不行，若渴而多饮，势必因水停于胃而上逆作吐，因水入即吐，故名水逆[①]。水逆的产生，既从蓄水而来，且有表里证，故亦用五苓散通阳利水为主。

"水逆"这个名词实际上是形容水入即吐，病情比前两条所说的要重一些而已。我们需要掌握的是引起呕吐的病机，是由于水蓄膀胱，气化不行，并不在于吐与不吐。本条的治疗方法主要是用五苓散通阳化气利水，小便通利则呕吐自止。为什么用五苓散利水而没用一味止吐药，这是值得我们深思的[②]。

2. 五苓散证与茯苓甘草汤证的比较

○原文 73. 伤寒，汗出而渴者，五苓散主之。不渴者，茯苓甘草汤主之。

提要　从渴不渴辨五苓散证与茯苓甘草汤证。

分析　本条文字简略，省笔较多，必须参看前后各条才能理解它们的精神。这里伤寒二字，是指外感病而言，这不难理解。五苓散证是由于水蓄下焦，膀胱气化不行，除汗出而渴外，当有小便不利等症，故用五苓散通阳利水，不言小便不利是省笔。至于茯苓甘草汤证，应根据厥阴篇356条原文"<u>伤寒，厥而心下悸，宜先治水，当服茯苓甘草汤</u>"等语前后对勘，可见茯苓甘草汤证除汗出不渴外，当有心下悸一症，<u>心下悸</u>是由于<u>脾胃阳虚、水停心下</u>所致，故用茯苓甘草汤温胃化饮。因积水较轻，津液尚能敷布，所以不渴[③]。总之，单凭渴与不渴作为二方证的鉴别是不够的，五苓散证当有小便不利，茯苓甘草汤证当有心下悸。

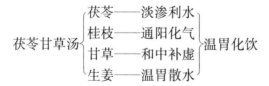

本方为苓桂甘姜共四味药，茯苓二两，《金匮玉函经》作三两为是。生姜亦用三两，剂量均多于桂枝甘草。着重在温化散水，主要适用于脾胃阳虚，水停心下之证。水停心下，即水停中焦。小便有利，有不利。茯苓为水停中焦见心下悸的主要药物，目的在于淡渗利水，如果茯苓甘草汤证出现小便不利，就

---

① 方有执《伤寒论条辨·辨太阳病脉证并治上篇》："吐，伏饮内作，故外者不得入也。盖饮亦水也，以水得水，涌溢而为格拒，所以谓之曰水逆也。"

② 杨士瀛《仁斋直指方·湿》："五苓散治湿证，小便不利。《经》云：治湿之法，不利小便，非其治也。"

③ 唐容川《伤寒论浅注补正·辨太阳病脉证篇》："不渴则内水尚能化气布津。"

更加应该重用茯苓，但茯苓甘草汤证的主症是汗出、不渴、心下悸，而五苓散证的主症是脉浮、汗出、渴而小便不利。渴是水饮内停，不渴也是水饮内停，但渴是水不化气，津不上承，不渴是积水较重，津液尚能四布，因此渴与不渴，可以反映水停的轻重，不能反映水停的部位，只能参照其他脉证，全面观察，才能做出正确的判断与治疗。

复习思考题

试述茯苓甘草汤证的主症、病机和方义，与五苓散证的主要鉴别点。

原文 127. 太阳病，小便利者，以饮水多，必心下悸；小便少者，必苦里急也。

提要 从小便的利与不利辨水停的部位。

分析 太阳病，邪在表，一般说小便应该是通利的。小便通利的人，即使多饮一点水，一般也不至于产生水停的现象。但中阳不足的患者，由于脾胃运化失常，若饮水多，就可以因为阳不化气而致水停心下。《金匮要略·痰饮病》篇："凡食少饮多，水停心下，甚者则悸，微者短气。"本条因饮水多，水停心下，故见心下悸。心下悸是因胃部停水而有悸动的感觉。小便少，是小便不利的互词①。里急，是少腹胀满的互词。小便不利，水蓄膀胱，气化不行，故见少腹急迫胀满。

本条从小便的利与不利，辨水停的部位，大致可以这样说：凡小便利而苦于心下悸的，为水停中焦，可用茯苓甘草汤温胃化饮；小便不利而苦于少腹满的，为水停下焦，可用五苓散通阳利水。

太阳蓄水证小结

（1）蓄水是太阳腑证之一。膀胱为太阳之府，故蓄水证的病机与膀胱气化不利有直接关系。但太阳经病也有表邪挟水饮的，应与太阳腑证的蓄水区别开来。表邪挟水饮与太阳蓄水证虽然都称为表里同病，但蓄水证与膀胱有关，故亦称经腑同病，与一般的外有表邪，里有水饮不完全相同。表邪挟饮的临床表现大多偏重于表邪，其病变部位大多偏于上中焦；太阳腑证的临床表现大多以蓄水为重，其病变部位则偏于下焦膀胱。

（2）太阳蓄水的主要脉证为脉浮，发热，渴而小便不利（71 条），少腹满（126 条），甚至入水则吐（74 条）。此证由于膀胱气化不利，水津不能四布，其辨证要点在渴而小便不利。

（3）五苓散是治疗太阳蓄水的主方，能通阳化气，利水解表，是一张表里

---

① 山田正珍《伤寒论集成·辨太阳病脉证并治中》："小便少，乃不利之甚者。膀胱为之填满，故苦小腹里急也。"

双解的方剂。但本方偏于温通，凡热盛伤津或亡津液所引起的渴而小便不利，不宜应用。

（4）茯苓甘草汤证较五苓散证为轻，凡水停中焦，心下痞而不渴者，宜用此方温胃化饮。

二、蓄血

1. 桃核承气汤证

☆原文 106. 太阳病不解，热结膀胱，其人如狂，血自下，下者愈。其外不解者，尚未可攻，当先解其外。外解已，但少腹急结者，乃可攻之，宜桃核承气汤。

提要　太阳蓄血的病因与证治。

分析　太阳病不解，邪热随经入腑，与血相结，就成为蓄血证[①]。

热结膀胱——瘀热互结于下焦膀胱部位

本条的热结膀胱，是说瘀热互结于下焦膀胱部位，膀胱属太阳经，故一般认为蓄血是太阳腑证。但有些注家对热结膀胱四字提出了不同的见解，认为蓄血不一定在膀胱里面，只是说病的位置在相当于下焦膀胱部位。我们认为这个意见是正确的[②]。因为根据下文 124、125、126 三条抵当汤（丸）证，都说蓄血证的小便是自利的，如果说瘀热蓄在膀胱里面，或在泌尿道，那么膀胱势必被瘀塞，小便就不可能自利。至于说瘀血究竟蓄在下焦什么地方？这要看具体情况，男子大多病在肠道，妇女则有可能在子宫或卵巢。

其人如狂——瘀热上乘，神情躁扰，状如发狂
少腹急结——血结下焦，少腹部窘迫结实 ｝血瘀热结

瘀热上乘，神情躁扰不宁，所以其人如狂。血结下焦，气血运行受阻，所以少腹急结。总之，这是血瘀热结，应该用泄热行瘀的方法进行治疗。

"血自下，下者愈。"这是说如果瘀结比较轻浅，往往血能自下，例如血瘀

---

① 程应旄《伤寒论后条辨·辨太阳病脉证篇》："如狂而小便不利者，是气分受邪……如狂而小便自利者，是血分受邪……桃核承气汤与五苓散虽同为太阳犯本之药，而一从前利，一从后攻，气分与血分，主治各不同矣。"

② 钱潢《伤寒溯源集·太阳上篇》："血蓄膀胱之说，恐尤为不经……若果膀胱之血蓄而不行，则膀胱瘀塞。下文所谓少腹硬满，小便自利者，又何自出乎。历见蓄血必从大便而出，未见有伤寒蓄血而出于小便者。若果出于小便，因何反用桃核承气及抵当通其大便乎？"曹颖甫《经方实验录》第一集中卷："夫小便从膀胱出，今小便既利，彼膀胱何病之有？……与其谓病所属膀胱，无宁谓属太阳与子宫。"山田正珍《伤寒论集成·辨太阳病脉证并治中》："热结膀胱者，谓邪相结于下焦膀胱部分之谓。下文所谓小腹急结者，即其外候已，非直指膀胱一府言之也。抵当汤证所谓其人发狂者，以热在下焦，少腹当硬满，下血乃愈者，可以相征也。"程门雪《伤寒论歌诀·太阳篇》："蓄血证前人均以为血蓄膀胱，此误会也。若果膀胱瘀塞，血蓄不行，又何能小便自利？此理所不能通者也。原文谓血自下者愈。若血蓄膀胱，又焉能从小便而下耶？由此推之，是血蓄于肠无疑……自来注家，只钱潢一人明其旨耳。"

经闭，只要经水得到畅通，病情即可缓解，但缓解不等于痊愈。蓄血证在多数情况下，如果不用活血攻瘀的方法往往是不易收效的。"下者愈"一句，《脉经》作"下之则愈"，值得参考①。

"其外不解者，尚未可攻，当先解其外。"这是讲太阳病先表后里的治疗原则。如果是外有表邪，当然要考虑是否应该先解表邪或表里同治。但对本条来说，重点在于热结膀胱，其人如狂，少腹急结，明明是蓄血在里就非攻不可。正因瘀热互结于下焦，重症病人可以出现发热，但此非表热，一般均不用解表药。

桃核承气汤，即调胃承气汤加桂枝、桃仁。

桃核承气汤 { 桃仁 —— 活血祛瘀 ┐
　　　　　　桂枝 —— 通脉行瘀 ├ 泄热行瘀
　　　　　　调胃承气 —— 泄热下瘀 ┘

本方以泄热行瘀为主，桂枝既通血脉，又能行瘀，如果兼有外邪，也可以用②。有人问既是瘀热互结，桂枝辛温，如何可用？其实正因内有瘀血，所以要用温药，血得寒则凝，得温则行。本方泄热行瘀并重，其获效也就在于此。《素问·调经论》："血气者，喜温而恶寒，寒则泣不能流，温则消而去之。"也就是这个道理。

桃核承气汤为下焦蓄血的常用方，能泄瘀热下行，凡血瘀经闭，痛经，产后恶露不下引起的少腹胀痛，瘀热上冲引起的吐紫黑块等症，都可用本方治疗。目前临床上用本方加减治疗急性盆腔炎、附件炎、肠梗阻、部分肝硬化病人以及跌打损伤，瘀血停滞作痛等实证，都有一定疗效。如见脉弦大有力，舌有紫痕紫斑的就更为适合。本方服后大便"当微利"，这一点与本条方后所说是一致的。

复习思考题

(1) 所谓"热结膀胱"应当怎样理解？你的看法如何？

(2) 试述桃核承气汤证的病机、主症、方义和用法。

2. 抵当汤（丸）证

☆原文124. 太阳病，六七日，表证仍在，脉微而沉，反不结胸，其人发狂者，以热在下焦，少腹当鞕满。小便自利者，下血及愈。所以然者，以太阳

---

① 山田正珍《伤寒论集注·辨太阳病脉证并治中》："下者愈三字，《脉经》作'下之则愈'四字，宜从而改。否则下文尚未可攻一句，无所照应……今此证其血虽下，然急结不散，则非下之则不愈。"

② 程知《伤寒经注·太阳汗后》："加桂枝以通血脉，兼以解太阳随经之邪也。"程门雪《伤寒论歌诀·太阳篇》："其实桃核承气汤之桂枝，即为表证而设，且方中攻里之药，轻于抵当，明是表里并治之法。""调胃缓下，桃仁去瘀，桂枝解表，因当先解表，故下不用峻，即原文刻不可攻之意耳。"

随经，瘀热在里故也，抵当汤主之

　　提要　蓄血重证及其治法。

　　分析　太阳病，六七日，如果表证仍在，其脉当浮，今脉不浮而沉，可见邪已离表入里。按照传统的说法，就是太阳之邪随经入府，瘀热在里。凡蓄血重证，可能出现头痛发热等症状。因此这个所谓表证仍在，实际上可能就是里证在外部的一种表现，并不是真正的表证。本条用抵当汤治蓄血，抵当汤并无一味表药，以方测证，可以说它已经不存在表证了。

　　脉微而沉——瘀热结于下焦，血流不畅

　　脉微而沉的"微"字，是滞涩不流利的意思，并非微弱之微。脉沉是指脉搏沉而有力。这都是由于瘀热结于下焦，血流不畅所造成，是实证而不是虚证。

　　其人发狂——瘀热上乘，神情躁扰更甚

　　"反不结胸，其人发狂。"这里为什么提出"反不结胸"？其目的在与大结胸相互辨证。一般说来，因表邪内陷而脉沉的，还有引起结胸证的可能。但大结胸证有"心下痛，按之石硬"（135 条）等症，令其人发狂，少腹硬满。可见病邪不在上焦而在下焦，非结胸而为蓄血，所以说"反不结胸"。桃核承气汤证称"如狂"，本条称"发狂"。发狂肯定要比如狂重，它是指神情躁扰的程度更严重，甚至可以出现神志错乱的现象，所以说"其人发狂"。

　　少腹硬满——瘀热坚结下焦，气血凝滞
　　小便自利——病不在气分，不影响膀胱　　〉瘀热在里

　　少腹硬满，肯定要比桃核承气汤证的少腹急结重得多。少腹急结只是小腹部按之有挛急和结实的感觉，少腹硬满则是小腹部坚硬胀满，甚至疼痛拒按，这是瘀热坚结于下焦血分，气血凝滞不行所致。病在血分而不在气分，并没有影响膀胱的气化功能，所以小便自利。

　　本条"下血乃愈"四字，应如何理解？按之临床实际，血结比较轻浅的，其血尚能自下，如果血结严重，就一定要用逐血攻瘀的峻剂下其瘀血，方有治愈的希望。"下血"二字，就是攻其瘀血的意思①。

　　"所以然者"以下三句是自注文字，说明这些病证的产生，都是由于太阳之邪随经入里，瘀热互结于下焦所致。"抵当汤主之"一句，当紧接在"下血乃愈"句下，这样"下血乃愈"的意思就更加明确。本条只说热在下焦，未说热结膀胱，是意味深长的。

---

　　① 《医宗金鉴·订正伤寒论注·辨太阳病脉证并治中篇》："下血乃愈者，言不自下者，须当下之，非抵当汤不足以逐血下瘀，乃至当不易之法也。"

$$抵当汤\begin{cases}水蛭、虻虫——破血攻瘀\\桃仁、大黄——泄热行瘀\end{cases}逐血攻瘀$$

抵当汤为逐血攻瘀的峻剂，它的攻瘀破坚之力，要比桃仁承气汤猛烈得多。《素问·至真要大论》："坚者削之，留者攻之。"故本方适用于瘀血坚结的重证，一般轻证以慎用为宜①。水蛭即蚂蟥，俗称虮蝇，有扩张血管和抗凝血的作用。虻虫即牛虻②，俗称虮蝇，它的攻瘀力量，与水蛭相仿。这些虫类药都是叶天士所谓虫蚁搜剔之品，用于活血化瘀，功效都很显著。桃仁祛瘀生新，大黄荡涤邪热，导瘀血下行。四药相配合，总的功效为逐血攻瘀的峻剂。

曹颖甫《经方实验录》用抵当汤治蓄血有三个医案可供参考。

○原文125. 太阳病，身黄，脉沉结，少腹鞕，小便不利者，为无血也。小便自利，其人如狂者，血证谛也，抵当汤主之。

提要　蓄水与蓄血的辨证。

分析　本条总的精神是指出小便的利与不利为蓄水与蓄血的重要鉴别点。现在先分析条文内容：太阳病不解，见身黄，脉沉结，少腹硬满等症，可以说蓄血的脉证原已具备，但同一腑证，有蓄水与蓄血之分。发黄一证，亦有湿热发黄和蓄血发黄之别，本条突出小便的利与不利，作为蓄水与蓄血的辨证要点，在临床上是有指导意义的。

$$身黄\begin{cases}小便不利，目黄尿黄，腹胀满，神志如常——湿热发黄\\小便自利，身黄晦暗，少腹硬，其人如狂——蓄血发黄\end{cases}$$

同是身黄，湿热发黄是小便不利的，这个小便不利，往往小便短赤如柏汁③。此外，应有两目发黄和少腹胀满（360条，腹微满），但神志没有异常变化。所以说，"少腹满，小便不利者，为无血也。"无血，就是说这不是蓄血证，而是病在膀胱气分，属蓄水证。若是小便自利，少腹硬满，而其人如狂的，这是瘀热互结于下焦血分，属蓄血证无疑，方可用抵当汤攻其瘀血。不过有一点要说明：蓄水小便不利，蓄血小便自利，这是指一般情况而言，并非绝对如此。如果蓄血在膀胱或者血块压迫膀胱，那小便势必也会不利的。

---

① 徐大椿《伤寒论类方·承气汤类》："桃核承气乃治瘀血将结之时，抵当乃治瘀血已结之后也。"

② 曹颖甫《经方实验录》第一集中卷引四川邹趾痕《圣方治验录》："虻虫必用牛虻，屎虻尿虻无用。水蛭必用钻脚蛭，不钻脚之长蛭大蛭无用……微火烤干，藏于高燥之处，可以久藏不坏……愚每用牛虻二十个，用钻脚蛭亦必二十个；用牛虻三十个，用钻脚蛭亦必三十个。其个数相等，不得参差也。所以必用相等之个数者，因要用此二物合力以攻一个坚硬之瘀块。"

③ 《伤寒论》238条茵陈汤证方后云："尿如皂荚汁状，色正赤。"

什么叫"血证谛"？谛，是真实无误的意思，就是说蓄血证已无疑义了[①]。

本条脉证，与上条大致相同，只多发黄一症。蓄血发黄是由于瘀热郁蒸，因郁久而发黄，这是一种继发症。蓄血不一定都发黄，但蓄血重证往往出现皮肤暗黄，甚至<u>面目黧黑，肌肤甲错</u>[②]。这些现象大多见于肝胆疾病后期以及恶性肿瘤等疾患，是病情严重的一种表现。脉沉结，是指脉沉而有时中止，这和上条脉沉而涩一样，都是气血凝滞，血行不畅的现象。此外，舌边青紫，或皮肤出现瘀斑瘀点，这些症状，对诊断蓄血来说也十分重要，必须加以注意。

复习思考题

(1) 抵当汤证的主要脉证有哪些？与桃核承气汤证比较有何区别？

(2) 怎样辨别蓄水与蓄血？主要鉴别点在哪里？为什么？

(3) 怎样辨别湿热发黄与蓄血发黄？

○原文 126. 伤寒有热，少腹满，应小便不利，今反利者，为有血也，当下之，不可余药，宜抵当丸。

<u>提要</u>　辨有血与无血，并指出蓄血证的缓治法。

<u>分析</u>　本条"伤寒有热，少腹满，应小便不利"三句，是指太阳蓄水证而言。意思是说，伤寒有热，少腹满，为蓄水蓄血所共有，若是蓄水，应小便不利。今反利，知是蓄血无疑，那就非攻不可。"有血"就是说有蓄血。前条说太阳病，身黄，脉沉结，少腹硬，小便不利为无血；本条说伤寒有热，少腹满，小便反利为有血，这是反复辨证。主要还是以小便的利与不利辨蓄水与蓄血，小便不利为无血，小便自利为有血。

同是蓄血证，但病有轻重，治有缓急。重而且急的固应峻攻，若轻而缓者则当徐图功效。本条但言少腹满而未言少腹硬，且未见身黄，脉沉结，其人如狂等症，其病显较上条为轻。如此既不可不攻，又不可峻攻，故宜改汤为丸，并减轻水蛭、虻虫的剂量，这是峻剂缓投的方法，使邪去而不伤正。

"不可余药"一句是插笔，是说蓄血证当用下血攻瘀法，不可误为蓄水而用利水药。"宜抵当丸"一句应接在"当下之"句之后。

从本条可以看出一个问题，蓄水证由于小便不利，故当有少腹满一症。但前面蓄水诸条，只说小便不利，未说少腹满，直到此处补出。说明《伤寒论》文字简奥，像这样互文见义的笔法是很典型的，诸如此类的条文，必须前后联系，仔细体会，才能有良好的收获。此外，舌边青紫，或皮肤出现瘀斑瘀点，

---

① 程应旄《伤寒论后条辨·辨太阳病脉证篇》："小便不利，前三者虽具，只为蓄溺而发黄，属茵陈五苓散证。毋论抵当不中与，即桃核承气亦不中与也。若前三者既具，而小便自利，其人如狂，是血证谛而又谛，何论桃核承气，直须以抵当汤主之，而无狐疑矣。"

② 《金匮要略·血痹虚劳病脉证并治》："内有干血，肌肤甲错，两目黯黑，缓中补虚，大黄䗪虫丸主之。"

对诊断蓄血也是十分重要的（237条大便反易，其色必黑）。

抵当丸用水蛭二十个，虻虫二十个，桃仁二十五个，大黄三两，捣分四丸，每天煮服一丸。"晬（zuì醉）时"，即一周时①。"晬时当下血，若不下者更服。"服抵当丸是不是下血，这要看具体病情而定，有的病下血，有的病不一定下血，吃一天药肯定是不够的。解放初期，药店有抵当丸出售，后来就没有了。目前我常用大黄䗪虫丸代抵当丸，效果也很好。因为大黄䗪虫丸里面同样有水蛭、虻虫、桃仁、大黄四味药，而且有生地、芍药、甘草养阴之品缓中补虚，是一种很好的逐血攻瘀药。我曾于1975年用大黄䗪虫丸合桂枝茯苓丸治愈一例双侧多囊性卵巢囊肿，每天服大黄䗪虫丸9克，治疗一年余，服大黄䗪虫丸达3000克。月经完全恢复正常，经上海第一医学院妇科医院检查卵巢囊肿消失，测量基础体温证明排卵完全恢复正常。随访至今，情况良好。这说明运用活血化瘀治疗卵巢囊肿与现代实验研究能调整卵巢内分泌失调的观点是一致的。

太阳蓄血证小结

（1）按照传统的说法，蓄血和蓄水一样，也是太阳腑证之一，也是太阳表邪随经入府所致。因为《伤寒论》有"热结膀胱"之说，有根有据，原未可厚非。但按之临床实际，这个所谓热结膀胱，应理解为邪热与瘀血互结于下焦少腹，相当于膀胱部位，其病变并非绝对在膀胱本身。程钟龄《医学心悟》称蓄水是太阳膀胱腑证，而把蓄血证列为太阳病兼证，蓄水与蓄血并不相提并论。这个安排非常突出，可谓深得我心。

（2）蓄血的主要脉证为少腹急结（106条）或少腹硬满（124条），其人如狂（106条）或发狂（124条），脉沉涩（124条）或沉结（125条）。此证在血分而不在气分，故小便自利。阳明篇237条云："阳明证，其人喜忘者，必有蓄血，所以然者，本有久瘀血，故令喜忘，屎虽硬，大便反易，其色必黑者，宜抵当汤下之。"此条不但补出了蓄血的病名、病因和症状，而且与阳明腑证的燥屎相鉴别，使蓄血的辨证更加完整，而互文见义的笔法也是非常突出的。蓄血证的治法，以行血攻瘀为主，新瘀轻证用桃核承气汤，旧瘀重证用抵当汤丸。有些注家认为237条是阳明蓄血证，这是值得商榷的。他们的眼光被六经的框框限住了，只知道在阳明篇里的条文就是讲阳明病的，如果是这样的话，那就太简单化了。我们认为，237条是本有久瘀血，用的是抵当汤，明明是和阳明病的燥屎相互辨证，只要稍加思考，便知分晓。

---

① 婴儿满百日或满一周岁之称。《辞海》引孟元老《东京梦华录·育子》："生子百日置会，谓之百晬。至来岁生日，谓之周晬。"

第三节 太阳兼变证

太阳兼变证是指太阳病可以出现各种各样的兼证和变证。兼证，是指病有兼挟，如兼里虚，兼水气等。变证，是指因汗吐下不当而引起的病变，如变为心阳虚、肾阳虚以及里热迫肺、邪传阳明等。因此，虽然讲的是太阳病，但实际上已涉及其他各经，它反映了外感热病的发展趋势。由此可见掌握太阳病的演变规律和辨证论治就显得十分重要。太阳病篇的篇幅为什么如此之多，其原因也就在于此。

由于患者的体质有强弱，邪正有盛衰，太阳病的演变，既可以变为虚证，也可以变为实证，当然也有虚实互见的，我们把这些条文大致上分成转虚、转实两个部分，注意它的辨证论治法则，这对临床应用具有实际的指导意义。

一、转虚证

1. 辨虚证实证

☆原文 70. 发汗后，恶寒者，虚故也。不恶寒，但热者，实也。当和胃气，与调胃承气汤。

提要 发汗后转虚转实的辨证论治。

分析 本条明确指出太阳病发汗后，如果病邪不得解，势必向里传变。传变的方向有两个，不是转为虚证，便是转为实证。这是外感热病传变的一个总概念，所以我们把它安排在这一节的第一条。

本条举出恶寒与不恶寒、但热作为辨别转虚转实的辨证要点。这是个关键，因为它反映了邪正斗争的趋势。一般来说，太阳病通过汗法，应该是邪随汗解，邪去正复。但是邪气有盛衰，正气有强弱，所以发汗后病邪有解有不解。如果发汗后邪热虽退，而恶寒反甚，或脉来虚弱的，这说明汗后伤阳，或素体阳虚的病人，就容易出现虚证，所以说"发汗后，恶寒者，虚故也"。另一种情况，如果发汗后变为不恶寒，但恶热，而且脉见实大的，这说明汗后伤津，或素体阳盛的病人，就容易出现实证，所以说"不恶寒，但热者，实也"[1]。

虚证是正气虚，一般防转为少阴；实证是邪气实，一般防转阳明。虚者补之，多从少阴治；实者泻之，多从阳明治。但不论虚证实证，都有轻重缓急的

---

[1] 黄元御《伤寒悬解·太阳经中篇》："阳虚之人，汗则亡阳，阴虚之人，汗则亡阴。汗后恶寒者，气泄而阳虚故也，故防入少阴。不恶寒，反恶热者，津伤而阳实故也，是已入阳明……"

不同，不可一概而论。本条不恶寒，但热，用调胃承气汤和胃泄热，只是举例而言，应当活看，因为不恶寒，但恶热，是阳明经证腑证共有。只有阳明腑证，才可以用调胃承气汤。总之，本条的精神不在于用什么具体的方剂来治疗，而在于怎样辨别虚实。调胃承气汤证，将在阳明病篇讨论，这里不再多说。

最后讨论一个问题：在这一节里有许多条文都提到汗吐下后如何如何，不少注家就认为这些条文都是讲误汗误吐误下的。我看并不尽然。其中有些汗吐下后变证，可能是由于误诊所致，特别是误吐误下，我们应当引以为戒，提高警惕。但也有是属于病情的自然演变，不能认为都是误诊所致，因此对具体情况要作具体分析。例如本条发汗后转虚转实，就不一定由于误诊所致。误诊可以变，邪盛正虚者同样可以变，我们对可能发生的变证应着眼于如何辨证论治，这是主要的。如果说这些条文只是为了误治救逆而设，我们认为这种说法是很值得商榷的。

复习思考题

太阳病转虚转实的因素有哪些？应掌握什么辨证要点？

2. 甘草干姜汤证、芍药甘草汤证

△原文 29. 伤寒脉浮，自汗出，小便数，心烦，微恶寒，脚挛急，反与桂枝欲攻其表，此误也。得之便厥，咽中干，烦躁，吐逆者，作甘草干姜汤与之，以复其阳。若厥愈足温者，更作芍药甘草汤与之，其脚即伸。若胃气不和谵语者，少与调胃承气汤。若重发汗，复加烧针者，四逆汤主之。

提要　误汗后造成变证的随证救治法。

分析

$$
原始症状
\begin{cases}
脉浮——邪在表 \\
自汗出（多）微寒——表阳虚 \\
心烦——心气虚 \\
小便数（难） \\
脚挛急
\end{cases}
里阴虚
\left.
\begin{array}{}
\\
\\
\end{array}
\right\}
表证兼阴阳两虚
$$

本条的原始症状：脉浮为邪在表；汗出多而恶寒为表阳虚；心烦是心气虚（102 条，心中悸而烦）；小便频数而量少，即小便难（20 条），与脚挛急（20 条，四肢微急）都是里阴虚。总起来说，这是表证兼阴阳两虚而偏于伤阳的病候，理应用桂枝加附子汤扶阳固表，兼解外邪[1]，或用小建中汤、新加汤之类

---

[1]　顾观光《伤寒论补注》："桂枝加附子汤证，误在不加附子。"王肯堂《伤寒证治准绳·伤寒总例·类证杂论》："此邪中膀胱经，虚寒也。宜桂枝加附子汤则愈。"《医宗金鉴·订正伤寒论注·辨坏病脉证并治篇》："是当与桂枝增桂加附子汤，以温经止汗。今反与桂枝汤攻发其表，此大误也。"喜多村《伤寒论疏义·辨太阳病脉证并治上》："伤寒，脉浮，自汗出，微恶寒者，病为在表，乃桂枝汤证也。然小便数而少，心烦闷，脚挛急，则不害表，疎阳津素歉。《经》曰：伤寒二三日，心中悸而烦，颇与此同情，则是建中、新加之属所主。而反与桂枝本汤，欲攻其表，非误而何。"

扶正达邪。若用桂枝汤独攻其表，不顾里虚，势必造成表里阴阳俱虚，所以得之便厥。厥，指手足厥冷，是阳虚不能温煦四肢所致。在这种情况下，如果并无其他变证，那么桂枝加附子汤等方还可用（372条，攻表宜桂枝汤）。

"反与桂枝，欲攻其表。"攻表，即发表。我们从攻表二字更可以清楚地看出桂枝汤是地地道道的发表剂，而不是什么敛汗剂[①]！

从"伤寒脉浮"至"得之便厥"这一段是总冒。下文是说误治以后还可以发生以下四种情况，应予随证施治。

（1）"咽中干，烦躁，吐逆者，作甘草干姜汤与之，以复其阳。"咽中干是阴液不足，不能上济；烦躁，吐逆是中阳不足，胃气上逆。此证的烦躁，当是因吐逆而烦躁，并非虚阳上扰的烦躁，否则用甘草干姜汤是无济于事的。甘草（四两）干姜（二两）汤即四逆汤去附子，辛甘合用，专复脾胃之阳气，所以说"以复其阳"。《金匮要略·肺痿肺痈咳嗽上气病》篇："此为肺中冷，心眩，多涎唾，甘草干姜汤以温之。"此方治肺胃虚冷，吐冷涎冷沫有卓效。后世如《直指方》《朱氏集验方》等用甘草干姜汤治吐血，这要掌握一定的辨证要点。《金匮要略·惊悸吐衄病》篇用柏叶汤治吐血，其中有干姜、艾叶、马通等味。此方适用于中气虚寒，气不摄血，证见吐血久久不止，面色萎黄，舌淡无华，脉虚数无力者，否则不能随便使用。

（2）"若厥愈足温者，更作芍药甘草汤与之，其脚即伸。"脚挛急是阴液不足，不能濡养经脉。芍药甘草汤酸甘化阴，能益阴和营，缓急止痛，阴液得复，挛急得解，所以说"其脚即伸"。原文说："若厥愈足温，更作芍药甘草汤与之。"不少注家认为这是先复其阳，后复其阴，从上下文联系起来看，其说有一定道理。不过我们认为此证不一定等待厥愈足温，如果手足未温，再加上脚挛急，可以用芍药甘草附子汤，既复阳，又复阴，似乎也很合适。根据临床体会，芍药甘草汤用于肌肉疼挛，特别是腓肠肌疼挛疗效显著，近年来扩大用于腹肌疼挛、面肌疼挛、膈肌疼挛（合凉膈散）、胃疼挛、幽门疼挛以及脑血管疼挛等疾患[②]，都获得相当疗效，但芍药须用大剂量（30克）。

（3）"若胃气不和谵语者，少与调胃承气汤。"陆渊雷《伤寒论今释》："凡阴证选用干姜附子，阳回之后，往往转为胃燥，此非干姜附子之过。乃《内经》所谓中阴溜府，为阴证获愈的一种出路，胃燥故用调胃承气汤。谵语本是神识昏蒙之脑病，在热病过程中，往往因胃不和而发，详见阳明篇。"陆氏此说很恰当，我们不再辞费。

（4）"若重发汗，复加烧针者，四逆汤主之。"重发汗，再加烧针取汗，这

---

① 成无己《注解伤寒论·辨太阳病脉证并治法上》："若与桂枝汤攻表，则又损阳气，故为误也。"苍按：成氏是讲表虚表实的。于此可见他的所谓表虚，实相对表实而言。

② 程钟龄《医学心悟·腹痛》："芍药甘草汤止腹痛如神，脉迟为寒加干姜，脉洪为热加黄连。"

是一误再误，势必汗多亡阳，故用四逆汤急救回阳，说详少阴篇。

以上都是误治之后造成变证的随证救治方法，也可能是一些实际病例的治疗记录。《伤寒论》第16条："观其脉证，知犯何逆，随证治之。"正体现了这个精神。

3. 芍药甘草附子汤证

☆原文 68. 发汗，病不解，反恶寒者，虚故也，芍药甘草附子汤主之.

提要　汗后转虚的证治。

分析　本条"发汗病不解，反恶寒者，虚故也。"就是70条所说的"发汗后恶寒者，虚故也"。意思完全一样。都是说汗后表解，恶寒反甚，因此转为阳虚是肯定的[①]。"病不解"是说病邪不解，并不是说表不解。发汗后既能伤阳，也能伤阴。汗出于阳而生于阴，因此伤阳与伤阴往往会同时发生。例如20条的"小便难，四肢微急，难于屈伸"；29条的"心烦，小便数，脚挛急"，以及"咽中干"等等，这些都是伤阴的征象，同时也是芍药甘草附子汤的适应症。

芍药（三两）甘草（三两）附子（一枚）汤，以芍药益阴，甘草和中，附子扶阳。它的功用是扶阳益阴，是一张阴阳并补的汤方[②]。

本条应与29条联系起来看。说明阴阳两虚之证，在某些情况下，可以先复阳后复阴，在某些情况下可以阴阳并补，在临床上可以按照具体情况灵活运用。

本条也应与20条联系起来看，在什么情况下应该用桂枝加附子汤？在什么情况下应该用芍药甘草附子汤？我们说，表未尽解的宜用桂枝加附子汤；因为桂枝加附子汤有桂枝和姜枣，除扶阳固表外，还有调和营卫的作用。至于芍药甘草汤则适用于阴阳两虚之证，因为表证已解，故不需桂枝与姜枣。

复习思考题

芍药甘草附子汤证与桂枝加附子汤证的病机有什么不同，两方在用法上有什么不同？

√原文 60. 下之后，复发汗，必振寒，脉微细。所以然者，以内外俱虚故也。

提要　下后复汗，内外俱虚的脉证。

分析　先汗后下，是治疗外感热病的原则，如果先下后汗，这便是误治。误下伤阴而虚其里，复汗伤阳而虚其表。由于汗下倒施，往往造成内外俱虚，

---

①　喻昌《医门法律·中寒门》："未汗而恶寒，邪盛而表实；已汗而恶寒，邪退而表虚；阳虚则恶寒，宜用附子固矣。"

②　周扬俊《伤寒论三注·太阳中篇》："汗多为阳虚，而阴则素弱。补阴当用芍药，回阳当用附子，势不得不芍附兼资。然又俱一阴一阳两不相和也。于是以甘草和之，庶几阴阳谐而能事毕矣。"

阳证可以突然变为阴证。内外俱虚，可以理解为表里俱虚，也可以理解为阴阳俱虚。外虚所以振寒，振寒即 87 条的"寒栗而振"（亡血家，不可发汗，发汗则寒栗而振）；内虚所以脉微细。内外阴阳俱虚，说明病已从阳入阴，由实转虚，在治疗上应根据具体情况，分别轻重缓急，采用扶阳益阴的方法。尤怡说："脉微为阳气虚，细为阴血少。既下复汗，身振寒而脉微细者，阴阳并伤，而内外俱虚也，是必以甘温之剂和之养之为当矣。"

本条未出方，柯琴认为是干姜附子汤证；王肯堂认为可用当归四逆汤、真武汤。我们认为既是阴阳两虚证，那么芍药甘草附子汤亦应予以考虑，临床上宜斟酌轻重缓急，适当选用。

4. 干姜附子汤证

○原文 61. 下之后，复发汗，昼日烦躁不得眠，夜而安静，不呕，不渴，无表证，脉沉微，身无大热者，干姜附子汤主之。

提要　汗下倒施，急转阳虚阴盛的证治。

分析　本条与上条都是"下之后，复发汗"，都是汗下倒施。但上条是泛论汗下倒施的危害性，而本条则是一个实际病例。一般来说，误下伤阴、误汗伤阳，如果是汗下倒施，往往可以造成阴阳两伤、气血俱虚。但更为严重的是导致阳邪入阴，以致出现昼日烦躁不得眠，夜而安静，身无大热，脉沉微等症，这是病势急转少阴[①]，阳气衰微，阴寒独盛的现象。

$$\left.\begin{array}{l}昼日烦躁——白昼阳旺，虚阳尚能与邪力争\\夜而安静——夜晚阴盛，虚阳无力与邪相争\end{array}\right\}阳气衰微，阴寒独盛$$

人的阳气，旺于白昼而衰于夜晚。已虚之阳，虽不能胜过病邪，但白昼为阳旺之时，虚阳尚能与邪力争，故见昼日烦躁，不得眠。夜间阴寒盛，虚阳无力与邪争，故夜而安静[②]。因此昼日烦躁，夜而安静，并不是说明日重夜轻，而是说明夜间比白天更重。在这种情况下，如果看到病人夜间安静，就认为病情有所好转，往往就要上大当。当然，我们也要一分为二地看问题。夜而安静，并不都是坏现象，也有因为病情的确有所好转而使病人安静下来的。因此必须按照当前的具体脉证，仔细观察，方为全面。本条的所谓夜而安静，实际上是神志昏沉，和少阴病的"但欲寐"相差无几，看来并不是真的安静。同时

---

　　① 柯琴《伤寒来苏集·伤寒附翼·少阴方总论》："太阳坏病转属少阴者也。凡太阳病……若汗而复下，或下而汗，阳气衰亡，则转属少阴矣。"
　　② 成无己《注解伤寒论·辨太阳病脉证并治法》："阳主于昼，阳欲复，虚不胜邪，正邪交争，故昼日烦躁，不得眠。夜阴为主，阳虚不能与之争，是夜则安静。"苍按：旧注虚阳尚能与阴争，微阳不能与阴争云云，两个阴字，不明不白。许宏《金镜内台方议·干姜附子汤》："阳主于昼，则阳虚不能胜邪。正邪交争，故白昼烦躁，不得眠。阴主于夜，阳不能与之争，是夜则安静。"苍按：此说反映正邪斗争，明白晓畅。许宏已先我言之矣。

见脉沉微，这就是坏现象；若果真是神志清朗，睡眠舒适，脉来和缓，这就是病情有所好转。另外，本条说昼日烦躁，不得眠，夜而安静，是说夜间比白天更严重，这是一个方面。另一方面如果这样的病人，白天和黑夜都有烦躁的话，那同样是十分严重的，因为阴证烦躁就是阴躁，同样要提高警惕。

"不呕，不渴，无表证"，这是鉴别诊断。不呕可以排除少阳，不渴可以排除阳明，无表证更说明邪不在太阳。邪既不在三阳，再加上"脉微沉"是里真寒。"身无大热"即自觉有热，是外假热（此种身热，大多是病人的自觉症状，测量体温，不一定升高）。这是真寒假热，所以说这个烦躁不论是昼日烦躁，或是夜间烦躁，都属于阴躁。

辨烦躁 { 呕、渴、里有热，脉洪大弦滑——阳盛烦躁
         不呕、不渴、里无热、脉沉微——阴盛烦躁

此证虚阳欲脱，病势急迫，故用干姜附子汤急复其阳。本方只有干姜附子两味，不用甘草。一般认为这是单刀直入，取其速效的办法。《素问·标本病传论》："间者并行，甚者独行。"① 也就是这个意思。本方干姜只用一两，似较四逆汤的用量要小一些（四逆汤干姜一两至一两半），但附子生用，仍为一枚，而且是一次顿服（四逆汤是分温再服），应该说急救回阳的力量亦不在四逆汤之下。还有一点，本条虽未说四肢厥冷，但根据临床体会，凡病到阴盛烦躁、脉沉微、但欲寐的程度，一般说四肢厥冷是很可能有的②。干姜附子辛温大热，单刀直入，固然是一种办法。而四逆汤、四逆加人参汤等方，看来也未尝不可用，我们应该领会急复其阳这个精神，可师其意而加以活用。

最后谈论一下附子生用的问题（研究生班用）：

《伤寒论》112方，用附子的共31方。其中用炮附子的有13方，常与麻黄、桂枝、大黄、黄连、黄芩、细辛等药共用。用生附子的有8方，即干姜附子汤（62条）、四逆汤（323条）、茯苓四逆汤（69条）、白通汤（314条）、白通加猪胆汁汤（315条）、通脉四逆汤（317、370条）、通脉四逆加猪胆汁汤（390条）、四逆加人参汤（385条）。这八个方，每方都与干姜合用。凡是用炮附子的，则都不以干姜为佐③。由此可见，凡是生附子与干姜同用，都具有急救回阳的意义，与炮附子的用法大有区别，这个精神必须掌握。目前，因为生附子毒性较大，副反应严重，大家都不用生附子，遇到需要急救回阳的时候，只有加重炮附子的剂量，再配上干姜，也有一定的疗效。但目前大家都用淡附

---

① 《素问·标本病传论》王冰注文："间，谓多也。甚，谓少也。多，谓多形证而轻易。少，谓少形证而重难也。"苍按：间者，指轻病；甚者，指重病。并行，即标本同治；独行，即单独治疗。
② 武之望《济阳纲目·霍乱》："姜附汤治中寒霍乱，吐泻转筋，手足厥冷，多汗。"即本方。
③ 说见卢祖希《续简易方》。

片，附子经过漂淡，回阳的效果就差，有的中药铺连炮附子也不备，你用炮附子，他给淡附片，这个问题要研究。

复习思考题

昼日烦躁，不得眠，夜而安静，它的病机是什么？对干姜附子汤，应怎样理解和运用？

5. 茯苓四逆汤证

☆原文 69. 发汗，若下之，病仍不解，烦躁者，茯苓四逆汤主之。

提要　汗下后阴阳俱虚极的证治。

分析　汗下后，病仍不解，更见烦躁不安，这是病邪入里而转属少阴。汗后伤阳，下后伤阴，阴阳俱虚极，故见虚烦虚躁[①]。以方测证，本条除烦躁外，当有恶寒反甚，脉沉微（61 条），四肢厥冷，以及夜寐不宁等症，只说烦躁是突出一点，否则不可以随便用茯苓四逆汤。

$$茯苓四逆汤\begin{cases}四逆汤——救逆回阳\\（生附子、干姜、炙甘草）\\茯苓、人参——益阴安神\end{cases}回阳救逆$$

本方即四逆汤加茯苓、人参。成无己说："四逆汤以补阳，加茯苓、人参以益阴。"沈金鳌说："用姜附以回阳，用参苓以滋阴……柯氏所谓阴阳双补法。"主论都很平正，足供参考。

古代茯苓、茯神不分，自从金代张洁古（即张元素。李杲、王好古等曾从他学医）提出治"风眩心虚，非茯神不能除。"故后人治心神不宁诸病都用茯神。据《本草经》，茯苓除利小便外，尚能治惊邪恐悸。《本草纲目》也说："后人治心病必用茯神……然茯苓未尝不治心病也。"根据临床体会，茯苓、人参二味同用（茯神当然可用），治虚烦虚躁，心神不宁，有相当疗效。

柯琴对茯苓四逆汤与干姜附子汤作一番比较（可讲可不讲）。他说："茯苓四逆固阴以收阳，干姜附子固阳以配阴。二方皆从四逆加减，而有救阳救阴之异。茯苓四逆比四逆为缓，固里宜缓也；姜附者阳中之阳也，用生附而去甘草，则势力更猛，此四逆为峻，回阳当急也。一去甘草，一加茯苓，而急缓自别。"其说可供参考。

复习思考题

茯苓四逆汤证除烦躁外，应具备哪些脉证？为什么？

√原文 58. 凡病若发汗，若吐，若下，若亡血，亡津液，阴阳自和者，必自愈。

[①]　《医宗金鉴·订正伤寒论注·太阳下篇》："大青龙证不汗出之烦躁，乃未经汗下之烦躁，属实；此条病不解之烦躁，乃汗下后之烦躁，属虚。然脉之浮紧沉微，自当别之。"

√原文 59. 大下以后，复发汗，小便不利者，亡津液故也。勿治之，得小便利，必自愈。

提要 误治后气血津液得复者可愈。

分析 这两条都是说明一个问题，凡一切疾病，经过汗、吐、下以后，即使并不误治，也往往令损伤津血。58 条的两"亡"字是丧失的意思。然而大邪已经祛除，正气必然抬头。只要并无其他变证，饮食与二便也渐趋正常，那么气血津液就比较容易恢复，所以说"必自愈"。"阴阳自和"的阴阳二字，有两种解释：①阴阳指气血而言，如程应旄[①]、丹波元简等；②阴阳指脉象而言，如方有执、《医宗金鉴》[②] 等。这两说似以前说较允当，但两者亦并不矛盾，因为气血津液得以恢复，那么三部脉也应该是调和的了。

59 条的小便不利是由于大下后复发汗，是津液耗伤所致。邪去而津液未复，所以说"亡津液"。"勿治之"是说不得再用药利其小便，以免更伤其津液，当俟其津液来复，小便就自然通利了。

以上两条，均未出方，柯琴等认为前条宜用益血生津之剂，后者宜益其津液，可供参考[③]。

6. 桂枝甘草汤证

☆原文 64. 发汗过多，其人叉手自冒心，心下悸，欲得按者，桂枝甘草汤主之。

提要 发汗过多，导致心阳虚的证治。

分析 汗为心之液，发汗过多，足以损伤心液，汗多则伤阳，可使胸中阳气受损，以致心阳亦虚，故见心下悸，欲得按。"叉手自冒心"，这个"冒"字作"覆"字解（汪琥语），也就是按的意思。凡病喜按的属虚，拒按的属实。今病人叉手覆按于心胸部位，是反映里虚而欲得外护[④]，这是心阳虚的临床表现。《素问·阴阳应象大论》说："形不足者，温之以气。"故用桂枝甘草汤温心阳，补心气。

本方用桂枝四两，甘草二两（炙），辛甘合用，而且一次顿服。所以药虽只有二味，功效却很专一，为温通心阳，补益心气，治疗心中虚悸的主要方

---

① 程应旄《伤寒论后条辨·辨太阳病脉证篇》："人身资乎津血，而津血统诸阴阳。欲和阴阳，其亦求诸上焦之卫营，中焦之脾胃，下焦之真水火乎。"

② 方有执《伤寒论条辨·辨温病风温杂病脉证并治》："阴阳以脉言，而二便在其中，两者和，则血气无相胜负可知，故自愈可必。此诀人持诊之大要。"程知《伤寒经注·太阳误攻》："脉以三部匀停为无病。故汗吐下后阴阳和则自愈，不必过治也。"

③ 柯琴《伤寒来苏集·伤寒论注·五苓散证》："其人亡血、亡津液，阴阳安能自和？欲其阴阳自和，必先调其阴阳之所自。阴自亡血，阳自亡津，益血生津，阴阳自和矣。"又云："勿治之，是禁其令得利小便，非待其自愈之谓也……欲小便利，治在益其津液也。"

④ 柯琴《伤寒来苏集·伤寒附翼·太阳方总论》："叉手冒心则外有所卫，得按则内有所依。如此不堪之状，望之而知其虚矣。"钱潢《伤寒溯源集·太阳中篇》："凡病之实者皆不可按，按之则或满、或痛而不欲受也……此以误汗亡阳，心胸真气空虚而悸动，故欲得按也。"

剂。本方与甘草干姜汤、芍药甘草汤一样都只有两味药,而甘草干姜汤复脾阳,芍药甘草汤复肝阴,桂枝甘草汤复心阳,各有专长,要好好掌握。本方能温通心阳、补益心气,故适用于冠心病心绞痛之有阳虚症状者。凡治疗心悸诸方,大多以桂枝甘草汤为基础,例如加白术、茯苓等健脾利水药治疗中阳不足,水气凌心的心下悸;加龙骨、牡蛎等镇静安神药,治疗心阳虚怯所造成的惊悸、烦躁等。这些在用法上的变化,后面还要详细讲,这里不过是举例而已。

复习思考题

(1)桂枝甘草汤证的主症与病机。

(2)桂枝甘草汤、甘草干姜汤、芍药甘草汤都只有两味药,三方的区别在哪里?

7. 茯苓桂枝甘草大枣汤证

○原文 65. 发汗后,其人脐下悸者,欲作奔豚,茯苓桂枝甘草大枣汤主之。

提要　汗后阳虚、水欲上凌的证治。

分析　以下三条,都是讨论阳虚水停之证,由于阳虚有轻重缓急的不同,水停的部位亦有不同,故处理的方法也就随之而异。

(陆渊雷语)下焦素有水饮的病人,其人又是阳虚体质,如果感受外邪,需要发汗的时候,就应当表里兼顾,不可独攻其表。若发汗过多,则阳气更虚,阳虚不能制水,于是下焦水气妄动,有上冲之势,故见"脐下悸,欲作奔豚"之状。脐下悸,是指患者脐下有悸动的感觉。什么叫做奔豚?《难经·五十六难》:"肾之积名曰奔豚,发于少腹,上至心下,若豚状,或上或下无时。"《金匮要略·奔豚病》篇:"奔豚病从少腹起,上冲咽喉,发作欲死,复还止,皆从惊恐得之。"《巢氏病源》云:"奔豚气者,肾之积气……气积于肾而上下游走,如豚之奔,故曰奔豚。"本条的脐下悸,按照传统的说法是心气虚,肾气动,水气欲上凌于心①。所幸水气尚在下焦,奔豚欲发未发,故用苓桂甘枣汤通阳利水,下气而制冲逆②。

```
          ┌ 茯苓——淡渗利水        ┐
苓桂甘枣汤 ┤ 桂枝——通阳下气        ├ 通阳利水、下气制冲
          └ 甘草、大枣——和中缓急  ┘
```

----

① 成无己《注解伤寒论·辨太阳病脉证并治法》:"汗者心之液,发汗后脐下悸者,心气虚而肾气发动也……发则从少腹上至心下,为肾气逆,欲上凌心。"

② 柯琴《伤寒来苏集·伤寒附翼·太阳方总论》:"发汗后,心下悸欲得按者,心气虚而不自安,故用桂枝甘草汤以补心。若脐下悸欲作奔豚者,是肾水乘心而上克,故制此方以泻肾……脐下悸时,水气尚在下焦,欲作奔豚之兆而未发也,当先其时而急治之。"

苓桂甘枣汤，茯苓用半斤，比其他苓桂一类方剂的用量多，可见茯苓是本方的主药。吉益东洞《药征》说：茯苓主悸。这对解释本条的脐下悸用茯苓来说是很恰当的。但悸不一定都有水，故有水的悸宜用茯苓，无水的悸不一定用茯苓了（如小建中汤心中悸而烦）。吉益东洞《方极》说："苓桂甘枣汤，治脐下悸而挛急上冲者。"这个脐下悸和挛急，是由于腹壁筋脉肌肉失于温养所致，所以其主要病机还在于阳虚。阳不化气可以造成水湿内停，足见阳虚与水湿之间有着十分密切的联系。本方用桂枝、甘草与茯苓相配，其目的在于温通阳气，只要阳气来复，水湿即能通过气化的作用而得以清除。桂枝还有下气制冲的作用，甘草缓急，大枣和中，《勿误药室方函口诀》说："大枣能治动悸。"可供参考。

甘烂水，《金匮玉函经》作甘澜水。茯苓先煮。均作为参考，不必拘泥。

复习思考题

脐下悸的病机是什么？为什么苓桂甘枣汤能治脐下悸？

8. 茯苓桂枝白术甘草汤证

☆原文 67. 伤寒若吐，若下后，心下逆满，气上冲胸，起则头眩，脉沉紧，发汗则动经，身为振振摇者，茯苓桂枝白术甘草汤主之。

提要　脾胃阳虚，水停心下的证治。

分析　伤寒若吐，若下后，心下逆满，是由于误治后脾胃阳虚，运化失常，水停中焦所致；水气上逆，故气上冲胸；饮邪内停，清阳不升，故见头眩[①]；脉沉紧，一般为水寒内结之象。总起来看，这虽是脾胃阳虚，水停心下的明证，但临床上还须见到舌胖苔滑，方可下这个结论（135条：结胸热实，脉沉而紧，心下痛，按之石硬）。此等证不论误治与否，只要是阳虚水停，都可以发生，特别在杂病中是比较多见的。《金匮要略·痰饮咳嗽病》篇："心下有痰饮，胸胁支满，目眩，苓桂术甘汤主之。"应互相参看。心下逆满或胸胁支满，都是水停于胃所造成头眩目眩，即头晕眼花，也都是饮邪内停，清阳不升所致。故当以苓桂术甘汤温中通阳，健脾化饮。

本条的心下逆满，气上冲胸，起则头眩，脉沉紧，是苓桂术甘汤证的主要脉证。"发汗则动经，身为振振摇"两句是插笔。"者"字应在"脉沉紧"三字之下。这是说此证不可再用汗法，若再发汗，则阳气更虚，津液更伤，经脉势必无所煦濡，身体就要发生振颤摇晃，不能自持的状态。轻者犹为本方所主，重者则属真武汤。"动经"是说引动经脉的病变，势必妨碍经气正常运行的意思。

本方的茯苓（四两）、白术（二两，《金匮》作三两）健脾渗湿，以桂枝（三

[①]　《灵枢·卫气》："上虚则眩。"《金匮要略·痰饮咳嗽病脉证并治》："心下有支饮，其人苦冒眩，泽泻汤主之。"

两）、甘草（二两）温中通阳，总起来是温中通阳，健脾化饮。也就是《金匮要略》所说"病痰饮者，当以温药和之"的具体治疗方法。苓桂术甘汤是治疗痰饮的一首基本方，临床上适用于脾胃阳虚，有湿痰停饮，而见咳嗽痰多，胸满气短，头眩心悸①，脉紧弦滑②，舌胖苔滑等症，对慢性支气管炎而见脾胃阳虚证症状者尤为相宜。

苓桂术甘汤与苓桂甘姜（茯苓甘草汤）（73、356 条）、苓桂甘枣（65 条）的比较

相同点——同用茯苓、桂枝、甘草，同治阳虚水停

不同点{
苓桂术甘——水在中焦、心下逆满、头眩——用白术健脾化饮
苓桂甘姜——水在中焦、厥而心下悸——易生姜通阳散饮
苓桂甘枣——水在中焦、肾气动、脐下悸——易大枣通阳制冲

以上三方，同治阳虚水停，故同用茯苓、桂枝、甘草三味。然而一方用白术，一方用生姜，一方用大枣、倍茯苓，因一味不相同，故适应症亦各不相同。我们在临床上果然可以灵活掌握，但这里所提示的辨证论治精神，如此细致严谨，应该好好学习。

复习思考题

怎样从苓桂术甘汤证的病机看阳虚与水湿之间的相互关系？

9. **真武汤证**

☆原文 82. 太阳病，发汗，汗出不解，其人仍发热，心下悸，头眩，身瞤动，振振欲擗地者，真武汤主之。

提要　肾阳虚衰，水气泛滥的证治。

分析　"太阳病，发汗，汗出不解"，这是说汗后邪未尽解，所以其人仍发热。这种病人很可能是素来肾阳不足，有水湿内停，因此发汗后肾阳更虚，不能制水，水气妄动，上凌于心（柯琴语），故见心下悸；上犯于头，清阳不升，故见头眩。如果治疗之前，能表里兼顾，当不至于此。"头眩，身瞤动，振振欲擗地"，这是肾阳虚衰、水气泛滥的临床表现，亦即 67 条说所的"发汗则动经，身为振振摇"，而病情则较 67 条更重。身瞤动，是指身体各部的筋脉和肌肉跳动，不能自主。《素问·生气通天论》："阳气者，精则养神，柔则养筋。"③ 阳气虚衰，不能温煦和柔顺筋肉，故就见身瞤动。"擗地"，《脉经》作"仆地"。又擗与躄通，也就是倒的意思④。

---

① 《金匮要略·痰饮咳嗽病证并治》："水停心下，甚者则悸，微者短气。"又云："夫短气有微饮，当从小便去之，苓桂术甘汤主之，肾气丸亦主之。"

② 苍按：寒甚者多见于紧脉，痛甚者多见于弦脉，湿甚者多见于滑脉。《金匮要略·痰饮咳嗽病脉证并治》："脉偏弦者饮也。""脉浮而细滑，伤饮。""脉沉而弦者，悬饮内痛。"

③ 《素问·生气通天论》王冰注文："阳气者，内化精微养于神气；外为柔耎以固于筋。"

④ 丹波元简《伤寒论辑义·辨太阳病脉证并治中》："擗字与躄通，倒也。见唐慧琳《藏经音义》。"

真武汤证当与少阴病篇第316条参看。除上述证候外，还可能出现"腹痛，小便不利，四肢沉重疼痛，自下利"（最后一句，"此为有水气"）等症[①]。此外，面目四肢浮肿亦属常见，还有舌质淡，苔白滑。寒甚者，脉多沉紧，肾阳虚极，则脉多沉微。这些脉证，都是肾阳虚衰，水气泛滥的严重表现，故当用真武汤温肾制水[②]。

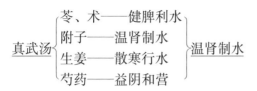

本方为温肾制水的主要方剂，不论热病和杂病，急性病和慢性病，只要见到少阴肾阳虚衰，水气内停之证都可以用。临床上常用于慢性肾炎、慢性肾炎急性发作以及心病性水肿等有明显疗效。

与苓桂术甘汤证辨异同

相同点——阳虚水停[③]

不同点 { 苓桂术甘汤证——脾阳虚，水在中焦，病轻——健脾化饮
真武汤证——肾阳虚，水气泛滥，病重——温肾制水

最后再讨论以下几点：

（1）其人仍发热：本条的"其人仍发热"，历来注家有两种不同的看法。一种看法以成无己、方有执、尤怡、魏荔彤、张锡驹、张志聪、张璐等为代表，认为是邪未尽解。另一种看法以钱潢、《医宗金鉴》及丹波元简等为代表，认为这个发热是<u>虚阳浮越</u>。我们认为前者的看法是正确的。"其人仍发热"的那个"仍"字，与28条桂枝去桂加茯苓白术汤证的"仍头项强痛、翕翕发热"的那个"仍"字，其文气和意义是完全一致的。也就是说原有发热一症并没有变，说它邪未尽解是合乎逻辑的。其次，本条原来是太阳病，由于治不得法，就由实转虚发展成为真武汤证。为什么不安排在少阴篇而安排在太阳篇，这是意味深长的，也是值得我们深思的。（三版教材将本条移入少阴篇，恐不妥。）

（2）用生姜的目的：生姜既能散寒，又能行水。只要有寒邪和水气，表邪未解的固然可用，表邪已解的同样可用。本条的发热如果是虚阳浮越的话，那就是真寒假热，阴盛格阳，应该附子与干姜同用，如通脉四逆汤之类，如何能用生姜辛散之品呢？这是《伤寒论》的用药规律，完全符合临床实际，是违反

---

① 柯琴《伤寒来苏集·伤寒论注·真武汤证》："要知小便自利，心下不悸，便非真武汤证。"
② 《脉经》《千金翼方》《康平本伤寒论》均作"玄武"，宋臣避太祖先人讳，改名"真武"。
③ 汤本求真《皇汉医学·少阴病篇·真武汤之注释》：真武汤主治与苓桂术甘汤"相似而有阴阳虚实之别"。苍按：此提法有语病。两汤证同属阳虚水停，并无阴阳虚实之别。

不得的。有些注家一面说发热是虚阳外浮，一面又说用生姜的目的是宣散行水，前后说法不一致，这似乎是值得商榷的。

（3）用芍药的目的：芍药功能益阴和营，有止痛散结的作用。附子与芍药同用，一面温阳，一面和营，用于虚寒性的腹痛挛结（急）有卓效。真武汤中用芍药，不存在什么敛不敛的问题，水气是万万不能用收敛药的。

复习思考题

（1）真武汤证的主症和病机是什么？与苓桂术甘汤证辨异同。

（2）你对本条的"其人仍发热"是如何理解的？你的根据是什么？

10. 厚朴生姜半夏甘草人参汤证

☆原文 66. 发汗后，腹胀满者，厚朴生姜半夏甘草人参汤主之。

提要　汗后脾虚气滞腹胀满的治法。

分析　发汗后，表邪已解，而见腹胀满的，有虚实之分。腹胀满不减，腹痛不喜按，大便秘结者属实；若但见腹胀满，既不作痛，按之又柔软无物，此种腹胀满，乃属脾虚气滞，运化失常。气滞所以作胀，湿聚所以作满。凡此等证，按六经辨证来说，已转属太阴，临床上往往伴有食欲不振，呕吐涎沫，舌苔白腻，脉象濡软等症，只说腹胀满，是突出一点。

厚朴生姜半夏甘草人参汤 ｛ 厚朴——行气泄满　生姜——温中散寒　半夏——和胃降逆 ｝ 扶脾补虚，行气泄满　甘草　人参 ｝ 扶脾补虚

此证属于虚胀虚满，不可妄攻是肯定的。但既有胀满，总是气滞不畅，壅而为满①，所以也不可峻补。这是虚中挟实，故用厚朴生姜半夏甘草人参汤扶脾补虚，行气泄满②。

我们的老院长程门雪先生说，本方证是一种半虚半实证。尤怡说，本方是一种"补泄兼行之法"③。这些话都是十分正确的，所谓补泄兼行，实际上就是消补兼施。

《张氏医通》用本方治"胃虚呃逆，痞满不食"；喻昌用此方治泄后腹胀，

① 成无己《注解伤寒论·辨太阳病脉证并治法》："发汗后外已解也。腹胀满知非里实，由脾胃津液不足，气涩不通，壅而为满。与此汤和脾胃而降气。"

② 钱潢《伤寒溯源集·太阳中篇》："此虽阳气已伤，因未经误下，故虚中有实。以胃气未平，故以之（厚朴）为君。生姜宣通阳气，半夏蠲饮利膈，故以之为臣。参甘补中和胃，所以益汗后之虚耳。"

③ 尤怡《伤寒贯珠集·太阳篇上》："表邪虽解而腹胀满者，汗多伤阳，气窒不行也。是不可以徒补，补之则气愈窒。亦不可以径攻，攻之则阳益伤。故以人参、甘草、生姜助阳气，厚朴、半夏行滞气，乃补泄兼行之法也。"

均可供参考。

王琥说："此条病，乃汗后气虚，腹胀满，其人必内虽作胀，外无胀形，故汤中用人参、甘草等甘温补药。"这里所说的气虚作胀，与上面所说的气滞作胀并不矛盾。气虚作胀用人参、甘草；气滞作胀用厚朴、生姜等。各行其是，相辅相成。关于气虚作胀用人参的问题，将来在痞证一节中还要详细讲，这里不再多赘。

复习思考题

厚朴生姜半夏甘草人参汤证的病机。本方证除腹胀满外，还应有哪些主要脉证？

11. 桂枝人参汤证

☆原文163. 太阳病，外证未除而数下之，遂协热而利，利下不止，心下痞鞕，表里不解者，桂枝人参汤主之。

提要　误下后转为协热利的证治。

分析　太阳病，外证未除，而屡用攻下法，这是病在表而反攻其里，因误下就成为协热而利。什么叫协热而利呢？协是兼挟的意思。是指表邪的发热与脾虚的下利同时并见，兼而有之，故称协热下利。舒诏《伤寒集注》说："协热利者，是里寒协表热而利"，这个协字亦可作"协同"解。

利下不止，是脾胃虚寒而清阳下陷；心下痞硬，是浊阴凝聚而气结不行，故胃脘部可以出现痞塞硬满的感觉。此证既可以因太阳病误下而引起，也可以因其人脾胃素虚，复感外邪所致。既有表证，又有里证，故称表里不解。

脾胃虚寒的下利不止，当有脉弱（139条：脉弱）、苔白、不渴等症。心下痞硬则有虚实之分。虚痞虚满（149条：若心下满而硬痛者，此为结胸也），必然喜温喜按，并且与其他脾虚证候（152条：心下痞硬满，引胁下痛……）同时存在，诊断是并不困难的。

桂枝人参汤 $\left\{\begin{array}{l}\text{桂枝——通阳解表——退热}\\\text{理中——温中补虚——止利}\end{array}\right\}$ 温中补虚，兼解外邪

（桂枝四两，人参三两，白术三两，干姜三两，甘草四两）

本方即理中汤加桂枝[1]，理中汤在《金匮要略·胸痹心痛病》篇称人参汤[2]。人参汤为太阴病的主方。此证脾虚下利，属太阴证，故用理中汤温中补虚；外证未除，属太阳证，故加桂枝兼解外邪。从六经辨证的角度看，这难道

---

[1]　喻昌《尚论篇·太阳经上篇》："此方即理中加桂枝而易其名，亦治虚痞下利之圣法也。"汪昂《医方集解·祛寒之剂》："此方用理中以和里，而加桂枝以解表，不名理中而名桂枝者，到底先表之意也。"

[2]　《金匮要略·胸痹心痛短气病脉证治》："胸痹，心中痞气，气结在胸，胸满，胁下逆抢心，枳实薤白桂枝汤主之，人参汤亦主之。"

不是典型的太阳与太阴同病吗？不过此证偏重里虚，故温补重于表散罢了。人参治虚胀虚满有卓效，吉益东洞强调人参治疗心下痞硬，当是指虚胀虚满而言，若是实胀实满，则人参断不可用。东洞只说人参治心下痞硬，不分虚实，初学者必须细心体会。

桂枝人参汤方后有"先煮四味，取五升，内（纳）桂，再煮取三升"等语，这是说桂枝应该后下，不宜久煎①。桂枝含有挥发油，久煎将失去疗效，这是完全符合临床实际的。

<u>与葛根汤证辨下利</u>

下利 $\begin{cases}\text{葛根汤证}——\text{自下利,无其他里证,脉浮紧}——\text{表寒偏重,以表散为主} \\ \text{本方证}——\text{下利不止,心下痞硬,脉濡弱}——\text{里虚偏重,以补虚为主}\end{cases}$

复习思考题

（1）桂枝人参汤证既是表里不解，何不先表后里？既是虚寒下利，何不急救其里？

（2）桂枝人参汤证的下利，与葛根汤证的下利有什么不同？

12. 小建中汤证

☆原文 102. 伤寒二三日，心中悸而烦者，小建中汤主之。

提要　太阳病兼里虚的证治。

分析　外感病初起，未经治疗，便见心中悸而烦，这是病人中气素虚，营血不足。心中悸，指心胸之间有悸动的感觉，其病不一定在心脏之中②（77条：烦热，胸中窒者，栀子豉汤主之）。

心烦有两种原因，一种是<u>因热生烦</u>，属实证；一种是<u>因悸而烦</u>，属虚证。本条证是因悸而烦，主要病机是中气虚。《医宗金鉴》："心悸，阳已微；心烦，阴已弱。"这里的阳已微，阴已弱，即指阴阳两虚，气血不足而言。此证除心中悸而烦之外，当有脉弱、脉细、脉涩（100条阳脉涩）以及舌淡苔薄等症。

凡中气素虚的患者，虽有外邪，亦不可独攻其表，故用小建中汤③温阳中气，兼和营卫。

---

①　吴仪洛《伤寒分经·诸方全篇》："桂枝辛香，经火久煎，则气散而力有不及矣，故须迟入。凡用桂枝诸方，俱当依此为例。"
②　钱潢《伤寒溯源集·太阳下篇》："心中，心胸之间，非必心脏之中也。悸，虚病也。"
③　丹波元简《伤寒论辑义·辨太阳病脉证并治中》："按小建中，视之大建中，药力和缓，故曰小尔。"苍按：大建中用蜀椒、干姜、人参、胶饴四味，治心胸中大寒痛，呕不能饮食，腹中寒，上冲皮起，出见有头足，上下痛而不可触近。

$$\text{小建中汤} \begin{cases} \text{饴糖——甘缓补中} \\ \text{芍药——益阴和血} \\ \text{桂、甘——温中通阳} \\ \text{姜、枣——调和营卫} \end{cases} \begin{cases} \text{温养中气} \\ \text{兼和营卫} \end{cases}$$

本方即桂枝汤倍芍药加饴糖。饴糖即麦芽糖，能温补中气，如无饴糖，可用粽子糖5～7颗，烊化冲入[1]。所谓建中，顾名思义，是建立中气的意思，中气立则表邪自解（尤怡语），因此也是扶正达邪的方法之一。本方从表面上看，虽有桂枝汤的组成，但实际上是以饴糖为主，以芍药为辅。饴糖甘缓补中，芍药益阴和血，处方的重心已变，功效就和桂枝汤大不一样[2]。甘草与饴糖两者都有"甘以缓之"之义。所不同者，甘草甘平，表里通用，在本方中的作用是和中；饴糖甘温，主里虚不足，在本方中的作用是补中，所以两者并不是相等的。

本方又治虚寒腹中痛，详见第100条。《金匮要略·血痹虚劳病》篇用本方治"虚劳，里急，悸，衄，腹中痛，梦失精，四肢酸疼，手足烦热，咽干口燥"，可参考。此外，本方可治胃痛嘈杂之属于中气虚者，故能治溃疡病的饥饿性疼痛，中气虚甚加黄芪，痛剧加元胡索，血虚加当归、川芎，盗汗多加浮小麦、茯神，虚热加柴胡、地骨皮（参《金镜内台方议》）。

方后云："呕家，不可用建中汤，以甜故也。"按呕家禁用建中汤，与《伤寒论》第17条酒客不可与桂枝汤（柯琴语）同义。《金匮要略·腹满寒疝宿食病》篇用大建中汤治心胸中大寒痛，呕不能饮食等症，方后无此两句。这说明并不是所有的呕都是禁用甘药的。《外台秘要》引《集验方》黄芪汤，即黄芪建中汤，方后云："呕者倍生姜。"均可供参考。

13. 炙甘草汤证

☆原文 177. 伤寒，脉结代，心动悸，炙甘草汤主之。

提要　伤寒见心阳不振，心血不足的证治。

分析　结脉与代脉，是两种不同性质的间歇脉（或称歇止脉），详178条。外感热病早期，如果出现脉结代、心动悸，特别是两者同时并见，这说明患者正气大虚，正不胜邪，已经到了心阳不振、心血不足的严重程度，就不可等闲视之（如病毒性心肌炎，为病毒性感冒所引起）。此时虽有外邪，亦当以里虚为急，切不可独攻其表。

---

[1]　汪昂《医方集解·祛寒之剂》："今人用小建中者，绝不用饴糖，失仲景遗意矣。"

[2]　许宏《金镜内台方议·小建中汤》："桂枝汤中桂枝芍药等分，以芍药佐桂枝，而治卫气也。建中汤芍药多半而桂枝减少，以桂枝佐芍药，而益其荣气也。"

$$炙甘草汤 \begin{cases} 炙草、人参、大枣——益气复脉 \\ 生地、阿胶、麦冬、麻仁—滋阴补血 \\ 桂枝、生姜、清酒——通阳复脉 \end{cases} \begin{cases} 通阳复脉 \\ 滋阴补血 \end{cases}$$

本方功能通阳复脉，滋阴补血，故又名复脉汤，这是治疗伤寒见里虚的又一方法。《名医别录》：甘草"通经脉，利血气"[①]。故本方以炙甘草为主药，合人参、大枣益气复脉，合生地、阿胶、麦冬、麻仁滋阴补血。生地黄用一斤（对心肌炎有效），大枣（《本经》："补少气、少津液"）用三十枚，剂量特别大。故本方重在养血复脉，为后世滋阴法开了一大法门[②]。但滋阴之品，大多甘寒，须赖阳气运行，故用桂枝、生姜和酒温通阳气（心阳虚用桂枝，肾阳虚用附子，心动过缓用桂枝，心动过数用附子）。麻仁有滋阴润燥作用，柯琴主张改用枣仁，仅供参考[③]。

《金匮要略·血痹虚劳病》附《千金翼》炙甘草汤，<u>治虚劳不足，汗出而闷，脉结悸，行动如常，不出百日，危急者十一死</u>。这里提出了"汗出而闷"这一重要症状，并说"不出百日，危急者十一日死"云云，我们把这一记载和本条合起来看，似乎与冠状动脉粥样硬化性心脏病极相类似。临床上用本方加减治疗冠心病心绞痛，随加丹参、当归、赤芍、桃仁、参三七等活血祛瘀药有相当疗效。阿胶是一味很好的滋阴补血药，既能补血，又能止血，但正因阿胶有凝血作用，故对冠心病以慎用为宜。本方对各种因素导致的心律不齐和过早搏动亦有一定疗效。

此外，脉结代，心动悸，可出现于风湿痹痛的患者。风湿病最易侵犯心脏而成为风湿性心脏病，用本方加黄芪、防己、牛膝、桑寄生等祛风湿药，也有一定疗效。

与小建中汤证辨异同

相同点——同是伤寒见里虚，同见心悸

不同点 $\begin{cases} 小建中汤证——心中悸，脉涩，无结代——中气虚，宜扶正达邪 \\ 炙甘草汤——心动悸，脉结代，有胸闷——气血大虚，宜固本复脉 \end{cases}$

结论：调中气先用建中，固气血先投复脉

复习思考题

（1）试述炙甘草汤证的主要脉证、病机和方义。

---

① 丹波元简《伤寒论辑义·辨太阳病脉证并治下》："《名医别录》：'甘草通经脉，利血气。'《证类本草》《伤寒类要》：'治伤寒心悸，脉结代者，甘草二两，水三升……'由是观之，心悸，脉结代，专主甘草，乃是取乎通经脉，利血气。此所以命方曰炙甘草汤也。"

② 柯琴《伤寒来苏集·伤寒附翼·厥阴方总论》："用生地黄为君，麦冬为臣，炙甘草为佐，大剂以峻补真阴，开来学滋阴之一路也。"

③ 《神农本草经》：麻仁"补中益气。"《食性本草》：麻仁"润五脏，利大肠，风热燥结。"柯琴《伤寒来苏集·伤寒论注·复脉汤证》："阿胶补血……酸枣仁以安神。"

（2）与小建中汤证辨异同。

√原文178. 脉按之来缓，时一止复来者，名曰结。又脉来动而中止，更来小数，中有还者反动，名曰结，阴也。脉来动而中止，不能自还，因而复动者，名曰代，阴也。得此脉者必难治。

　　提要　承上条补叙结代二脉的特征及预后。

　　分析　本条承上条叙述结代二脉的特征及预后。现在看来虽不太精细，但在两千年前能有这样的描述，是很难得的，我们必须肯定一点。结脉与代脉都属于阴脉。按脉之来缓，时一止复来者，名曰结，又名结阴；脉来动而中止，一时不能自还者，名曰代，又名代阴。又结脉与代脉虽然都表现出脉搏暂停，但各有不同的特征，现在归纳如下表：

　　脉来缓，时一止
　　　①一止即来；②更来小数；③止无定数——结脉
　　　①良久方止；②并无小数；③止有定数——代脉

　　从原文中可以体会出，结脉与代脉都是"脉来动而中止"（"脉来"二字的出处在此）。所谓脉来动而中止，是指脉搏的跳动忽然中止[①]。但结脉的动而中止，是已止即来的，而且更来时有若干次搏动加速，以补偿脉搏暂停的时间，使其不失至数，这就是所谓更来小数，也就是代偿性脉搏，看来相当于过早搏动的临床表现。"中有还者反动"一句，是补充说明更来时的脉搏，不但要比原来的脉搏跳得快一些，而且脉搏的力量也要跳得比较重一些，这说明心脏还有力量做递补功能。至于代脉，虽然同样是脉来动而中止，但中止以后，良久方还[②]，有难以为继的倾向，而且并无更来小数的递补现象，所以说"不能自还，因而复动"。此外，结脉的脉搏暂停，时间的间隔是没有一定的，或每分钟歇止二三次，或每分钟歇止七八次，并无定数[③]。代脉则基本上有定数，往往三四跳停一停，或七八跳停一停，前面三四跳停一停的，后面往往也是三四跳停一停，大致上有一个定数。

　　结、代脉一般说都是气血虚的脉象，但有轻重之别，预后也不一样。

　　结脉——气血虚涩（钱潢语），经脉阻滞——较轻，预后较好。

　　代脉——气血虚惫（钱潢语），真气衰微[④]——危重，预后不良。

　　《脉经》说："脉结者生，代者死。"钱潢说："结为病脉，代为危候。"（代脉是漏搏、传导阻滞、心源性脑缺氧等）凡外感热病见代脉，在多数情况下常提示心脏有问题。在治疗时，攻其邪则伤正，补其正则碍邪，攻补两难，所以

---

　　① 钱潢《伤寒溯源集·太阳中篇》："结者，邪结也。脉来停止暂结之名，犹绳之有结也……谓缓脉正动之时，忽然中止，若有所遏而不得动也。"
　　② 李中梓《诊家正眼·代脉》："代脉之止，良久方还。"
　　③ 《难经·十八难》："结者，脉来去时一止无常数，名曰结也。"
　　④ 《素问·脉要精微论》："代则气衰。"

说"得此脉者，必难治"。但也不可一概而论，根据临床体会，见结脉的病不一定都是轻病，而出现代脉的人，也不一定都是危重病人（有属功能性的，有属器质性的）。因此必须按具体情况作具体分析。在杂病中，如跌仆重伤的脑震荡、大出血、脑溢血以及风湿性心脏病后期见代脉的，预后大多不良。但有些人在心情激动或暴怒时可以出现代脉；有的妇女在妊娠时可以出现代脉；有的小孩在熟睡时出现代脉，醒后脉搏即恢复正常；还有些病人在痛得厉害时也可以出现代脉。这些情况的发生有一定因素，有属于情志性的，有属于生理性的，也有可能是一种特异质。一般说来，这种代脉应和危重病的代脉区别开来①。

二、转实证

1. 葛根黄芩黄连汤证

☆原文 34. 太阳病，桂枝证，医反下之，利遂不止。脉促者，表未解也。喘而汗出者，葛根黄芩黄连汤主之。

提要　误下后转为热利的证治。

分析　"太阳病，桂枝证，医反下之"，这是表证误下，最易促使邪陷入里而引起下利不止。"脉促者，表未解也"两句是插笔，不宜与上下文连起来读。脉促是正邪相拒的现象，说明正气尚有驱邪外出的能力，这和第 21 条"下之后，脉促"同一机理。同样是表邪内陷而引起的下利不止，由于人的体质有强弱，临床上却有寒热虚实之分。有的从寒化而转为虚寒下利；有的则从热化而转为实热下利。本条证就是邪热入里，转为实热性的下利。热盛于里，所以见喘；热蒸于外，所以汗出②；热迫于肠，所以下利不止。本条虽未说有高热一症，而高热一症已尽在不言中。肠热下利（急性肠炎），在临床上最为常见，正不必由于误下所致。《素问·至真要大论》说："暴注下迫，皆属于热。"正指此等证候而言。此证多见烦热，口渴，粪水臭秽，肛门灼热，小便短赤，脉滑数，舌红，苔黄等热利现象，须与虚寒性下利作出鉴别。《注解伤寒论》《医宗金鉴》等称此证为协热利，与 163 条桂枝人参汤证的机理混同起来，恐非③。

----

① 李中梓《诊家正眼·代脉》："唯伤寒心悸，怀胎三月，或七情太过，或跌扑重伤，及风家痛证，俱不忌代脉，未可断其必死耳。"
② 尤怡《伤寒贯珠集·太阳篇下》："无汗而喘，为寒在表；汗出而喘，为热在里。"浅田宗伯《勿误药室方函口诀·葛根黄芩黄连汤》："此方之喘，乃热势内壅所致，非主症也。"
③ 曹颖甫《经方实验录》第一集上卷："今人每以葛根芩连汤之利为协热利，实则葛根芩连汤证之利虽属热性，仲圣并未称之为协热利，至桂枝人参汤证之寒性利，反称之为协热而利。盖协热者，犹言挟表热也，此不可不知。"

$$\text{葛根芩连汤}\begin{cases}\text{葛根——解肌表，升津液}\\\text{黄芩——清湿热，治实火}\\\text{黄连——清热毒，厚肠胃}\\\text{炙甘草——缓急迫，解热毒}\end{cases}\rbrace\text{解肌表，清里热}$$

葛根芩连汤原为治疗肠热下利的主方，功能解肌表，清里热，属表里双解法①。但这个表里双解法，实质上是表里双清法，因为葛根辛凉，能清解肌表之热，是表热而非表寒，故与五苓散、小青龙汤的表里双解法有表寒、表热的不同。葛根与芩连相配，治急性肠炎而见高热者有卓效。黄芩黄连均有广谱抗菌作用，故临床上既能治急性肠炎，又能治急性细菌性痢疾。用于肠伤寒，特别是身热腹泻的疗效也很好。不论有无表证，均可应用。根据临床体会肠炎可加马齿苋、白槿花；菌痢可加白头翁、秦艽；肠伤寒加银花、苦参片等。《勿误药室方函口诀》说，用本方治小儿疫痢（中毒性痢疾）有效；《经方实验录》用本方合调胃承气治口舌生疮，均可供参考。

葛根芩连汤原方用炙甘草，很多注家（如许宏、柯琴等）都说甘草的作用是和中。我们认为，此方甘草宜生用，能缓急、清热毒。徐大椿《伤寒论类方》说："芩连甘草为治痢主药。"这是符合临床实际的。

与葛根汤证、桂枝人参汤证辨异同

相同点——同有下利

不同点
$$\begin{cases}①\text{葛根汤证——表证兼下利（无汗，恶寒，脉浮，下利不甚）——}\\\quad\text{表寒偏重，以解表为主}\\\text{葛根芩连证——肠热下利（高热，汗出，脉数，暴注下迫）——}\\\quad\text{里热偏重，以清热为主}\\②\text{桂枝人参证——表寒轻，下利清稀，心下痞硬，脉弱——虚汗偏}\\\quad\text{重，以温里为主}\\\text{葛根芩连证——里热重，下利臭秽，心烦口渴，脉数——湿热偏}\\\quad\text{重，以清里为主}\end{cases}$$

复习思考题

（1）葛根芩连汤证的主要脉证、病机和方义。

（2）与葛根汤证、桂枝人参汤证辨异同。

---

① 尤怡《伤寒贯珠集·太阳篇下》："邪陷于里者十之七，而留于表者十之三。其病为表里并受之病，故其法亦宜表里两解之法。"顾观光《伤寒论补注》："热邪内陷，而表不解，则里表俱热矣。"中西惟忠《伤寒之研究》："此盖下利为主，而喘为客，是故葛根以除其表热，芩连以制其里热。"苍按：葛根非阳明药，阳明病篇无一方用葛根，其故可思矣。李缵文《伤寒论释义·太阳上篇》："葛根是阳明初欲侵胃，尚未入阳明经腑，使仍由太阳而解主药。故于此处及痉病及太阳阳明合病用。阳明篇独不一见，《本草》言阳明主药，传误害人。"

2. 黄芩汤证、黄芩加半夏生姜汤证

☆<u>原文</u> 172. 太阳与少阳合病，自下利者，与黄芩汤。若呕者，黄芩加半夏生姜汤主之。

<u>提要</u>　太阳与少阳合病见下利及呕的治法。

<u>分析</u>　本条只有自下利一症，而称太阳与少阳合病。历来注家见解不一，我们认为不宜强解。或许此病开始时是太阳与少阳两经合病兼见自下利。后来下利转剧，则是邪已入里，偏于<u>里热</u>，自当以下利为主。此证除下利外，<u>当有身热、心烦、口苦、腹痛等症</u>，故用黄芩汤清泄里热[①]。不说"黄芩汤主之"而说"与黄芩汤"，可见这是药随证转，不抱成见，对临床治疗有一定启发。

$$黄芩汤\begin{cases}黄芩——清热燥湿\\芍药——和营止痛\\草、枣——和中缓急\end{cases}清泄里热$$

黄芩汤以黄芩清热燥湿，以芍药和营止痛，两味相合，治身热，口苦，腹痛下利有显著疗效。甘草以生用为宜，大枣可按具体情况取舍，一般可以不用。宋·庞安时《伤寒总病论》以本方去大枣，名<u>黄芩芍药汤，治伤寒发热自利</u>；金·刘完素（或说金·张元素撰）《活法机要》用<u>黄芩芍药治热痢腹痛</u>（《医方集解》引）。一治热泻，一治热痢。这说明不论急性肠炎或细菌性痢疾均可用本方治疗。我治急性肠炎或痢疾，凡腹痛明显的，黄芩芍药在所必用；高热明显的以葛根芩连汤为主，腹痛明显的，以芩芍汤为主。口苦为少阳病的主症之一，<u>黄芩治少阳胆热犯胃的口苦有卓效</u>，从这一点说，黄芩汤对少阳病也有一定的作用。

黄芩加半夏生姜汤，从方剂的组成看，的确是小柴胡汤的加减方。本方用半夏（半升）、生姜（一两半，一方三两）降逆止呕，用黄芩、芍药清泄里热，用甘草、大枣和中缓急。可以<u>治少阳病胸胁苦满，心烦喜呕，而兼见腹痛，下利者</u>。它总的功用是<u>清泄里热，兼解少阳之邪</u>。柯琴说：此方治少阳病"热不在半表，已入半里"，其说有一定道理[②]。《医方集解》说此方能治胆咳[③]，胆咳是咳呛剧烈而呕吐苦水如胆汁状者，可供参考。《金匮要略·呕吐哕下利病》篇："<u>干呕而利者，黄芩加半夏生姜汤主之</u>。"此方治热利与呕同时并作，故目前治急性胃肠炎亦常用本方。

复习思考题

黄芩汤证与黄芩加半夏生姜汤证的主症与病机。两方的用法有何区别？

---

　　① 汪琥《伤寒论辩证广注·辩少阳病脉证并治法》："太少合病而至自利，则在表之寒邪悉郁而为里热矣。里热不实，故与黄芩汤清热益阴。"

　　② 柯琴《伤寒来苏集·伤寒论注·黄芩汤证》："此小柴胡加减方也。热不在半表，已入半里，故以黄芩主之。虽非胃实，亦非胃虚，故不须人参补中也。"

　　③ 《素问·咳论》："五脏六腑皆令人咳，非独肺也……胆咳之状，咳呕胆汁。"

3. 麻黄杏仁甘草石膏汤证

☆原文 63. 发汗后，不可更行桂枝汤，汗出而喘，无大热者，可与麻黄杏仁甘草石膏汤。

√原文 162：下后，不可更行桂枝汤，若汗出而喘，无大热者，可与麻黄杏子甘草石膏汤。

提要　汗下后邪热迫肺的证治。

分析　太阳病，经过发汗或误下后，病仍不解，反见汗出而喘，身无大热，这是邪热迫肺所致。由于邪热熏蒸，所以汗出；邪热迫肺，肺炎叶举①，故见喘急；里热偏盛，所以有时身无大热。所谓无大热，并不是真的无热，不可以辞害意。正因里热迫肺，肺炎叶举，故不可再用桂枝汤辛温解表了。

此证在中医学称为"肺闭"，以身热，喘咳为辨证要点，喘实居主要地位，故与第34条葛根芩连汤证的喘而汗出不同。这是一种常见病、多发病，由感染外邪所引起。小儿、成年人、老年人均可发生，不一定由于发汗或误下所致。在小儿患者往往可以出现气急鼻煽，即一般所称的"肺风急喘"。小儿患者的热度越高，手足越是会发冷，若误认为寒证，闭户覆被，就可以造成惊厥。老年患者如果正气虚衰，发病时往往只有低热，甚至并无热度，因此只要见到气急痰嗽，脉弱无力，就要提高警惕。本条原文提出"无大热"三字，应善于体会，在小儿患者，无大热是一种假象，但在老年患者，无大热却是常有的事，千万不可疏忽。

此病除发热，气急外，大多伴有咳痰不畅，咳引胸痛，或见咳血②，或见烦渴，舌质多红，脉多浮数③或弦滑，宜用麻杏石甘汤辛凉清解，宣肺平喘。

麻杏石甘汤 { 麻黄配石膏——清透邪热
 麻黄配杏仁——宣肺平喘
 甘草配麻杏——祛痰镇咳 } 辛凉清解，宣肺平喘

本方为麻黄汤去桂枝加石膏，石膏的用量多于麻黄，变辛温发汗为辛凉清解。麻黄配石膏清透邪热，麻黄配杏仁宣肺平喘。甘草以生用为宜，生甘草既能清解热毒，又能祛痰镇咳，就成为一首清热宣肺、镇咳平喘的良方④。

此证汗出而喘用麻黄，无大热用石膏，有些注家竟怀疑条文有误，如柯琴主张把汗出而喘改为无汗而喘，把"无大热"改为"大热"，近贤恽铁樵氏也

---

① 谢玉琼《麻科活人全书》在"气促发喘鼻煽胸高"一节里说："如肺类喘嗽，以加味泻白散去人参、甘草主之。"

② 《素问·咳论》："肺咳之状，咳而喘息有音，甚则唾血。"

③ 程应旄《伤寒论后条辨·辨太阳病脉证篇》："汗出而喘……脉必浮数可知，不可更行桂枝汤，仍可与麻黄汤以解表。去桂枝之热，而加石膏之凉。"

④ 甘草，《神农本草经》："解毒"；《名医别录》："治咳嗽"。

有同样的主张，可谓贤者一失。关于"无大热"的问题，前面已经谈过，这里不再重复。至于汗出用麻黄，其实不误。麻黄为平喘要药，单用麻黄一味，汗出不忌。麻黄若与桂枝同用，发汗之力始著。钱潢《伤寒溯源集》说："麻黄不与桂枝同用，止能泄肺邪而不致大汗泄。"王旭高《退思集类方歌注》说："麻黄是开达肺气，不是发汗之谓。"① 这都是经验有得之言。所谓有汗禁用麻黄，乃指麻黄汤而言，仲景用麻黄诸方，凡欲发汗的，必合桂枝，如不合桂枝，则治水气喘咳。

本方常用于急性支气管炎、大叶性肺炎、小儿麻疹性肺炎等病症，只要见到身热，喘息，咳痰，咳血，胸痛，不论有汗无汗，热高热低，都可以用。高热除重用石膏外，可加银花、连翘、鱼腥草、蚤休、活芦根等清热药②。亦可与泻白散、紫雪丹、牛黄清心丸等合用，以助药力。清代注家如柯琴等多认为本方为治温病的主方，有一定道理③。

与麻黄汤证辨喘

喘 {
麻黄汤证——表寒外束，无汗而喘，恶寒，口不渴——辛温发汗
本方证——邪热迫肺，汗出而喘，不恶寒，烦渴——辛凉清解④
}

与小青龙汤证辨喘咳

喘咳 {
小青龙证——水寒射肺，无汗恶寒，发热不渴，痰多清稀白

沫——温肺化饮

本方证——邪热迫肺，汗出，不恶寒，发热口渴，咳痰，咳

血——清肺透热
}

复习思考题

(1) 麻杏石甘汤证的主症和病机。汗出而喘用麻黄，无大热而用石膏，其理由何在？

(2) 麻杏石甘汤证与小青龙汤证同有喘咳，应如何鉴别？

4. 调胃承气汤证

√ 原文105. 伤寒十三日，过经谵语者，以有热也，当以汤下之。若小便

---

① 王旭高《退思集类方歌注·麻黄汤类》："喘病肺气内闭者，往往反自汗出。外无大热非无热也，热在里也。必有烦渴舌红见症。用麻黄是开达肺气，不是发汗之谓。重用石膏，急清肺热以存阴……"

② 苍按：旧法用麻黄灌入芦根，两头扎紧入煎，实属无谓。

③ 柯琴《伤寒来苏集·伤寒附翼·太阳方总论》："此温病发汗逐邪之主剂也。"王旭高《退思集类方歌注·麻黄汤类》："太阳病，发热而渴，不恶寒者为温病。仲景虽未出方，而此汤清散，正是治温之法也。"

④ 尤怡《伤寒贯珠集·太阳篇下》："无汗而喘，为寒在表；汗出而喘，为热在里。"

利者，大便当鞕，而反下利，脉调和者，知医以丸药下之，非其治也。若自下利者，脉当微厥，今反和者，此为内实也，调胃承气汤主之。

  <u>提要</u> 邪传阳明里实误用丸药攻下后的辨证与治法。

  <u>分析</u> 伤寒十余日而出现神昏谵语，这是病邪已离太阳而传入阳明。所谓"过经"，是指邪离太阳经而传入另一经。过经谵语，就是说病已转属阳明。阳明里热实证，当用承气汤类苦寒攻下，如果用其他燥烈的药物攻下，便是误治，所以说"知医以丸药下之，非其治也"。"丸药"是指当时医生惯用的一种含有甘遂、巴豆等性质温燥的药丸①，张仲景认为这是不适当的。他在《伤寒论》中不止一次地提出这个问题（80、164、105 条），是因为甘遂、巴豆能逐痰水、去寒积，不能清里热，所以他是竭力反对使用这种丸药的。

  阳明实热证，除身热谵语外，大便当硬，今反下利，而脉又调和，可见非虚寒性下利，乃医者误用丸药攻下所致。若是虚寒性的自下利，其脉当微，手足当厥②，今脉不微，肢不厥，此为阳明内实，故用调胃承气汤和胃泄热③。

  "若小便利者，大便当硬"两句，这只是指一般情况而言。根据临床，阳明里热实证的大便，小便往往是短赤的，故当活看。

  "脉调和"，注家有两种说法：一说认为脉调和是指脉与证相应，即阳明证加阳明脉④；另一说认为调胃承气汤证有脉未变的，是真的脉和⑤。我们认为，病邪有轻有重，脉亦有变有不变，因此这两种说法可以并行不悖，不必拘于一说。

三、懊憹

  懊憹（憹，即恼字，古通用。王肯堂语），是指因邪热留扰胸膈而病人感到胸中烦热、烦闷、懊憹的形容词，它只是一个症状。但因为这种症状在临床上比较多见，而且有一定的治疗原则，所以历来都把它作为一个病证名或作为一个汤证来讨论。按照《伤寒论》原文，懊憹都是在汗吐下以后才产生的，这一点不可拘泥。

  1. 栀子豉汤证、栀子甘草豉汤证、栀子生姜豉汤证

  ☆<u>原文</u> 76. 发汗后，水药不得入口为逆，若更发汗，必吐下不止。发汗吐

---

  ① 王肯堂《伤寒证治准绳·合病并病汗下吐后等病》："按丸药，所谓神丹甘遂也，或作巴豆。"

  ② 汪琥《伤寒论辩证广注·辩阳明病脉证并治法》："若其人不因误下而自利者，其脉当微，而手足见厥，此为内虚，不可下也。"

  ③ 汪琥《伤寒论辩证广注·辩阳明病脉证并治法》："或问既下利矣，则大便未必坚，何以汤中复用芒硝？余答曰，谵语有热，是有燥屎。医用丸药，下之太缓，肠中坚实之物不能去，所下者，旁流溏垢耳。"

  ④ 汪琥《伤寒论辩证广注·辩阳明病脉证并治法》："今脉反和，反和者，言其脉与阳明腑证不相背之意，若脉果调和则无病矣。"

  ⑤ 恽铁樵《伤寒论辑义按·辨太阳病脉证并治中》："注家以脉调和为疑，谓脉果调和，则无病矣。此说似乎与理论甚合，岂知事实上殊不尔，佽有调胃承气证而脉不变者。"

下后，虚烦不得眠，若剧者，必反复颠倒，心中懊憹，栀子豉汤主之。若少气者，栀子甘草豉汤主之。若呕者，栀子生姜豉汤主之。

提要   辨邪热留扰胸膈的证治。

分析   本条前半段主要说明胃阳素虚的病人，发汗不可太过，否则汗多亡阳，胃中虚冷，以致水药不得入口作吐，此为逆治①。这一点当与《伤寒论》第89条参看（89条：病人有寒，复发汗，胃中冷，必吐蛔）。像这种情况，本当用温胃降逆之剂以救逆。若更发汗，则脾胃阳虚更甚，势必引起吐下不止。按此段文字，似与下文不相联续，故成无己析为另条。（以下备用，研究班讲）但"水药不得入口为逆"一句，历代注家见解不一，例如成无己、程应旄、钱潢、汪琥等释为胃中虚冷；喻昌、魏荔彤、周扬俊等释为水气上逆；柯琴则释为热在胃口，主张用栀子豉汤因其势而吐之。柯氏之说，虽较勉强，但他的主张是要把上下文连接起来，也不失为一种见解，可以作为参考。

"发汗吐下后，虚烦不得眠"，这虚烦二字，是相对于实烦而言（207条："不吐不下，心烦，可与调胃承气汤。"此为实烦），并不是指虚证。所谓虚烦只是无形之邪热留扰胸中，因热生烦，所以不能成寐。"若剧者，必反复颠倒，心中懊憹"；所谓反复颠倒，心中懊憹，是形容病人翻来覆去，烦扰不安，也就是虚烦不得眠之剧者②。心中指胸中，实际上与心脏无关（民间常以胸部、胃部称为心中，是一种习惯性语言）。

栀子豉汤用栀子（十四个）清热除烦；用香豉（四合）宣透郁于胸中的邪热，其总的功用是宣透解郁，清热除烦。方后云：先煮栀子，后纳香豉。目前上海地区的豆豉，多用麻黄、苏叶煎汁浸制发酵而成，有解表作用。因此豆豉后下，也有一定意义。经称量，栀子十四个，约为7克；香豉四合约为40克（剂量似过大），可供参考。

"若少气者，栀子甘草豉汤主之。"少气，即短气乏力③。若热伤中气而兼少气者，可加甘草（二两）以益中气。"若呕者，栀子生姜豉汤主之。"邪热可以影响胃气，如果不和降而兼呕的，可加生姜（五两）以止呕逆。这都是随证加味的方法。

栀子豉汤为清热除烦的常用方。除用于身热，虚烦不得眠，心中懊憹外，亦常用于邪初入里，舌上苔白，脉象浮数以及烦热（221条）等症。不要拘泥

---

①   成无己《注解伤寒论·辨阳明病脉证并治法》："发汗后，水药不得入口，为之吐逆。发汗亡阳，胃中虚冷也。若更发汗则愈损阳气，胃气大虚，故吐下不止。"程应旄《伤寒论后条辨·辨太阳病脉证篇》："发汗后见此者，由未汗之先，其人已是中虚而寒。"汪琥《伤寒论辩证广注·辨太阳病脉证并治法中》："汗多亡阳，胃中元气虚，不能消水，此治之之逆，谓治以不理也。"

②   沈金鳌《伤寒论纲目·懊憹》："因虚烦故不得眠，因不得眠故反复颠倒，因反复颠倒故心中益觉懊憹。数语形容尽致，当作一气读。"

③   王肯堂《杂病证治准绳·诸气门·少气》："少气者，气少不足以言也。"

于汗吐下后，此时外邪尚有从里出表之机，故亦可用本方宣透。此外，凡外感热病经治疗后，大邪已去，余热未清的，亦可用本方清除余邪（228条）。

《伤寒论》栀子豉汤共有六条（76、77、78、221、228、375条），包括加减方在内，方后都有"得吐者，止后服"六字。因此成无己以下诸家认为本方系属催吐之剂[①]，但证诸临床，服栀豉汤后并无呕吐现象（茵陈蒿汤、栀子柏皮汤用生山栀均不呕）。且本条明言若呕者加生姜，如果作为催吐剂使用，何以呕者要加生姜止呕呢？可见《伤寒论》本身也不认为栀子豉汤是催吐剂。至于"得吐者，止后服"六字，可能是由于瓜蒂散中有豆豉（但亦不尽然，79条栀子厚朴汤中无豆豉，方后亦有此六字），瓜蒂散是催吐剂，后人就以讹传讹，添注于此，而误入正文[②]。

复习思考题

（1）栀子豉汤证的主症和病机。外感热病在哪些情况下可以用栀子豉汤？

（2）栀子豉汤是不是催吐剂？你对"得吐者，止后服"六字是如何理解的？

温病学派对栀子豉汤的用法（供讨论用）：

温病学家对栀子豉汤是作为涌吐剂使用的。例如：

（1）吴瑭《温病条辨·上焦篇》："太阴病，得之二三日，舌微黄，寸脉盛，心烦懊憹，起卧不安，欲呕不得呕，无中焦证，栀子豉汤主之。"自注云："温病二三日，或已汗，或未汗，舌微黄，邪已不在肺中矣。寸脉盛，心烦懊憹，起卧不安，欲呕不得，邪在上焦膈中也。在上者因而越之，故涌之以栀子（五枚，捣碎），开之以豆豉（六钱）。"方后云：先煮栀子数沸，后纳香豉，得吐止后服。

（2）薛生白《湿热病篇》（三十一）："湿热证，初起壮热口渴，脘闷懊憹，眼欲闭，时谵语。浊邪蒙闭上焦，宜涌泄，用枳壳、桔梗、淡豆豉、生山栀，无汗者加葛根。"自注云：此则浊邪蒙闭上焦，故懊憹脘闷；眼欲闭者，肺气不舒也；时谵语者，邪郁心包也……《经》曰：高者越之，用栀豉汤涌泄之剂，引胃脘之阳，而开心胸之表，邪从吐散。

（3）吴又可《温疫论·邪在胸膈》："温疫，胸膈满闷，必烦喜呕，欲吐不吐，虽吐而不得大吐，腹不满，欲饮不能饮，欲食不能食，此疫邪留于胸膈，

---

① 成无己《注解伤寒论·辨太阳病脉证并治》："《内经》曰：'其高者因而越之。'与栀子豉汤以吐胸中之邪。"尤怡《伤寒贯珠集·太阳篇下》："得吐则邪气散而当愈，不可更吐以伤其气，故止后服。"

② 张锡驹《伤寒论直解·辨太阳病脉证》："按栀子豉汤，旧说指为吐药……栀子豉汤六节，并不言一吐字，且吐下后虚烦，岂有复吐之理乎！此因瓜蒂散内用香豉二合而误传之也。"张志聪同。丹波元简《伤寒论辑义·辨太阳病脉证并治中》："本方成氏而降，注家率以为吐剂，特志聪、锡驹断为非吐剂，可谓卓见矣。"恽铁樵同。刘完素《伤寒直格·诸证药石分剂》："凡诸栀子汤皆非吐人之药，以其燥热郁结之甚，而药顿攻之，不能开通，则郁发而吐，因其呕吐，发开郁结，则气通津液宽行而已，故不须再服也。"

宜瓜蒂散吐之。"方用甜瓜蒂一钱，赤小豆二钱，生山栀二钱。方后云：如无瓜蒂，以淡豆豉二钱代之。

从文字上看，一致认为栀子豉汤是催吐剂，但从临床实践看，就说不通。生山栀与淡豆豉两味药，究竟哪一味是吐药？吴瑭以栀子为吐药（涌之以栀子），吴又可以豆豉为吐药（以豆豉代瓜蒂），两种说法亦不一致。《伤寒直格》（旧题金·刘完素撰）说："凡诸栀子汤，皆非吐人之药，以其燥热郁结之甚，而药顿攻之，不能开通，则郁发而吐。"这是经验有得之言。凡邪热留扰胸中之证，有些病人本来就有温温欲吐（即吴又可所说的欲吐不吐）的现象。像这样的病人，服任何汤药都可能发生呕吐，服栀子豉汤当然也有引起呕吐的可能。但绝不是栀子豉汤有催吐的作用，这一点必须弄清楚。邪热留扰胸膈的病人，为了防止呕吐，可用栀子生姜豉汤，邪热重的可加枳实、竹茹、橘皮等清热和胃之品，不论伤寒温病都可用，我看是应该统一起来的。

《伤寒论》中的瓜蒂散，瓜蒂有催吐作用，豆豉不过取其轻清宣透而已。吴又可所用的瓜蒂散，有生山栀而无豆豉，他说如无瓜蒂可用豆豉代之，这是沿袭栀子豉汤能催吐的说法，恐未必有效。

√原文 77. 发汗，若下之，而烦热，胸中窒者，栀子豉汤主之。

√原文 78. 伤寒五六日，大下之后，身热不去，心中结痛者，未欲解也，栀子豉汤主之。

提要　邪热郁结胸中的证治。

分析　这两条承上条说明烦热，胸中窒，以及身热不去，心中结痛，都是栀子豉汤的适应症。邪热客于胸中，因热生烦，烦在内而热在外，故烦热是必见之症[1]。烦热，即上条所说的"虚烦"。胸中窒，是由于邪热壅滞胸中，以致胸中有窒塞不通的感觉，当然亦为栀子豉汤所主[2]。

"身热不去"即身热不解。这是说外邪未全入里，所以说"未欲解"。心中结痛，是指心胸部窒塞更甚，而有疼痛的感觉。但这种疼痛，还是由于无形之邪热客于胸中所致，所以按之不痛，柔软无物。而且因为身热不去，邪热有外透之机，故仍用栀子豉汤清热宣透，以散郁结[3]。

2. 栀子厚朴汤证

○原文 79. 伤寒下后，心烦，腹满，卧起不安者，栀子厚朴汤主之。

---

[1]　程应旄《伤寒论后条辨·辨太阳病脉证篇》："烦热二字互言，烦在内，热在外也。"

[2]　方有执《伤寒论条辨·辨太阳病脉证并治中篇》："窒者，邪热壅滞而窒塞，未至于痛，而比痛较轻也。"张锡驹《伤寒论直解·辨太阳病脉证》："热不解而留于胸中，故窒塞而不通也。亦宜栀子豉汤升降上下，而胸中自通矣。"

[3]　柯琴《伤寒来苏集·伤寒论注·栀子豉汤证》："病发于阳而反下之，外邪未除，心中结痛，虽轻于结胸而甚于懊恼矣。"张志聪《伤寒论集注·辨太阳病脉证篇》："此言外邪不尽而心中结痛者，栀子豉汤能解表里之余邪也。"《肘后方》用淡豆豉治伤寒，主解发汗。

提要　下后邪热壅滞胸腹的证治。

分析　本条是下后邪热壅滞于胸腹之间，热聚胸中，故见心烦；气滞于腹，故见腹满；既烦且满，所以卧起不安①。

心烦，即虚烦不得眠。心中懊侬，若无腹胀满，应属栀子豉汤证。若但见腹胀满，而无心烦，懊侬，则是邪热入里而为里实，应属小承气汤证②。现在是既见心烦，懊侬，又见腹部胀满，而且卧起不安，则是邪热壅滞于胸腹之间。较栀子豉汤证为深一层（较重），较小承气汤证为浅一层（较轻），故用栀子厚朴汤清热泄满。

$$栀子厚朴汤\begin{cases}栀子——清热除烦\\朴、枳——宽中泄满\end{cases}清热泄满$$

本方为栀子豉汤与小承气汤合用法。因邪入较深，离表较远，不宜外透，故去豆豉不用。又因邪热尚未完全入于阳明之腑，只是气机壅滞，故只用厚朴、枳实下气导滞，而不用大黄攻下③。枳实四枚，大者约合 20 克左右（今一般用量为 10 克左右）。

栀子厚朴汤只用栀子，不用香豉，但方后仍有"得吐者，止后服"六字。可见有些注家认为豆豉是催吐剂，那显然是值得商榷的。再说，本方用栀子的目的在于清热除烦，根本没有一点催吐的要求。因此不论豆豉也好，栀子也好，把它们说成是吐剂，显然都有问题④。

与厚朴生姜半夏甘草人参汤证辨腹满虚实

相同点——同有腹胀满

$$不同点\begin{cases}朴姜夏甘参证——脾虚气滞，虚胀虚满，无热偏虚——以补虚为主\\栀子厚朴汤证——邪热壅滞，心烦腹满，有热偏实——以泄满为主\end{cases}$$

根据临床体会，未经攻下的心烦，腹满，大多属实证，只要表邪已解，即可用下法（207 条：阳明病，不吐不下，心烦者，可与调胃承气汤）。下后心烦腹满，当辨虚实，实者腹满，便秘，脉实，可以再下；虚者腹满，便溏，脉

---

　　① 成无己《注解伤寒论·辨太阳病脉证并治》："下后但腹满而不心烦，即邪气入里为里实。但心烦而不腹满，即邪气在胸中为虚烦。既烦且满，则邪气壅于胸腹之间也。满不能坐，烦则不能卧，故卧起不安。"
　　② 《伤寒论》208 条："若腹大满不通者，可与小承气汤，微和胃气，勿令至大泄下。"
　　③ 尤怡《伤寒贯珠集·太阳篇下》："下后心烦，证与上同而加腹满，则邪气较深矣。成氏所谓邪气壅于心腹之间者是也。故去香豉之升散，而加枳朴之降泄。若但满而不烦，则邪入更深，又当去栀子之轻浮，而加大黄之沉下矣。此栀子厚朴汤所以重于豉汤而轻于承气也。"
　　④ 柯琴《伤寒来苏集·伤寒附翼·阳明方总论》："用栀子以除烦，佐枳朴以泄满，此两解心腹之妙剂。是小承气之变局也……栀子厚朴汤以枳朴易豉，是取其下泄，皆不欲上越之义。旧本二方后俱云：得吐止后服，岂不谬哉？（另一方指栀子干姜汤）"

弱，慎不可下。

复习思考题

（1）栀子厚朴汤证的主症与病机。与栀子豉汤证有什么不同？

（2）栀子厚朴汤证与厚朴生姜半夏甘草人参汤证同有腹满，其主要不同点在哪里？在治法上应如何区别？

3. 栀子干姜汤证

○原文 80. 伤寒，医以丸药大下之，身热不去，微烦者，栀子干姜汤主之。

提要　误下后形成寒热错杂的证治。

分析　伤寒表邪未解，而用甘遂、巴豆等丸药大下之（丸药已见105条），这是误下。下后身热不去，微烦，微烦即虚烦（76条）、心烦（79条），这本是栀子豉汤证，为什么要用栀子干姜汤呢？以药测证，可知此证经过误下以后，一方面由于邪热留扰胸膈而见身热心烦，一方面由于脾虚下陷而造成下利不止。还可能有腹痛、肠鸣等中焦虚寒之证。故用栀子清热除烦，用干姜温中止利[1]。此方功能清上热，温中寒，是一首寒温并用的方剂。有此证，用此方，并不限于误下后才能用。

《医宗金鉴》见本条只有"身热不去，微烦"，并无其他证候，于是就认为本条的"栀子干姜汤，当是栀子豉汤"。丹波元简则认为《金鉴》之说不可从。我们觉得丹波氏的见解是对的。

复习思考题

身热微烦，为什么要用栀子干姜汤？用干姜应有哪些主要证候？病机怎样？

4. 栀子汤禁忌症

√原文 81. 凡用栀子汤，病人旧微溏者，不可与服之。

提要　栀子汤禁忌症。

分析　"病人旧微溏"，是指大便素来溏薄的病人。这样的病人，大多脾胃虚寒，栀子汤类苦寒药必须慎用，以免重伤脾胃之阳而引起泄泻。

本条虽举栀子汤为例，实包括其他苦寒药在内[2]。成无己引《内经》（《灵枢·病本》）云："先泄而后生他病者，治其本，必且调之，乃治其他病。"凡脾虚泄泻，当先实脾，这是治本之道。但若身热微烦而见脾虚下利者，有栀子

---

[1]　喻昌《尚论篇·太阳经中篇》："丸药大下，徒伤其中，而不能荡涤其邪。故栀子合干姜用之，亦温中散邪之法也。"唐容川《伤寒论浅注补正·辨太阳病脉证篇》："大下后利尚未止，故急以姜温脾"。

[2]　黄竹斋《伤寒论集注·辨太阳病脉证并治中》："按此与太阴脉弱自利，不可与大黄芍药意同。"陆渊雷《伤寒论今释·太阳中篇之下》："此条为栀子诸汤之禁例，亦为一切寒凉药之禁例。"

干姜汤可用，此法寒温并进，相反相成，为临床上必须掌握的一种治疗方法。

懊憹证小结

（1）懊憹是由于身热不去，虚烦不得眠所引起，也就是栀子豉汤证的主要临床表现。它的病机是邪热留扰胸膈，故用栀子清热除烦，豆豉宣透外邪。从六经传变的角度看，它是处在太阳病与阳明病之间，也就是邪初入里，尚未完全入阳明的阶段（参221条）。程门雪《伤寒论歌诀》说"此方宣透清泄间"，看来也是将并未并的意思。我们学习这些条文，益信六经之不可分割。

（2）栀子豉汤并不是催吐剂，有些注家因方后有"得吐者，止后服"六字，随文解释，与实际不符。

（3）栀子豉汤、栀子厚朴汤、栀子干姜汤三方，看来只相差一二味药，似乎出入不大，但在治疗法则上却各不相同，不可轻轻放过。栀子豉汤证的重点在邪热留扰胸膈，因外邪尚有宣透之机，故用栀子清热，用豆豉宣透。栀子厚朴汤证的重点在心烦腹满，由于邪热壅滞与胸膈之间，离表较远，故用栀子清热，用枳、朴泄满。栀子干姜汤证的重点在热扰胸膈，脾虚下利，是一种寒热错杂之证，故用栀子清热，干姜温中。栀子干姜汤与甘草泻心汤类都是寒温并用的方剂，柯琴认为栀子干姜汤是以泻心汤变化而来，这说法有一定道理①。

四、结胸

结胸是指邪热入里，与停痰水饮互结于胸中的病变，有大结胸与小结胸之分。大结胸是水与热结，病情较重，病势较急，其病变部位亦较广；小结胸是痰与热结，病情较轻，病势较缓，其病变只局限于胃脘部位。

大结胸病以泻热逐水为主，小结胸病以清化痰热为主。另有寒实结胸，是水与寒结，当用温下法。

1. 大陷胸丸证

○原文131. 病发于阳，而反下之，热入因作结胸；病发于阴，而反下之，因作痞也。所以成结胸者，以下之太早故也。结胸者，项亦强，如柔痓状，下之则和，宜大陷胸丸。

提要 结胸的成因、辨证及治法。

分析 "病发于阳，而反下之，热入因作结胸；病发于阴，而反下之，因作痞。"这是说造成结胸与痞的原因都是由于表证误下所致。什么叫病发于阳、病发于阴？历代注家都把本条和第7条的"病有发热恶寒者，发于阳也，无热

---

① 柯琴《伤寒来苏集·伤寒附翼·阳明方总论》："此甘草泻心之化方也。"程门雪《学习〈伤寒论〉的体会（一）》（上海中医药杂志，1962年第7期）："柯氏谓此方乃泻心之化方，甚合。实则缩小范围耳。泻心证亦缘误下而来，与此相似，惟证较显明而重，此即雏形之泻心耳。"

恶寒者，发于阴也"联系起来看，但众说纷纭，莫衷一是①。我们认为，当有发热恶寒等太阳表证，这和第 7 条"病有发热恶寒者，发于阳"的意义是一致的。病邪在表，本不当下，而反下之。邪热内陷，与胸膈间原有的水饮相结，便可以导致结胸。至于病发于阴，是脾虚夹饮的病人，复感外邪，若误用下法，使邪热内陷，就往往会导致痞证。这个"阴"，是指脾胃素虚，实不宜与第 7 条的"无热恶寒者，发于阴"划等号②。

痞证是心下痞，按之濡，与结胸的心下痛、按之石硬者有虚实的不同，本条结胸与痞证相提并论，痞是陪衬，不过借以相互辨证而已。结胸可以由感染所引起，不一定都是误下所致，本条强调下之太早，此说实不可泥。

自"结胸者，项亦强"以下四句，成无己《注解伤寒论》别为一条。我们认为上下文有一定联系，不宜截然分割（三版教材把它分割在两个地方，不符合治学方法）。项强并不是结胸的必见之症，但结胸病人也有出现项强的，所以说"项亦强"。柔痉的名称见《伤寒论·痉湿暍病》篇（《金匮要略》亦载），它以有汗为柔痉，无汗为刚痉。本条的"如柔痉状"，是形容病人的项背强急，俯仰转侧不能自如的意思，实与痉病无关。这是由于邪结胸中，胸膈结满，心下紧实所致③。有时可能迫使病人采取一定的卧位，其关键实不在项强而在结胸，故用大陷胸丸下结泄满。

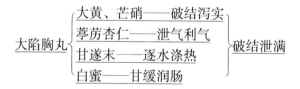

大陷胸丸是在大陷胸汤的基础上加葶苈、杏仁、白蜜，而用小剂量（取如弹丸一枚），这是峻剂缓投法④。其中葶苈、杏仁功在泄肺利气，专为上焦喘

<hr />

①　庞安时《伤寒总病论·心下痞证》："发热恶寒为发于阳，误下则为结胸。无热恶寒为发于阴，误下则为痞气。"成无己《注解伤寒论·辨太阳病脉证并治法》："发热恶寒者，发于阳也。而反下之，则表中阳邪入里，结于胸中为结胸。无热恶寒者，发于阴也。而反下之，表中之阴入里，结于心下为痞。"钱潢《伤寒溯源集·结胸心下痞》："发于阳者，邪在阳经之谓也；发于阴者，邪在阴经之谓也。反下之者，不当下而下也……痞不言病人者，盖不必言，亦难言之也。其不必言者何？阴病本属无阳，一误下之则阳气愈虚，阴邪愈盛，客气上逆，即因之而为痞鞭。如甘草、半夏、生姜三泻心汤证是也。"程应旄《伤寒论后条辨·辨太阳病脉证篇》："发于阳者，从发热恶寒而来；发于阴者，从无热恶寒而来……然痞气虽属阴邪，亦有表里之分。属表者，紧反入里之谓。属里者，无阳独阴之谓。"

②　张璐《伤寒缵论·脏结结胸痞痛》："病发于阳者，大阳表证误下，邪结于胸也。病发于阴，外感风寒中气先伤，所以汗下不解而心下痞也……或言中风为阳邪，伤寒为阴邪。安有风伤卫气，气受伤而反变为结胸，寒伤营血，血受伤而反成痞之理。"

③　成无己《注解伤寒论·辨太阳病脉证并治法》："结胸病项强者，为邪结胸中。胸膈结满，心下紧实，但能仰而不能俯，是项强亦如柔痉之状也，与大陷胸丸，下结泄满。"秦皇士《伤寒大白·结胸》："结胸而至颈项亦强，胸邪十分紧实。"

④　钱潢《伤寒溯源集·结胸心下痞》："大黄、芒硝、甘遂即前大陷胸汤之意。白蜜二合，亦即十枣汤中之大枣十枚也……所用不过一弹丸，剂虽大而用实少也。和之以白蜜，药虽峻而佐则缓也。"

满而设①。《伤寒论今释》认为结胸是渗出性胸膜炎兼实者，看来有一定理由。此方用大黄、芒硝破结泄实，甘遂末逐水涤热，若非胸中有积液而见大实结满之证，不可随便使用。"下之则和"，是说用此方下之后，项强而结满者得以缓和的意思②，柯琴释为"是以攻剂为和剂"，恐非。

甘遂的逐水力量很强，但不宜入煎剂，入煎剂不仅逐水的效果不明显，而且气味恶劣，容易引起呕吐，故一般以加入丸剂或单独用作散剂吞服为宜。一钱匕，约合今五分多一点，用作散剂，一般不超过 3～5 分（1～1.5 克）③。芒硝半升约合今 60 克；葶苈半升也为 60 克；杏仁半升为 56 克，可供参考。

2. 大陷胸汤证

☆原文 136. 伤寒六七日，结胸热实，脉沉而紧，心下痛，按之石鞕者，大陷胸汤主之。

提要　大结胸的主要脉证和治法。

分析　伤寒六七日，正当外邪传里之时，若邪热入胃，便成阳明证，若邪热入里，与胸膈间原有的水饮相结，即成为结胸。这说明结胸病并不一定都是由于误下而成④。

"脉沉而紧，心下痛，按之石硬"，这是大结胸的主要脉证，也是大结胸的典型症状。脉沉主里，脉紧，主痛主水，再加上这个心下痛是不按亦痛，而且按之石硬，这是水热互结在胸膈之间，既有热邪，又有实邪，故称"结胸热实"。但沉紧之脉，亦可见于阴寒之证，故必须与心下痛、按之石硬联起来看，脉证合参，方能断为大结胸病，这一点十分重要⑤。程应旄注云"此处之紧脉，从痛得之，不作寒断"，也是这个意思。

大陷胸汤以大黄（六两）、芒硝（一升）破结泄实，以甘遂末（一钱匕）逐水涤热，这是破坚泄实，逐水涤热的峻剂。亦即《素问·至真要大论》所说"结者散之，留者攻之"的治疗方法。方后云："得快利，止后服。"可见此方药力迅猛，宜中病即止，不可过剂。据《经方实验录》记载，曾用大陷胸汤治疗胸膈有湿痰，肠胃有热结之证，称为上湿下燥，这和《伤寒论今释》的见解基本相同，可供参考。目前临床上用本方加减治疗急性实热型肠梗阻有一定疗

---

① 黄竹斋《伤寒论集注·辨太阳病脉证并治下》引费晋卿："变汤为丸，加葶苈、杏仁以泄肺气，是专为上焦喘满而设。"

② 程应旄《伤寒论后条辨·辨太阳病脉证篇》："胸邪至此，紧逼较甚，下之则和。去邪液，即所以和正液也。改大陷胸汤为大陷胸丸，峻治而行以缓。"

③ 《中医名词术语选释》："钱匕，古代量取药末的器具。用汉代的五铢钱币量取药末至不散落者为一钱匕。一钱匕约合今五分六厘，合两克强。"

④ 程应旄《伤寒论后条辨·辨太阳病脉证篇》："表热盛实，转入胃府，则为阳明证；不转入胃府，而陷入膈，则为结胸证，故不必误下始成。"

⑤ 《伤寒论》67 条苓桂术甘汤证，脉亦沉紧。《金匮要略·水气病脉证并治》："少阴脉紧而沉，紧则为痛，沉则为水，小便即难。"又说："寸口脉沉而紧，沉为水，紧为寒，沉紧相搏，结在关元。"

效（高位肠梗阻，呕吐频频，须胃肠减压后再用。天津南开医院与遵义医学院用甘遂通结肠：甘遂，大黄，桃仁），但体质虚弱者以慎服为宜[①]。

大陷胸汤和大陷胸丸，在用法上有缓急之分。凡病势较急，病位较低的，可用大陷胸汤急攻；若病情较缓，病位较高的，宜用大陷胸丸缓下[②]。

复习思考题

（1）试述大结胸病的主要脉证和病机。

（2）大陷胸汤和大陷胸丸的区别何在？

原文 137. 太阳病，重发汗而复下之，不大便五六日，舌上燥而渴，日晡所小有潮热，从心下至少腹鞕满而痛不可近者，大陷胸汤主之。

提要　结胸兼阳明腑实的证治。

分析　"日晡所"，即傍晚时分。"潮热"，指其热如潮汛之有定时。太阳病，重发汗而复下之，邪热内陷，与胸膈间的水饮相结，便成为结胸。根据不大便五六日，舌上燥而渴，日晡所潮热来说，这些都是阳明腑实证。但小有潮热，并不如阳明病之大热（喻昌语）；从心下至少腹硬满而痛不可近，则阳明病又不如此大痛，并且范围广泛；与阳明病的绕脐痛也有不同，这是结胸与阳明腑实证兼而有之，其病要比一般的结胸为重。有些学者认为，本条证在胆道感染、胰腺炎、腹膜炎等病都有可能出现，其说可供参考。但治此等病要注意病程和阶段性，必须确诊为大实大满，方可用大陷胸汤峻攻。否则便不可重投。

√原文 136. 伤寒十余日，热结在里。复往来寒热者，与大柴胡汤。但结胸，无大热者，此为水结在胸胁也，但头微汗出者，大陷胸汤主之。

提要　结胸与少阳兼阳明里热的辨证。

分析　伤寒十余日，为表邪传里之时，本条明言热结在里，可知邪已入里化热，必有可下之证[③]。但热结在里而复见往来寒热，这是邪在半表半里，正邪交争，属少阳兼阳明里热，当与大柴胡汤和解少阳，兼泄里热。同是热结在里，若但见心下硬痛，而且身无大热，这是水与热互结在胸胁之间，是结胸病而非少阳兼阳明里热。但头微汗出，是水热郁蒸所致，故当以大陷胸汤逐水涤热。

大陷胸汤证与大柴胡汤证，同是热结在里，其病位亦都在胸胁与心下（165 条），但大柴胡汤证的重点在往来寒热，大陷胸汤证的重点在心下满硬痛

---

①　柯琴《伤寒来苏集·伤寒附翼·太阳方总论》："二方比大承气更峻，治水肿痢疾之初起者甚捷。然必视其人之壮实者施之，如平素虚弱或病后不任攻伐者，当念虚虚之祸。"

②　程应旄《伤寒论后条辨·辨太阳病脉证篇》："夫从胸上结鞕而势连甚于下者，大陷胸汤不容移易矣。若从胸上结鞕而势连甚于上者，缓急之形既殊，则汤丸之制稍异。"

③　舒诏《伤寒集注·太阳中篇》："热结在里，必大便闭结，舌胎干燥，渴欲饮冷也，而复往来寒热，大柴胡可用。"

（149条），因此本条提出来相互辨证是必要的①。大柴胡汤应有大黄二两，宋本脱简，应补上。大柴胡汤方义，留待少阳病篇讨论。

"此为水结在胸胁也"一句，正好说明结胸的病因病机，成无己等认为别有一种水结胸，是水饮结于胸胁，并非热结；《活人书》说，水结胸，小半夏加茯苓汤主之。均不可信②。

3. 结胸危重证

√原文132. 结胸证，其脉浮大者，不可下，下之则死。

√原文133. 结胸证悉具，烦躁者亦死。

提要　结胸危候及治禁。

分析　结胸为实热之证，脉多沉紧有力，若其脉浮大，这可有两种情况。一种情况是脉浮大有力，而且出现在病的早期，这是表邪未解的脉浮大。本不可下，如不当下而下之，可使病情向不利的方向发展，但不至于死。另一种情况是浮大无力，按之即散，这是正气虚衰、虚阳浮越的现象。也是邪实正虚、正不胜邪的危候。在这种情况下，更不可下，如果误下，就有发生虚脱的危险，所以说"不可下，下之则死"。

"结胸证悉具"，是指心下痛、按之石硬，或项强如柔痉状，或不大便，舌上燥而渴，日晡所有潮热，从心下至少腹硬满而痛等症可能全部出现，其病属结胸热实重证。在这种情况下出现烦躁是并不足怪的，未必便是死证。只有在脉浮大、按之即散的情况下，再加虚烦虚燥，才是真正的危候。这两条必须联系起来看，在临床上才有指导意义③。邪实正虚之证，邪实可下，正虚则不可下，临床上可采用攻补兼施的方法进行抢救，或许有望。

4. 小陷胸汤证

☆原文138. 小结胸病，正在心下，按之则痛，脉浮滑者，小陷胸汤主之。

提要　小结胸病的证治。

分析　小结胸病是痰与热结于胸膈，在临床上是一种常见病。这种病和大结胸比较起来，病情要轻得多，邪结要浅得多，而且病变的范围也较小，所以称为小结胸。

小结胸的病变正在心下，心下是指胸膈及胃脘部位，不至累及两胁和腹部，由于邪轻结浅，故按之则痛，不按不痛。有的病人不按亦痛，但其痛很轻

---

① 《金匮要略·腹满寒疝宿食病脉证治》："按之心下满痛者，此为实也。当下之，宜大柴胡汤。"

② 成无己《注解伤寒论·辨太阳病脉证并治法》："但结胸，无大热者，非热结也。是水饮结于胸胁，谓之水结胸。"喻昌《尚论篇·太阳经中篇》："后人反谓结胸之外，复有水结胸一证……可笑极矣。"

③ 喻昌《尚论篇·太阳经上篇》："亦字承上，见结胸全具，更加烦躁。即不下亦主死也。"魏荔彤《伤寒论本义·太阳上篇》："此条乃跟上条，脉见浮大而言必结胸证具，脉兼见浮大而又烦躁，必不同胸初结之烦躁也，且合数者方可卜其死。不然烦躁亦结胸证中之一，何遽云死耶。"

微，单凭这一点，与大结胸的心下痛，按之石硬就有明显的区别。

脉浮滑，与大结胸的脉沉紧适相对。<u>浮脉主热，滑脉主痰</u>（《脉经》），这是痰热互结的征象，这个浮脉不能理解为表脉（脉滑有力，轻按即得）。

小结胸除心下按之痛外，常伴有胸脘痞闷，痰多呕恶，舌苔黄腻等症，故用小陷胸汤清热化痰，宽胸散结。

小陷胸汤 {
黄连——清热燥湿
半夏——化痰消饮
栝蒌实——宽胸散结
} 清热化痰，宽胸散结

小陷胸汤是一首清利痰热的主方。方中用黄连苦寒清热，半夏辛温化痰，苦辛合用，共奏辛开苦降之效。栝蒌实甘寒滑利，能开中焦痰结，可使痰热下降，故有些注家认为栝蒌实是本方的主药（许宏、柯琴等）[1]。本方具有清热化痰、宽胸散结的作用，凡痰热内结，用以化痰开结，有较好的疗效[2]。《金镜内台方议》以小陷胸汤治心下结痛，气喘而闷。《金匮要略》以栝蒌薤白半夏汤治胸痹心痛不得卧，亦取其开结下痰之意。本方适用于渗出性胸膜炎、支气管炎、心肌炎、胃炎等病之有痰热内结者，若无痰热内结，便不适用。

复习思考题

小陷胸汤的主要脉证和病机。

5.白散证

○<u>原文</u> 141.病在阳，应以汗解之，反以冷水潠之，若灌之。其热被劫不得去，弥更益烦，肉上粟起，意欲饮水，反不渴者，服文蛤散。若不差者，与五苓散。寒实结胸，无热证者，与三物小陷胸汤。白散亦可服。

<u>提要</u>　水劫热郁与寒实结胸的证治。

<u>分析</u>　有些注家如张志聪、周扬俊、柯琴及《医宗金鉴》等将本条析为两条。今据赵开美及成无己本仍合为一条，以免造成条文不必要的混乱。

本条分两段讲，第一段自"病在阳"至"与五苓散"止，为表邪被水劫而热郁的证治。第二段自"寒实结胸"句以下，为寒实结胸的证治。

"潠"，是喷洒的意思；"灌"是浇灌的意思。用冷水向病人喷洒或浇灌，这是当时用来治疗伤寒的一种方法，仲景是不赞成的。病在阳，是病在太阳，当用汗法解表。若用冷水喷洒或浇灌，则表邪被水寒之气所劫持，以致

---

[1]　陈士铎《石室秘录·变治法》："栝蒌乃陷胸之胜物。平人服之必至心如遗落……盖食结在胸，非大黄、芒硝、枳壳、槟榔、浓朴之类等可能祛逐，必得栝蒌始得陷之。"

[2]　汪琥《伤寒论辩证广注·辩太阳病脉证并治法下》："大抵此汤，病人痰热内结者，正宜用之。"

邪热内郁不得散而益加烦热。"弥更益烦"（《玉函经》《脉经》《外台秘要》无"弥更"二字）是加强语气来形容这个烦热，并指出这都是由于用冷水浇灌所造成的不良后果。水寒之气外束，汗孔突然闭塞，就可以出现"肉上粟起"（《脉经》《千金翼》"肉上"作"皮上"），肉上粟起是指皮肤起粒如粟米状，俗称"鸡皮疙瘩"。这里也是指用冷水刺激后所引起的不良后果。对目前来说，西医常用的冷敷、冰囊及冷水浴等辅助疗法，在一定的条件下有一定的降温作用，特别是在高热不退，影响脑部的情况下比较合适，但不能滥用。按照中医的观点，同是高热，却有在表在里之分，如果不问情由，一见高热，便盲目使用冷敷及冰囊，就要违反因势利导的原则而产生不良的后果。

"意欲饮水，反不渴者"，这就是口渴不欲饮的意思。由于热郁在表，尚未入里，宜服文蛤散清热解表。若病仍不差，出现渴而小便不利等症的，这是水气内停，当与五苓散通阳化气，利水解表。

本条文蛤散，用文蛤一味为散，以沸汤和服一方寸匕，这只能除烦解渴，并无解表透热的作用①。柯琴认为本条的文蛤散应是《金匮要略·呕吐秽下利病》篇的文蛤汤，这个见解是正确的②。文蛤汤用文蛤（五两）、麻黄（三两）、石膏（五两）、杏仁（五十枚）、甘草（三两）、生姜（三两）、大枣（十二枚）共七味，即大青龙汤去桂枝加文蛤。此方治<u>渴欲饮水，脉紧，头痛</u>。方后云：<u>汗出即愈</u>。与本条的证候正相吻合。

接下来讨论寒实结胸的证治。寒实结胸的病机是<u>水寒不散，结实在胸</u>（程应旄语）③。所谓寒实，相对热实而言。也就是说，如果水寒结于胸中，出现心下硬满而痛，而且外无身热，内无烦渴，这便是寒实结胸，当以三物白散温下寒实④。本条只提"无热"，未提心下硬满而痛，应予补充。钱潢《伤寒溯源集》说"<u>寒实结于胸中，水寒伤肺，必有喘咳气逆</u>。"《医宗金鉴》说："<u>此证脉必当沉紧</u>。"其说均可供参考。

"与三物小陷胸汤，白散亦可服"两句，《玉函经》《千金翼》作"三物小白散"，并无"陷胸汤"及"亦可服"六字，比较合理。《伤寒总病论》《伤寒

---

① 《金匮要略·消渴小便利淋病脉证并治》："渴欲饮水不止者，文蛤散主之。"与此方同。王肯堂《伤寒证治准绳·阳明病》："文蛤，即海蛤粉也，河间、丹溪多用之，大能治痰。"李时珍《本草纲目·介部介之二》："文蛤止烦渴，利小便，化痰软坚。"

② 《金匮要略·呕吐哕下利病脉证治》："吐后，渴欲饮水而贪饮者，文蛤汤主之。兼主微风，脉紧，头痛。"柯琴《伤寒来苏集·伤寒附翼·太阳方总论》："故制文蛤汤……文蛤……以为君……于麻黄汤去桂枝加石膏、姜、枣，此亦大青龙之变局也。"

③ 徐大椿《伤寒论类方·承气汤类》："结胸皆系热陷之证，此云寒实，乃水气寒冷所结之痰饮也。"《伤寒论辑义·辨太阳病脉证并治下》引《医方考》："此证或由表解里热之时，过食冷物，故令寒实结胸。"

④ 许宏《金镜内台方议·治伤寒散方七道》："若心下硬满者，乃水寒之气结而成寒实结胸也。"

论类方》等主张"小"字亦删掉，作"三物白散"，亦通①。

$$
三物白散\begin{cases}桔梗——开肺排脓\\贝母——化痰散结\\巴豆——逐寒攻积\end{cases}温下寒实
$$

三物白散，简称白散，因三药颜色皆白，故以此命名。其中桔梗开肺排脓，能提胸中下陷之气；贝母化痰散结，能解胸中郁结之痰；巴豆则辛热有毒，能逐寒攻积，药性猛烈，善治胸膈间痰涎壅塞，上下不通之证，故称为斩关夺门之将②。《外台秘要》载有仲景桔梗白散，治肺痈咳而胸满，振寒脉数，咽干不渴，时出浊唾腥臭（见《金匮要略·肺痿肺痈咳嗽上气病》）。桔梗白散的药味与剂量与本方正相同，这里的桔梗就是取其排脓的作用。近年来有人用本方内服治疗白喉呼吸困难，痰鸣气促，喉头呈梗阻状者，有较好疗效。但剂量必须严格掌握，以免中毒。三物白散方后云："强人半钱匕，羸者减之，病在膈上必吐，在膈下必利。"这说明巴豆的药性峻烈，若非急症必需，不可轻易使用。白散每次的剂量为 0.5～1 克，最多不超过 2 克，用米汤调服（白饮和服），中病即止。巴豆的毒性在油，而效用亦在油，故制巴豆时必须去皮炒熟，尽量把油榨去，以减少其毒性。巴豆一般不入煎剂，如用整个不去皮的巴豆入煎，则一无作用。过去有人用大剂量巴豆入煎剂，并注明不可去皮，不可捣碎，这是欺世盗名，不足为训。

白散方后有"身热皮粟不解"等四十八字，按文气应移至文蛤散方后，比较合理。但此段文字与本条原文前后矛盾，疑是后人旁注，误入正文（原文肉上粟起，在溻灌以后，今说身热皮粟不解，再以水溻灌，前后不一致）。《玉函经》《外台秘要》并无此四十八字，钱潢、柯琴、张锡驹等均予删除，有一定道理。

复习思考题

（1）试述寒实结胸的病机和可能出现的临床表现。

（2）三物白散的适应症有哪些？

6. 十枣汤证

〇原文 152. 太阳中风，下利呕逆，表解者，乃可攻之。其人漐漐汗出，发作有时，头痛，心下痞鞕满，引胁下痛，干呕短气，汗出不恶寒者，此表解

---

① 庞安时《伤寒总病论·结胸》："寒实结胸无热证者，与三物白散方，小陷胸者非也。"《伤寒论类方·承气汤类》："《活人书》云：与三物白散，无'小陷胸汤亦可服'七字。盖小陷胸寒剂，非无热之所宜也。"

② 柯琴《伤寒来苏集·伤寒附翼·太阴方总论》："以三物皆白，欲以别于小陷胸之黄连，故以白名……贝母善开心胸郁结之气，桔梗能提胸中陷下之气……非巴豆之辛热，斩关而入，何以使胸中之阴气流行也？"

里未和也，十枣汤主之。

提要 水饮结聚胸胁的证治。

分析 本条按文气应分两段，但按内容应前后综合起来理解。太阳中风，兼见下利呕逆，心下痞硬满，引胁下痛等症，这是外受风寒，内有水饮结聚于胸胁所致。由于水饮结聚胸胁，气机不利，故心下痞硬，痛引胁下；水停心下，痞满疼痛而影响呼吸，故气短不足以息；（《金匮要略·痰饮病》："水停心下，甚者则悸，微者短气"）水走肠间则下利；（《医宗金鉴》注："下利之下字，当是不字。""发作之作字，当是热字。"亦有理）水饮犯胃则呕逆；水气上冲则头痛。这些都是水邪发作时所产生的证候，特别是心下痞硬满痛，是胸膜有大量积液的明证，因此必须联系起来看。

"表解者，乃可攻之。"这是先表后里的治疗原则。头痛是太阳表证之一，如果恶寒未罢，这是太阳表邪未解，尚不可攻。若其人漐漐汗出而不恶寒，这是表已解；头痛，心下痞硬满，引胁下痛，干呕，短气等症时时发作（参见尤怡注），这是里未和①。所谓里未和，是指水未去，表解而里未和，故当用十枣汤逐水涤饮。

《金匮要略·痰饮咳嗽病》篇说："饮后水流在胁下，咳唾引痛，谓之悬饮。"又说："脉沉而弦者，悬饮内痛。病悬饮者，十枣汤主之。"《金匮要略》的条文，补充说明了以下几点，应互相参看：

①十枣汤证在杂病中称为悬饮；②十枣汤证的病机是水流在胁下；③十枣汤证的胁下痛，与咳嗽有密切关系，不咳痛得轻些，一咳就痛得厉害，甚至影响呼吸；④十枣汤证的脉大多沉弦，沉主里，弦主痛。的确如此。

十枣汤 { 甘遂、芫花、大戟——逐水涤饮
        大枣——和中补脾

甘遂、芫花、大戟都是逐水涤饮的主要药物，有很强的泻下作用。芫花、大戟药性猛烈，仅次于甘遂，因此必须用大枣煎汤送药末，取其和中补脾，减轻药毒，有扶正祛邪的作用。方名十枣汤，这说明大枣是一味重要药，是不可缺少的②。那么为什么不用甘草而用大枣呢？根据十八反的记载，甘草的药性，与甘遂、芫花、大戟三药相反，如果同时并用，很可能增强三药的毒性，

---

① 柯琴《伤寒来苏集·伤寒论注·十枣汤证》："若其人漐漐汗出，似乎表证。然发作有时则病不在表矣。头痛是表证，然既不恶寒，又不发热，但心下痞硬而满，胁下牵引而痛，是心下水气泛滥，上攻于脑而头痛也。与'伤寒不大便六七日而头痛，与承气汤'同。"（苍按：见原文56条）

② 柯琴《伤寒来苏集·伤寒附翼·太阳方总论》："然邪之所凑，其气必虚，而毒药攻邪，脾胃必弱。使无健脾调胃之品主宰其间，邪气尽而元气亦随之尽。故选枣之肥大者为君，预培脾土之虚，且制水气之横，又和诸药之毒。既不使邪气之盛而不制，又不使元气之虚而不支，此仲景立方之尽善也。"

这一点可供进一步研究①。

至于剂量和服法，据十枣汤方后云："强人服一钱匕，羸者服半钱，温服之，平旦服。"这些都是经验之谈，不可忽视。一钱匕，约合今 5 分，即 1.5 克。"平旦"，指凌晨而言，此药必须在早晨空腹服用，不宜于食后服用，否则容易呕吐。呕吐是逐水药的副作用，对治疗并无帮助，服药前先服十枣汤一半，然后再用十枣汤送药，这样可以减轻副作用。

《外台秘要》引深师朱雀汤："疗久病癖饮，停痰不消，在胸膈上液液，时头眩痛，苦挛，眼睛、身体手足、十指甲尽黄。亦疗胁下支满，饮辄引胁下痛。"即十枣汤。方用甘遂、芫花各一分，大戟三分，大枣十二枚。又《宣明论方》指出："此汤兼下水肿腹胀。"可见十枣汤的适应范围是比较广的。目前临床上用十枣汤治疗渗出性胸膜炎，通过逐水泻下的作用，除能消退大量积液外，对肝硬化、慢性肾炎引起的胸水、腹水以及全身水肿都有一定的疗效。但体弱者必须慎用，邪实正虚者宜攻补兼施。

宋·陈无择《三因极一病证方论》改十枣汤为十枣丸，治水气四肢浮肿，上气喘急，大小便不通，用甘遂、芫花、大戟等分为末，以枣肉和丸，如梧子大，每服四十丸②。以往中药房有成药供应，每服勿超过 3 克。十枣汤与十枣丸在用法上有缓急之分，十枣汤功效迅速，重急病人以用十枣汤为宜。此外，十枣汤与大陷胸汤同治水饮结聚在胸胁，但十枣汤专逐水饮，与大陷胸汤兼治胃实热结者不同，应加以区别。

复习思考题

试述十枣汤证的主要脉证和病机。

7. 瓜蒂散证

○原文 166. 病如桂枝证，头不痛，项不强，寸脉微浮，胸中痞鞕，气上冲喉咽不得息者，此为胸有寒也，当吐之，宜瓜蒂散。

提要　痰实壅塞胸中的证治。

分析　汗吐下是临床治疗学中攻病的三大法。吐法是三大法之一，就其地位来说，当然也很重要。《伤寒论》论述汗法、下法比较多，而吐法只有瓜蒂散一方。这是因为使用吐法，有其严格的适应症。在一般情况下，使用的机会并不多，但我们必须掌握吐法的应用，在必要的时候，也就非用不可。

本条说"病如桂枝证"，当有发热，恶风，汗出等症，但头不痛，项不强，

---

① 吴怀棠等：三味都是逐水药，为什么不用足量的单味药，这是由于单味足重，毒性较高，三味合用，则异性毒量低，疗效高。又说，三味药最好临时用生药研末服用，效力最强。十枣汤的功用在大便中逐去水饮，三味作成粉，各服一分半。先服尽汤一半，十分钟后用余下的枣汤送服药末。约一二小时，大便泻下五七次（《用十枣汤治疗胸膜积液的初步报告》，上海中医药杂志，1956 年 4 期）。

② 汪琥《伤寒论辩证广注·辩太阳病脉证并治法下》："陈无择《三因方》，以十枣汤为末，用枣肉和丸，以治水气喘急浮肿之证，盖善变通者也。"

脉不尺寸俱浮，而只是寸脉微浮，则非太阳中风证可知①。"胸中痞硬，气上冲喉咽不得息，此为胸有寒也。"这三句既指出了病变的特征，也说明了病变的原因。由于痰实壅塞胸中，故胸中感到痞塞满；上焦壅塞硬满，阻碍气机的流通，所以感到有气上冲，塞住咽喉；"不得息"，是指呼吸困难、急迫，好像透不过气来的样子。胸有寒这个"寒"字，有的注家认为是指邪，有的认为是指痰，有的认为是指食，总之是指胸中有寒痰浊饮等实邪，也包括停食在内②。

在这非常急迫的情况下，往往可以使病人产生恶寒、烦热、出汗等现象，或者出现手足厥冷（355条），脉乍紧，或脉浮或脉滑等，这当然不是表证③。与大陷胸汤证的结胸热实，心下痛，按之石硬者又有不同。《素问·阴阳应象大论》："其高者因而越之。"病在上焦，欲吐不吐，当用瓜蒂散涌吐胸中痰实，这也是因势利导的方法。

瓜蒂散 { 瓜蒂——涌吐痰食 } 涌吐痰实
       { 赤小豆——利水消肿 }
       { 香豉——宣泄除烦 }

本方以甜瓜蒂、赤小豆等分为散，每服一钱匕（约1.5克）。瓜蒂极苦，长于催吐。赤小豆味酸，意在通利，两药相配，有酸苦涌泄的作用。香豉一合，约合10克左右，煎成浓汁送服散剂，一面宣泄除烦，一面赖谷气维护胃气。所以本方含有疏通胸中实邪，是快吐而不伤正的意思。如服药前后不吐，可用洁净的鹅毛或棉扦探喉取吐。吐剂的作用，主要是使停留在咽喉、胸膈、胃脘间的痰浊、食物或毒物能迅速吐出，在运用时必须严格注意适应症。本条方后云："凡亡血虚家，不可与瓜蒂散。"此外，《伤寒论》还有禁吐的条文（324条），例如"膈上有寒饮"，必须分清虚实。胸中实当吐，若是虚证，只当温，不可吐。因此本条的"此为胸有寒"，唯有理解为胸有实邪，而且非常急迫，非吐不可，否则的话，不可随便滥用。

结 胸 小 结

（1）结胸病有大结胸与小结胸之分，是两种不同的病。大结胸是由于邪热内陷，与胸膈间原有的水饮相结，甚至兼有胃实之证，故用大陷胸汤（135

---

① 方有执《伤寒论条辨·辨温病风温杂病脉证并治》："寸候身半以上，微浮邪自内出也。"

② 《备急千金要方·伤寒方上》作"此以内有久痰。"尤怡《伤寒贯珠集·太阳篇下》："寒为寒饮，非寒邪也。"喻昌《尚论篇·尚论少阳经证治大意》："寒者，痰也。"程应旄《伤寒论后条辨·辨太阳病脉证篇》："邪气蕴蓄于膈间，"

③ 庞安时《伤寒总病论·可吐不可吐证》："胸膈痞闷，痰壅塞碍，脉得浮或滑，并宜瓜蒂散主之。"

条）破结泻实，逐水涤热；小结胸是痰热互结在胃脘部位，病轻邪浅，故只用小陷胸汤（138条）清热化痰，宽胸散结。小结胸病在临床上是常见的，其病因病机和主症与大结胸大不相同。因此大小陷胸虽然相提并论，但不能理解为同一种病而认为只是一轻一重的区别而已。至于水结胸，它只是说明大结胸的病机是由于水结在胸胁所致（136条），所以同用大陷胸汤治疗，有些注家认为别有一种水结胸病，其说不可从。

（2）结胸热实是水与热结，故大陷胸汤以甘遂、大黄为主，属寒下法；寒实结胸是水与寒结，故三物白散以巴豆为主，属温下法。两者同属下法，同治结胸实证，但有寒热之分，不可不辨。

（3）十枣汤证（152条）虽不称结胸，但它和大陷胸汤证一样，其病机同为水结在胸胁，其主症同见心下痞硬而痛，而且同用逐水剂，但十枣汤证比较单纯，所以用十枣汤的机会也比较多。不过药性都很峻烈，中病即止，不可过剂。

（4）瓜蒂散证（166条）也不称结胸，而且瓜蒂散是吐剂，与结胸之宜下亦不同，但两者都有心中痞硬，同属实邪在胸，故并在一起讨论，以便区别异同。

五、痞证

痞，一般指胸脘间痞满不舒，是一种自觉症状。它往往随着其他证候的出现，才能诊断病的寒热虚实。例如协热下利的桂枝人参汤证见心下痞硬，水结在胸胁的十枣汤证见心下痞硬满。同是心下痞硬，既有虚证，又有实证，当分别施治，不可一概而论。至于本节所称的痞证，实际上是专指五个泻心汤证的心下痞而言。五个泻心汤证的主症都有心下痞，其痞在胃脘部位，其证则但满而不痛，而且大多是寒热夹杂，虚实互见。所以本节的痞证，几乎具有特定的概念，因为它代表着五个泻心汤证，把它作为一个病证名是完全合适的。

1. 痞证成因与主症

√ 原文 151. 脉浮而紧，而复下之，紧反入里，则作痞，按之自濡，但气痞耳。

提要　指出痞的成因和性质。

分析　本条的"脉浮而紧"，是指邪在太阳之表，言简意赅，概括性强，这是《伤寒论》行文的特点。邪在太阳之表，当用汗法，而反下之，则表邪乘虚内陷，聚于心下便成痞。所以"紧反入里"一句，就是指表邪内陷入里的意思，不能直译为紧脉入里。"痞"即心下痞满，是由于气机阻隔不通所致；"按之自濡"，即按之柔软，不硬亦不痛①。这是因为患者素无停痰宿饮，仅是无形之邪热入里，与大结胸的水热互结，按之石硬者不同，所以说"但气痞耳"。

本条主要是指出心下痞的成因和性质，是一个总的概念，所以并不出方。至于五个泻心汤证，还须根据具体脉证，在以下各条作出具体分析。有些注家对本条提出了具体的治疗方案，有的主张用生姜泻心汤，有的主张用半夏泻心汤，有的主张用甘草泻心汤，有的主张用大黄黄连泻心汤，唯独钱潢认为："其脉证不同，治法各异者，又于下条分出，以为临证施治之用。"可谓至当不易之论②。

此外，五个泻心汤证可出现在外感热病的过程中，在杂病中亦往往有之，本条说痞证是由于误下所造成，这只能说是一个原因，不能据为定论。

2. 大黄黄连泻心汤证

☆原文 154. 心下痞，按之濡，其脉关上浮者，大黄黄连泻心汤主之。

提要　热痞的证治。

分析　"心下痞，按之濡"，这是所有泻心汤证的共同证候，也就是 151 条的"按之自濡，但气痞"的意思。由无形的邪热聚于心下，气隔不通，所以胃脘部苦于痞塞胀满。根据脉法（右手寸关尺候肺脾肾，左手寸关尺候心肝肾），关脉候脾胃。本条说"其脉关上浮"，这是突出一个"关"字来说明中焦有热，也说明这个心下痞是属于热痞，故用大黄黄连泻心汤泄热消痞。我们认为，临床上三部脉有一部发现异常时，应留心研究它的原因，但在一般情况下却不必机械地加以划分。钱潢认为浮为阳邪，主病在上③；陆渊雷则认为脉浮当是脉滑。根据临床体会，大黄黄连泻心汤证的脉大多滑而有力，近似浮脉，实非浮脉④。

$$大黄黄连泻心汤 \begin{cases} 黄连——清热泻火 \\ 大黄——引热下行 \end{cases} 泄热消痞$$

本方用大黄黄连苦寒泄热，治热痞有较好疗效。方后云："右二味，以麻

---

① 方有执《伤寒论条辨·辨太阳病脉证并治下篇》："濡，言不硬不痛而柔软也。痞，言气隔不通而否塞也。"

② 丹波元简《伤寒论辑义·辨太阳病脉证并治下》："此条证，常器之主小陷胸汤、生姜泻心汤。郭白云：主半夏泻心汤、枳实理中丸；喻氏、程氏、魏氏主大黄黄连泻心汤；《金鉴》主甘草泻心汤，未如钱氏不主一方也。"

③ 钱潢《伤寒溯源集·结胸心下痞》："其脉关上浮者，浮为阳邪，浮主在上，关为中焦，寸为上焦。因邪在中焦，故关上浮也。"

④ 山田正珍《伤寒论集成·辨太阳病脉证并治下》："'其脉关上浮'五字，后人所搀。何者？脉分三部，仲景氏所不言，况浮而用大黄乎。"

沸汤二升渍之，须臾，绞去滓，分温再服。"麻沸汤，即滚开的水①。渍，就是用浸泡的方法。一般认为，本方剂量较轻，用浸泡法的目的是取其轻清导热下行，意在泄热消痞，而不在攻下②。近年有药理实验认为，将大黄用水浸泡比加温后更易提出有关成分③。应该进一步研究。

《金匮要略·惊悸吐衄病》篇："心气不足，吐血，衄血，泻心汤主之。"（壮火食气，令心气不足，邪气有余，故迫血妄行）《金镜内台方议》："心下痞，大便不通者用之。"这些都是大黄黄连泻心汤的适应症。此外，本方亦治头痛、目赤、口舌生疮等症，但须兼见烦热、口苦、溲赤、苔黄、脉滑等热象，否则慎用。

本条大黄黄连泻心汤无黄芩，但《金匮要略》《千金翼方》《伤寒总病论》等本方都有黄芩，我们认为林亿的考证是正确的，因诸泻心汤都是芩连合用的，故本条的大黄黄连泻心汤应有黄芩二两。

复习思考题

试述大黄黄连泻心汤有哪些主要适应症？

3. 附子泻心汤证

☆原文 155. 心下痞，而复恶寒，汗出者，附子泻心汤主之。

提要　热痞兼表阳虚的证治。

分析　本条承上条说明热痞兼表阳虚的证治。心下痞，同于上条的心下痞。按之濡，是由于邪热聚于心下，气隔不通所致，宜用大黄黄连泻心汤泄热消痞。

从外感热病的角度来看，凡热痞而有头痛，发热，恶寒等表邪未解决的，当先解其表，表解然后治痞。今"心下痞，而复恶寒，汗出者"，这个"复"字是关键，它说明表邪已解，重新出现恶寒，汗出，知是表阳虚而卫外不固，与表邪无关。热痞兼表阳虚，也就是邪有余而正不足，故当用附子泻心汤温经扶阳，泄热消痞④。

附子泻心汤是在大黄黄连泻心汤的基础上加附子一两，其中大黄黄连泻心汤泄热消痞，加附子温经扶阳。附子与三黄同用，这是寒热并用，虚实兼顾的

---

① 钱潢《伤寒溯源集·结胸心下痞》："麻沸汤者，言汤沸时泛沫之多，其乱如麻也。《全生集》作麻黄沸汤，谬甚。"

② 徐大椿《伤寒论类方·泻心汤类》："此又法之最奇者，不取煎而取泡，欲其轻扬清淡，以涤上焦之邪。"

③ 张益民译．中药制剂的质量评价：大黄贰（Rheinglgcoside），仅用浸泡就可以提出98%，温度升高得率便趋渐减，原因是由于长时间加热，导致了分解（《中成药研究》1979 年 4 期第 42～47 页）。

④ 程应旄《伤寒论后条辨·辨太阳病脉证篇》："此条汗已出，恶寒已罢，而复恶寒，汗出，故属之虚。凡看《论》中文字，须于异同处细细参考互勘，方得立法处方之意耳。"

又一种治疗方法①。舒诏说此方治上热下寒之证；《类聚方广义》以此方治食厥②，均可供参考。根据临床体会，附子泻心汤适用于既有恶寒，汗出的表阳虚证，又有心下痞，苔黄，溲赤，便秘等里热证。若见恶寒，汗出，心下痞，而苔白，脉弱，大便溏，小便清者，此为浊阴上逆的虚痞寒痞。非温不可，如桂枝人参汤、附子理中汤等，若误用三黄，祸不旋踵③。

附子泻心汤中的三黄用浸渍法，附子则另煎取汁，然后和服。这种分开处理的方法很特殊。《医宗金鉴》说："义在泻痞之意轻，扶阳之意重。"这看来仅仅是从病情方面考虑的，至于药理方面，有的药容易浸出，有的药不容易浸出，这恐怕也是一个方面，至于还有没有其他科学上的道理，似应进一步研究。

复习思考题

病人心下痞而复恶寒，汗出，苔白，脉弱，大便溏泄，小溲清长，并无热象者，附子泻心汤是否可用？你的意见宜用何法何方？为什么？

4. 热痞兼表证治

√原文164. 伤寒大下后，复发汗，心下痞，恶寒者，表未解也，不可攻痞，当先解表，表解乃可攻痞。解表宜桂枝汤，攻痞宜大黄黄连泻心汤。

提要　痞证见表不解的治法。

分析　伤寒大下后复发汗，邪热乘虚内陷而成心下痞，当与大黄黄连泻心汤。本条与154条的区别仅在于154条是不因误下而自然形成，本条则因误下所致。但只要都是热痞，病机相同（虚处受邪，其病为实），治法也就相同。若病人仍恶寒，这是邪虽入里而表犹未解，则不可攻痞，当先以桂枝汤解表，俟表解后乃可攻痞。这是表病兼里实，应先表后里，先汗后下的治疗原则，与44条"太阳病，外证未解，不可下也，下之为逆，欲解外者，宜桂枝汤"是一致的。

本条的心下痞，恶寒，与155条附子泻心汤的心下痞，恶寒，汗出，在字面上无大差别。何以知道本条的恶寒是表未解，而155条的恶寒汗出是表阳虚呢？要知道155条是汗后表解而重新恶寒，汗出（"复"字是关键），而且没有头痛，脉浮等症，所以属表阳虚；本条是汗下后表证仍在，恶寒始终未罢，且

---

① 尤怡《伤寒贯珠集·太阳篇下》："按此证，邪热有余，而正阳不足，设治邪而遗正，则恶寒益甚。或补阳而遗热，则痞满愈增。此方寒热补泻，并投互治，诚不得已之苦心。"吕震名《伤寒寻源·附子泻心汤》："若但汗出恶寒，仲景自有芍药甘草附子之制，今心下痞而复恶寒，汗出，则表虚而里实。"

② 尾台榕堂《类聚方广义·附子泻心汤》："老人停食，瞀闷晕倒，不省人事，心下满，四肢厥冷，面无血色，额上冷汗，脉伏如绝，其状仿佛中风者，称之饮郁食厥，宜附子泻心汤。"

③ 舒诏《伤寒集注·太阳中篇》："是必阳热结于上，阴寒结于下，用之乃为之对。若阴气上逆之痞证，不可用也。"

应有头痛、脉浮等症，故当用桂枝汤解表。同是恶寒，汗出，有表不解，有表阳虚，须仔细辨证，严加区别。

本条还应与其他两处互相比较，以加深对辨证论治的认识：

（1）与91条比较：两者都是伤寒误下后表未解，但91条是虚人误下后邪陷里虚，出现下利清谷不止，故虽有身疼痛等症，必须以里虚为急，急当救里。后身疼痛，清便自调者，然后再救其表，救里宜四逆汤，救表宜桂枝汤。本条是误下后邪陷成热痞，而表邪未解，这是邪实而正不虚，所以当先解表，表解乃可攻痞。91条是表证兼里虚的治疗原则，本条是表证兼里实的治疗原则，一虚一实，治法之先后缓急，有明显不同①。

（2）与163条比较：本条原文紧接在163条之后，两者都是误下后引起心下痞，两者相互比较也很有必要。163条是误下后邪陷里虚，出现下利不止，心下痞硬，此属虚痞，故用桂枝人参汤温中补虚，兼解外邪。因非下利清谷不止，故不用四逆汤急救其里，而用桂枝人参汤表里双解。同是心下痞，桂枝人参汤证的痞是虚痞，大黄黄连泻心汤证的痞是实痞，一虚一实，治法各异，这又是十分明显的②。

5. 半夏泻心汤证

☆原文149. 伤寒五六日，呕而发热者，柴胡汤证具，而以他药下之，柴胡证仍在者，复与柴胡汤。此虽已下之，不为逆，必蒸蒸而振，却发热汗出而解。若心下满而鞕痛者，此为结胸也，大陷胸汤主之。但满而不痛者，此为痞，柴胡不中与之，宜半夏泻心汤。

提要　辨少阳证、大结胸及痞证的治法。

分析　本条分三段。第一段是说少阳病误下后可能发生战汗。伤寒五六日，见呕而发热者，这是病邪已传少阳，当用小柴胡汤和解半表半里。柴胡汤证具，是说这个呕而发热，应包括脉弦，口苦等症在内（见尤怡注）。这个发热，可能是单纯的发热，也可能是往来寒热③。少阳病禁用下法，若误用攻下，此为逆治④。下后柴胡证仍在者，说明病情未变，所以说"此虽已下之，不为逆"，如此可再与小柴胡汤。"必蒸蒸而振，却发热汗出而解"，这是说服

---

① 章楠《伤寒论本旨·结胸痞证》："此元气强壮，若虚人表未解，而误下之，必下利清谷，身体疼痛。又当用四逆汤先救其里，桂枝汤后救其表也。"
② 陈念祖《伤寒论浅注·辨太阳病脉证篇》："此一节汪苓友谓其重出，而不知仲师继上节而复言之。以见表之邪热虽同，而里之变证各异。且表里同治，有用一方而为双解之法，双解中又有缓急之分。或用两方而审先后之宜，两方中又有合一之妙，重复处开一新境，不可与读书死于句下者说也。"
③ 柯琴《伤寒来苏集·伤寒附翼·太阳方总论》："不往来寒热，是无半表证，故不用柴胡。"
④ 柯琴《伤寒来苏集·伤寒论注·泻心汤证》："呕而发热者，小柴胡证也。呕多虽有阳明证，不可攻之。若有下证，亦宜大柴胡，而以他药下之误矣。"钱潢《伤寒溯源集·结胸心下痞》："他药者即承气之类。"

小柴胡汤后，如果突然出现"蒸蒸而振"，这便是战汗的现象（参见 101 条）。振，指振寒战栗，即寒战；蒸蒸，形容蒸蒸发热而欲汗之状（248 条）。这个"必"字，应作"如果"解。战汗可发生于外感热病的过程中，它往往提示邪正斗争的激化，如果正气战胜病邪，便可得汗而解；若战而汗不出、热不退，或战汗后汗出不止，四肢厥冷，躁扰不宁，这是正不胜邪，病情趋向恶化，预后大多不良。战汗的发生，不一定由于误下。但误下后引起的战汗，因正气受到一定程度的挫折，必须严密观察，并用扶正达邪的方法，以防病情向不利的方向发展。

第二段和第三段是说少阳病误下后还可能出现两种情况。一种是误下后柴胡汤证已罢，见心下满而硬痛的，这是水热互结成结胸，须用大陷胸汤攻坚泻实；若心下但满而不痛，则是无形之邪热聚于心下而成痞，此非小柴胡汤所能治，当用半夏泻心汤和胃消痞。

这里有两个问题要注意一下：①从本条可以看出，结胸与痞不但太阳误下有之，即少阳误下亦有之（尤怡语）。但结胸与痞都不一定由于误下所造成，这一点也必须明确。②半夏泻心汤证为临床上所常见，半夏泻心汤在五个泻心汤中亦居重要地位，但本条并没有从正面加以讨论，而是从小柴胡汤证辨呕，与大陷胸汤证辨痛与不痛这个角度上提出来的，所以仅仅突出"满而不痛"这一点。满，就是心下痞满，这当然是半夏泻心汤证的一个主要证候，但其他证候就显得略而不详，有必要加以补充说明，以便在临床上能够正确运用。

《金匮要略·呕吐哕下利病》篇："呕而肠鸣，心下痞者，半夏泻心汤主之。"《备急千金要方·心虚实门》："泻心汤治老小下利，水谷不消，肠中雷鸣，心下痞满，干呕不安。"即本方。从这些资料就可以清楚地看出，半夏泻心汤证应有心下痞满，呕而肠鸣下利，它的病机是邪热内陷，水饮内停，脾胃升降失常[1]。

邪热内陷——心下痞满
胃气上逆——干呕吐逆
脾失健运——肠鸣下利

在这个认识的基础上再回过来看一下本条原文，半夏泻心汤证是心下满而不痛的，若心下满而硬痛的，此为结胸，当用大陷胸汤治疗；其次，柴胡汤证应是呕而发热，胸胁苦满，若仅心下满而呕，且无往来寒热，就不是柴胡汤证。所以说："此为痞，柴胡不中与之，宜半夏泻心汤。"这就是三个汤证的鉴别法。

---

[1]　程应旄《伤寒论后条辨·辨太阳病脉证篇》："泻心虽同，而证中具呕，则功专涤饮，故以半夏名汤耳。曰泻心者，言满在心下，清阳之位，气即挟饮，未成实秽，故清热涤饮。"

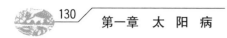

半夏泻心汤 { 半夏、干姜——和胃散结 } 和胃消痞
　　　　　　{ 黄芩、黄连——泄热消痞 }
　　　　　　{ 人参、草、枣——健脾益气 }

半夏泻心汤功能和胃消痞，降逆止呕，且有健脾补虚的作用，是一首治疗痞证的主方。人参治虚痞有卓效，在讨论桂枝人参汤证（163 条）时已提到过，这里不再重复。本方寒温并用，辛开苦降，适用于胃肠病有寒热夹杂之证而正气不足者。所谓泻心，是指泻心下的痞满，心指部位而言[①]。

复习思考题

(1) 试述半夏泻心汤证的主症和病机。

(2) 小柴胡汤证、半夏泻心汤证同有满与呕，两者应如何鉴别？

6. 生姜泻心汤证

☆原文 157. 伤寒汗出解之后，胃中不和，心下痞鞭，干噫食臭，胁下有水气，腹中雷鸣下利者，生姜泻心汤主之。

提要　胃中不和挟水气成痞的证治。

分析　本条描写证候比较完备，从这里可以看出以下三点：

(1) "伤寒汗出解之后"说明表证虽解，邪热未除，更因胃气素虚，升降失常，同样可以引起痞证，所以痞证的形成，不一定由于误下。

(2) "胃中不和"一句，它直接指出病变的部位在胃，胃统括胃肠而言。

(3) 149 条半夏泻心汤证，对证候的描写虽然很不完备，但在用药上与本方证出入不大，这正好反证半夏泻心汤证应该具备哪些主要证候，出入也不会很大。

{ 心下痞硬——胃虚邪结 气聚不行 }
{ 干噫食臭——谷食不化 腐气上逆 } 胃中不和
{ 腹中雷鸣下利——脾失健运 水渗肠间 }

心下痞硬是胃虚邪结，气聚不行。根据临床体会，凡是气痞虚痞，以心下痞，按之濡最为多见。但也有心下痞硬的，这个硬是自觉症，与按之硬痛的实证不同。163 条桂枝人参汤证亦有心下痞硬，它的病机和本条的心下痞硬是一致的。心下痞，按之濡与心下痞硬，只能说明在痞的程度上有轻重不同，却不能说明痞的属虚属实。若要分清虚实，必须明确一点：但满而不痛者为虚痞，硬痛拒按者为实痞；应在痛与不痛上分虚实，不应在濡与硬上分虚实。这一点

────────────────

① 吴绶《伤寒蕴要全书·伤寒心下痞气治例》："泻心非泻心火之热，乃泻心下之痞满也。"

是辨证的关键①。

干噫食臭，是由于消化不良，嗳气时带有酸臭味。噫气，即嗳气，音义均同（若用作感叹词，当读如"意"）。嗳气之重者可以吐水，今无水，故称干噫。有些注家强调干噫食臭为伤食，恐不尽然，消化不良不一定就是伤食，生姜泻心汤中并无一味消食药，看来也正是为此。

"腹中雷鸣"，指肠中漉漉有声，即肠鸣②；下利，即腹泻。"胁下有水气"，就是指肠中有水气，因肠中有水，故腹中雷鸣下利。这是脾失健运，吸收不良，水湿内停，流走于肠道所致。《灵枢·口问》："中气不足，溲便为之变，肠为之苦鸣"。又《师传》篇："肠中寒，则肠鸣飧泄。"这都说明肠鸣下利与脾胃虚寒有关，也就是本条所称的胃中不和，故用生姜泻心汤消痞行水。

生姜泻心汤在半夏泻心汤的基础上减干姜为一两，再加生姜四两组成，可见它的功用除和胃消痞外，还有散寒行水的作用。生姜泻心汤能不能治呕？当然能。但半夏泻心汤证以呕为主，生姜泻心汤证以肠鸣下利为主；生姜泻心汤散寒的力量较大，半夏泻心汤则温脾的力量较大。

复习思考题

生姜泻心汤证的主症和病机。

7. 甘草泻心汤证

○原文158. 伤寒中风，医反下之，其人下利日数十行，谷不化，腹中雷鸣，心下痞鞕而满，干呕心烦不得安。医见心下痞，谓病不尽，复下之，其痞益甚。此非热结，但以胃中虚，客气上逆，故使鞕也，甘草泻心汤主之。

提要 虚痞的证治。

分析 本条文字，明白易懂，可以不须多说。病在太阳，不论伤寒或中风，都应以解表为主，当汗不汗，而反下之，这显然是误下③。误下以后，不但外邪内陷，而且损伤胃气，以致引起肠鸣下利，一天达数十次之多。再加完谷不化，心下痞硬而满，干呕，心烦不得安，这要比上条的生姜泻心汤证重得多。在这种情况下，用健脾益气犹恐不及，如何还能用下法呢？这主要是由于医见心下痞，不问虚实，或以为实邪未尽，于是一下再下，势必虚者愈虚，心下痞满也就愈加严重，这一点应该引起我们充分的警惕。"此非热结，但以胃中虚，客气上逆，故使硬也"四句，是自注文字。用以说明这个心下痞硬的病

---

① 柯琴《伤寒来苏集·伤寒论注·泻心汤证》释大黄黄连泻心汤证，认为"濡当作硬。'按之濡'下当有大便硬，不恶寒，反恶热句。"《医宗金鉴·订正伤寒论注·太阳中篇正误》认为是"按之不濡"。苍按：两者均在濡与硬上分虚实，不在痛与不痛上分虚实，值得商榷。

② 陆渊雷《伤寒论今释·太阳下篇之上》："雷鸣者，鸣且走，有若雷也。"

③ 张璐《伤寒缵论·脏结结胸痞痛》："此条痞证，伤寒与中风互言大意具见，可见病发于阴，下之而成痞者，非指伤寒为阴也。"

机并不是由于单纯的结热，而是由于脾胃受损，外邪内陷，浊阴上逆所致①。客气，指外来之气，即外邪。同时由于浊阴上逆，干呕频作，从而引起心烦不得安，这个心烦亦与结热无关。总之本条的心下痞硬是虚痞而非实痞，故当用甘草泻心汤和胃消痞，益气补虚。

甘草泻心汤的组成与半夏泻心汤相同。所不同的是重用甘草，变三两为四两，意在补中气，益脾胃，虽然寒温并用，实以补虚为主②。

本方宋本无人参，我们认为半夏泻心汤证未见大虚，尚且用人参。此证脾胃大虚，人参就更应该用。人参治虚痞有卓效，愈是痞硬就愈加需要③。考《金匮要略》《千金》《外台》，本方均有人参三两，当以林亿所说为是。

复习思考题

甘草泻心汤证的主症和病机。

8. 五苓散证

√原文156. 本以下之，故心下痞，与泻心汤。痞不解，其人渴而口燥烦，小便不利者，五苓散主之。

提要 水停心下致痞的辨证施治。

分析 本条原文是说误下后热结成痞，服泻心汤后其痞当解。今痞不解，且有烦渴、口燥以及小便不利等症，乃水饮内停，膀胱气化不行所致。此非气痞，故用泻心汤无效。气化不行故小便不利；水饮内停，津液不能上承，故烦渴而口燥。如此当用五苓散通阳化气利水为主。

根据临床实际，本条可以从以下两个方面来体会：

（1）凡水停心下之证，见心下悸者为多，见心下痞者较少，五苓散证见心下痞者更少。本条可能是一个实际病例，既是太阳误下成痞，同时又是出现气化不利的五苓散证，根据辨证施治的原则，所以改用五苓散治疗。

（2）此病一开始可能就是五苓散证，经误下后造成心下痞，用泻心汤当然无效，若五苓散证不变，当然仍用五苓散治疗。

本条的"渴而口燥烦"，从《医宗金鉴》《伤寒论辑义》（还有魏荔彤）等均随文解释，把"烦"字变成一字句。独山田氏认为："烦字当在渴字上，否则文不成语。前72条云，脉浮数，烦渴者，五苓散主之是也。烦渴，谓渴之甚，非谓且烦且渴也。"我们认为他的见解比较合理。

---

① 《医宗金鉴·订正伤寒论注·太阳中篇》："芩连之寒，泻阳陷之痞热；干姜之热，散阴凝之痞寒"。

② 徐大椿《伤寒论类方·泻心汤类》："两次误下，故用甘草补胃而痞自除。俗医以甘草满中，为痞呕禁用之药，盖不知虚实之义也。"

③ 陆渊雷《伤寒论今释·太阳下篇之上》："若无人参，无以振起胃机能之衰弱，即无以止心下之痞鞭也。"苍按：程门雪独持异议，认为此方不应有人参，否则与半夏泻心汤无别。又说心烦去人参为仲景成法，小柴胡加减法中已有明文。程说当待考。

9. 赤石脂禹余粮汤证

○原文 159. 伤寒服汤药，下利不止，心下痞鞭，服泻心汤已，复以他药下之，利不止，医以理中与之，利益甚。理中者，理中焦，此利在下焦，赤石脂禹余粮汤主之。复不止者，当利其小便。

提要　辨下利不止的随证御变法。

分析　伤寒服汤药后，出现下利不止，心下痞硬等，联系157、158条来看，不论是否误下，总属虚痞，用甘草泻心汤之类原属对证。服泻心汤后如病仍不愈，可能是药力不足，只要方药对证，自当继续使用。医者若举棋不定，竟以他药下之，脾胃受到损伤，下利势必更甚。于是改用理中汤（丸）理中焦脾胃，但下利依然不止①。这是因为此种下利的病变在下焦，下焦不约，大肠有滑脱不禁的现象，故用赤石脂禹余粮汤收涩固脱②。若服药后下利仍不止，而见小便不利，则是膀胱气化失常，大小肠水谷不别（小肠有分清泌浊的作用，小肠泌别失职，水并大肠），又须考虑加用分利的方法，以利其小便。利小便所以实大便，小便利则下利自止。

赤石脂禹余粮汤，用赤石脂、禹余粮各一斤，均有<u>收涩固脱</u>的作用。赤石脂容易碎成粉末，入煎剂时应包煎，剂量一般用 10 克左右；禹余粮一般用15～30 克。此方不但能止久泻久痢滑脱，而且能治<u>便血脱肛</u>、<u>崩中漏下</u>以及带下久不愈等症。《洁古家珍》用以治<u>大肠咳、咳而遗矢者</u>。《类聚方广义》治<u>肠澼滑脱，脉弱无力，大便黏稠如脓者</u>。均可供参考。

本条提出泻心、理中、固脱、利小便等四种方法治疗下利不止。其主要精神在于教人提高诊断的正确性，并在复杂的情况下做到随证御变，并不是叫你一个方一个方去试用。同时，下利的病因很多，治疗的方法也不能局限于这四种。根据临床体会，赤石脂、禹余粮二味虽有收涩固脱的作用，但单用止涩药的疗效一般是不够理想的。应从病因病机考虑，与健脾、益气、温中、散寒、分利等法同时并用，才能获得良好的疗效。例如理中汤与赤石脂禹余粮汤同时并用，既能健脾益气，又能收涩固脱，这就是一种常用的配合使用方法③（可随加诃子肉、伏龙肝、御米壳等）。

至于分利小便一法，是临床治疗腹泻最常用的方法之一，并不是一定要在用了止涩药以后才能用。肠道内水分过多，利小便药能促使水分从膀胱排泄，

---

① 钱潢《伤寒溯源集·结胸心下痞》："谓之益甚者，言药不中病，不能止而益甚，非理中有所妨碍而使之益甚也。"

② 方有执《伤寒论条辨·辨太阳病脉证并治中篇》："利在下焦者，膀胱不渗而大肠滑脱也。"

③ 柯琴《伤寒来苏集·伤寒附翼·太阳方总论》："甘姜参术可以补中宫大气之虚，而不足以固大肠脂膏之脱。故利在下焦者，概不得以理中之剂收功矣。夫大肠之不固，仍责在胃；关门之不闭，仍责在脾……二石皆土之精气所结，用以治下焦之标，实以培中宫之本也……凡下焦虚脱者，以二物为末，参汤调服最效。"

盈于此必绌于彼（这一边多了，那一边就少了），利小便即所以实大便，其道理就在于此。《伤寒论》第105条："若小便利者，大便当硬"。这话也是以反证大便与小便之间具有相互密切的联系，在临床上也是信而有征的。

复习思考题

试论葛根汤证、葛根芩连汤证、桂枝人参汤证、黄芩汤证、生姜泻心汤证、赤石脂禹余粮汤证的异同、鉴别要点及其治法。

10. 旋覆代赭汤证

☆原文161. 伤寒发汗，若吐，若下，解后，心下痞鞕，噫气不除者，旋覆代赭汤主之。

提要　胃虚气逆，噫气频作的证治。

分析　伤寒发汗，吐下后，出现心下痞硬，噫气不除，这是外邪虽解，而胃气虚弱。

心下痞硬——胃虚气结

噫气不除——虚气上逆

胃虚气结，故心下痞硬，虚气上逆，故噫气频作，当用旋覆代赭汤和胃降逆，益气补虚。

$$旋覆代赭汤\begin{cases}旋覆、代赭——下气降逆\\半夏、生姜——化痰开结\\参、草、枣——益气补虚\end{cases}和胃降逆、益气补虚$$

旋覆代赭汤是治疗胃虚气逆，噫气频作的主方，重点在于和胃降逆。因本条有心下痞硬一症，须与泻心汤证相互鉴别，故并入本节一并讨论。

本方为生姜泻心汤去芩连易旋覆花、代赭石。泻心汤以治心下痞硬为主，邪实正虚，故寒热并用，虚实兼顾；本方以治噫气频作为主。是胃气不和，虚气上逆，故不用芩连而用旋覆代赭，这是二方的主要区别点。

旋覆代赭汤证在杂病中比较多见。噫气大多是由于消化不良，食物发酵，胃中充满气体所引起，噫气后，心下痞满得以稍舒，这是因为蓄积在消化道的气体得以排出体外的缘故。消化不良的患者，胃中可以产生病理性渗出物，同时可以出现食欲不振，呕恶泛酸，舌苔白腻等症，中医学称为痰浊内阻，这也是容易理解的。

本方适用于胃十二指肠溃疡、胃肠神经官能症、胃扩张等消化不良引起的嗳气呕恶。痰湿重加陈皮、茯苓，寒重加吴萸、丁香等。周扬俊用以治反胃噎食，气逆不降者[①]。此外，对神经性反胃有效，俱须排除实质性病变。

---

① 周扬俊《伤寒论三注·脏结结胸痞病篇》："旋覆花能消痰结，软痞，治噫气。代赭石止反胃，除五脏血脉中热，健脾。乃痞而噫气者用之……予每借之以治反胃噎食，气逆不降者，靡不神效。"

噫气即嗳气，我们在讨论157条生姜泻心汤证的"干噫食臭"时已经提到过。有些注家认定噫气即呃逆，我们不敢赞同。呃逆，在《伤寒论》（194、226、232、380、381条）《金匮要略·呕吐哕下利病》都称"哕"。《温病条辨·下焦篇》第15条："既厥且哕俗名呃忒，脉细而劲，小定风珠主之。"（阿胶、鸡子黄、龟板、童便、淡菜）这些资料都充分说明噫气和呃逆根本是两回事，绝不能混为一谈。

复习思考题

旋覆代赭汤证与生姜泻心汤证的异同。

11．黄连汤证

☆原文173．伤寒，胸中有热，胃中有邪气，腹中痛，欲呕吐者，黄连汤主之。

提要　上热下寒的证治。

分析　伤寒指外感病而言，兼有里证时往往因人脏气素有之寒热而化。胸中有热，指胃中有热；胃中有邪气，指肠中有寒气[①]。

欲呕吐——胃中有热（胃失和降）——上热 ⎫
腹中痛——肠中有寒（脾气不升）——下寒 ⎬ 上热下寒，升降失司
　　　　　　　　　　　　　　　　　　 ⎭

凡邪实下虚的患者，每多上热下寒之象。胃中有热，失于和降，故欲呕吐；肠中有寒，脾气不升，故腹中痛，也可能伴有下利。《伤寒论》所说的胃，常包括肠，有时直接指肠。如阳明病称"胃家实"，肠中有燥屎称"胃中有燥屎"。

　　　 ⎧黄连、半夏——清热止呕⎫
黄连汤 ⎨干姜、桂枝——温通散寒⎬ 清上温下
　　　 ⎩参、草、枣——和中补虚⎭

黄连汤是半夏泻心汤去黄芩加桂枝三两组成，二方相差只有一味药，同时黄连汤证与三泻心汤证都是上热下寒，寒热错杂之证，故列入本节一起讨论，以资鉴别。

本方用黄连清上热，干姜温下寒，半夏降逆止呕，桂枝通阳散寒，人参、甘草、大枣和中补虚，可以达到清上温下的目的。黄连从泻心汤的一两增为三

[①]　《医宗金鉴·订正伤寒论·辨少阳病脉证并治全篇》："伤寒未解，欲呕吐者，胸中有热，邪上逆也。腹中痛者，胃中有寒邪内攻也。"又曰："伤寒邪气入里，因人脏气素有之寒热而化……此则随胃中有寒，胸中有热而化。"

两，这是主药，故称黄连汤。同时有桂枝的通阳散寒，故不论有无表邪都可以用[①]。

张璐用黄连汤治胃中寒热不和，心下痞满。喻昌有进退黄连汤，认为本方的黄连姜桂，可以随病证的寒热为进退，均可供参考。

本条方后云："温服，昼三夜三。"《千金翼方》作"分温五服"，成无己本作"温服一升，日三服，夜三服"。以上服法，都是一致的，这说明有些疾病可以四、五个小时服药一次，以维持药力。服药的次数可以多种多样，不应拘泥于一日两次。

"疑非仲景方"五字，乃后人旁注，误入正文者。《玉函经》无此五字，成本亦无。

复习思考题

(1) 黄连汤证的主症和病机。与半夏泻心汤证辨异同。

(2) 与黄芩加半夏生姜汤证辨异同。

痞 证 小 结

(1) 痞证主要是指五个泻心汤证，它们的主症都是心下痞，按之濡。五泻心汤证可分为两组：大黄黄连泻心汤证（154 条）和附子泻心汤证（155 条）属热痞为一组；半夏泻心汤证（149 条）、生姜泻心汤证（157 条）和甘草泻心汤证（158 条）属寒热夹杂之痞为一组。其余如旋覆代赭汤证（161 条）、赤石脂禹余粮汤证（159 条）、黄连汤证（173 条）等各有各的主症，因与痞证有相似之处，或有牵涉的地方，故列入本节一并讨论，以资鉴别。

(2) 根据历代注家的分析，三泻心汤证的区别在于：半夏泻心汤证是饮盛，生姜泻心汤证是寒胜，甘草泻心汤证是虚胜[②]。各家的意见大致相同。三泻心汤总的功用都是和胃消痞，半夏泻心汤偏重降逆止呕，生姜泻心汤偏重散寒行水，甘草泻心汤偏重益气补虚。实际上三方都是调整肠胃、寒温并用的方剂，都是治疗心下痞满、呕吐下利、腹中雷鸣等症的，出入并不太大，但概念必须明确，临床上应按具体情况加减运用。

(3) 泻心汤都用芩连姜夏，细分之，半夏、黄芩为一对，黄连、干姜为一对。轻病用一对，重病用两对。方中人参、甘草、大枣三味，均为正虚而设，可视脾胃虚弱的程度而加减运用。心中痞硬，这是气痞、虚痞的表现。硬是自

---

① 柯琴《伤寒来苏集·伤寒论注·黄连汤证》："此与泻心汤大同，而不名泻心者，以胸中素有之热，而非寒热相结于心下也。看其君臣更换处，大有分寸。"徐大椿《伤寒论类方·泻心汤类》："去泻心之名而曰黄连汤，乃表邪尚有一分未尽，胃中邪气尚当外达，故加桂枝一味以和表里，则意无不到矣。"

② 丹波元坚《伤寒论述义·饮邪并结》："如半夏泻心汤证是饮盛者也，如生姜泻心汤证是寒胜者也，如甘草泻心汤是虚胜者也。"

觉症，与痞硬疼痛、拒按的实证不同，越是感觉痞硬不舒，越是表示虚得厉害（158条但以胃中虚，客气上逆，故使硬也），人参不但在所必用，而且应该重用。

（4）大黄黄连泻心汤证和附子泻心汤证都是气痞，但这个气痞属于热痞，这一点和三泻心汤证不同。芩连大黄用麻沸汤浸泡，意在泄热消痞，不在攻下。附子泻心汤证是在大黄黄连泻心汤证的基础上兼见表阳虚，故用附子别煮汁冲服，各行其是，相辅相成。附子泻心汤与三泻心汤相比较，两者同治邪实正虚之证，方法都是寒热并用，虚实兼顾，但附子泻心汤的特点在于附子与芩连大黄同用，三泻心汤的特点在于人参干姜与芩连同用，我们要善于体会这些特点，掌握这些方法，那么临床上就可以得心应手，无往而不利了。五泻心汤证比较表见后。

（5）（备用）林亿按（见158条方后）：半夏、生姜、甘草泻心三方，皆本于理中。柯琴、徐大椿、丹波元坚等又说泻心汤是小柴胡的变法[①]。我们认为三泻心汤均以治痞为主，当别是一类，不得与理中、柴胡混同。考小柴胡不治气痞、虚痞，149条已有明文（此为痞，柴胡不中与之）；理中汤专治太阴脾虚，更与痞证无关，以上说法，徒乱人意，对临床并无裨益，故不敢苟同。

五泻心汤证比较表

	方　证	病　机	主　症	治　法
149	半夏泻心汤证	胃气不和成痞	心下痞，满而不痛，呕逆	和胃消痞降逆止呕
157	生姜泻心汤证	胃中不和挟水气成痞	心下痞硬，干噫食臭，肠鸣下利	和胃消痞散寒行水
158	甘草泻心汤证	胃中虚客气上逆	心下痞硬而满，干呕，心烦不得安，腹中雷鸣，下利日数十行，谷不化	和胃消痞益气补虚
154	大黄黄连泻心汤证	热痞	心下痞，按之濡，其脉关上浮（滑）	泄热消痞
155	附子泻心汤证	热痞兼表阳虚	心下痞，而复恶寒汗出者	扶阳消痞

六、火逆

火法在八法中属温法一类。古代的火法包括温针、艾炙、熨背、火熏等

---

① 柯琴《伤寒来苏集·伤寒附翼·太阳方总论》："（半夏泻心汤）即小柴胡去柴胡加黄连干姜汤也。不往来寒热，是无半表证，故不用柴胡。"徐大椿《伤寒论类方·泻心汤类》："三泻心之药，大半皆本于柴胡汤，故其所治之证多与柴胡证相同，而加治痞治虚之药耳。"

法。它适用于沉寒痼冷或寒湿在里等阴寒之证，但不得用于外感热病的早期。看来在仲景当时，定然有滥用火法以治疗热病的情况，以致造成多种坏证、逆证，所以提出火逆这个名称（116 条名火逆也），这是教人知所警惕。误用火法，既能伤阳，又能伤阴，轻则伤津助热，重则耗气（阳气）损血，甚至亡阴亡阳，危害十分严重。《伤寒论》第 6 条已提出被火的危害性，就是一个明显的例证。火法在目前虽已不用，但不论表证、阳证、热证或阴虚火旺之证，若误投温热之药，其流弊与误用火法相等。本节把火逆问题以及临床救逆的方法扼要讨论，同时掌握有关方剂的一些用法，这也是必要的。

　　√原文 119.　太阳伤寒者，加温针必惊也。

　　提要　太阳伤寒误用温针的变证。

　　分析　温针，亦称烧针[①]。加，是运用（强加）的意思。太阳伤寒当用麻黄汤发汗，这是驱邪外出的正治法。若误用温针逼汗，则寒邪不得外泄，而反化热入里。大邪内逼，不但损伤营血，而且扰乱心神，势必产生惊惕不安等现象。这对火逆来说，还是一种比较轻浅的变证。

　　本条言太阳病不可误用火法，故安排在第一条，作为本节的总冒[②]。

　　√原文 111.　太阳病，中风，以火劫发汗，邪风被火热，血气流溢，失其常度。两阳相熏灼，其身发黄。阳盛则欲衄，阴虚小便难，阴阳俱虚竭，身体则枯燥，但头汗出，剂颈而还。腹满微喘，口干咽烂，或不大便，久则谵语，甚者至哕，手足躁扰，捻衣摸床。小便利者，其人可治。

　　提要　火逆危证及其预后。

　　分析　本条大致可分三段，列举火逆以后的种种危候，并指出其危害性之大，从中可以得到许多教益。

　　风为阳邪，火为热毒，太阳中风而用火劫发汗，则风邪被劫不得去，与大热交织在一起，以致血气流溢，失其常度。什么叫"两阳"？风是阳邪，火也是阳邪，风火相合，故称两阳。两阳相熏灼，促使血气沸腾，以致遍身发黄，这就是血气流溢，失其常度的具体表现[③]。这是第一段。

　　由于邪热炽盛，势必耗血伤津，还可以发生以下的危重证候：若热伤阳络，迫血上行，则见鼻衄；热极伤津，阴虚于下，则见小便难；邪热消烁气血，以致表里阴阳气血俱虚竭，所以全身可以呈现枯槁干燥的状态；热蒸于

---

　　① 钱潢《伤寒溯源集·太阳下篇》："温针，即前烧针也。"张志聪《伤寒论集注·辨太阳病脉证篇》：引施氏曰"温者，热也。温针者，即燔针焠刺之类也。烧针，既针而以艾火灼之也，皆为火攻之义。"苍按：应以钱说为是。

　　② 山田正珍《伤寒论集成·辨太阳病脉证并治中》："此条火逆总纲，本当在于柴胡加龙骨牡蛎汤前也。"

　　③ 喻昌《尚论篇·太阳经上篇》："风，阳也；火，亦阳也。邪风更被火热助之，则血气沸腾，所以失其常度。热势弥漫，所以蒸身为黄。"

上，津亏血少，所以但头汗出，剂颈而还。这是第二段。本节"阳盛则欲衄"的阳盛，指阳邪盛；"阴阳俱虚竭"的阳，指正气虚；两个阳字性质不同，不得混为一谈①。剂，同齐。"剂颈而还"，指但见头汗出，齐颈项为止，颈以下无汗的意思②。

腹满微喘、口干咽烂、不大便、神昏谵语，甚至出现手足躁扰、捻衣摸床以及呃逆等症（212、229、221 条），所有这些，都是邪热侵入阳明，肠胃燥实，阳盛阴竭的危候，预后大多不良③。但若小便利者，知其人阴液未竭，尚有一线生机，所以说"其人可治"。这是第三段。捻衣摸床，亦称循衣摸床，这是形容病人在神志昏迷情况下，常常用手捻弄衣被或抚摸床帐的一种行为。这种现象的发生，非大实即大虚，必须结合其他脉证详细辨证。哕，即呃逆。《素问·宝命全形论》："病深者，其声哕。"（成氏引）呃逆多见于重病，但也有虚实寒热之分，不可一概而论④。

仲景治虚寒证，以复阳为第一要着。治热实证，则以救阴为急务，故《伤寒论》27 条有"无阳不可发汗"，本条则举出"小便利者可治"（肾功能衰竭或严重脱水，小便当不利）。这说明热实证以津液之存亡为决定预后良否的重要关键。本条未出方，《伤寒论》别本在"可治"下有"宜人参地黄龙骨牡蛎茯苓汤主之"一句，《医宗金鉴》亦主张用大剂独参汤及地黄汤，仅供参考。

√原文 114. 太阳病，以火熏之，不得汗，其人必躁，到经不解必清血，名为火邪。

√原文 115. 脉浮热甚，而反灸之，此为实，实以虚治，因火而动，必咽燥吐血。

提要　火邪迫血妄行的变证。

分析　这两条都是讲火邪迫血妄行的变证，故放在一起讨论。太阳病本当发汗解表，若误用火熏，反使皮肤干燥，汗不得出，邪热内逼，势必引起患者躁扰不安。火熏是古代用火烧坑熏蒸病人以取汗的一种治疗方法，纵使有汗，亦为火热强迫所致，并不是因势利导的方法⑤。倘不及时予以适当治疗，经过

---

① 张锡驹《伤寒论直解·辨太阳病脉证》："阳盛者，乃风火之阳，非阳气之阳也。"
② 《伤寒论》第 236 条："但头汗出，身无汗，剂颈而还。"
③ 曹颖甫《伤寒发微·太阳篇》："此证自腹满以下，全系承气汤证。特因津液内耗，不下必死，下之亦死。以其津液内耗，不胜攻伐也。"
④ 《伤寒论》381 条："伤寒，哕而腹满，视其前后，知何部不利，利之即愈。"《金匮要略》同。
⑤ 方有执《伤寒论条辨·辨太阳病脉证并治上篇》："熏，亦劫汗法。盖当时庸俗用之。烧坑铺陈，洒水取气，卧病人以熏蒸之类是也。"

几天以后，病仍不解，则火热势必随经入里①。如伤及阴经，迫血下行，就可以引起大便下血，这是被火法所误，故名火邪。到经，谓本经已行尽；到经不解，是说太阳病经过一候，病尚未愈的意思。清，同圊。清血，即大便下血。

114 条说太阳病，115 条说脉浮热甚，提法虽有不同，实际上都是指太阳表实证。太阳表实，反用艾灸，这是把实证当作虚证来治疗。艾灸，有直接灸和隔姜灸等，这些都是温里的方法。《伤寒论今释》说："艾灸所以治阳虚，功效类于姜附。"艾灸的方法一般不用于解表，如果误用，当然会发生变证。"因火而动"，是指火邪上炎，扰动血分，损伤阳经，血随热升，势必引起干燥和吐血，衄血等症（111 条阳盛则欲衄）。《灵枢·百病始生》篇说："阳络伤则血外溢，血外溢则衄血，阴络伤则血内溢，血内溢则后血，肠胃之络伤，则血溢于肠外。"火邪足以损伤血络，其为害之烈，可以想见。

（备用）这两条仲景亦未出方，喻昌说："名为火邪，示人以治火邪，而不治其血。"程应旄亦同此说。陈念祖主张治吐血用大黄黄连泻心汤；汪琥引《伤寒补亡论》用救逆汤；有些学者认为热盛迫血妄行，应以养阴清热、凉血止血之法为宜，均可供参考。

✓原文 116. 微数之脉，慎不可灸，因火为邪，则为烦逆，追虚逐实，血散脉中。火气虽微，内攻有力，焦骨伤筋，血难复也。脉浮，宜以汗解，用火灸之，邪无从出，因火而盛，病从腰以下必重而痹，名火逆也。欲自解者，必当先烦，烦乃有汗而解，何以知之？脉浮故知汗出解。

提要　着重指出火逆的危害性。

分析　本条当分三段读。《玉函经》、成无己本析为两条，大可不必。自"微数之脉"至"血难复也"为第一段。是说微数或细数之脉，多属阴虚火旺之象，法当养阴清热，慎不可用灸法，若误用灸法，则火邪内逼，往往可以引起烦躁等逆证。何谓"追虚逐实"？阴已虚，用火灸则其阴更虚，此为追虚；火本旺，用火灸则其火更旺，此为逐实②。追虚逐实的结果，虚者更虚，实者更实，脉中的营血将耗散殆尽，势必危证蜂起。不要认为灸法的火气是微不足道的，内攻的力量却很厉害，影响非常严重，足以焦骨伤筋，气血将一时难以恢复。"焦骨伤筋"，是形容火毒内攻危害之烈，因为津血耗散，筋骨缺乏濡

---

①　程应旄《伤寒论后条辨·辨太阳病脉证篇》："到经者，火邪内攻，由浅及深，循行一周，经既尽矣。若不解则热邪且陷入血室矣，必当圊血。"苍按：《伤寒论》第 8 条："头痛至七日以上自愈者，以行其经尽故也。"其意正同。三版教材据魏荔彤《伤寒论本义·太阳经上篇》"火邪入内必散到经络之间为害"，乃谓"火热入于经脉中不解"，似与大论体例不符。116 条"血散脉中"，是指经脉之中，语气是肯定的。

②　程应旄《伤寒论后条辨·辨太阳病脉证篇》："阴本虚也，而更加火，则为追虚；热本实也，而更加火，则为逐实。"

养，就像受到焦灼一样的可怕，并不是筋骨真的受到焦灼，不可以辞害意①。

从"脉浮宜以汗解"至"名火逆也"为第二段。这是重申前条"脉浮热甚，而反灸之，此为实。实以虚治，因火而动"的危害，意义相同，不再重述。前条的危害是咽燥吐血，本条的危害是从腰以下重而痹，可见临床表现是可以多种多样的。所谓腰以下，应包括两下肢在内，重而痹是指肢体重着、麻木疼痛，这是由于血气难复，不能濡养筋脉，筋脉枯燥所致，也就是第一段所说"焦骨伤筋"的具体表现之一。最后一句，"名火逆也"，这是一个病名，这种病名包含着病因，从而也就提示了应有的治疗原则。

第三段"欲自解者"以下，是承接第二段而言。它说明如果火逆不甚，表证仍在，此时当汗不汗，往往先见烦热，然后得汗而解②。这个烦热是正邪相争的烦，与第一段火盛烦躁的烦，其病机并不相同。同时，脉浮为邪仍在表，有外解之机，故知当汗出而解。

1. 桂枝甘草龙骨牡蛎汤证

○原文 118. 火逆，下之，因烧针烦躁者，桂枝甘草龙骨牡蛎汤主之。

提要　火逆复下，引起心阳虚烦躁的治法。

分析　对太阳表证来说，用火法迫汗，可以造成火逆。用下法则既伤阴，又伤阳。这些都属于误治，《伤寒论》已三令五申，应知所警惕。烧针即温针，因烧针而使火热内迫，损伤心阳，心阳虚则心神散乱，就可以出现烦躁不安的现象③（114 条：其人必躁）。第 119 条说："太阳伤寒者，加温针必惊也。"与本条结合起来看，那烧针的变证，除了烦躁之外，还有引起惊惕的可能。柯琴说："烦躁即惊狂之渐。"烦躁与惊狂是密切联系着的。

还有一点要注意的，火逆变证包括误用热药以后，它和误下一样，也是既能伤阴，又能伤阳。当然，火逆容易伤阴劫津，伤阴之证也比较多见。但这是一个方面，另一方面，特别是坏病，表里阴阳之气逆乱，每多阴阳两伤之证，而伤阳要比伤阴更为重要④，故补助心阳，镇惊安神一法，亦不可不讲。

桂枝、甘草——补助心阳

龙骨、牡蛎——镇惊安神

本方用桂枝甘草汤补助心阳，加龙骨牡蛎镇惊安神。龙骨牡蛎都是微寒收

---

① 《伤寒论今释·太阳中篇之下》："焦骨伤筋，不过极言火毒之害，非谓筋骨真能焦灼，不可以词害意。"

② 张锡驹《伤寒论直解·辨太阳病脉证》："欲自解者，欲自汗出而解也，在心为汗。心之血液欲化而为汗，必当先烦，乃能有汗出而解也。"

③ 尤怡《伤寒贯珠集·太阳篇下》："心阳内伤，则生烦躁。"

④ 柯琴《伤寒来苏集·伤寒附翼·太阳方总论》："此证属实热者固多，而属虚寒者间有，则温补安神之法不可废也。"章楠《伤寒论本旨·汗吐下后并误治诸证》："或问火逆下之，津液皆伤，何以不用养阴之法？余曰：其表里阴阳之气俱已乖逆，若用阴柔之药，反而郁滞不和，更变他证。"

涩之品，**能收敛浮越之阳气**①。以上四味，都不治烦躁，烦躁之所以能止，当是**扶阳镇潜**的结果。

《伤寒论》第 64 条说："发汗过多，其人叉手自冒心，心下悸，欲得按者，桂枝甘草汤主之。"桂枝甘草汤桂枝用四两，以治心悸为主；本方桂枝用一两，配合龙骨、牡蛎，以治烦躁为主。两方的适应症各有偏重，不必论其孰轻孰重。总之本方主治心阳虚导致的烦躁、惊悸，在杂证中是一首常用的方剂，并不是只有火逆才能用。我常以此方合甘麦大枣汤治疗神经官能症见烦躁、惊悸、失眠、精神不安定而舌淡，脉虚者，每获良效。舌红，脉数者合百合地黄汤，治癔病亦效。

复习思考题

试述桂枝甘草龙骨牡蛎汤证的主症和病机。与桂枝甘草汤证的主要区别在哪里？

2. 桂枝救逆汤证

☆原文 112. 伤寒，脉浮，医以火迫劫之，亡阳，必惊狂，卧起不安者，桂枝去芍药加蜀漆牡蛎龙骨救逆汤主之。

提要　伤寒用火法迫汗导致亡心阳的证治。

分析　伤寒脉浮，为邪在表，不用麻桂，而以火法迫汗，遂成火逆。汗为心之液，汗多则亡心阳，**心阳外亡，心神浮越**，势必引起惊狂，卧起不安②。惊狂，是指病人极度惊恐，烦躁，狂乱以致卧起不安，这是亡心阳的**重证**，故当用桂枝去芍药加蜀漆牡蛎龙骨救逆汤复阳散火，镇惊安神。

$$\text{桂枝救逆汤}\begin{cases}\text{桂枝、甘草——扶助心阳}\\\text{龙骨、牡蛎——镇惊安神}\\\text{蜀漆（甜茶）——消痰散火}\\\text{生姜、大枣——调和营卫}\end{cases}\text{复阳散火，镇惊安神}$$

本方为桂枝汤去芍药加蜀漆、牡蛎、龙骨组成。用桂枝、甘草复心阳，用牡蛎、龙骨镇心神，这和前方是一样的（桂枝甘草龙骨牡蛎汤）。此证火逆是因，亡心阳是果。方名救逆，剂量亦较前方为重，其重点在亡心阳，故不用芍药之阴柔（并不一定不能用）。由于表未尽解，故用生姜、大枣调和营卫③。蜀漆即常山苗，一名甜茶，功能消痰截疟，本方用蜀漆是旨在辛散火邪，先煮

---

① 成无己《注解伤寒论·辨太阳病脉证并治法》："辛甘发散，桂枝甘草之辛甘，以发散经中之火邪；涩可去脱，龙骨、牡蛎之涩，以收敛浮越之正气。"

② 许宏《金镜内台方议·桂枝救逆汤》："医者反以火劫迫之，则汗大出不止而亡其阳。汗者心之液，亡阳则心气虚，又火邪内迫则心神浮越，故惊狂卧起不安。"

③ 成无己《注解伤寒论·辨太阳病脉证并治法》："与桂枝汤解未尽表邪。去芍药，以芍药益阴，非亡阳所宜也。"

蜀漆是防其呕吐①。根据药理研究，蜀漆除具有抗疟作用外，还能抵制甲型流感病毒 PR8，并有解热作用。另外，还可治房性心律失常及房颤等疾患，临床疗效如何，尚待进一步观察。

伤寒亡阳，有亡肾阳与亡心阳的区别。亡肾阳，当有脉微细、但欲寐、恶寒蜷卧、汗多肢冷等阴寒之证，宜用参附龙牡之类温肾固脱；118 条桂枝甘草龙骨牡蛎汤证及本条证都是亡心阳，表现为烦躁、惊狂、卧起不安，故当以扶助心阳，镇惊安神为主，病情各不相同，不得混为一谈。

复习思考题

桂枝去芍药加蜀漆牡蛎龙骨救逆汤证的主症和病机。与桂枝甘草龙骨牡蛎汤证作比较。

3. 桂枝加桂汤证

○原文 117. 烧针令其汗，针处被寒，核起而赤者，必发奔豚。气从少腹上冲心者，灸其核上各一壮，与桂枝加桂汤，更加桂二两也。

提要　烧针迫汗引发奔豚的证治。

分析　伤寒误用烧针迫汗，除前面各条所讲可以导致烦躁惊悸等火逆证外，还可以引发一种病变，那就是奔豚。本条提出"针处被寒，核起而赤，必发奔豚"，认为这是引发奔豚的主要原因。按照常理而论，针刺的红肿起块大多是由于消毒不严密，皮肤受到了感染所致，因此这个"寒"字，似应作"邪"解②。还有一些病人，如果遇到一种突然的外来刺激，或者注射某些针剂，往往由于机体不适应这种刺激而产生过敏反应，在临床上也是比较常见的。《金匮要略·奔豚气病》说："奔豚病，从少腹起，上冲咽喉，发作欲死，复还止，皆从惊恐得之。"这说明奔豚的发作，不独起因于火邪，惊恐也是一个重要的诱发因素。本条说"气从少腹上冲心"，《金匮要略》则说"从少腹起，上冲咽喉，发作欲死，复还止"，两条结合起来看，可以互相启发。本条的"气"字很重要，气上冲则发，气平复即止，奔豚气是气病，发作后即如常人，这和《难经·五十六难》说的"肾积奔豚"不同，不得混为一谈③。

《伤寒论》第 65 条说："发汗后，其人脐下悸者，欲作奔豚，茯苓桂枝甘草大枣汤主之。"脐下出乱子是由于汗后阳虚，水欲上凌，欲作奔豚，实

①　成无己《注解伤寒论·辨太阳病脉证并治法》："加蜀漆之辛以散之。"许宏《金镜内台方议·桂枝救逆汤》："蜀漆之辛，以散火气。"《本草纲目·草部·草之六》："常山、蜀漆生用则上行必吐。"

②　钱潢《伤寒溯源集·太阳上篇》："针处穴孔不闭，已被寒邪所侵。"成无己《注解伤寒论·辨太阳病脉证并治法》："针处被寒，气聚而成核，心气因惊而虚，肾气乘寒气而动，发为奔豚。"柯琴《伤寒来苏集·伤寒附翼·太阳方总论》："寒气外束，火邪不散，发为赤核。"以上均随文释义。恐与实际不符。

③　《难经·五十六难》："肾之积，名为奔豚，发于少腹，上至心下。若豚状，或上或下无时，久不。令人喘逆，骨痿少气……故留结为积。"苍按：肾积奔豚是少腹素有积块，发作后积块不消。

非奔豚，故用苓桂草枣通阳利水。本条是气从少腹上冲心，这是已发奔豚，由于心气不足（烧针令其汗，汗多心阳虚）肾气上逆为患。故当用桂枝加桂汤温阳散寒，以制冲逆。本方用于舌白滑，脉缓而弱的患者较为适宜。若从惊恐忧思而得病（《诸病源候论》说起于忧思），属肝气郁结（类似胃肠神经官能症），可考虑采用《金匮》奔豚汤柔肝和血为主①。"必发奔豚"的"必"字当活看。

现在讨论余下的两个问题：

一个是桂枝加桂问题，注家见解不一。方有执、徐大椿等认为加桂是加肉桂；黄坤载、陈念祖、柯琴等认为加桂是加重桂枝的剂量。章楠则认为："相传方中或加桂枝，或加肉桂。若平肾邪，宜加肉桂；如解太阳之邪，宜加桂枝也。"我们认为，按本条的文气讲，应是加桂枝，不是加肉桂。其理由如下：①桂枝加桂汤方后云："本云桂枝汤，今加桂满五两。"很显然这是说加桂枝满五两，如果说加肉桂的话，那么这个"满"字就无法解释。②桂枝汤原方，桂枝为三两，今桂枝加桂枝汤的桂枝是五两，可见所谓"更加桂二两者"，加的是桂枝无疑②。③方后又云："所以加桂者，以能泄奔豚气也。"《伤寒论》第15条说："太阳病，下之后，其气上冲者，可与桂枝汤。"吉益东洞《药征》说"桂枝主治冲逆"，再结合邹澍《本草经疏证》说桂枝能"下气"，可见桂枝汤除疏邪解表外，还有下气止冲的作用，加重桂枝的剂量，正在于能泄奔豚之气。肉桂只能温，不能泄，与其用肉桂，不如用桂枝。当然，以上是从治疗奔豚气的角度来说的，并不是说绝对不能用肉桂，不过用肉桂要有肾阳虚的见症，可视患者的具体情况而定，不可拘执。

另一个问题是"灸其核上各一壮"，这句话究应如何理解？根据临床体会，奔豚气病用针刺疗法有一定疗效。但现在是核起而赤，能不能再在已经发赤的肿块上施用灸法，而且不止一壮③（一壮是烧一个艾团），旧注者认为灸核上是散寒邪凝结，这话是否符合实际，值得怀疑。再说，如果这个奔豚气是烧针火逆引起的，那么灸其核上对治疗奔豚气会不会起良好的作用，也值得怀疑。知之为知之，不知为不知，当存而待考。

复习思考题

奔豚气的病因、主症和病机。桂枝加桂汤的适应症。

---

① 《金匮要略·奔豚气病脉证治》："奔豚气上冲胸，腹痛，往来寒热，奔豚汤主之。"当归、川芎、甘草、生葛、半夏、黄芩、生姜、李根白皮共九味。

② 山田正珍《伤寒论集成·辨太阳病脉证并治中》："方有执云：所加者桂也，非枝也。果尔，唯当称加，不可云更加也。"

③ 徐大椿《伤寒论类方·桂枝汤类》："不止一针，故云各一壮。"

火 逆 小 结

（1）火逆在目前虽已少见，但学习这一节是启发我们治疗太阳表证只能用发汗解表的方法，因势利导。温针、艾灸等法有它一定的适应症，用于外感热病早期是不适宜的。

（2）太阳表证即使用汗法，也要有一定分寸，若发汗太过，既可以亡卫阳（20条，表阳虚），也可以亡心阳（60条，心阳虚），其至可以亡肾阳（69条，回阳救阴）。《伤寒论》告诉我们这三者是有严格区别的，必须加以掌握，辨证施治。

（3）本节突出亡心阳的证治，有轻重缓急之分。轻者为桂枝甘草龙骨牡蛎汤证，重者为救逆汤证。此等证在杂病中亦往往有之，并非专为火逆而设，所以活学活用是很重要的。

（4）奔豚气是一个古病名，它的病因除火逆外，主要是从惊恐忧思而得。它的主症是气从少腹上冲心胸，同时也可以有烦躁、惊悸等症。这些证候在胃肠神经官能症及癔病中经常可以出现，不过不叫它奔豚气而已。桂枝加桂汤是治疗奔豚气的方法之一，其他如《金匮要略》的奔豚汤、甘麦大枣汤、百合地黄汤等均足取法。

七、风湿

风湿病原属杂病范围，但有些患者在起病时往往出现类似太阳病的表证，故《伤寒论》把它列于太阳病篇一并讨论，以示区别。

《素问·痹论》说："风寒湿三气杂至，合而为痹。"又说："风气胜者为行痹，寒气胜者为痛痹，湿气胜者为着痹。"本节所讲的风湿，就是指《内经》的风寒湿痹，其理论是完全一致的。这里提出的治疗原则和具体方药，只要用之得当，临床疗效也是十分显著的。

1. 桂枝附子汤证、去桂加白术汤证

○原文174. 伤寒八九日，风湿相搏，身体疼烦，不能自转侧，不呕，不渴，脉浮虚而涩者，桂枝附子汤主之。若其人大便鞕，小便自利者，去桂加白术汤主之。

提要　辨风湿在表的证治。

分析　形似伤寒，已八九日，见身体疼烦，不能自转侧，病邪不解亦不变，这是风湿相搏与伤寒不同[1]。

何谓风湿相搏？搏，是搏斗、搏结（喻昌语）。这里是指风寒湿三气侵袭

---

[1]　《医宗金鉴·辨痓湿暍病脉证并治篇》："乃风湿相搏之证，非伤寒也。"

人体，相合而为病①。

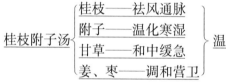

身体疼烦——风淫所胜
不能自转侧——湿淫所胜
不呕不渴——无里热证
脉浮虚而涩——寒湿凝滞　}风湿在表

"身体疼烦"是说因疼而生烦，与烦热的烦不同，与伤寒无汗，身痛亦不同。伤寒无汗，身痛，得汗则痛缓解；风湿疼痛，常伴有汗出恶风，这是风淫所胜。"不能自转侧"，是由于身体疼痛、沉重，以致转侧不灵，甚至需要人扶持才能转动，这是湿淫所胜②。"不呕，不渴"，既非少阳，亦非阳明，总之是无里热证，也说明并不传变。不呕，不渴这句话，前面已经见过，可以回忆一下（61条：不呕，不渴，无表证）。"脉浮虚而涩"，脉浮与脉弱相等，是风邪在表，涩脉与浮虚并见，是寒湿凝滞，气血运行不畅所致。《素问·平人气象论》说："脉涩曰痹。"③《脉经》说："脉来涩者，病寒湿也。"均可供参考。

桂枝附子汤　{桂枝——祛风通脉
附子——温化寒湿
甘草——和中缓急
姜、枣——调和营卫　}温经散寒，祛风胜湿

本方即22条桂枝去芍药加附子汤，药味完全相同，但因剂量不同，适应症不同，故另立方名④。桂枝由三两增至四两，意在祛风邪，通经络血脉；附子由一枚增至三枚，它不但能化在表的风寒湿邪，而且长于镇痛，这两味都是主药，用于治疗肌肉风湿有很好的疗效。

"若其人大便硬，小便自利者，去桂加白术汤主之。"这几句话应如何理解，各家有不同的看法⑤。我们认为，风湿病大多见于湿胜阳微的患者，除身体疼烦，不能自转侧外，每见汗出恶风，大便溏薄，小便不利等症，本条的"大便硬，小便自利"，这是说服药后大便已由溏薄转为结实，小便已由不利转为通利，这是病情好转的现象。这个"若"字，表示与前证相反，说明服药前大便是溏薄的，小便是不利的。《金匮要略·痉湿暍病》篇说："湿痹之候，小便不利，大便反快"，这是

---

① 尤怡《伤寒贯珠集·太阳篇下》："伤寒至八九日之久，而身痛不除至不能转侧，知不独寒淫为患，乃风与湿相合而成疾也。"程应旄《伤寒论后条辨·辨太阳病脉证篇》："以上两条虽云风湿相搏，其实各夹有一'寒'字在内。"

② 程林《金匮要略直解·痉湿暍病》："风淫所胜则身体烦疼，湿淫所胜则身体难转侧。"

③ 《素问·平人气象论》王冰注文："涩为无血，故为瘠痹。"

④ 徐大椿《伤寒论类方·理中汤类》："以治风湿，身疼，脉浮涩之证。一方而治病迥殊，方名亦异……细思之各当其理，分两之不可忽如此，又精矣。"

⑤ 陈念祖《伤寒论浅注·辨太阳病脉证篇》："脾受湿伤，不能为胃行其津液，故大便硬。愈硬而小便愈觉其自利者，脾受伤而津液不能还入胃中故也。"苍按：津液还入胃中见阳明篇203条，用于此处，恐非。

湿邪偏盛的常见证候，它正好可以说明本条服药以后为什么大便硬，小便自利的道理①。大便硬，小便自利只能说明湿邪有所好转，并不是说已经没有湿邪（旧注谓风去湿存），这样可改用去桂加白术汤温阳，健脾化湿。白术用四两，与附子并走皮内，逐水气于肌肉之间，白术亦为利小便药，这是一方两用法，即加减法。去桂加白术汤，《金匮》亦称为白术附子汤（白术二两，炮附子一枚半，甘草一两，生姜一两半，大枣六枚），但剂量较本方减半。两方相比，桂枝附子汤治风重于湿，白术附子汤治湿重于热，一味之差，方法迥然不同②。

方后云："初一服，其人身如痹发麻，半日许复服之，三服都尽，其人如冒状发晕，勿怪。"这也是服药后的瞑眩现象，说见前第 46 条，这里不多重复。不过这里的瞑眩与服用大剂量的附子有关。又"法当"以下五十二字，《金匮》无此文，疑是后人旁注，误入正文，可存而勿论③（桂枝只加一两，如何能说加桂四两。附子三枚恐多也）。

现在谈一下附子的用量问题：

治疗风寒湿痹这样的顽症时，附子的用量一般不宜太小，否则就难以奏效。根据目前对附子的药理研究，附子的有效量接近于附子的中毒量，用少了不起作用，剂量过大也要提防副反应，特别在心力衰竭的情况下应加以注意。在一般情况下，用炮附子 10 克左右作为煎剂，煎煮的时间长一点，是不至于发生副反应的。当然，用附子要因人，因地，因病制宜，每个人的耐受量各有不同，不能一律看待。例如湿胜阳微的患者，附子的用量还可以大一些。如果在四川一带，附子的用量还要大得多。不过本人认为，治疗风寒湿痹，不同于回阳救逆，慢性顽痹，原非一朝一夕之故，一个疗程，至少要一个月，附子的剂量过大，似亦无此必要。

2. 甘草附子汤证

☆原文175. 风湿相搏，骨节疼烦，掣痛不得屈伸，近之则痛剧，汗出短气，小便不利，恶风不欲去衣，或身微肿者，甘草附子汤主之。

提要　风湿留着关节的证治。

分析　上条是在表，留着于肌肉之间，故身体疼烦，不能自转侧。本条是风湿留着于关节之间，故骨节疼烦，掣痛不得屈伸，近之则痛剧。这两句是形容部分关节抽掣，牵引作痛，屈伸不利（活动受到限制），以致不愿意有人去碰它（怕人强制他活动）。汗出为表虚，短气为里虚，恶风不欲去衣是阳虚寒

① 殷品之老师："小便不利，大便反快，为湿在里。大便坚，小便自利，则湿不在里。"
② 苍按：本条去桂与 28 条去桂枝不同。28 条是桂枝汤去桂，本条桂枝非唯一主药。《金匮》不称去桂加白术，而称白术附子汤，不存在"去不去"的问题。
③ 苍按：桂枝能温阳化气，故云小便不利当加桂。若小便自利，即无用桂的必要，这也是对的。但大便的硬不硬，小便的利不利，并不是用桂枝与否的辨证关键。若风邪未去，尚有汗出恶风等症时，即使小便自利，桂枝依然要用，观甘草附子汤条自明。

盛。阳虚则气化不利，水不下行，故小便不利；水停皮里，故身体呈微肿状。这是表里阳气俱虚，风寒湿三气合而为痹，病较前条为重，故用甘草附子汤温经扶阳，祛风化湿[①]。

甘草附子汤 ⟨ 甘草——和中缓急 / 附子——温阳止痛 / 白术——健脾化湿 / 桂枝——祛风通络 ⟩ 温经扶阳，祛风化湿

甘草附子汤并走表里，以温经扶阳为主，一般应掌握恶寒恶风，肢节冷痛，重着麻木，得温则舒，舌淡舌胖，舌苔薄白，或腻或滑，脉象细涩，或濡软无力等症，要辨证施治，方为合适。

桂枝附子汤、去桂加白术汤（即白术附子汤）、甘草附子汤三方，就其主要药物而言，只有甘草、附子、桂枝、白术四味。这四味药在甘草附子汤中兼而有之，其中甘草和中缓急[②]。附子温阳止痛，桂枝祛风通络，白术健脾化湿，用以疏通经脉关节，消肿止痛，可谓面面俱到。再说，本方桂枝与甘草同用，功能助心阳，益心气，再加附子的振奋心肾阳气，对于预防和治疗心脏病变，也有良好的作用。在临床上用的机会最多，疗效也最好，所以我们认为甘草附子汤可以作为治疗风寒湿痹的一首基本方。在这个基础上还可以加用一些养血活血药[③]如当归、芍药。又如祛风镇痛的羌活、防风治行痹，温经散寒的鹿角、细辛治痛痹，利水渗湿之品[④]防己、茯苓治着痹，这样疗效可以更好。

甘草附子汤证，论病情较桂枝附子汤证、白术附子汤证为重，为什么附子的分量反而减轻？这个问题可以引周扬俊的一段话。周扬俊《伤寒论三注》说："此证较前条更重，且里已受伤，曷为反减去附子耶？前条风湿尚在外，在外者利其速去，此条风湿半入里，入里者妙在缓攻。"我在前条曾经说过：治疗风寒湿痹，不同于回阳救逆，慢性疾患，原非一朝一夕，附子的剂量固然不能太小，但也不必过大，也就是这个意思。

方后云："恐一升多者，宜服六七合为始。"[⑤] 为始，《金匮》作"为

---

① 王晋三《绛雪园古方选注·温剂》："甘草附子汤，两表两里之偶方。风淫于表，湿流关节，阳衰阴盛，治宜两顾。白术、附子顾里胜湿，桂枝、甘草顾表化风，独以甘草冠其名者，病深关节，义在缓而行之，徐徐救解也。"
② 《名医别录·上品》：甘草"通经脉，利血气。"
③ 李中梓《医宗必读·痹》："治风先治血，血行风自灭。"
④ 《备急千金要方·风毒脚气方》有四物附子汤，即本方。方后云：体肿者加防己四两，悸气、小便不利，加茯苓三两。
⑤ 《金匮要略·痓湿暍病脉证治》："盖发其汗，汗大出者，但风气去湿气在，是故不愈也。若治风湿者，发其汗，但微微似欲汗出者，风湿俱去也。"

妙"，是。

复习思考题

桂枝附子汤证、白术附子汤证和甘草附子汤证的比较。桂附、术附、甘附相配的意义。

风 湿 小 结

（1）桂枝附子汤、白术附子汤，甘草附子汤三方，同治风湿相搏，主治略有不同。风胜者用桂枝附子汤；湿胜者用白术附子汤；阳虚寒盛者用甘草附子汤。

（2）以上三方只有桂枝、甘草、白术、附子、生姜、大枣六味药。甘草附子汤除姜枣外，主要药都已包括在内，因此可以作为治疗风寒湿痹的基本方，随证加药，每获良效。

（3）凡风湿病而见脾虚湿盛者，一般多见大便溏薄，小便不利，服药后若见大便硬，小便自利，这是病情好转的现象，也是用药奏效的明证，因此这种大便硬，既不忌桂枝，亦不忌白术，更不忌附子。

（4）以上三方专治风寒湿痹，不包括热痹在内，若是风湿热初起，或见热痹证候的，应参看《金匮要略》有关各篇。

第二章 阳　明　病

我常常这样说：一部《伤寒论》只要学通太阳病篇，对于《伤寒论》的全貌就可以大致了然。太阳病的篇幅为什么特别多？为什么要占全书的一半光景？就是因为它不仅仅是太阳病本身的问题。由于传变的关系，合病、并病的关系，阳经与阴经同病的关系，就很自然地谈到了阳明病、少阳病，甚至牵涉到少阴病。因此，在讨论太阳病的时候，事实上已经和其他各经病都发生了关系，同时也已经概括地论述了外感热病的发生与发展变化。当然，这不等于说其他各经病就不重要了。太阳病篇毕竟是以太阳病为主的，对于其他各经病毕竟是附带涉及的，其他各经病，每一经有每一经的性质及其主要脉证，与其他各经病之间的相互辨证以及发展趋势等等，都需要在每一经每一篇作深入的讨论，所以学习其他各篇也同样十分重要。

第一节　阳明病概念

1. 阳明病提纲

☆原文 180. 阳明之为病，胃家实是也。

提要　阳明病提纲[①]。

分析　凡外感热病，由表入里，由寒化热，发展成为邪热亢盛时，便称为阳明病。邪热亢盛是热病的高峰阶段，亦称极期，因此阳明病的性质属于里热实证。

本条是阳明病的提纲，"胃家实"是着重指出阳明病的病机，这一点与太阳病的提纲不一样，只提病机，不提主要脉证，这是一个明显的特点。

为什么阳明病要用"胃家实"三字作为提纲？这是因为阳明病有经证与腑证之分，"胃家"统阳明经腑而言[②]，也就是统括肠胃而言；"实"指邪气盛[③]。

---

① 陆懋修《伤寒论阳明病释·伤寒论阳明病释一》："此仲景阳明提纲，为伤寒成温之候也。阳明属胃，故曰胃家，胃家中焦也，实者邪也。"

② 章楠：《伤寒论本旨·阳明篇脉证提纲》："胃家者，统阳明经腑而言也，实者受邪之谓。"

③ 《素问·通体虚实论》："邪气盛则实，精气夺则虚。"

150

经证——无形之邪热盛于经——病邪较浅，热多散漫——有热无结

腑证——有形之燥实结于腑——病邪较深，热多搏结——有热有结

上述说明经证偏重于热，有热无结；腑证偏重于燥，有热有结。此外，经证、腑证的主要脉证亦不相同。经证的主要脉证是身大热，汗大出，口大渴，脉洪大，大家称为"四大"。腑证的主要脉证有潮热，谵语，腹满痛，不大便，脉沉实等。在这样复杂的情况下，要把阳明病的主要脉证都写进提纲里有一定困难，唯有"胃家实"三字充分反映了消化系统有实热性病变这个总的病机，我认为这是最恰当不过的了。

上面提到胃家实的"胃"是包括肠的，这又是为什么？我们说这是中医学的传统概念，应该理解它的真实含义。《灵枢·本输》篇云："大肠小肠皆属于胃。"这说明早在《内经》就把胃肠消化系统用一个胃字加以概括，《伤寒论》沿用了这种概括，所以阳明病篇有"胃中必有燥屎五六枚"，"以有燥屎在胃中"以及"胃中有燥屎"等字样，应该说概括性是很强的，我们不能单从字面上加以曲解。

（备用）此外，还想补充一点，我们认为中医学有一套独特的理论体系，有许多术语是为中医临床辨证施治服务的，应该理解它的真实含义，不能用现代的生理解剖学强套。中医学往往将"脾胃"二字联在一起用以解释肠胃的消化、吸收、排泄等生理功能和病理机制，同样不能从字面上加以曲解。例如《素问·灵兰秘典论》云："脾胃者，仓廪之官，五味出焉。"这个所谓的脾胃，也是泛指肠胃。而脾与胃在指导临床辨证方面有严格区分。脾为阴土湿土，胃为阳土燥土；脾属太阴，胃属阳明。胃喜湿而恶燥，所以阳明之为病，必从热化，从燥化。凡因胃肠疾患而产生阳性实热性病变时，中医术语就叫做病在胃，如言胃热、胃火、胃实等，须用清法、下法。这与太阴之为病恰恰相反。凡因胃肠疾患而产生阴性虚寒性病变时，中医术语就叫做病在脾，如言脾寒、脾湿、脾虚等，须用燥湿或温补法。这个脾不能与解剖学上的脾等量齐观。《伤寒论》的阳明病与太阴病，其病往往同在胃肠，而实则阳明，虚则太阴，一虚一实，一寒一热病机不同，治法亦异。

复习思考题

为什么阳明病要用"胃家实"三字作为提纲？"胃家实"的含义是什么？

2. 阳明病外证

☆原文182. 问曰：阳明病外证云何？答曰：身热，汗自出，不恶寒，反恶热也。

提要　阳明病的外候。

分析　本条设为问答，用以说明阳明病有哪些主要的外在证候。

$$阳明病外候\begin{cases}身热，汗自出——里热蒸腾，迫津外出\\不恶寒——邪不在表\\反恶热——里热亢盛\end{cases}\quad 阳明经腑共有证$$

　　阳明是里热实证，因热盛于里，向外蒸腾，故见身热。这里的身热，是指高热而言。阳明病的高热大多与汗出同时并见，这本是机体的一种散热功能，但由于里热太盛，其热并不因汗多而有所减退。相反，许多足以导致**伤津耗液**（汪琥语），这就是阳明病"亡津液"的主要原因①。不恶寒是邪不在表，反恶热是里热亢盛。因此本条的身热，汗自出的机理与太阳中风证的发热汗出不同，不可以辞害意②。根据临床体会：太阳中风的发热，热既不太高，汗亦不太多（微似有汗）还有脉浮、头项强痛而恶寒；阳明病则是身大热，汗大出，口大渴，脉洪大。同时太阳病是邪在表，所以必恶寒；阳明病是热在里，所以不恶寒，反恶热。因此恶寒与不恶寒，就成为两者的辨证关键。本条用一个"反"字，就是为了与太阳病作鉴别。

　　以上四症，为阳明经证、腑证所共有的外候，但阳明经证的身热，汗出，与腑证的身热，汗出不完全相同。

$$阳明病\begin{cases}经证——热蒸于外——外热较多，汗较多（220条：手足\\\qquad\qquad\qquad\qquad\qquad\qquad 絷絷汗出）\\腑证——热结于里——潮热较多，汗较少，或仅手足有汗\end{cases}$$

复习思考题

阳明病为什么会出现这些外候？阳明病的身热汗出与太阳中风证的身热汗出有什么不同？

　　3. 阳明病成因

　　√原文181. 问曰：何缘得阳明病。答曰：太阳病，若发汗，若下，若利小便，此亡津液，胃中干燥，因转属阳明。不更衣，内实，大便难者，此名阳明也。

　　提要　太阳病误治亡津液，因转属阳明。

　　分析　阳明病的成因，或称阳明病的来路，大致有以下几个方面：

　　（1）从太阳或少阳传来，大多因邪热盛，属自然传变（邪热盛者，每多自然传变，不一定由于误治所致）。

　　（2）由于误治或失治，因而转属阳明。

---

　　① 《素问·评热病论》："有病温者，汗出辄复热，而脉躁急，不为汗衰，狂言不能食……病名阴阳交。交则死矣。"王冰注："交，谓交合，阴阳之气不分别也。"

　　② 汪琥《伤寒论辩证广注·辩阳明病脉证并治法》："《尚论篇》以此条病，辨阳明中风证兼太阳，若以其邪犹在于经，大误之极。"

（3）本经自发，即从阳明经开始发病。

本条是说太阳病或因过汗，或因误下，或过分利小便，以致津液亡失，胃中干燥，外邪化热入里而转属阳明①。发汗是太阳病应有的治法，这里指的是发汗太过，即汗不如法。"太阳病，外证未解，不可下，下之为逆。"（44条）所以太阳病用下法属于误治，这也是肯定的。太阳病在某些情况下可以利小便（五苓散），但用之不当，也可以引起伤阴的病变。本条是举例说明由于误治而转属阳明②。

阳明主津液所生病（陆懋修语）。亡津液，胃中干燥，既可以成为阳明经证，也可以成为阳明腑证。临床上由太阳转阳明的，以转阳明经证比较多见，经证往往转为阳明腑证，直接转为阳明腑证的比较少见，因为转阳明腑证要有一定条件：①伤津的程度严重；②有宿食内结。本条的"不更衣，内实，不大便"，这些都是阳明腑证，它是举例而言，并不是说太阳病误治以后一定转属阳明腑证。

"不更衣"即不大便。王充《论衡·四讳》："夫更衣之室，可谓臭矣。"成无己："古人登厕必更衣，不更衣者，通为不大便。"③"内实"，是指邪热与肠中积滞相结而成，乃指病机而言。"大便难"，是指屎硬而欲下不下，与"不大便"有一定区别。

复习思考题

阳明病的成因，有哪几个方面？

原文185. 本太阳初得病时，发其汗，汗先出不彻，因转属阳明也。伤寒发热，无汗，呕不能食，而反汗出濈濈然者，是转属阳明也。

原文188. 伤寒转系阳明者，其人濈然微汗出也。

提要　太阳病失治或邪盛，因转属阳明。

分析　185条"伤寒发热，无汗"以下《玉函经》与成本均为一条，这里也分为两段读。第一段说明太阳病得病时，虽曾经使用过发汗药，但由于汗出不透，邪不得解，化热入里，因而转属阳明④。这种情况，可能是失治，也不一定是失治，因为邪热重的，即使不失治，也有向里传变的可能⑤。第二段发

---

① 尤怡《伤寒贯珠集·阳明篇上》："胃者，津液之腑也。汗下利小便，津液外亡，胃中干燥，此时寒邪已变为热，热犹火也，火必就燥，所以邪气转属阳明也。"

② 尤怡《伤寒贯珠集·阳明篇上》："太阳转属阳明，其端有二，太阳初得病时，发其汗，汗先出不彻，因转属阳明者，为邪气未尽而传其病在经。此太阳病若汗，若下，若利小便，亡津液，胃中干燥，因转属阳明者，为邪气变热而传，其病在腑也。"

③ 古人如厕，常托言更衣，盖婉辞也。成无己云，古人登厕必更衣，恐非。《汉书·灌夫传》："坐乃起更衣，稍稍去。"颜师古注云："凡久坐者，皆去更衣，以其寒暖或变也。"苍按：此更衣指更换衣服，非登厕之意。

④ 程应旄《伤寒论后条辨·辨阳明脉证篇》："彻者，尽也，透也。汗出不透，则邪未尽出。"

⑤ 《伤寒论》三版教材："如发汗得当，则有邪去病愈之机。"苍按：此说有语病。若果如此，只要辨证正确，治疗得当病就一定不会传里，恐怕没有这样简单。

热无汗，原是太阳伤寒，呕不能食，是胃气上逆，也有邪传少阳的可能，今反汗出濈濈然，这是阳明病的重要标志之一，所以说是转属阳明。阳明病由于邪热亢盛，里热外蒸，所以汗出濈濈然。濈濈然是形容汗出连绵不断的意思①。

188条是反复说明汗出濈濈然是转属阳明的标志，意义十分明确，不再重复解释。"其人濈然微汗出"的"微"字，不能强解。这两条突出濈然汗出这一点，应与不恶寒，反恶热等阳明证联系起来，才能明确诊断为阳明病。

这里顺便提一下，我们在概论里讲到六经传变时，曾说太阳病不愈，或传阳明，或传少阳，这两种传经方式都有可能。这几条是说太阳传阳明，是完全符合临床实际的。有些学者在六经排列次序的问题上至今争论不休，我们认为大可不必。

原文183. 问曰：病有得之一日，不发热而恶寒者，何也？答曰：虽得之一日，恶寒将自罢，即自汗出而恶热也。

原文184. 问曰：恶寒何故自罢？阳明居中，主土也，万物所归，无所复传，始虽恶寒，二日自止，此为阳明病也。

提要　辨阳明病本经自发的早期证候。

分析　183条是辨阳明经本经自发的早期证候。本经自发，亦称本经自病②（见柯氏注）。外感热病一般多从太阳病开始，阳明病一般多从他经转来，然而也有一开始即为阳明病的，这就叫做本经自发。

阳明病的外候，应该是不恶寒，反恶热。但是阳明病的早期，由于外邪初感，热势尚轻，往往也有恶寒的现象。不过这种恶寒的程度很轻微，而且时间很短暂。所以始虽恶寒，恶寒将很快自罢，很快就转为发热汗出，不恶寒，反恶热。这一点和太阳病的发热恶寒有明显的不同③（太阳病始终存在恶寒）。

本条的"不发热"三字，《玉函经》作"不恶热"。《千金翼方》作"发热"，无"不"字。我们认为都比较合理。丹波元简说："无热恶寒，发于阴，此云不发热而恶寒，恐不得为阳明内实证，《玉函》作恶热，似是极。"

184条是承上条论阳明病恶寒的原因。阳明属胃，主燥，邪入阳明，必从燥化。邪既燥化，不论在经在腑，恶寒必然很快自罢，所以说"始虽恶寒，二日自止"（二日，不久之意）。阳明病是邪热亢盛之极，其热无以复加，如果治疗得当，在经之热，往往一清即愈，在腑之实，往往一下即愈。所谓"阳明主中主土（取类比象），万物所归，无所复传"（其病最终归于阳明，不再传变），

---

① 程应旄《伤寒论后条辨·辨阳明脉证篇》："濈濈，连绵之意。俗云汗一身不了又一身也。"

② 陈念祖《伤寒论浅注·辨阳明病脉证篇》："上文历言阳明本经之自为病，此复申明太阳转属阳明之义。"

③ 柯琴《伤寒来苏集·伤寒论注·阳明脉证上》："本经自病之初，其恶寒虽与太阳同，而无头项强痛为可辨。即发热汗出，亦同太阳桂枝证，但不恶寒，反恶热之病情，是阳明一经之枢纽。"

其实际意义不过如此而已。陆懋修《伤寒论阳明病释》说："土为万物所归，无所复传，治苟如法，病无不愈，此即阳明无死证之理。"陆氏的这些话，只是说对了一半，根据临床实际，我们决不能认为病到阳明之后，就一定不再传变，也不能认为阳明病一定没有死证，特别是阳明腑证出现昏不识人，循衣摸床等危候时，预后大多不良，抢救唯恐不及，千万不可等闲视之。

4. 阳明病主脉

原文 186 条．伤寒三日，阳明脉大。

提要　阳明病的主脉。

分析 "伤寒三日"的伤寒，是指广义伤寒而言，就是外感热病的意思。"三日"是约略之辞，不可拘泥于日数[1]。

邪在太阳，当见脉浮；热在阳明，当见大脉。邪传阳明，属里热实证。因热盛于里，气蒸于外，所以无论经证、腑证，脉必相应而大。这个大脉，必然是大而有力，包括洪大、实大。一般来说，经证脉多洪大，腑证脉多实大，这都是阳明病胃家实的应有之脉[2]。《伤寒论》第 4 条说："伤寒一日，太阳受之，脉若静者，为不传。颇欲吐，若躁烦，脉数急者，为传也。"又第 5 条说："伤寒二三日，阳明、少阳证不见者，为不传也。"正与本条相互启发。

大脉主热盛外，亦主病进。《素问·脉要精微论》说："大则病进。"所以阳明脉大，从传经的角度上来说，还含有病势进展的意思在内。脉数急者为传，脉大亦为传。

从经络学说讲，阳明是多气多血之经，这是指阳明经生理而言。这种理论很可能是从临床实践中观察得来的。从外感热病的角度说，阳明病是邪正俱盛的阶段，正因为阳明是多气多血之经，所以脉大便成为阳明病的主要脉象了[3]。

第二节　阳明病证治

（一）阳明经证

1. 白虎汤证

☆原文 219. 三阳合病，腹满身重，难以转侧，口不仁，面垢，谵语，遗

---

① 《医宗金鉴·订正伤寒论注·辨阳明病脉证并治全篇》："伤寒一日太阳，二日阳明，三日少阳，乃《内经》言传经之次序，非必以日数拘也。"

② 程应旄《伤寒论后条辨·辨阳明脉证篇》："不言阴阳者，该及浮沉，具有实字之意。"柯琴《伤寒来苏集·伤寒论注·阳明脉证上》："热势大盛，故脉亦应其象而洪大，此为胃家实之正脉。"钱潢《伤寒溯源集·阳明中篇》："脉实大者，有燥屎在内故也。"

③ 方有执《伤寒论条辨·辨阳明病脉证并治》："脉大，阳明气血俱多也。"

尿。发汗则谵语，下之则额上生汗，手足逆冷。若自汗出者，白虎汤主之。

提要　阳明病热势弥漫的证治及治禁。

分析　什么叫三阳合病？按理说，太阳、阳明、少阳三经证候同时出现的，方得称为三阳合病。本条证虽说是三阳合病，其实都是阳明热势弥漫之证，所以应理解为太阳或少阳之邪热已归并阳明，而成为阳明邪热独盛的证候①。

```
腹满——阳明主腹，热壅气滞

 身重
    ╲热盛伤气,经脉受困
难转侧

口不仁②——语言不利，不知食味
                          阳明热势弥漫
面垢③——胃热熏蒸，如蒙尘垢

谵语
    ╲热盛神昏,膀胱失约
遗尿
```

阳明经病常见的证候有身大热，汗大出，口大渴，脉洪大，包括不恶寒，反恶热。本条的腹满，身重，口不仁，面垢，谵语，遗尿等症，都是邪热亢盛，热势弥漫重证，凡是高热稽留的病人都有可能发生。因此，这种证候实为阳明经证、阳明腑证所共有。

那么怎样知道它是阳明经证呢？其辨证关键主要在于"若自汗出"一句。说明这个病除了上述热势弥漫重证外，又有自汗出症。这是说汗出较多，可能还有脉洪大，大烦渴，而没有潮热，不大便以及脉沉实等症。知为<u>热盛于经，未入于腑</u>，是<u>里热而非里实</u>，故当用白虎而不当用承气（柯琴语）。

本条要注意倒装句及插笔法，这两种笔法在本条兼而有之。"若自汗出者，白虎汤主之"，这两句是倒装句，按文义应紧接在"谵语，遗尿"句之后。"发汗则谵语，下之则额上生汗，手足逆冷"三句，是插入之笔，不可与"若自汗出者，白虎汤主之"连起来读，否则就不易理解。"发汗则谵语"一句，《玉函经》作"发汗则谵语甚"，其意义更明。

阳明经热，既不可用发汗药（邪已离表，故不可发汗），亦不可用攻下药（未入于腑，故不可下）。如果误用，就可以导致各种变证。因为误用汗法，则

---

　① 汪琥《伤寒论辩证广注·辩阳明病脉证并治法》："或问白虎汤何以能解三阳之热。答曰：病至自汗出，则太少之邪总归阳明矣。安得不从阳明而专治之耶。"徐大椿《伤寒论类方·白虎汤类》："以上皆阳明热证之在经者，以三阳统于阳明也。"

　② 雉间焕："口不仁，渴而舌上干燥生苔，故谵语不利，不知食味。"

　③ 《医宗金鉴·订正伤寒论注·辨合病并病脉证并治篇》："阳明主面，热邪蒸郁，故面垢也。"苍按：面垢为温病常见之症。

津液愈伤，里热愈炽，神明被热所灼，谵语势必更甚。至于误用下法的后果，历代注家却有两种不同的看法：一种认为，阳明经热，当清不当下，如误用下法，则邪热愈深，故额上生汗（但头汗出，余处无汗），手足逆冷①；另一种则认为，下之则阴竭于下，阳无所依而上越②。这两种看法完全相反，叫人无所适从（可让同学们讨论，启发独立思考）。我们认为误下以后，除额上生汗、手足逆冷外，还要看具体脉证如何，才能分辨属虚属实。例如下后并无大汗、大渴之症，亦无脉洪大、脉浮滑之脉，即当从虚治，不得再用白虎汤；若额上汗出，手足逆冷，而见烦渴与洪大之脉，仍当从实治，仍可用白虎汤。总之应该辨证施治，不可一概而论③。

$$\text{白虎汤}\begin{cases}\text{知母、石膏——清热润燥}\\\text{甘草、粳米——和中养胃}\end{cases}\text{大清里热}$$

白虎汤能大清阳明里热，主要作用是清热生津，是阳明经证的主方④。本方应用范围很广，凡是里热亢盛或热在气分的病证都可以用。如中暑、发斑、目赤、齿痛等火证（吴瑭《温病条辨》化斑汤，即本方加犀角、玄参），都是本方的适应症。宋·朱肱《南阳活人书》立苍术白虎汤治湿温，即从本方化裁而来。近年来用本方加减治疗乙脑、流脑以及流行性出血热等病之属于热重型者，均有一定疗效，可供参考。（清瘟败毒散以白虎汤、犀角地黄汤为主，临床可以紫草、大青叶、板蓝根、茅根等代犀黄。）

（备用）这里提一个问题：有些学者对白虎汤的方解，究竟是石膏为主，还是以知母为主，有两种不同的看法。一种看法是：石膏清里热，泻胃火，善治烦躁、谵妄。后世温病学家用白虎汤均以石膏为主，近年治乙脑热重型

---

① 成无己《注解伤寒论·辨阳明病脉证并治法》："若发汗攻表，则燥热益甚，必愈谵语；若下之攻里，表热乘虚内陷，必额上汗出，手足逆冷；其自汗出者，三阳经热甚也。"苍按：程应旄、魏荔彤、汪琥等均认为是热厥。

② 柯琴《伤寒来苏集·伤寒论注·白虎汤证》："误下则亡阴而额汗出、手足厥也。"《医宗金鉴·伤寒论注·辨合病并病脉证并治》："若从阳明之里下之，则阴益伤，而阳无依则散，故额汗肢冷也。"恽铁樵《伤寒论辑义按·辨阳明病脉证并治》："实是阳破阴消大危之候，法当回阳救逆。"

③ 苍按：按本人旧稿认为：误下以后可以变证百出，亡阳虚脱，并不是毫无可能，但根据临床实践，阳明经热原是里热实证，误下后不至于像表证误下那样的下之为逆。如221条"若下之则胃中空虚，客气动膈，心中懊憹"为证。何况本条的腹满，谵语，已接近承气汤证，纵使误下，造成亡阳的可能性不大。不当下而下之，促使邪热更加深入，造成热深厥深，倒是很有可能。至于热深厥深，亦为白虎汤所主，这说明白虎汤虽为清热之剂，而其效犹能走表（《本草经》说：石膏质重而气轻，专达肌表）。关于热深厥深而用白虎，则石膏走表之说，看来是有一定道理的。下后额上生汗，使邪热炽盛，气津不足之征，白虎加人参汤最为适合。

④ 徐大椿《伤寒论类方·白虎汤类》："壮火食气，此方泻火即所以生气也。"柯琴《伤寒来苏集·伤寒论注·白虎汤证》："白虎主西方金也，取以名汤，秋金得令，而暑清阳解。"程门雪《伤寒论歌诀·阳明篇》："温邪肺胃热炽，亦非此不为功，其轻者，银翘散主之，重则应用白虎，不但清胃热，亦能清肺金。"

亦用大剂石膏，故白虎汤应以石膏为主药①。另一种看法是：《伤寒论》白虎汤方，知母在前，石膏在后；知母既能生津润燥，又能清解里热。近年来药理研究，知母具有良好的退热作用及杀菌作用，故白虎汤应以知母为主药。我们认为，以上两种看法，都有一定理由，应该进一步深入研究。据最近药理实验研究表明，中药方剂非常复杂，不但要研究单味药的药理作用，还要研究复方的相互之间的协同作用或拮抗作用，甚至各药之间用量的大小，其作用也大有不同，因此以上两种看法，均可作为今后继续研究的参考，不要轻易否定对方。

再提一个问题："伤寒下不嫌迟，温病下不嫌早。"② 这个问题应该如何理解呢？我们认为对这两句的看法不能绝对化，如果绝对化了就会造成伤寒、温病两种学说的对立。这个所谓伤寒，如果指狭义的伤寒，也就是太阳伤寒，太阳伤寒当然是下不嫌迟了。同时，一般的外感热病，大多有由表入里一段过程，初起时很少有可下之证，所以说狭义伤寒下不嫌迟没有错。至于温病，大多是一种急性传染病，最易化燥伤阴，往往较早地出现阳明可下证，或者说可下的机会较多较早，所以说温病下不嫌早。但伤寒下不嫌迟，温病下不嫌早这种说法，只能反映热病的不同客观情况，却不可据为定论而加以绝对化，并不是伤寒注定应该下不嫌迟，温病注定应该下不嫌早。如果伤寒兼里实，必要时可以表里同治、汗下并用；如果温病并无可下之证，同样没有随便攻下的道理。从辨证论治的角度看，这种说法并不符合临床实际。

复习思考题

（1）腹满身重，口不仁，面垢，谵语遗尿，它们的病机是怎样的？如果出现上述证候，怎样区别它是阳明经证或腑证？

（2）你对白虎汤的方义是怎样理解的？

原文 176. 伤寒，脉浮滑，此以表有热，里有寒，白虎汤主之。

提要　辨白虎汤的脉象及病机。

分析　"伤寒"二字，指广义伤寒而言。本条突出"脉浮滑"，这和脉洪大一样，也是白虎汤的常见之脉。浮为热盛于外，滑是热盛于里。太阳之邪，入里化热，转为阳明，表里俱热，故脉见浮滑。脉滑而有力，近似于浮，这和太阳表证的脉浮是有区别的。阳明经病的"表有热"，当是不恶寒，反恶热，故应理解为"外有热"，与太阳表证的发热并不相同。阳明经病的"里有热"，当

---

① 柯琴《伤寒来苏集·伤寒论注·白虎汤证》："石膏大寒，寒能胜热，味甘归脾，质刚而主降……故以为君。"

② 汪机《伤寒选录》引张兼善云："伤寒下不嫌迟，温病下不嫌早。"戴天章《广温热论》亦云。

有大汗出、大烦渴等症，此处不言是省笔（即详脉略症）。

白虎汤为治阳明热盛的主方，本条"里有寒"一句，显然为传抄之误。历代注家虽有怀疑，但大多曲为解说，均不足为训[1]。旧注中林亿、程应旄、《医宗金鉴》的解说较为允当，可以作为参考[2]。不过林亿的按语，他把白虎汤证的病机说成"里有热，表有寒"总觉不太妥帖（徐大椿赞同此说，但认为寒热二字倒误，应为"表有寒，里有热"）。有些学者把原文直接改为"表里俱热"，这对治学的态度来说，恐亦有未合。

2. 白虎加人参汤证

☆原文 26. 服桂枝汤，大汗出后，大烦渴不解，脉洪大者，白虎加人参汤主之。

提要　辨表证汗出后邪传阳明的证治。

分析　太阳表证，服桂枝汤汗出以后，除邪解病愈者外，可有以下两种不同的情况。

汗后 $\begin{cases}（1）表证仍在，无烦渴，脉洪大——邪仍在表——与桂枝汤如前法(25) \\ （2）表证已除，大烦渴不解，脉洪大——邪传阳明——白虎加人参汤主之(26)\end{cases}$

本条与 25 条相比，服桂枝汤后大汗出，脉洪大是相同的。但 25 条的情况是头痛，恶寒等表证仍在，并无烦渴，而且脉洪大是一时性的，所以说邪热在表，与桂枝汤如前法。本条服桂枝汤大汗出后，表证已除，大烦渴不解，脉洪大，这是由于里热转盛，津液亏损，邪传阳明，也就是 181 条所说的"此亡津液，胃中干燥，因转属阳明"。这个脉洪大也就是 186 条所说的"阳明脉大"[3]，同时"不恶寒，反恶热"已尽在不言中，所以用白虎加人参汤大清里热，益气生津。白虎加人参汤用人参三两，临床上常用西洋参或皮尾参，党参也可以用。

本条服桂枝汤大汗出后，造成邪传阳明的原因有两个：①汗不如法，邪热

---

[1]　成无己《注解伤寒论·辨太阳病脉证并治下》："浮为在表，滑为在里……里有寒，有邪气传里也。"方有执《伤寒论条辨·辨太阳病脉证并治下篇》："里有寒者，里字非对表而称，以热之里言，盖伤寒之热本寒因也。"喻昌《尚论篇·太阳经下篇》："伤寒传之于里，更增里热，但因起于寒，故推本而言里有寒。"魏荔彤《伤寒论本义·太阳经下篇》："此里尚为经络之里，非脏腑之里。"王士雄《温热经纬·外感热病篇》："此条'寒'字……徐君亚枝谓当作'痰'字解……痰因火动，脉至滑实而口渴欲饮者，则可以白虎治之。"许叔微《伤寒发微论·论林亿疑白虎有差异》："表不解不可服者，盖以脉浮无汗发热，此全是伤寒表证，宜麻黄、葛根之类，安可用白虎?"苍按：今本伤寒论作"里无寒"。康平本无此八字。按王士雄认为伤寒书无寒字，皆以寒字作痰字解，可循拟不伦。古方书虽无痰字，但皆以饮字，水字当之。若说是里有痰，白虎汤岂治痰之剂，此不辨自明矣。

[2]　程应旄《伤寒论后条辨·辨太阳病脉证篇》："读厥阴篇中，脉滑而厥者，里有热也，白虎汤主之。则知此处'表里'二字为错简。云里有热，渴燥饮水可知……"《医宗金鉴·订正伤寒论注·辨阳明病脉证并治全篇》："此言伤寒太阳证罢，邪传阳明，表里俱热，而未成胃实之病也。脉浮滑者，浮为表有热之脉，阳明表有热，当发热汗出；滑为里有热之脉，阳明里有热，当烦渴引饮，故曰表有热，里有热也。此为阳明表里俱热之证，白虎乃阳明表里俱热之药，故主之也。不加人参者，以其未经汗吐下，不虚故也。"

[3]　脉洪大之脉形盛大，鼓指有力。张景岳《景岳全书·脉神章（中）》："洪者，大而实也，举按皆有余。"

乘虚入里；②病邪势盛，自然传变。这两者都有可能。根据临床体会，凡病邪毒重的，往往不能即愈于太阳。虽服药不误，尚且难以阻止病邪的向里深入，如果用药不得当，那就更不用说了。

身大热，汗大出，大烦渴，脉洪大，这是阳明经病最常见的脉证，也就是白虎汤的主要适应症。在白虎汤证的基础上出现气阴两伤的，才有必要加人参，这一点在后面再谈。

本条是太阳传阳明，这一点是很明显的。

复习思考题

本条与25条同为大汗出、脉洪大，为什么25条用桂枝汤，而本条用白虎加人参汤？

☆原文168. 伤寒，若吐若下者，七八日不解，热结在里，表里俱热，时时恶风，大渴，舌上干燥而烦，欲饮水数升者，白虎加人参汤主之。

○原文169. 伤寒，无大热，口燥渴，心烦，背微恶寒者，白虎加人参汤主之。

提要　阳明热盛见气阴两伤的证治。

分析　伤寒当汗不汗，反而妄用吐下，以致气阴两伤，邪反入里化热，至七八日病仍不解。七八日表示病程已较长，再加误吐误下，这都是导致气阴两伤的直接因素①。

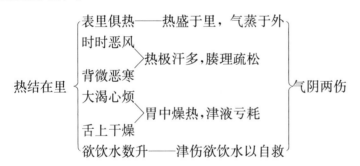

表里俱热，是指内外俱热而言。这个"表"字，既不能作表邪，也不能作表证解释②。时时恶风与背微恶寒，这都是由于热极汗多，汗出肌疏的缘故，汗液一时不能收摄所以见风就怕风③。时时，即经常的意思。这与太阳病的汗出恶风而有表证者不同。因为汗多，背部就有"湿搭搭"的感觉，也就可以引起背部微恶寒。这个微字是关键，说明背恶寒的程度是极轻微的，它和太阳病

---

　　① 秦之桢《伤寒大白·口渴》："伤寒七八日不解，热结在里，舌干燥而烦，直至消水数升，当用白虎汤。今以若吐若下后，故加人参，以救津液。"

　　② 钱潢《伤寒溯源集·太阳下篇·风寒两伤营卫证治》："谓之表热者，乃热邪已结于里，非尚有表邪也。因里热太甚，其气腾达于外，故表间亦热，即阳明篇所谓蒸蒸发热，自内达外之热也。"

　　③ 汪琥《伤寒论辩证广注·辩阳明病脉证并治法》："时时恶风者，乃热极汗多，不能收摄，腠理疏，以故时时恶风也。"

的全身恶寒而有明显表证也并不相同①。根据临床实际，时时恶风与背微恶寒，对阳明病来说，并非必见之症。这两条很有可能是一种临床记录，说明有时可能会发生这种恶风、恶寒的现象，提出来是着重相互辨证的意思。大渴、心烦，就是大烦渴；舌上干燥，在临床上多见舌红，苔薄白或薄黄，但舌上毫无津液，这是由于胃中燥热，津液亏耗所致；有时甚至欲饮水数升，尚不能解渴，这就是津伤欲饮水以自救的脱水现象。应该给他多喝点冷开水，有条件的可以进行输液。至于无大热，这也是因为热盛汗多，肌表之热得以随时放散，所以有时用手扪其肌肤，外热可能不太明显，并非真无大热（可能是热厥的初步），不可以辞害意。

以上这些证候，归纳起来已达气阴两伤的程度。《灵枢·决气》篇说："津脱者，腠理开，汗大出。"《素问·举痛论》说："炅则气泄。"即指出此等证候而言。何以知气阴两伤？除上述证候外，还可以出现身重、短气、脉大无力等脉证②。《本事方》有一则医案称为脉虚大，故用白虎汤清阳明里热，加人参益气生津③。

第168条方后有"此方立夏后、立秋前乃可服，立秋之后不可服"等六十二字，疑是后人所揽。《金镜内台方议》对此加以评论说："古人一方对一证，若严冬之时，果有白虎汤证，安得不用石膏（认为白虎汤的主药是石膏）；盛夏之时，果有真武汤证，安得不用附子；若老人可下，岂得不用硝黄；壮人可温，岂得不用姜附。此乃合用者必需之，若是不合用者，强而用之，不问四时，皆能害也。"④ 我们认为这个评语是非常中肯的。

复习思考题

（1）怎样理解"表里俱热"？为什么说"时时恶风"、"背微恶寒"与太阳表证无关？

（2）白虎加人参汤证的主要脉证及其病机。

〇原文 170. 伤寒脉浮，发热无汗，其表不解，不可与白虎汤。渴欲饮水，无表证者，白虎加人参汤主之。

提要 白虎汤、白虎加人参汤的治禁。

分析 "伤寒脉浮，发热无汗"这是太阳伤寒麻黄汤证，也就是有表证。

---

① 徐大椿《伤寒论类方·泻心汤类》："微恶寒，谓虽恶寒而甚微，又周身不寒，寒独在背，知外邪已解。若大恶寒，则不得用此汤矣。"

② 吴瑭《温病条辨·中焦篇》："脉浮洪者，白虎汤主之；脉洪不芤者，白虎加人参汤主之。"又《上焦篇》："形如伤寒，但右脉洪大而数，左脉反小于右，口渴甚，面赤，汗大出者，名曰暑温，在手太阴，白虎汤主之，脉芤甚者，白虎加人参汤主之。"

③ 周扬俊《温热暑疫全书·热病方论》："口至干，舌至燥，无津液极矣。能生津液而神速者，莫若人参，故加之。"

④ 柯琴《伤寒来苏集·伤寒附翼·阳明方总论》："陶（节庵）氏以立夏后，立秋前天时不热为拘，误人最甚。"

凡是表证未解的，便不可与白虎汤，即使兼见里热烦躁之症，亦不可单纯用白虎汤直清里热。《伤寒论》第 38 条说："脉浮紧，发热恶寒，身疼痛，不汗出而烦躁者，大青龙汤主之。"可以为证。白虎汤为清热重剂，如果用得过早，便有抑遏表邪之弊①。必须在无表证的前提下，见不恶寒，反恶热，大汗出，大烦渴，脉洪大等脉证时，方才是白虎汤的适应症。

本条上半段说："其表不解，不可与白虎汤"；下半段说："无表证者，白虎加人参汤主之"。说法虽然不一样，意思却完全一样。总而言之，都是强调不论白虎汤或是白虎加人参汤必须在无表证的情况下才能用。若是表证无汗，两方面都在禁忌之例②。本条强调无表证，168 条说"表里俱热"，这就充分说明 168 条说的"表里"，是指"内外"而言，与表证无关。

本条只提"渴欲饮水"一症是突出重点。渴欲饮水，就是 168 条所说的"大渴，舌上干燥而烦，欲饮水数升"，并不是说主要见渴欲饮水就可以加人参。本条的主要目的在于讨论有表证与无表证，在于可用不可用白虎汤，只提渴欲饮水，不提其他脉证，也属于省笔法③。

《伤寒论》白虎加人参汤共有 5 条（26、168、169、170、222 条），《千金》《外台》认为都是白虎汤证。

白虎加人参汤的应用，基本上和白虎汤相同。一般来说，未见气阴两伤的仍用白虎汤；已见气阴两伤的用白虎加人参汤，加人参的意义就在于益气生津。历代注家大多认为，未经汗吐下的阳明经病，宜用白虎汤；经过汗吐下的阳明经病，由于气阴两伤，宜用白虎加人参汤。此说可供参考④，但主要应以辨证为主，要不要加人参，可视伤气伤阴的程度轻重而适当掌握。

复习思考题

（1）其表不解，为什么不可以用白虎汤？

（2）白虎汤证在什么情况下应加人参？为什么？

3. 栀子豉汤证

√原文 228. 阳明病，下之，其外有热，手足温，不结胸，心中懊侬，饥不能食，但头汗出者，栀子豉汤主之。

提要　阳明病下之后余热留扰胸膈的证治。

分析　阳明病如出现腑证，见潮热、腹满、不大便等症时，应该用攻下法

---

① 柯琴《伤寒来苏集·伤寒论注·阳明脉证上》："若表不解而妄用之，热退寒起，亡可立待矣。"苍按：亡指亡阳，谓恐中阳受损发生里寒变证。钱潢《伤寒溯源集·太阳下篇》："白虎汤但能解热，不能解表，必表证皆除，但热渴而求救于水者，方可用之。"

② 徐大椿《伤寒论类方·白虎汤类》："无汗二字，最为白虎所忌。"

③ 《金匮要略·痉湿暍病》篇："太阳中暍者，暍是也。汗出恶寒，身热而渴，白虎加人参汤主之。"

④ 《医宗金鉴·伤寒论注·辨阳明病脉证并治全篇》："不加人参者，以其未经汗吐下，不虚也。"

治疗，所以不一定是误下①。

阳明病下之后，如果邪热尽去，其病当愈。今下之后外仍有热而手足温，这是余热未清，有别于阳明之大热。有形之实邪虽去，无形之邪热尚逗留于胸膈之间，所以出现心中懊㤥，饥不能食等症。饥不能食是指胃中嘈杂，似饥非饥而不能食，这说明胃的消化功能尚未恢复正常。因无心下痛，按之不硬等症，故知非结胸。但头汗出是胸中郁热上熏所致，故当用栀子豉汤清热除烦，宣透余热。

本条应与76条合起来看。76条是太阳病"发汗、吐下后，虚烦不得眠，若剧者，必反复颠倒，心中懊㤥"；本条是阳明病下后心中懊㤥，饥不能食。两者的病机虽然都是邪热留扰胸膈，但角度不同。本条是在阳明病的角度上进行辨证论治，为阳明病下后余热未清而提出的一种善后方法，因此栀子豉汤也属于阳明病的清法之一。

（二）清法辨证

1. 栀子豉汤证、白虎加人参汤证

○原文 221. 阳明病，脉浮而紧，咽燥口苦，腹满而喘，发热汗出，不恶寒，反恶热，身重。若发汗则燥，心愦愦，反谵语。若加温针，必怵惕，烦躁不得眠。若下之，则胃中空虚，客气动膈，心中懊㤥，舌上胎者，栀子豉汤主之。

√原文 222. 若渴欲饮水，口干舌燥者，白虎加人参汤主之。

提要　阳明经热初起的证治及误治后的变证。

分析　第222条《玉函经》紧接在上条"栀子豉汤主之"句下，合为一条，按文气讲是合理的②。按《金匮要略·消渴病》篇说："渴欲饮水，口干舌燥者，白虎加人参汤主之。""渴"字上无"若"字，故别为一条，亦是。

本条"若发汗则燥"至"心中懊㤥"三小段，均系插入之笔，不可连起来读，其文法与219条相同。

"脉浮而紧"，属太阳之脉③。今不见太阳表证，反见"咽燥口苦，腹满而喘，发热汗出，不恶寒，反恶热，身重"等阳明里热证，这说明外邪由太阳初传阳明，热结未深，故证虽变而脉尚未变。太阳病篇第48条说："二阳合病，太阳初得病时，发其汗，汗先出不彻，因转属阳明，续自微汗出，不恶寒。"正可作为本条的注脚。在外邪归并阳明的过程中，证虽变而脉未变，这是非常可能

---

①　汪琥《伤寒论辩证广注·辩阳明病脉证并治》："此亦阳明病误下之变证。"苍按：此说恐非。
②　《医宗金鉴》从《玉函经》，亦合为一条。成无己《注解伤寒论》从宋本，析为两条。
③　恽铁樵《伤寒论辑义按·辨阳明病脉证并治》："以事实证之，凡浮紧之脉，皆无汗，但乍有汗，便不浮紧，绝对无或然之例外。今原文一串说下，大为可疑……又此病初起，必是无汗，观三个若字可知。因无汗，时师以发汗为治，故仲景以误汗为戒……审是则发热汗出四字，当在渴欲饮水之下，口干舌燥之上。"

的，也是符合临床实际的。尤怡说："阳明脉浮紧，为热在里"，有些学者据此认为浮是里热外达，紧是邪已成实，随文敷衍，我们不敢赞同。"咽燥口苦"是里热上熏，津液被灼所致。"发热汗出，不恶寒，反恶热"是阳明病的外候。"腹满，身重"已见219条；"喘"是呼吸气粗，都是阳明经热之候。在这种情况下，如果舌苔薄白，或白中微黄①，这说明邪热尚浅，并未完全化燥，虽有阳明里热之证，尚有从里出表之机，用白虎汤似嫌太早（170条：其表不解，不可与白虎汤）。故宜用栀子豉汤清热宣透，使邪热有可能从里向外透达。这是外邪初传阳明而尚在过渡阶段的一种治疗方法②。《伤寒论》辨证论治的精辟入微，于此可见一斑。若汗下后见"渴欲饮水，口干舌燥"，脉洪大的情况下，才是阳明热盛伤津之候，自当用白虎汤或白虎加人参汤清热救津。

根据以上分析，221条"舌上胎者，栀子豉汤主之"两句，按文理应结在"身重"句后。"若发汗"、"若加温针"、"若下之"这三小段都是插入之笔，都是说明误治后可能发生的变证，是教人知所警惕的意思。

阳明经证的治疗有三禁：

（1）禁发汗：表邪入里化热，忌辛温发汗（指麻黄汤类）。如果误用，则津液被劫，里热愈炽，就可以引起烦躁，心乱和谵语。心愦愦，是形容心乱不安之状③。本无谵语，发汗后导致谵语，故曰反。

（2）禁温针：三阳病都忌用温。若加温针，是以火助热，津血销铄，势必成为火逆，就可以引起怵惕（怵，chù 触）烦躁，不得眠等变证。怵惕，是惊恐、害怕的意思④（119条：伤寒加温针，必怵也）。

（3）禁攻下：阳明经热，不见里实，即使有腹满一症，亦不当攻下（指承气汤类）。若误下则徒然伤其里气，胃中空虚，客气动膈。就可以引起心中懊㤭等症。客气动膈，指邪热扰动胸膈。客气，指外邪来犯，有似不速之客。观本条误下，仅引起心中懊㤭，心中懊㤭是栀子豉汤的适应症，可见219条误下后造成亡阳虚脱的可能性是比较少见的。

复习思考题

（1）栀子豉汤在阳明病的应用有哪几方面？〔①余热未清，用于善后（228条）；②邪热尚未完全入里，使邪从外透〕

（2）阳明病在什么情况下应用栀子豉汤？在什么情况下应用白虎汤或白虎

---

① 成无己《注解伤寒论·辨阳明病脉证并治》："舌上苔黄者，热气客于胃中，舌上苔白，知热气客于胸中，与栀子豉汤。"钱潢《伤寒溯源集·阳明上篇》："舌上苔……当是邪初入里，胃邪未实，其色犹未至于黄黑焦紫，必是白中微黄耳。"

② 程门雪《伤寒论歌诀·阳明篇》："豆豉宣透，山栀清泄；宣透为主，清泄是佐。"

③ 愦：昏乱，如发聋振愦。愦愦：混乱。《后汉书·何进传》："天下愦愦，亦非独我曹罪也。"

④ 怵惕：有两义，除了解释恐惧外，亦作〔戒惧〕解。《书·囧命》："怵惕惟厉，中夜以兴，思免厥愆。"《汉书·淮南厉王传》："日夜怵惕，修身正行。"

加人参汤？

2. 猪苓汤证

<u>原文</u> 223. 若脉浮，发热，渴欲饮水，小便不利者，猪苓汤主之。

<u>提要</u> 承上条辨水热内蓄的证治。

<u>分析</u> 本条承上条辨阳明病可能出现水热内蓄的证治，并与白虎加人参汤证辨渴欲饮水。因猪苓汤与白虎加人参汤都有口渴，但白虎加人参汤是热在中焦，气阴大伤，当是大渴欲饮，口干舌燥；猪苓汤是水热互结于下焦，气化不利，津不上承，故见渴不多饮，小便不利，白虎加人参汤以清热救津为主；猪苓汤以滋阴利水为主。

$$渴欲饮水\begin{cases}白虎加人参汤——大渴引饮，口干舌燥——热在中焦，\\ \qquad 气阴大伤，以清热救津为主\\ 猪苓汤——渴不欲饮，小便不利——水热互结下焦，\\ \qquad 气化不行，以滋阴利水为主\end{cases}$$

本条"脉浮，发热，渴欲饮水，小便不利"，与五苓散证完全相同。其实猪苓汤并无表证表脉，故有些注家对"脉浮"二字提出了疑问。王肯堂认为："若脉"二字下脱一"不"字。应作"若脉不浮"解[①]。丹波元简同意他的见解[②]，我们认为这样的理解是比较符合临床实际的。本条猪苓汤证应与少阴篇319条联系起来看，猪苓汤的发热，当是阴虚发热，除身热，口渴，小便不利外，当有心烦不得眠，舌红，脉数等阴虚证候，故不同，五苓散通阳利水，而猪苓汤滋阴利水，这是治疗水饮停蓄下焦的又一方法。

$$猪苓汤\begin{cases}猪苓、茯苓——淡渗利水\\ 泽泻、滑石——清热利湿\\ 阿胶——滋阴润燥\end{cases}滋阴利水，兼清里热$$

猪苓汤滋阴利水，兼清里热，滋阴而不碍邪，利水而不伤阴，故适用于热伤阴液而又有水湿内停之证，阳明病见此证者可用，少阴病见此证者亦可用。但猪苓汤证并非阳明病必见之证，所以柯琴所谓"阳明起手三法"[③]，程应旄

---

① 王肯堂《伤寒证治准绳·小便不利》："此浮字误也。《活人》云：脉浮者，五苓散；脉沉者，猪苓汤。则知此证'若脉'二字下脱一不字也。"

② 丹波元简《伤寒论辑义·辨阳明病脉证并治》："脉浮之浮，其义未详。魏氏、钱氏、锡驹并云：表邪未尽，果然，则与五苓散证何别？……成氏直以脉浮释之。而朱氏却以脉沉言之，胥失之矣。若曰脉浮者五苓散，不浮者猪苓汤则得仲景之意矣。"

③ 柯琴《伤寒来苏集·伤寒论注·阳明脉证下》："连用五若字，见仲景设法御病之详。栀子豉汤所不及者，白虎汤继之，白虎汤不及者，猪苓汤继之，此阳明起手三法。"

的所谓"三焦分治"①，说来很动听，但只能作为临床参考而已。

本方证复见于《金匮要略·消渴小便利淋病》篇，其文字与本条完全相同。目前用本方加减治疗热淋、血淋见小便不利而有阴虚现象者有较好疗效，治尿路感染、肾盂肾炎见血尿而有阴虚现象者亦效。

复习思考题

(1) 猪苓汤证与白虎加人参汤证的异同点在哪里？

(2) 猪苓汤证与五苓散证的异同点在哪里？

3. 猪苓汤禁忌症

原文 224. 阳明病，汗出多而渴者，不可与猪苓汤。以汗多，胃中燥，猪苓汤复利其小便故也。

提要　阳明病热盛津伤，禁用猪苓汤利小便。

分析　本条文字，明白晓畅，容易理解，为了加强我们的论点，还须扼要地讲一下。

汗液与尿液都是人体内水液所化。发汗、利小便的方法，如果使用不当，都能损伤津液（181 条：若利小便，此亡津液）。阳明病汗出多而渴，是由于热盛伤阴，胃中干燥所致，正确的处理方法是用白虎汤或白虎加人参汤清热救津。猪苓汤是利小便的方剂，阳明病汗出多而渴，如果误认为蓄水证而用猪苓汤利小便，津液势必更加耗竭。便有亡津液，亡阳的危险，所以猪苓汤当然在禁用之列②。仲景于本条明明指出阳明病热盛伤津，不可用猪苓汤利小便，足证所谓"阳明起手三法"和"三焦分治"的说明是很难成立的。

(三) 阳明腑证

1. 调胃承气汤证

☆原文 248. 太阳病三日，发汗不解，蒸蒸发热者，属胃也，调胃承气汤主之。

提要　太阳病汗后转为阳明胃实的证治。

分析　"太阳病三日，发汗不解"，是指太阳病经过发汗后病仍不解，是说汗与热不解（程应旄语），不是说表证不解。病不解而见蒸蒸发热，这是邪传阳明，热盛于里，所以说"属胃"（胃家实）。从本条可以看出两个问题：①太阳传阳明在临床上比较多见；②发汗病不解，不一定是汗不如法，而是自然传

---

① 程应旄《伤寒论后条辨·辨阳明脉证篇》："热在上焦，故用栀子豉汤；热在中焦，故用白虎加人参汤；热在下焦，故用猪苓汤。寒邪闭热在经，伤气耗津必甚，三治酌量，只是趋凉避燠，化气回津。"成无己《注解伤寒论·辨阳明病脉证并治法》："脉浮发热者，上焦热也；渴欲饮水者，中焦热也；小便不利者，邪客下焦，津液不得下通也。与猪苓汤利小便，以泻下焦之热也。"苍按：成氏随文敷衍，其说不可从。

② 喻昌《尚论篇·阳明经上篇》："热邪传入阳明，必先耗其津液，加以汗多而夺之于外，复利其小便而夺之于下，则津液有立亡而已，故示戒也。"

变。自然传变的原因也有两个方面：一个是邪毒重，一个是素体阳盛。

"蒸蒸发热"是由于里热熏蒸，其热从里达外，同时濈然汗出，犹似蒸笼一般；与桂枝汤的翕翕发热，恶寒汗出者不同①。本条只提蒸蒸发热，是突出一个重点加以讨论（或者说突出一个主症），并不是说调胃承气汤证只有蒸蒸发热一个症状而已。凡遇到这种情况，必须将前后条文综合起来互相参看，方可得其全貌。《伤寒论》第70条说："发汗后，恶寒者，故虚也；不恶寒，但热者，实也。当和胃气，与调胃承气汤。"这说明调胃承气汤既有蒸蒸发热，那么不恶寒，反恶热已尽在不言中。此外，29条的"谵语"，105条的"大便当硬"，也都是调胃承气汤的适应症，不过本条证是从太阳病三日传来的，为日尚浅，热结未深，所以谵语就不一定会出现②，但应有大便硬、苔黄、脉大等症，否则调胃承气汤还须慎用。

$$
调胃承气汤
\begin{cases}
大黄——荡涤实热 \\
芒硝——软坚润燥 \\
甘草——甘缓和中
\end{cases}
和胃泄热
$$

大黄为植物性下剂，能刺激肠壁，促进肠蠕动而引起通便作用；芒硝为盐类下剂，在肠内不吸收，能保持水分，使肠内容物溶解为液状而排出体外。调胃承气汤有通便泄热的作用，是下剂中的和剂（恽铁樵语），也就是下剂中的轻剂。通过轻下的方法，达到泄热的目的③。70条的所谓"当和胃气"，就有和胃，通便，泄热的意思在内。

调胃承气汤的应用范围很广。凡胃肠有实热而引起的谵语发狂，面赤发斑，咽颊肿痛，口舌生疮，牙龈出血以及口臭等症，用本方都有一定疗效。杂病中如见上焦热重而大便秘结的，本方可与清热解毒药同用。如《局方》凉膈散，即本方加薄荷、黄芩、山栀、连翘、竹叶、白蜜等药。能导热下行，也就是"病在上，取之下"的意思，至于蒸蒸发热，是针对外感热病而言的，杂病就不一定有了。

复习思考题

调胃承气汤证除蒸蒸发热外，还应有哪些主要脉证？它的主要作用是什么？

○原文249. 伤寒吐后，腹胀满者，与调胃承气汤。

---

① 成无己《注解伤寒论·辨阳明病脉证并治法》："热甚于表者，翕翕发热；热甚于里者，蒸蒸发热。"程应旄《伤寒论后条辨·辨阳明脉证篇》："第征其热如炊笼蒸蒸而盛，则知其汗出必连绵濈濈而来，此即大便已鞕之征，故曰属胃也。"

② 程应旄《伤寒论后条辨·辨阳明脉证篇》："热虽聚于胃，而未见潮热谵语等症，主以调胃承气汤者，于下法内从手中治，以其为日未深故也。"

③ 汤本求真《皇汉医学·少阳病篇·小柴胡汤之注释》："凡热性病用下剂者，非为得以通便，系驱逐热毒为主目的，故用寒药，配有消炎性之大黄、芒硝成汤剂，为合理。"

提要　阳明胃实腹胀满的治法。

分析　凡外感热病膈上有实邪者可用吐法。若热在阳明，无论经证腑证，因上焦无实邪，均不可用吐法。阳明病误用吐法后，促使津伤胃燥，经证可以转成腑实，故吐法在所当禁。

本条腹胀满，属实胀实满，按之当有疼痛，大便当秘结。但尚未至大实大满，故可用调胃承气汤轻下燥实①。《金匮要略·腹满病》篇说："病者腹满，按之不痛为虚，痛者为实，可下之。舌黄未下者，下之黄自去。"看来即指此等病证而言。调胃承气汤证的舌根大多黄腻，《金匮》的理论完全符合临床实际。

与厚朴生姜甘草人参汤证（66 条）辨腹胀满

$$
腹胀满
\begin{cases}
朴姜夏甘证——按之不痛，无热，苔白腻，脉濡 \\
\quad 弱无力——虚胀虚满，属太阴 \\
调胃承气汤证——按之疼痛，有热，苔黄腻，脉实大 \\
\quad 滑数——实胀实满，属阳明
\end{cases}
$$

复习思考题

调胃承气汤证与厚朴生姜半夏甘草人参汤证同有腹胀满，应怎样鉴别？

○原文 207. 阳明病，不吐不下，心烦者，可与调胃承气汤。

提要　阳明热结心烦的治法。

分析　"阳明病不吐不下"，历代注家有两种解释。成无己、周扬俊、《医宗金鉴》等认为不吐不下，是指未经吐下②。尤怡、汪琥则认为不吐不下指上不吐下不泻③。前者是对治法而言，后者是对病情而言，这个不下，应是不大便的互词，因此两种解释都讲得通。

本条阳明病，以方测证，应赅括蒸蒸发热，不大便，腹胀满等症在内。未经吐下而心烦其为热盛实烦可知，故用调胃承气汤和胃泄热除烦。

（1）与栀子豉汤证辨心烦

$$
心烦
\begin{cases}
（汗吐下后）虚烦不得眠，心中懊恼——余热留扰胸膈—— \\
\quad 栀子豉汤证 \\
（未经吐下）蒸蒸发热，心烦便秘——邪热结于胃腑—— \\
\quad 调胃承气汤证
\end{cases}
$$

---

①　喻昌《尚论篇·阳明经上篇》："吐后而腹胀满，则邪不在胸，为里实可知。然但腹胀满而不痛，自不宜用急下之法，少与调胃可耳，此亦和法，非下法也。"苍按：此说可商，调胃是下法中的和法，应有腹痛。

②　《医宗金鉴·伤寒论注·阳明全篇》："不吐不下，心烦者，谓未经吐下而心烦也。其为热盛实烦可知，故与调胃承气汤泻热而烦自除也。"

③　汪琥《伤寒论辩证广注·辨阳明病脉证并治法》："不吐不下者，热邪上不得越，下不得泄，热郁胃腑之中。其气必上熏于膈则心烦，烦闷而热也。"

（2）与栀子厚朴汤证辨心烦腹满

$$心烦腹满\begin{cases}下后，热郁胸中，无腹痛便秘——余热虚烦，气滞\\腹满——栀子厚朴汤证\\未下，蒸蒸发热，有腹痛便秘——热结胃腑，实烦\\实满——调胃承气汤证\end{cases}$$

复习思考题

调胃承气汤证与栀子豉汤同见心烦，与栀子厚朴汤证同见心烦腹满，应如何鉴别？

调胃承气汤证小结

（1）阳明腑实证，有轻有重，故治法有三承气之分。调胃承气汤证以燥热，燥实为主，主要脉证有蒸蒸发热，心烦，腹胀满，谵语，不大便，舌苔黄腻，脉实大滑数等，但临床上不一定都会同时并见。

（2）调胃承气汤有和胃泄热的作用，为治疗阳明腑实证的轻剂，也是下法中的和法。

（3）以上各条，都是突出一点，从而仔细辨证，这也是《伤寒论》行文的特点之一。必须相互参看，才能掌握调胃承气汤的全貌。

（4）凡杂病出现胃热、胃火、胃实诸证而见大便燥结者，均可用本方导热下行。

2. 小承气汤证

原文213. 阳明病，其人多汗，以津液外出，胃中燥，大便必鞕，鞕则谵语，小承气汤主之。若一服谵语止者，更莫复服。

提要　阳明病汗多津伤致便硬谵语的治法。

分析　阳明病的主要病因是热盛于里，所以多汗是阳明病的主症之一。汗出多可使人体的津液外泄，胃肠干燥，所以热盛伤津是阳明经证和腑证共同的病理机制。若因热盛津伤而致大便硬，腑气不通，便成为阳明腑实证。如果先见阳明经证，然后传为阳明腑证的，中医术语叫做"由经传腑"。

谵语一症，亦为阳明经证、腑证所共有。热盛于经，神明被扰，可以导致谵语；热结于腑，腑气不通，热毒上扰神明，同样可以导致谵语。柯琴说："多汗是胃燥之因，便硬是谵语之根。"[①] 这两句话指出了阳明腑证发生谵语的原因，他赅括得比较好。根据临床体会，单纯的大便硬尚不足以引起谵语（麻

---

① 柯琴《伤寒来苏集·伤寒论注·阳明脉证下》："阳明主津液所生病，故阳明病多汗。多汗是胃燥之因，便鞕是谵语之根。一服谵语止，大便虽未利而胃濡可知矣。"徐大椿《伤寒论类方·承气汤类》："谵语由便硬，便鞕由胃燥，胃燥由汗出津液少。"苍按：以上两说是一致的。

仁丸证 247 条），谵语也未必都由于大便硬（白虎汤证），本条之所以便硬与谵语同见，这是因燥成实，有燥屎内结的缘故，所以用小承气汤轻下里实。

$$小承气汤\begin{cases}大黄\text{——}泄热通便 \\ 厚朴\text{——}行气除满 \\ 枳实\text{——}破气消积\end{cases}轻下里实$$

小承气汤和大承气汤比较而言，本方药味较少，剂量较小，药性较缓，煮服法亦有不同，故名"小承气汤"[1]。"若一服谵语止，更莫复服。"这是说使用下剂，应中病即止，以免损伤正气。用小承气汤应如此，用大承气汤依然如此（212 条：若一服利，则止后服）。

小承气汤适用于阳明腑实证而热结不甚者，除大便硬，谵语外，尚有腹大满不通一症，应以痞满为主[2]，故用厚朴、枳实行气破滞而不用芒硝，这一点和调胃承气汤证有所不同。枳实大者三枚，约合今 15 克强。

小承气汤方后云："初服汤当更衣，不尔者尽饮之，若更衣者，勿服之。"更衣二字，指大便得通，于此条可证。

复习思考题

阳明病谵语的原因有几种？谵语是否一定要见大便硬？为什么？

原文214. 阳明病，谵语，发潮热，脉滑而疾者，小承气汤主之。因与承气汤一升，腹中转气者，更服一升，若不转气者，勿更与之。明日又不大便，脉反微涩者，里虚也，为难治，不可更与承气汤。

提要 小承气汤的主要脉证，用法和禁忌。

分析 本条分三段讨论。第一段是说阳明病，谵语，发潮热，原为里实，可下之证[3]（104 条：潮热者，实也）。但脉滑而疾（脉象流利，来势急促），与脉沉实不同，知是里热虽盛而燥屎尚未坚结，故只用小承气汤轻下里实，而不用大承气汤峻攻[4]。大小承气汤二方相比，大黄虽同为四两，但大承气大黄后下，小承气三味同煎；小承气的枳实只及大承气的五分之三；厚朴只有大承气的四分之一，而且没有芒硝；在药味、剂量与煎法上都有显著的区别。成无己说："大热结实者与大承气汤，小热微结者与小承气汤。"[5] 可谓要言不烦。

---

① 柯琴《伤寒来苏集·伤寒附翼·阳明方总论》："夫诸病皆因于气，秽物之不去。由于气之不顺，故攻积之剂必用行气之药以主之，亢则害，承乃制，此承气之所由。又病去而元气不伤，此承气之义也……味少性缓，制小其服，欲微和胃也，故名曰小。"

② 王好古《此事难知·阳明证》："小承气汤治实而微满。"

③ 方有执《伤寒论条辨·辨阳明病脉证并治》："潮热，阳明旺于申酉戌，故热作于此时，如潮之有信也。"

④ 尤怡《伤寒贯珠集·阳明篇下》："脉滑而疾者，则与脉滑而实差异矣。故不与大承气汤而与小承气汤也。"

⑤ 成无己《注解伤寒论·辨阳明病脉证并治》："大热结实者，与大承气汤；小热微结者，与小承气汤。以热不甚大，故于大承气汤去芒硝。有以结不至坚，故亦减厚朴、枳实也。"

第二段是自注文字，服承气汤一升后，腹中转气的是有燥屎。可能是药力不足，故大便仍不通，如此可再服一升。何以知原有不大便？观第三段"又不大便"四字可知。若服汤后不再转气的是无燥屎，就不宜再服。从这里可以看出《伤寒论》在使用攻下法时，即便用小承气汤也是十分慎重的。转气《玉函经》作"转矢气"。矢气，即屎气，俗称放屁。成无己本作"转失气"。《素问·咳论》说："小肠咳状，咳而矢气，气与咳俱失。"可见成氏亦有所本，故两说可以并存。至于本条的转气与不转气来测验有无燥屎，临床上还须结合其他脉证一并考虑，单凭转气与否是不够的。

第三段"明日又不大便"，明日二字当活看，不一定就是指明天。这是说如果日后又不大便，而反见脉微脉涩者，这是气阴俱虚，是阳证见阴脉①。凡此等病，多属邪实正虚，补虚则碍邪，攻邪则伤正，攻补两难，所以说"里虚也，为难治，不可更与承气汤也。"但难治不等于不治。一般情况下，可用蜜煎导法②（233条，今用开塞露）；如重证非攻不可，可先用独参汤，后用承气汤；或用陶氏黄龙汤（大承气加人参、当归、甘草），或用吴瑭《温病条辨》新加黄龙汤（增液加调胃承气汤，加人参）。这些都是攻补兼施之法，可随宜采用。

复习思考题

试述阳明腑实证见脉微脉涩的病机与处理方法？

原文250. 太阳病，若吐若下若发汗后，微烦，小便数，大便因鞕者，与小承气汤和之愈。

提要 太阳病误治伤津转属阳明热结的证治。

分析 本条的"太阳病，若吐若下若发汗"，与第181条"太阳病，若发汗，若下，若利小便，此亡津液，胃中干燥，因转属阳明"的机理基本相同。本条为181条提出了具体的证候和治疗措施，可作为181条的注脚。

太阳病经过汗吐下后，津液大伤，邪热入里，因转属阳明而成为热结胃实之证。邪热内扰，故见心烦。此心烦与大便硬同时并见，这和栀子豉汤的虚烦不同③（76条：发汗吐下后，虚烦不得眠）。

一般说来，小便频数是由于分清泌浊的功能失常，可使肠中津液减少，是造成大便硬的原因之一。这种情况在杂病比较多见，如老年人津液亏损，见小

---

① 《伤寒论·辨脉法》："凡脉大浮数动滑，此名阳也。脉沉涩弱弦微，此名阴也。凡阴病见阳脉者生，阳病见阴脉者死。"

② 柯琴《伤寒来苏集·伤寒论注·承气汤证》："宜蜜煎导而通之，虚甚者与四逆汤，阴得阳则解矣。"

③ 程应旄《伤寒论后条辨·辨阳明脉证篇》："吐下汗后，而见烦证，征之大便硬，固非虚烦者，此心烦既微而小便数，当由胃家失润燥气客之使然。胃虽实，非大实也。和以小承气汤，取其滋液以润肠胃。"《医宗金鉴·伤寒论注·辨阳明病脉证并治全篇》："若吐、若下、若发汗后不解，入里微烦者，乃栀子豉汤证也。今小便数，大便因硬，是津液下夺也，当与小承气汤和之，以其结热未甚，入里未深也。"

便数，大便硬者，宜用润肠通便的方法，如脾约麻仁丸（247 条）之类。外感热病在阳明热盛阶段，多见小便短赤，若见小便数，大便硬，这是亡津液而燥屎内结之证，如燥结不甚，亦宜用小承气汤和胃通便。

小承气汤证由于燥屎已结，腑实已成，故除潮热，谵语，心烦，大便硬外，亦当有腹胀满一症，故用大黄泄热通便，厚朴枳实宽中泄满。太阳病篇第79 条栀子厚朴汤证（伤寒下后，心烦腹满，卧起不安者，栀子厚朴汤主之。）用厚朴、枳实治心烦腹满；《金匮要略·腹满寒疝宿食病》篇说："痛而闭者，厚朴三物汤主之。"厚朴三物汤与小承气汤药味相同，但剂量较重而已（厚朴八两，大黄四两，枳实五枚），可见小承气汤不但应有腹胀满，而且腹痛也是小承气汤的适应症。

小承气汤证小结

（1）小承气汤证以痞满为主，它的主要脉证是汗多，潮热，谵语，心烦，大便硬，腹大满不通，脉滑而疾，舌苔老黄等，但临床上不一定都会同时出现。

（2）小承气汤相对大承气汤而言，有轻下里实的作用。它适用于阳明腑实初成而热结不甚者，故用大黄泄热通便，枳朴行气除满而不用芒硝。大热结实者用大承气汤；小热微结者用小承气汤。

3. **大承气汤证**

☆原文 208. 阳明病，脉迟，虽汗出不恶寒者，其身必重，短气，腹满而喘，有潮热者，此外欲解，可攻里也。手足濈然汗出者，此大便已硬，大承气汤主之。若汗多，微发热恶寒者，外未解也。其热不潮，未可与承气汤。若腹大满不通者，可与小承气汤，微和胃气，勿令至大泄下。

提要　辨大小承气汤证及其用法。

分析　本条分三段读。第一段从"阳明病，脉迟"至"大承气汤主之"，是表证已解，里实可攻的脉证。现在先解释脉迟问题。一般来说，脉迟为寒，这是人所共知的。阳明病是里热实证，脉当沉实有力，本条说阳明病脉迟，这是什么道理呢？我们说，本条的脉迟确实是阳明里实之脉，证之临床，凡外感热病当热毒内结，中枢神经受毒素影响，经脉气血受阻而运行不畅时，往往可以出现迟脉。例如真性伤寒和急性传染性肝炎，如果出现迟脉，即表明热毒很重。在两千年前，有这样珍贵的临床资料，实在难得①。当然这种迟脉，按之必然沉实有力②，再

---

① 丹波元简《伤寒论辑义·辨阳明病脉证并治》："按程氏以脉迟为尚未可攻之迟脉，柯氏、钱氏为中寒无阳之迟脉，并与经旨左矣。"

② 程应旄《伤寒论后条辨·辨阳明病脉证篇》："迟脉亦有邪聚热结，腹满胃实，阻住经隧而成者，又不可不知。"尤怡《伤寒贯珠集·阳明篇下》："腹满便秘，里气不行，故脉为之濡滞不利，非可比于迟则为寒之例也。"张璐《伤寒缵论·阳明下篇》："此脉虽云脉迟，而按之必实，其证一尽显胃实，故当攻之无疑。"陆懋修《医林琐语》："迟脉亦有二，寒者固迟，而热极亦能迟，实非迟，乃伏而不动耳。"

加上汗出不恶寒，身重短气，腹满而喘以及潮热等一系列阳明腑证，显然是里热可攻之证①，与脉迟为寒的脉迟有严格的区别。汗出不恶寒是表证已解；腹满身重（219条），是热壅气滞，经络受困所致；短气与喘，有虚有实，今胃热甚而气上逆（汪琥语），故短气，腹满而喘；潮热为大、小承气汤证所共有，今潮热与手足濈然汗出同时并见，与遍身漐漐汗出不同，此大便已硬，肠中有燥屎内结，是阳明腑证可攻的重要指征之一，故用大承气汤攻其燥屎②。山田氏说："本节'虽'字当在阳明病下。"其说可从。

第二段从"若汗多"至"未可与承气汤"，是说有发热恶寒等症而表邪未解的，未可与承气汤攻里；即使表邪已解而其热不潮的，说明腑气未实，亦未可与承气汤攻里。这一段是反复申述胃实可攻，表未解者不可攻，是与太阳病篇第49条"外证未解，不可下也，下之为逆"这一治疗原则相互呼应的。但临床上在必要时可以解表攻里兼施，如果忘了表证（遗表攻里），只攻里证，那当然也是不对的。

最后一段指出腑气虽实，但尚未坚结者，即使腹大满，只能用小承气汤微和胃气。"勿令至大泄下"，即不得用峻下法。这里说明同是可下之法，应有轻重缓急之分。小承气汤说"和"，大承气汤说"攻"，极有斟酌。

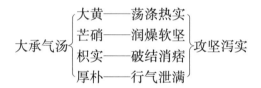

本方合调胃承气汤、小承气汤于一炉，能攻坚泻实，适用于阳明腑实证之大实大满者，为三承气汤中药力最猛的方剂，故称为峻下剂。

三承气汤的用法，调胃承气汤以燥实为主，小承气汤以痞满为主，故一般认为大承气汤应以痞满燥实为主③。但是这都是指大致情况，不必过于拘泥。《金匮要略·呕吐哕下利病》篇说："下利，三部脉皆平（脉皆平，谓脉不虚），按之心下坚者，急下之，宜大承气汤。"故也有认为大承气汤必须痞、满、燥、实、坚五证俱全，此说更不可拘④。大、小承气汤有轻重之分，二方大黄均用

---

① 魏荔彤《伤寒论本义·阳明经中篇》："汗出太阳所有，而不恶寒则太阳所无也。身疼体痛太阳所有，而身重太阳所无也。兼以短气腹满，喘而潮热，纯见里证而不见表证……考验于此人者，乃可攻里无疑矣。"

② 魏荔彤《伤寒论本义·阳明经中篇》："手足濈然而汗出者，胃热盛而逼汗于四末，津液知其内亡矣。"

③ 王好古《医垒元戎》："大承气汤治大实大满……痞满燥实四证俱备则用之，杂病则进退用之。"

④ 张志聪《侣山堂类辩·急下论》："予尝闻之曰：痞满燥实坚五证皆备，然后可下。噫！当下者，全不在此五字。"

四两，但大承气汤厚朴用半斤，枳实用五枚，芒硝用三合，较之小承气的厚朴三两，枳实三枚，而且再加芒硝，不但药味多，而且剂量重，故小承气称"和胃气"，大承气称"大泄下"。

大承气汤的适应症散在各条。从本条看，腹满而喘，潮热，手足濈然汗出，大便硬是大承气汤证的主症之一。在外感热病中，大承气汤证的舌苔大多是焦黄起刺或焦黑燥裂①，脉大多沉实有力，迟脉则非常见之脉。

目前用大承气汤口服或灌肠治疗急性单纯性肠梗阻有一定疗效②。急性胆囊炎，急性阑尾炎，痉病③见阳明腑实证的亦可用本方加减治疗。

复习思考题

(1) 试述阳明腑证见迟脉的原理？

(2) 三承气汤在用法上有何不同？为什么？

√原文 209. 阳明病，潮热，大便微鞕者，可与大承气汤，不鞕者，不可与之。若不大便六七日，恐有燥屎，欲知之法，少与小承气汤。汤入腹中，转矢气者，此有燥屎也，乃可攻之。若不转矢气者，此但初头硬后必溏，不可攻之，攻之必胀满，不能食也。欲饮水者，与水则哕。其后发热者，必大便复鞕而少也，以小承气汤和之。不转矢气者，慎不可攻也。

提要　大便已硬者可攻，不硬者不可攻。

分析　本条可分四段读。第一段是说阳明病发潮热，大便硬，是胃实可攻之证，可与大承气汤，大便不硬的便不可与。这是本条的主文，必须首先掌握。大便微硬的"微"字，恐是衍文，不必深究（抄古书而误增的字，称为衍文）。

第二段是说不大便六七日，未必一定有燥屎。为了慎重起见，可先服少量小承气汤，服汤后腹中转矢气的，是内有燥屎，欲下而不得下，可进一步用大承气汤攻下④。这一段应与 214 条小承气汤证参看。"攻之"二字，指大承气汤而言。

第三段是说如果不能转矢气的是肠中没有燥屎，即使不大便六七日，这仅仅是初头硬，后必溏，故不可峻攻。若误用攻下，势必损伤脾胃，中阳不运，

① 吴瑭《温病条辨·中焦篇》："舌苔老黄，甚则黑有芒刺，脉体沉实的系燥结痞满，方可用之。"

② 1962 年龙华医院用大承气汤灌肠治疗单纯性肠梗阻一例，获良效。患者腹部胀痛便秘恶心，似有气上冲。初服硫酸镁，痛更甚，继用大承气煎汤灌肠，同时用葡萄糖补液，即下燥屎五六枚，见频转矢气，再用一贴，又下燥屎而愈。1965 年天津某医院用此法得国家科委奖。

③ 《金匮要略·痉湿暍病脉证治》："痉为病，胸满口噤，卧不着席，脚挛急，必齘齿，可与大承气汤。"

④ 尤怡《伤寒贯珠集·阳明篇下》："服汤后转矢气者，便坚而药缓，屎未能出，而气先下趋也，故可更与大承气汤攻之。"

就可以引起脘腹胀满，不能食以及饮水则哕等症①。哕，即呃逆，俗称"打呃忒"。哕有虚实之分，本条的哕是由于误下脾虚所致②。《素问·宝命全形论》："病深者，其声哕。"这说明不论虚证实证，凡见呃逆，大多是病势严重的表现。

第四段的"其后发热"，《玉函经》作"其后发潮热"，这是合乎逻辑的。成无己顺文解释为发热，恐非③。这一段是说凡经大承气汤攻下以后，如果日后又发潮热，必须考虑燥屎的数量不会很多，屎硬的程度也不会很坚，因此只能用小承气汤微和胃气。最后两句是反复叮咛，"不转矢气者，慎不可攻"，这说明仲景在应用大承气汤攻下时的审慎态度，在未用前或已用后都要经过一番周密考虑，和"以药试病"是有根本区别的。

☆原文 212. 伤寒，若吐若下后不解，不大便五六日，上至十余日，日晡所发潮热，不恶寒，独语如见鬼状。若剧者，发则不识人，循衣摸床，惕而不安，微喘直视。脉弦者生，涩者死。微者，但发热谵语者，大承气汤主之。若一服利，则止后服。

提要 阳明腑实危候，治法及其预后。

分析 本条分为三段读。第一段是说伤寒或吐或下后，病仍不解，津液大伤，邪热入里化燥，而转为阳明腑实证。

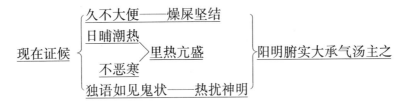

不大便五六日，上至十余日，总之是久不大便。久不大便未必就是燥屎坚结，只有加上日晡潮热，不恶寒和独语如见鬼状，综合起来看，这才是燥热内结，腑实可攻之证，故当用大承气汤泻其亢极之阳（张锡驹语，见252条注）。大承气汤既治其胃实症状，又治其全身症状。阳明腑实证的全身症状，要用泻其亢极之阳的方法来解决。日晡，即日暮、黄昏的意思。日晡所，也就是指傍晚时分。傍晚时分热盛如潮，是说在这一段时间热得特别厉害，并不是说其余时间没有热，这一点不能有任何误解。独语，即谵语，是热扰神明所致④。当

　① 尤怡《伤寒贯珠集·阳明篇下》："胃无燥屎，邪气未聚，攻之则病未必去，而正已大伤也。"
　② 尤怡《伤寒贯珠集·阳明篇下》："阳明病能饮水者为实，不能饮水者为虚。如虽欲饮而与水则哕，所谓胃中虚冷，欲饮水者，与水则哕也。"
　③ 丹波元简《伤寒论辑义·辨阳明病脉证并治》："发热即言潮热，《玉函》可证。成氏顺文注释，却觉允当。"
　④ 《素问·脉要精微论》"衣被不敛，言语善恶，不避亲疏者，此神明之乱也。"

热盛时神志昏糊，往往可以产生幻觉，可以<u>妄见妄闻</u>，所以说"如见鬼状"。"如见鬼状"是形容词，这里用字很有分寸，加"如"字，就说明并不是真见鬼。

第二段全部是插入之笔，在文法上称为"插笔法"。《伤寒论》除倒装句、省笔法之外，插笔法是运用挟叙挟议的方式来表达题中应有之义，因此也是一种重要的笔法。这一段插入之笔，是叙述大承气汤证有轻有重，并不是划一的。剧者发则不识人，循衣摸床，惕而不安，微喘直视，这是阳明腑实危候；微者但发热谵语，这是阳明腑实重证中的轻证，但都是大承气汤的适应症。我们在这里可以看出一点：大承气汤并不是一定要痞满燥实俱全才能用，如果真是到了痞满燥实俱全的程度，病情已是十分危急，即使用大承气汤也成了<u>背城借一之势</u>[①]，那就费力多而成功少了。

不识人，是指热盛神昏之极，连人都不认识了。循衣摸床，111 条"撚衣摸床"，《玉函经》作"循衣撮空"（苏人叫做"握空"），这些都是热盛神昏的表现。两者如果同时并见，是一组十分严重的脑症状，预后也十分险恶。这种脑症状，不独是阳明病的危候，同样也是少阴病的危候。但一虚一实，一寒一热，病机完全不同，如果辨证不明，用药不当，势必祸不旋踵。

惕而不安，即惊惕不安，是热极生风的现象；热盛于里，气壅于上，故气粗似喘；热极精枯，精气不能上荣于目，故两目直视（86 条：直视不能眴）。以上危候在一个病人身上不一定全部出现，但只要有两个以上这样的危证，就应及时抢救，以防不测。

在这种情况下，脉象的好坏，当然是诊断上极为重要的一环。"脉弦者生，涩者死"，根据成无己的说法，脉弦脉涩虽然都是阴脉，但"脉弦为阴有余，脉涩为阴不足，阳热虽剧，脉弦知阴未绝而犹可生，脉涩则阴绝，故不可治"。结合临床体会，脉弦有力，说明正气尚存，犹有可攻之道，所以预后也比较好；脉涩是气血大虚（214 条：脉反微涩者，里虚也，为难治，不可更与承气汤也），正虚不可攻，邪实又不可不攻，所以预后凶多吉少。《素问·通评虚实论》说："涩而身有热者死。"本条说"涩者死"与《内经》的理论相吻合。《素问·方盛衰论》说："形气有余，脉气不足死；脉气有余，形气不足生。"王叔和《辨脉法》说："凡阴病见阳脉者生，阳病见阴脉者死。"[②] 这些话都是经验总结，非常宝贵。

"微者，但发热谵语"，这里的"发热"应作"潮热"解。如果发热谵语，

---

① 《左传·成公二年》："收合余烬，背城借一。"杜预注："欲于城下，复借一战。"谓在自己的城下跟敌人决一死战。

② 《伤寒论·辨脉法》："凡脉大浮数动滑，此名阳也；脉沉涩弱弦微，此名阴也。凡阴病见阳脉者生，阳病见阴脉者死。"

而不是潮热谵语，就不一定是大承气汤证。"若一服利，则止后服"，这是深怕过下伤正，但如果邪犹未尽，调胃承气汤还是可以用的。

复习思考题

阳明腑实证有哪些危候？怎样判断预后的良否？

○原文 210. 夫实则谵语，虚则郑声，郑声者，重语也。直视谵语，喘满者死，下利者亦死。

提要　辨谵语、郑声及其预后。

分析　谵语与郑声，同属谵妄一类，都是神志不清的情况下才会出现。本条从辨证的角度提出"实则谵语，虚则郑声"，并下了一个定义说："郑声者，重语也。"把谵妄分为虚实两类，这是中医学的特长，在临床上有重要意义①。谵语，是妄言乱语，声高气粗，躁扰不宁（呼之难醒，醒后即不遽昏）。这是由于热盛神昏所致，多见于阳明邪实之候。郑声是语言重复，声低气微，断断续续。这是由于阳虚阴盛所致，多见于少阴元气将脱之际。一虚一实，一动一静，两者有显著区别②。此外，阳明实热，当有潮热，脉实大等症；少阴虚寒，当有恶寒蜷卧，脉微细等症。脉证合参，诊断就更加明确。《素问·通评虚实论》："邪气盛则实，精气夺则虚。"同样是一个神志昏糊的脑症状，却有两种绝对相反的病机，非大实，即大虚，这是辨证论治的关键所在。

直视谵语，是邪热亢盛，阴液将竭，已属危候，若再加喘满，是肺气垂绝，气从上脱，故预后不良。至于下利，当分虚实，阳明腑实证的下利，大多是热结旁流，属承气汤证，当在后面讨论；若是少阴病见郑声，直视，再加下利不止，这是胃气垂绝，阴液下脱，故预后亦不良。前者以攻下为主，后者以急温为主。

复习思考题

怎样区别谵语和郑声？并说明其病机。

√原文 211. 发汗多，若重发汗者，亡其阳。谵语，脉短者死，脉自和者不死。

提要　从脉象辨谵语的吉凶。

分析　发汗太过，既能伤阴，亦能亡阳。本条是太阳病，若发汗多或重发汗，以致损伤阴液，病势可以朝两个不同的方向传变。一是邪热传里（热盛伤津），转属阳明；一是汗多亡阳（阴损及阳），转入少阴。阳明实证，当清当下；少阴虚证，当温当补，治法完全不同。

①　《医宗金鉴·辨阳明病脉证并治全篇》："谵语一证，有虚有实。实则谵语，阳明热甚，上乘于心，乱言无次，其声高朗，邪气实也。虚则郑声，精神衰乏，不能自主，语言重复，其声微短，正气虚也。"张志聪《伤寒论集注·辨阳明少阳病脉证篇》："此统论谵语之虚实也……因虚而致谵语者，即郑声也。"苍按：《伤寒论》284 条："少阴病，咳而下利，谵语者，被火气劫故也。"此谵语即郑声。

②　《素问·脉要精微论》"言而微，终日乃复言者，此夺气也。"

谵语亦有虚实之分，实则谵语，虚则郑声。短脉是二十八脉之一，它的脉波很短，关部较明显，尺寸俱不足。邪传阳明，出现潮热，谵语，本来可以用下法，若见脉短无力①，便是邪实正虚，阳证见阴脉，故预后大多不良。"脉自和"是指脉与病相应，如阳明病见脉弦、脉实、脉洪、脉滑，是脉证相符，故病虽重不死②。汗多亡阳，病在少阴而见谵语，此即上条的"虚则郑声"，如见脉短，是气血虚竭，故预后亦不良。《难经·十七难》："病若谵语妄语，身当有热，脉当洪大，而反手足厥冷，脉沉细而微者，死也。"《难经》此说，是与本条互发。

☆原文 220. 二阳并病，太阳证罢，但发潮热，手足漐漐汗出，大便难而谵语者，下之则愈，宜大承气汤。

提要 太阳转阳明胃实的证治。

分析 二阳并病，即太阳与阳明并病，见前第 48 条。二阳并病有太阳未罢和太阳已罢两种情况。若太阳病证不罢者，不可下，下之为逆，如此可小发汗。本条说太阳证罢，但发潮热，手足漐漐汗出，大便难而谵语，这是外邪已完全归并阳明，邪热亢盛，腑实已成，所以说"下之则愈，宜大承气汤"。

发潮热，手足漐漐汗出，大便难而谵语四症，为大承气汤的主要适应症。这一组证候，在热性病中是比较多见的。发潮热，即 212 条的日晡所发潮热。手足漐漐汗出，与 208 条的手足溅然汗出同一机理③。这四症相互关联，不可孤立看待。在潮热的基础上见手足漐漐汗出，方是阳明腑实可下之证，单凭手足漐漐汗出是不可能断为大便已硬的（208 条：有潮热者，此外欲解，可攻里也。手足溅然汗出者，此大便已硬，大承气汤主之）。至于急性热病的发热，一般总是日轻夜重，傍晚或晚上的热度总要比白天高得多。但如果除了热度增高之外，别无其他严重情况，就不能称之为潮热。阳明腑实证的潮热，除了在傍晚时分热度像潮汛一般显著增高外，势必与神昏谵语，躁扰不宁，腹痛便秘等症同时并见，这才是津伤热结，腑气不通的标志。

大便难与谵语二者有密切关系。邪热亢盛，腑实已成，故大便难；邪热亢盛，胃热熏心则谵语。两者均为邪热所致。

213 条说："大便必硬，硬则谵语，小承气汤主之。"可见同样是大便难而谵语，也有轻重之分。

复习思考题

---

① 《素问·脉要精微论》："短则气病。"苍按：短而有力为气郁，短而无力为气损。

② 汪琥《伤寒论辩证广注·辩阳明病脉证并治法》："自和者，言脉与病不相背也。是病虽甚不死。"

③ 成无己《注解伤寒论·辨阳明病脉证并治法》："一身汗出为热越，今手足漐漐汗出是热聚于胃也。故必大便难而谵语。《经》曰：手足溅然汗出者，必大便已硬也，与大承气汤，以下胃中实热。"

试述大承气汤的主要症状及其病机。

○<u>原文 239</u>. 病人不大便五六日，绕脐痛，烦躁，发作有时者，此有燥屎，故使不大便也。

提要　辨燥屎内结可攻之证。

分析　什么叫燥屎？燥屎是指由于热极津伤，肠中有干燥硬结的粪便，欲下而不得下的一种严重证候。它的临床表现为不大便，绕脐痛，烦躁，发作有时，燥屎是阳明腑实证的重要指征之一，也是大承气汤的主要适应症之一。

$$不大便\begin{cases}绕脐痛——燥屎阻塞肠间，不通则痛\\烦躁——燥屎阵阵攻动，痛甚则燥\end{cases}发作有时——可攻$$

病人不大便五六日，未必就是有燥屎。腹痛，不大便也不一定是有燥屎。在此疑似之间，必须使用腹诊的方法，按一下腹部的情况。若是脐腹部硬痛拒按，再加神情烦躁不安，这便是有燥屎阻塞肠间。腹壁不厚的病人，有时还可以摸到粪块，按之作痛，这样就可以用大承气汤攻其燥屎。本条不言大承气汤是省笔（张志聪：不言大承气汤者，省文也）。

燥屎阻塞肠间，不通则痛，故见绕脐痛；燥屎阵阵攻动，因攻动而作痛，故见烦躁。因此绕脐痛与烦躁，这两者之间是相互关联的。所谓发作有时，是指两者都阵阵发作，并不是单指烦躁一症而言[1]。这种烦躁与阳明经热亢盛的烦躁，其病机不尽相同。此证之所以不大便，绕脐痛与烦躁发作有时，主要由于燥屎内结所致，所以说"此有燥屎，故使不大便也。"

四诊中的切诊包括腹诊在内，仲景书非常重视腹诊，这一点不可不知。本条不大便五六日，绕脐痛，究竟拒按不拒按？有没有燥屎？要不要用攻下药？只有用腹诊的方法才能得到比较正确的答案。这一点可以和转矢气的诊断方法结合起来看[2]。

（适用于提高班作为辨证）《金匮要略·寒疝病》篇亦有绕脐痛，因其病因、病机与阳明腑实完全不同[3]。

$$绕脐痛\begin{cases}腑实——大便不通，腹硬拒按，潮热，苔黄燥——可攻\\寒疝——大便如常，腹软喜按，恶寒，苔白润，脉弦紧——当温\end{cases}$$

复习思考题

---

[1]　孙思邈《千金翼方·伤寒》作"绕脐痛，烦躁"，两句并为一句。

[2]　程应旄《伤寒论后条辨·辨阳明脉证篇》："攻法必待有燥屎，方不为误工。则所以验燥屎之法，不可不备，求之无恃转矢气之一端也。病人虽不大便五六日，屎燥未燥未可知也。但使绕脐痛则知肠胃中，屎无去路，故滞涩在一处而作痛；烦躁发作有时者，因屎气攻动则烦躁发；攻动究不能去，则又有时伏而不动，烦躁此时亦不作。"

[3]　《金匮要略·腹满寒疝宿食病脉证治》："寒疝，绕脐痛，若发则白汗出，手足厥冷，其脉沉紧者，大乌头煎主之。"苍按：白汗，据《巢源》应作自汗。

怎样从不大便、绕脐痛体会腹诊的重要性。

原文 240. 病人烦热，汗出则解，又如疟状，日晡所发热者，属阳明也。脉实者，宜下之，脉浮虚者，宜发汗。下之与大承气汤，发汗宜桂枝汤。

提要　脉实者可攻。

分析　病人烦热，若是表证，当汗出而解。今汗后病不解，又见日晡所发热，如疟之有定时，这是转属阳明之征。但单凭日晡所发热，尚不能肯定病邪已完全入里，如果表未尽解，便不可妄用攻下，还须审其脉象，以定治法。脉实，指脉象沉实有力，这是阳明腑实之脉，再加阳明腑实之证，便可用大承气汤攻下。脉沉实，说详后第 394 条。

脉实者，为表邪已罢，故可攻；脉浮虚者，是表邪未罢，故不可攻。浮虚，是浮缓、浮弱的意思[①]，非虚弱之虚，不可以辞害意。本条明言"发汗宜桂枝汤"，若是虚弱之虚，岂可使用汗法。

○原文 241. 大下后，六七日不大便，烦不解，腹满痛者，此有燥屎也。所以然者，本有宿食故也，宜大承气汤。

提要　下后宿食未尽，燥屎复结的证治。

分析　阳明腑实证，用攻下药后，其病当愈。此证下后，又有六七日不大便，而且烦热不解[②]，腹满痛，这是虽经攻下而邪热未清，燥屎复结，由于宿食未尽，故仍用大承气汤攻其燥屎。

239 条说："病人不大便五六日，绕脐痛，烦躁，发作有时，此有燥屎。"本条说："六七日不大便，烦不解，腹满痛，此有燥屎。"这两者都是用大承气汤攻下燥屎的重要适应症。腹满痛正说明肠中有燥屎内结，由于腑气不通，不通则痛，所以这种腹满痛大多是硬痛拒按的。

阳明腑实证有一下而愈的，亦有下后邪热未清，燥屎复结者，只要审证明确，自然可以再下。但下之后亡津液，亦能令人不大便。此种不大便，腹虽满不痛，亦无烦躁、脉实等症，故虚实之辨，不可不讲。

复习思考题

阳明腑实证下后，在什么情况下可以再下？

√原文 242. 病人小便不利，大便乍难乍易，时有微热，喘冒不能卧者，有燥屎也，宜大承气汤。

提要　喘冒不能卧是燥屎内结的另一见证。

分析　前两条说绕脐痛、腹满痛是有燥屎。本条提出喘冒不能卧，是燥屎

[①]　钱潢《伤寒溯源集·阳明上篇》："若脉浮虚者，即浮缓之义……谓之浮虚者，言浮脉按之本空，非虚弱之虚也，若虚弱则不宜发汗矣，宜详审之。"
[②]　章楠《伤寒论本旨·汗吐下后并误治诸证》："热不得泄，故烦。"舒诏《伤寒集注·阳明中篇》："大便复闭，热邪复集，则烦不解而腹为满痛也。"

内结的另一见证①。

小便不利，是说小便短赤，近乎不利，常见于阳明胃家实证，为热极津枯的现象。大便乍难乍易，是指大便忽秘忽通，这是因为部分燥屎尚未坚结，有时尚能排出少许，所以腑气有通有塞②。钱潢认为大便乍难乍易是热结旁流，此说仅供参考③。时有微热，是热盛于里，故肌表之热不甚显著。本条重在喘冒不能卧，喘指呼吸气粗，原是阳明热极和腹胀满所造成，见208条"腹满而喘"及212条"微喘直视"。冒指神识昏蒙，是热邪不得下泄，气蒸而郁冒所致，见212条"若剧者，发则不识人"。喘与冒同时并见，腑气壅塞，热毒上冲，故不能卧。这要比单纯的喘严重得多，但此证必然还有腹痛拒按，舌苔黄糙以及脉实等症可凭，方可诊断为有燥屎而用大承气汤。

4. 阳明三急下证

〇原文 252. 伤寒六七日，目中不了了，睛不和，无表里证，大便难，身微热者，此为实也，急下之，宜大承气汤。

√原文 253. 阳明病，发热汗多者，急下之，宜大承气汤。

√原文 254. 发汗不解，腹满痛者，急下之，宜大承气汤。

提要　阳明三急下证。

分析　阳明腑实大承气汤证，一般以潮热，谵语，手足濈然汗出，不大便，腹满痛等症为最多见。而阳明急下三条，每条只突出叙述一个重点，这是《伤寒论》常用的笔法。必须前后参看，并不是单凭一个症状，便当急下。阳明腑实证，有的重在燥屎，有的重在热极津枯，因此临床表现亦不尽相同。阳明急下三条，每一个重点，都有阳明腑实的病机作基础，离开了这个基础，孤立地谈一个症状，便无法指导临床。

252条的伤寒六七日，应理解为目中不了了，睛不和，大便难以及身热诸症均已有六七日之久。无表里证，应理解为外无表证，并不是真无里证。本条只见大便难，身微热，似乎是腑实初起，病尚轻浅。其实本条的重点在目中不了了，睛不和，见此症时便不可轻轻放过。《灵枢·大惑论》："五脏六腑之精气皆上注于目。"目中不了了，谓两目干涩，视物模糊不清；睛不和，谓目光散乱，眼珠转动不灵活④。前者是自觉症，后者是他觉症。眼珠转动不灵活，是"直

---

①　程应旄《伤寒论后条辨·辨阳明脉证篇》："燥屎为病见症多端，难以一二症拘，故历历叙之。"

②　《医宗金鉴·订正伤寒论注·辨阳明病全篇》引林澜云："其未坚结者，或有时而并出故乍易，其极坚结者终著于大肠之中，故乍难。"

③　钱潢《伤寒溯源集·阳明上篇》："乍难，大便燥结也；乍易，旁流时出也。"

④　汪琥《伤寒论辩证广注·辨阳明病脉证并治法》："不了了者，病人之目，视物不明了也。睛不和者，乃医者视病患之睛光，或昏暗，或散乱，是为不和。"尤怡《伤寒贯珠集·阳明篇上》："睛不和者，目直视而不圆转也。"

视"的互辞。在临床上常与循衣摸床等脑症状相继或同时出现。因此阳明腑证见目中不了了，晴不和是热烁于里，水不上承，真阴将竭的危候，在疾病的诊断上占有十分重要的地位。所谓"身微热"，是由于热伏于里，外热不甚显著，与242条的"时有微热"的机理相同。《灵枢·热病》："目不明，热不已者死。"阳明腑实至此，自当用大承气汤泻阳救阴。所谓"急下存阴"，即指此等证候而言①。目中不了了，晴不和，既可见于阳证，亦可见于阴证，有寒有热，有虚有实。必须脉证合参，辨明寒热虚实，设或误治，危可立待。

253条阳明腑证的发热汗出，一般以日晡潮热，手足濈然汗出为多见。本条突出发热汗多，是汗出多而热不退，这是里热极盛，迫使津液外泄所致。热极汗多，阴液亡失，可导致肠中干燥，大便硬结，故宜用大承气汤急下存阴。此证当有阳明腑实可凭，方可急下，否则是白虎汤证，便不可妄下②。

254条发汗后病不解，很快见腹满痛者，说明病邪已由太阳病迅速燥化而传变为阳明腑实之证。241条说："腹满痛者，此有燥屎也，所以然着，本有宿食故也，宜大承气汤。"腹满痛是燥屎的指征之一③，以其突然而来，须有腹部硬痛拒按，舌苔黄糙，脉来沉实，方可急下。此种急下，既是釜底抽薪，也是急下存阴。根据临床，真性伤寒肠出血亦有腹满痛拒按者，须防肠穿孔，大承气汤不能随便使用。此病患者常突然出现少阴虚寒证，面色惨白，四肢厥冷，脉来虚数而非实大，这是虚实辨证的要点。

复习思考题

试述目中不了了、晴不和的机理及其虚实辨证。

√原文 255. 腹满不减，减不足言，当下之，宜大承气汤。

提要　辨实满当下的证治。

分析　本条承上条申述腹满当辨虚实，不可一概而论④。腹满时减为虚⑤，满而不减为实。今腹满不减，即减亦微不足道⑥，这是阳明里实腹满，当有大便不通之症（208条：若腹大满不通者，可与小承气汤，微和胃气），因腑气壅塞，故当下之，宜大承气汤。

腹满是自觉症，临床上除辨腹满的减与不减外，还须辨明痛与不痛，拒按

---

① 程应旄《伤寒论后条辨·辨阳明脉证篇》："此等之下皆为救阴而设，不在夺实。夺实之下可缓，救阴之下不可缓。"

② 尤怡《伤寒贯珠集·阳明篇上》："此条必有实满之证，而后可下。不然则是阳明白虎汤证。宜清而不宜下矣。"

③ 黄元御《伤寒悬解·阳明经上篇》："阳亢阴亡则成死证，故当急下之……此与'少阴六七日，腹胀，不大便'章义同。"

④ 本条复见于《金匮要略·腹满寒疝宿食病脉治》。"当下之"《金匮要略》作"当须下之"。

⑤ 《金匮要略·腹满寒疝食病脉证治》："腹满时减，复如故，此为寒，当与温药。"

⑥ 喻昌《尚论篇·阳明经中篇》："减不足言四字，形容腹满如绘，见满至十分，即减一二分，不足杀其势也。"

与喜按。腹满不减而硬痛拒按者为实，腹满时减而按之不痛者为虚。《玉函经》在本条下另有一条说："伤寒腹满，按之不痛者为虚，痛者为实，当下之。舌黄未下者，下之黄自去，宜大承气汤。"《金匮要略·腹满寒疝宿食病》篇也有类似原文："病者腹满，按之不痛为虚，痛者为实，可下之。舌黄未去者，下之黄自去。"这些资料都说明，除自觉症外，必须用望诊、触诊详加诊察，方能下得断语[①]。

大承气汤证小结

（1）阳明腑实的主要脉证有潮热，谵语，手足漐然汗出，不大便，腹满痛，脉沉迟，实大，舌苔黄糙等，亦即大承气汤证的主要适应症。如见目中不了了，睛不和，循衣摸床，惕而不安，直视喘满，昏不识人等症，是阳明腑实危候，预后大多不良。

（2）痞满燥实坚是指阳明腑实证的病机，但临床证候的出现，有的以燥实为重，有的以伤阴为重，上述诸证不必一一悉具。有些注家认为必须痞满燥实坚诸证悉具，然后可下，其说与临床不符[②]。

（3）大承气汤的方剂组成，大黄泻下攻热，芒硝润燥软坚，厚朴行气除满，枳实破气消痞，既能攻下燥实，又能急下存阴。说它能治痞满燥实坚诸证倒是很恰当的。

（四）攻下辨证

阳明腑实证的条件已备，自宜采用攻下一法。大承气汤为攻坚泻实之剂，当邪实劫阴之时，"邪热非承气汤不能除，津液非承气汤不能保"（陆懋修语），所以用之得当，可奏夺实保阴之功。《素问·玉机真脏论》："身汗得后利，则实者活"，亦即此意。但若不当用而用之，则亦贻害匪浅。所以《伤寒论》原文一再指出在什么情况下可攻，在什么情况下不可攻，在什么情况下宜急下，在什么情况下宜缓下。这是教人在使用峻下法时必须审慎从事，不可孟浪。

1. 不可攻证

○原文 204. 伤寒呕多，虽有阳明证，不可攻之。

○原文 205. 阳明病，心下鞕满者，不可攻之。攻之，利遂不止者死，利止者愈。

○原文 206. 阳明病，面合色赤，不可攻之。必发热，色黄者，小便不

---

① 徐大椿《伤寒论类方·承气汤类》："以上诸条，举当下之一二症即用下法，然亦必须参观他证而后定为妥。"

② 张志聪《伤寒论集注·辨阳明病脉证篇》高士宗注文："三急下证乃病悍热之气，而非肠胃之燥实。若在肠胃，反为小承气汤之缓证。后人谓痞满燥实坚悉具，然后可下。嗟！嗟！当急下者，病在气分，譬如救火，缓则焚矣。何可与痞满燥实坚之证同类而语耶？"

利也。

提要　阳明三禁攻。

分析　《伤寒论》攻下法，一般指大承气汤而言，它适用于阳明腑实证。以上三条提出阳明病在某些情况下不可贸然使用攻下法，所以称为阳明三禁攻。

呕多为什么不可攻？因呕虽是胃的症状，但其病机与阳明胃家实不同。呕是热聚于胸，未结于腑，且其病势趋向逆上，不可强之使下。故虽有阳明证，亦不可妄用攻下[①]。其次，呕是少阳病的主症之一，伤寒呕多，是邪兼少阳，病在胸脘，攻之足以使邪陷伤正。少阳禁下，其道理就在于此[②]。临床上除热病呕多不可攻外，尚可见于高位性肠梗阻以及幽门梗阻等疾患，均不宜使用攻下法，其理由也在于此。若是少阳阳明合病而兼有阳明腑实证者，可以兼用下法，但不宜使用大承气汤。结论是：

呕多——热聚于胸，邪在少阳——不可攻

心下硬满，为什么不可攻？因阳明病见腹满痛者，方是腑实可攻之证。今心下硬满，是病在胸脘，邪未入腑，故亦不可攻。心下硬满，即心下痞硬而不痛，有虚实之分（163、273 条）。若是虚证而误用攻下，可使脾胃受损，病邪下陷而引起下利，利不止可使正气暴脱，故预后多不良。幸而下利得以自止，说明正气尚存，故病可愈。心下硬满，与大结胸病的心下痛，按之石硬者不同（135 条），此非热实，故不可攻。结论是：

心下硬满——邪偏于上，未全入腑——不可攻

206 条"色赤"二字，《玉函经》作"赤色"，"必发热"句上有"攻之"二字，"色黄"下无"者"字，文字比较通顺。

面合色赤，即满面通红。面合色赤为什么不可攻？因为这是无形之热不得清泄而热蒸于上所致。其热在阳明之经而不在阳明之腑，故不可攻。若误用攻下，使热反内郁，就有可能引起变证。发热，身黄，小便不利，是误治后造成的。小便不利则湿无去路，湿与热合，相互郁蒸，便有可能发为身黄。结论是：

面合色赤——邪热在经，尚未成实——不可攻

复习思考题

为什么呕多、心下硬满、面合色赤都在禁攻之例？

---

　　① 成无己《注解伤寒论·辨阳明病脉证并治法》："呕者热在上焦，未全入腑，故不可下。"曹颖甫《伤寒发微·阳明篇》："当先治其呕，而后可行攻下……否则无论何药，入咽即吐。虽欲攻之，乌得而攻之……予每遇此证，或先用一味吴萸汤，间有肝胆郁热而用黄连汤者。呕吐既止，然后以大承气汤继之，阳明实热乃得一下而知。"

　　② 章楠《伤寒论本旨·阳明篇经病证治》："胃寒则呕多，兼少阳之邪则喜呕，故虽有阳明证不可攻之也。若胃寒而攻之，必下利清谷，兼少阳而攻之，必挟热下利矣。"

2. 可攻证

原文 215. 阳明病，谵语有潮热，反不能食者，胃中必有燥屎五六枚也，若能食者，但鞕耳，宜大承气汤下之。

提要　从能食不能食辨燥结的微甚。

分析　本条着重讨论两点。第一点，阳明病谵语有潮热，虽是胃实可下之证，但还有能食与不能食之分。能食是表示肠中燥结不甚，这不是大承气汤的适应症。若不能食，知肠中必有燥屎坚结，故宜用大承气汤攻下。"若能食，但硬耳"两句是插入之笔，是说燥屎尚未坚结，大便虽硬，却不宜用峻攻的方法，以免过下伤正。故不宜与末句"宜大承气汤下之"连起来理解[①]。"但硬"是指大便但硬，亦即不大便的互辞，所谓"能食"，并不是说真的能食，或者说食欲很好，不过是说米粥与饮料尚能入口而已[②]。"反不能食"的"反"字无甚意义，疑是衍文[③]。

这二点，所谓"胃中必有燥屎五六枚"，这个"胃中"，是指阳明胃家实的胃。胃家实是肠胃系统有实热性病变，胃包括肠，故胃中显然是指肠中，不可以辞害意[④]。"必有燥屎五六枚"，五六枚是约略之辞，不必拘泥。

原文 238. 阳明病，下之，心中懊憹而烦，胃中有燥屎者，可攻。腹微痛，初头鞕，后必溏，不可攻之。若有燥屎者，宜大承气汤。

提要　下后燥屎未尽者可攻，大便初硬后溏者不可攻。

分析　阳明腑证下后，见心中懊憹而烦，属栀子豉汤证，详第 228 条。若下后六七日不大便，烦不解，腹满痛者，这是燥屎未尽，属大承气汤证，详 241 条。

本条下后，心中懊憹而烦，根据 241 条当有不大便，腹满痛等症，方可断为肠中有燥屎。因肠中有燥屎而出现心中懊憹，这是实烦不是虚烦，当然可攻。若是腹微满，亦不硬痛拒按，而且大便初硬后溏，这是因邪热壅滞胸腹所致，是虚烦而非实烦，故不可攻。在这种情况下应该用什么方法治疗？请大家思考一下[⑤]。最后两句是说，只有在燥屎复结的情况下，方才可用大承气汤攻下，否则就不可攻，这是一个原则。

与栀子豉汤证、栀子厚朴汤证相互辨证

---

① 汪琥《伤寒论辩证广注·辨阳明病脉证并治》："按《补亡论》，宜大承气汤下之句，在若能食者之前。盖能食既异，治法必不相同，仲景法宜另以调胃承气汤主之。"周扬俊《伤寒论三注·阳明上篇》："只宜小承气汤可耳。"苍按：柯琴将末句移在若能食者句上，其意甚明。

② 徐大椿《伤寒论类方·承气汤类》："能食，非真欲食，不过粥饮犹能入口耳，不能食则谷气全不近，肠胃实极故也。"

③ 丹波元简《伤寒论辑义·辨阳明病脉证并治》："阳明病，谵语，潮热，燥结甚者，皆不能食。而今下一反字，为可疑矣。"

④ 徐大椿《伤寒论类方·承气汤类》："胃中非存燥屎之所，此言胃中者指阳明言，即所谓胃中实是也，乃肠胃之总名也。"

⑤ 柯琴《伤寒来苏集·伤寒论注·承气汤证》："若微满，犹是栀子厚朴汤证。"

栀子豉
汤证
下后心
烦懊憹
　①饥不能食，大便通，腹不满——余邪留扰
　　胸膈（虚烦）——栀子豉汤证（清热除烦）
　②心烦腹满，卧起不安（大便通）——邪热壅
　　滞胸腹（虚烦）——栀子厚朴汤证（清热泄满）
　③又不大便，烦不解，腹满痛——燥屎未尽复结
　　　　　　　　　　　　　　　　（实烦）
　　　　　　大承气汤证（攻其燥屎）

从上表可以看出，阳明腑证下后，见心烦懊憹的，当辨明有无燥屎，然后才能决定可攻不可攻。

"初头硬，后必溏"，见前 209 条。大便初硬后溏，是说无燥屎，不可攻，攻之必胀满不能食，当相互参看。

复习思考题

下后心中懊憹而烦，怎样辨明虚烦与实烦，有燥屎与无燥屎？

阳明病攻下辨证小结

阳明腑证悉具，自当采用攻下法。但大承气汤是攻下峻剂，用之得当，固然可以立见功效，若用之不当，也可以造成不良后果。所以《伤寒论》一再指出，在怎样的情况下可攻，在怎样的情况下不可攻，可见是十分审慎的。关于可攻不可攻，大体上归纳如下表：

可　　攻	不　可　攻
1. 表证已解者（208）	表未解者（208）
2. 有潮热者（208）	其热不潮者（208）
3. 手足濈然汗出者（208、220）	若自汗出者（219）
4. 大便已硬者（209）	大便不硬者（209）
5. 腹中转矢气者（209、214）	不转矢气者（205、254）
6. 绕脐痛腹满痛者（239、241）	心下硬满者（205、254）
7. 不能食者（215）	能食者（215）
8. 腹满不减，减不足言者（255）	腹微满，大便初硬后溏者（208）
9. 下后心中懊憹而烦，肠中有燥屎者（238）	下后心中懊憹，虚烦不得眠者（76）
10. 脉实者（240）	脉浮虚，脉短，脉涩者（211、212、214、240）

此外，还有呕多不可攻（204 条），面合色赤（206 条）不可攻。攻，指用大承气汤而言，并不是连调胃承气汤与小承气汤也不能用。以上各条可攻不可

攻，应互相联系起来看，不可孤立和分割，要横看，也要直看。

（五）润导法

1. 蜜煎证

○原文 233. 阳明病，自汗出，若发汗，小便自利者，此为津液内竭，虽鞕不可攻之。当须自欲大便，宜蜜煎导而通之。若土瓜根及大猪胆汁，皆可为导。

提要　津枯便秘的外治法。

分析　第 181 条说："太阳病，若发汗，若下，若利小便，此亡津液，胃中干燥，因转属阳明。"本条是说阳明病也有因汗出多，或误用发汗、利小便的方法，以致津液内竭，肠中干燥①。这两条语气相仿，都是说大量体液丧失以后，可以造成亡津液的病变。阳明病亡津液有两种情况：①阳明腑实证，大便不通，有燥屎坚结，可用大承气汤急下存阴；②津枯便秘，大便干燥，无潮热、谵语等症，既非热结，亦非实邪，故大便虽硬不可攻②。

外导法 $\begin{cases} \text{1. 蜜煎（坐药）——润肠滋燥} \\ \text{2. 猪胆汁（灌肠）——清热润肠} \end{cases}$ 通便

蜜煎是一种坐药，有润肠滋燥的作用。当燥粪进入直肠，自欲大便，欲下而不得下时，就可以用蜜煎纳入肛门导而通之，这就是因势利导的方法。另一种是用猪胆汁灌肠，有清热润肠的作用，适用于热病以后，体质虚弱而大便不通的病人③。蜜煎导法现在有甘油锭、开塞露等成药可用，其实在我国汉代早已有了比较详细的记载。蜜煎导法与猪胆汁灌肠，都能使肠道润滑，达到通便的目的。其优点是通便而不伤正气，它不但适用于热病后的津枯便秘，也适用于某些肠道疾病。一般的便秘，以用蜜煎导法为宜，猪胆汁灌肠近年来曾应用于腹部手术后大便困难或手术后气胀，以及麻痹性肠梗阻等病人，具有清热、解毒、通便的作用。本条猪胆汁方后云："当大便出宿食恶物。"这说明胆汁在肠内能促进肠蠕动，排除肠内的腐败物质，有较好疗效。《玉函经》蜜煎方后无"疑非"以下九字，是。

土瓜根方已佚。《肘后方》治二便不通，采土瓜根捣汁，以水解之，用筒吹入下部云云，今亦不用，故从略。

复习思考题

阳明病什么情况下宜用蜜煎导法及猪胆汁灌肠法？

---

①　苍按：阳明热实证以小便短赤为多见，本条小便自利一句，似宜作"若利小便"解。

②　《医宗金鉴·伤寒论注·辨阳明病脉证并治》："阳明病，自汗出，或发汗小便自利者，此为津液内竭，虽大便硬而无满痛之苦，不可攻。当得津液还胃，自欲大便，燥屎已至直肠，难出肛门之时，则用蜜煎润窍滋燥，导而利之。"

③　张璐《伤寒缵论·阳明下篇》："凡多汗亡津，及屡经汗下不解，或尺中脉迟弱，元气素虚人，当攻下而不可攻者，并宜导法。但须分津液枯用蜜煎，邪热盛者用胆导……"

2.麻子仁丸证

原文 247. 趺阳脉浮而涩，浮则胃气强，涩则小便数。浮涩相搏，大便则鞕，其脾为约，麻子仁丸主之。

提要　脾约便秘的证治。

分析　趺阳脉，即冲阳穴，在足背胫前动脉搏动处，属足阳明胃经。古人以趺阳脉候胃气之盛衰，胃气绝则趺阳脉亦绝。"趺阳脉浮而涩"，按照传统的理论，浮主胃气强，涩主脾阴弱。"浮涩相搏"，即浮脉与涩脉并见，故知是胃强脾弱。胃强，是指胃肠有热，消烁津液；脾弱，是指脾不能为胃行其津液。津液不能输布于肠间，但偏渗于膀胱，所以小便频数而大便坚硬难出，这种病就称为脾约。脾约，是胃强而脾受约束的意思①。

目前临床上常以趺阳脉候重危病人的吉凶。便秘的病人一般不用候趺阳脉，因此"趺阳脉浮而涩"云云，仅供参考而言。至于津枯便秘的患者，寸口脉涩者有之，脉浮则未必，一般多见弦脉或涩脉。此外，利小便可以实大便，但津枯便秘的病人不一定小便多，而且脉涩与小便频数之间是否有必然的联系，可留作今后临床上的继续验证。

$$
麻子仁丸\begin{cases} 麻仁、杏仁——润肠滋燥 \\ 芍药——养阴和营 \\ 大黄、枳、朴——泄热导致 \end{cases}泄热润肠通便
$$

本方为麻仁、杏仁、芍药合小承气汤六味组成，和蜜为丸吞服。一方面润肠滋燥，一方面泄热导滞，具有泄热、润肠、缓下的作用。本方以麻仁为主，旨在润肠、通便；杏仁润肺降气，也有较好的润肠作用（去油便无效）；芍药养阴和营，与枳实、大黄配伍，便能利膀胱大小肠②。此方适用于热病恢复期的肠燥便秘、痔疮便秘以及习惯性便秘等症。与阳明腑实证须急下者不同，但本方兼下燥屎，只适用于津亏热结之证，虽有润导作用，却不宜长服久服，老人虚秘者慎用。

复习思考题

阳明病在什么情况下宜用麻子仁丸？麻子仁丸证与阳明腑实证有什么不同？

（六）阳明辨证

阳明病篇中有不少条文实际上都不是阳明实热证。由于脾胃同处中焦，部位相同，实则阳明，虚则太阴。而且在热病的发展过程中，往往可以相互

---

① 成无己《注解伤寒论·辨阳明病脉证并治》："浮为阳，知胃气强，涩为阴，知脾为约。约者，俭约之约，又约束之约……今胃强脾弱，约束津液，不得四布，但输膀胱，致小便数，大便难。"

② 《神农本草经》：芍药"止腹痛，破坚积。"《名医别录》：芍药"利膀胱、大小肠。"

转化，所以有必要提出来与阳明实热证相互鉴别，这是《伤寒论》辨证论治的特点所在。（本节着重讨论的有三种情况：①阳明实热与太阴虚寒相互辨证；②阳明实热证的脉迟与他经病的脉迟相互辨证；③阳明兼少阳的辨证论治）我们把本节称为"阳明辨证"，意在表示这些条文应与阳明实热证作出严格的区别。至于这些条文既然不是阳明实热证，为什么还要以"阳明病"三字冠首？这一点与《伤寒论》总的编写体例有关，其他各篇也同样如此，这里不再多赘。

1. 辨固瘕、胃中虚冷

√**原文 191.** 阳明病，若中寒者，不能食。小便不利，手足濈然汗出，此欲作固瘕，必大便初鞕后溏。所以然者，以胃中冷，水谷不别故也。

√**原文 194.** 阳明病，不能食，攻其热必哕。所以然者，胃中虚冷故也。以其人本虚，攻其热必哕。

提要　辨阳明实热与中寒证，胃中虚冷不可攻。

分析　191 条的"阳明病，中寒"，即下文所说的"胃中冷"。胃，统脾胃而言。脾胃虚寒可以出现不能食与下利等症，属太阴寒湿为患，应与阳明实热的不能食相互辨证①。阳明病，谵语有潮热而不能食，是肠中有燥屎，宜以大承气汤下之，见第 215 条。本条是不能食而大便溏，而且指出大便先硬后溏是"欲作固瘕"的前奏，这说明病情已向太阴寒湿转化，甚至根本不是阳明腑实证，可见同是不能食，却有寒热虚实之分。

固瘕，指顽固性泄泻，久而不止。亦即《难经·五十七难》所称的"大瘕泄"②，为脾阳不振，寒湿凝聚所致。大便溏泄的病人，小便大多不利，这是水分偏渗于大肠，也就是本条所称"胃中冷，水谷不别"的缘故。本条的"手足濈然汗出"是指手足自汗出，脾虚者亦都有之，但与阳明腑实证的手足濈然汗出不同，不可以辞害意。

194 条进一步指出，胃中虚冷的不能食，千万不可误认为热证而用苦寒之剂。若误攻其热，使脾胃虚寒更甚，虚气上逆，势必导致呃逆等变证。呃逆，汉代称"哕"。最后两句"以其人本虚，攻其热必哕"，这是反复叮咛，虚寒之证不可误攻其热，否则便犯虚虚之戒。由此可见，如果认为本条也是阳明病的话，那就是虚实不分了。

2. 辨谷疸

√**原文 195.** 阳明病，脉迟，食难用饱，饱则微烦，头眩，必小便难，此欲作谷疸。虽下之，腹满如故，所以然者，脉迟故也。

---

① 《伤寒论》273 条："太阴之为病，腹满而吐，食不下，自利益甚，时腹自痛。若下之，必胸下结鞕。"

② 《难经·五十七难》："大瘕泄者，里急后重，数至圊而不能便，茎中痛。"

提要　寒湿发黄的脉迟不可下。

分析　本条复见于《金匮要略·黄疸病》篇。因饮食不洁而引起的黄疸，称为谷疸，是黄疸中的一种。黄疸在将发未发之时，常先见神疲不思食，腹部胀满及小便不利等症，但有湿热与寒湿之分①。寒湿发黄，由于脾虚湿重，故见脉迟无力（西医认为黄疸病人由于胆汁入血侵害心脏引起心动过缓）；寒湿阻滞，中焦不运，不能消谷，故食难用饱。食难用饱，是不能多食的意思，多食则水谷不化，郁滞中焦，可以引起烦闷（《金匮》"微烦"作"发烦"）；浊气上升，可以引起头眩②，湿浊中阻，气化不行，故腹胀满而小便难。寒湿阻滞，郁久便可发为身黄，所以说"欲作谷疸"。

本条的"脉迟，食难用饱，发烦，头眩，腹胀满，小便难"，为湿热发黄与寒湿发黄所共有之症。故寒湿发黄的辨证关键在于脉迟无力，并伴有舌淡、黄色晦暗等。与湿热发黄的黄色鲜明，舌苔黄腻者不同，故当温不当下③。湿热发黄大多身热，脉数，但也有脉迟的，不能因脉迟而误认为寒。寒湿发黄，当用温法，如茵陈术附之类。若因腹满而误用下法，是虚以实治，其后果恐不仅是"腹满如故"而已（273 条：若下之，必胸下结硬）。

湿热发黄，《伤寒论》归入阳明病一类，本条寒湿发黄是与湿热发黄相互辨证而设。用阳明病三字冠首是体例关系。

3. 辨虚寒证

√原文 225. 脉浮而迟，表热里寒，下利清谷者，四逆汤主之。

提要　辨脉迟的虚实。

分析　本条举少阴虚寒证的脉迟，以与阳明实热证的脉迟作鉴别。阳明病的脉迟，是热结在里，气机壅滞，故当有潮热，谵语，不大便等症，脉亦沉迟有力。今脉浮而迟，下利清谷（91 条：续得下利，清谷不止），这是虚寒下利，完谷不化，与阳明实热证有显著区别④。浮是外有假热，迟是里有真寒，证属真寒假热，所以说"表热里寒"。这个"表"字应作"外"字解。少阴病的外热是一种假象，是阴盛格阳于外，虚阳在外，故见脉浮，而此种脉浮，必然浮而无力，按之即散，与表证的脉浮有力者也有明显的不同。真寒假热属少阴、厥阴，故当用四逆汤温里散寒。

---

①　《金匮要略·黄疸病脉证并治》："谷疸之为病，寒热不食，食即头眩，心胸不安，久之发黄为谷疸，茵陈蒿汤主之。"
②　《素问·阴阳应象大论》"寒气生浊，热气生清，浊气在上，则生䐜胀。"
③　《伤寒论》用茵陈蒿汤。《三因方》谷疸丸，用苦参，龙胆草，山栀等。
④　钱潢《伤寒溯源集·阳明上篇》："此与少阴厥阴里寒外热同义。"丹波元简《伤寒论辑义·辨阳明病脉证并治》："此其实少阴病，而假现汗出恶热等，阳明外证者，故特揭出斯篇。"方有执《伤寒论条辨·辨阳明病脉证并治》："此疑三阴篇错简。"苍按：丹波氏因本条有阳明病三字，故以汗出、恶热作为阳明病外证，若果如此，安得用四逆汤。眼光不能跳出阳明框框，故有此失。

同一脉迟，有寒热虚实之别，实证宜清宜下，虚证宜温宜补。设或误治，后果不堪设想，所以不可不辨。方有执疑此条是三阴篇错简，丹波元简则认为此条其实是少阴病，而假现汗出，恶热等阳明外证者。他们不知《伤寒论》六经病篇都有相互辨证的条文，眼光跳不出阳明框框，致有此失。

4. 辨兼表证

√原文 234. 阳明病，脉迟，汗出多，微恶寒者，表未解也。可发汗，宜桂枝汤。

提要　表证见脉迟者可发汗。

分析　阳明病见脉迟者，以重证多。若是里实可下之证，当见汗出，不恶寒以及潮热等症，此为外已解，可攻里。"若汗多，微发热恶寒者，外未解也，其热不潮，未可与承气汤。"详见 208 条。

本条举桂枝汤证见脉迟者，以与阳明病脉迟相互辨证，其意正与 225 条的四逆汤证辨证相同。桂枝汤证见头痛，发热，汗出，恶风者，其脉多浮缓或浮缓带数（57 条：脉浮数者，可更发汗）；若未发热的，则可见缓脉或迟脉，迟者不数之谓。汗出为太阳阳明共有之症。阳明病汗出，当见不恶寒，反恶热；太阳病汗出，则恶风恶寒。一表一里，一轻一重，两者有显著不同。

有些注家因本条有阳明病三字，故认为本条是太阳病传阳明而表证未罢者，微恶寒而表未解，表重于里，当先解其表，所以说"可发汗，宜桂枝汤"。太阳传阳明而表证未罢，《伤寒论》称为二阳并病。二阳并病，有治从太阳者，故此种解释也有一定道理。

阳明病篇提到脉迟的共有四条，其病因病机各有不同。这四条除 208 条是阳明腑实证外，其余都不是，甚至根本不是阳明病。《伤寒论》把有关脉迟的病机都安排在同一篇里讨论，完全是为了相互辨证而设，它的辨证论治精神正体现在这种地方，这个特点对于我们的启发是很大的。

5. 辨少阳阳明合病

○原文 229. 阳明病，发潮热，大便溏，小便自可，胸胁满不去者，与小柴胡汤。

提要　少阳与阳明合病，治从少阳。

分析　根据本条文字既有阳明病的发潮热，又有少阳病的胸胁满，按照《伤寒论》六经辨证的法则，应是少阳与阳明合病①。但阳明病而至发潮热，一般多见大便硬，小便短赤，今大便反溏，小便自可（自可即正常）而且胸胁满不去，权衡病情，当以少阳病为主。少阳不可汗下，故宜以小柴胡汤和解半表半里。

---

① 钱潢《伤寒溯源集·阳明下篇》："此阳明兼少阳之证也。"

历代注家对本条的大便溏，小便自可，均以胃未成实作解释①。但尚未成实的阳明病，一般不至于发潮热，故疑本条的所谓发潮热，可能是傍晚热势较重而已，未必即是阳明实热证的发潮热。《伤寒论》第 37 条云："设胸满胁痛者，与小柴胡汤。"两相对照，可见本条证用小柴胡汤是完全合适的。

复习思考题

为什么说本条是少阳与阳明合病？少阳阳明合病为什么应该治从少阳？

☆原文 230. 阳明病，胁下鞭满，不大便而呕，舌上白胎者，可与小柴胡汤。上焦得通，津液得下，胃气因和，身濈然汗出而解。

提要　邪郁少阳，兼见胃气不和的证治。

分析　本条的病机与上条相同，而少阳病的主症更为突出，说理亦更加清楚，所以实际上是少阳病而不是阳明病。以阳明病三字冠首，是为了与阳明病相互辨证而设。

$$\left.\begin{array}{l}\text{胁下硬满而呕——少阳主症}\\ \text{不大便——胃气不和}\\ \text{舌上白苔——尚未化燥}\end{array}\right\}\text{邪郁少阳}$$

从上表可以看出，本条的主症是胁下硬满而呕，邪在胸胁之间，属少阳病无疑。正因此病有不大便一症，故必须与阳明腑实的不大便相互辨证。阳明腑实的不大便，当有腹满痛，日晡潮热，舌苔黄糙，脉实等症②，今虽不大便，而胁下满硬，时时欲呕，而且舌上苔白③，这是邪郁少阳，尚未化燥，兼见胃气不和的证候，不得真认为阳明病。不大便是由于邪郁少阳影响了肠胃气机，不得畅通所致。与阳明腑实无关，故宜用小柴胡汤和解少阳。小柴胡汤不但能和解少阳，而且有宣透三焦气机的作用。

$$\text{小柴胡汤}\left\{\begin{array}{l}\text{上焦得通——津液外达——濈然汗出}\\ \text{中焦得和——气机流畅——满去呕止}\\ \text{下焦得利——津液得下——大便自通}\end{array}\right\}\text{三焦宣通，胃气因和}$$

"上焦得通，津液得下，胃气因和"，十二字十分正确地描绘了服小柴胡汤以后所起的宣通三焦的作用。首先是上焦得通，然后是津液得下，结果是

---

① 成无己《注解伤寒论·辨阳明病脉证并治》："阳明病潮热，为胃实，大便硬而小便数，今大便溏，小便自可，则胃热未实，而水谷不别也。"钱潢《伤寒溯源集·阳明下篇》："邪在阳明而发潮热，为胃实可下之候矣。而大便反溏，则知邪虽入而胃未实也。"

② 成无己《注解伤寒论·辨阳明病脉证并治》："阳明病，腹满，不大便，舌上胎黄者，为邪热入腑可下。若胁下硬满。虽不大便而呕，舌上白胎者，为邪未入腑，在表里之间，与小柴胡汤以和解之。"

③ 程应旄《伤寒论后条辨·辨阳明脉证篇》："胁下硬痛，不大便而呕，自是大柴胡汤证。其用小柴胡汤者，以舌上白胎，犹带表寒故也。"

胃气因和，身濈然汗出而解。具体说来，小柴胡汤有一定的退热作用，这是由于上焦得通，津液得以外达所致，所以能濈然汗出而解。上焦得通，则中焦气机得以流畅，所以胁下硬满去而呕亦自止。中焦得和，气机流畅，则津液得下，下焦通利，故大便不攻而自通①。从经络学说的角度看，少阳属胆和三焦经（足少阳胆经，手少阳三焦经），本条小柴胡汤证是突出了对于三焦的作用。

第204条说："伤寒呕多，虽有阳明证，不可攻之。"本条不大便而呕，即使有阳明证，亦不可攻。204条未出治法，本条说"舌上白胎者，可与小柴胡汤"，宜相互参照。如舌上苔黄，日久不大便者，可与大柴胡汤。

复习思考题

试述服小柴胡汤后，上焦得通，津液得下，胃气因和的机理。

6. 辨阳明蓄血

○原文237. 阳明证，其人喜忘者，必有蓄血，所以然者，本有久瘀血，故令喜忘，屎虽鞕，大便反易，其色必黑者，宜抵当汤下之。

提要　辨阳明证与蓄血证。

分析　蓄血证在太阳病里已详细讨论过，如106条的桃核承气汤证，124、125、126条的抵当汤（丸）证。在这些条文中，对于蓄血证的证候、病机和治法都已讲清楚，似乎没有再重复的必要。其实不然。本条虽以阳明证三字冠首，而其实讲的是蓄血证，并不是阳明证，其目的是为了与阳明病相互辨证而设，我们要前后参看，并懂得互文见义的作用。

本条蓄血证补出了"蓄血"的病名。喜忘，即善忘②。此处形容精神错乱。《素问·调经论》说："血并于下，气并于上，乱而喜忘。"所谓乱而喜忘，就是如狂、发狂的意思，与一般的记忆力减退并不是一回事。阳明病燥屎内结，一般当见大便难，今屎虽硬，大便反易，而且色黑。这是粪便中杂有瘀血，屎得瘀血濡润而变软的缘故。张璐《伤寒缵论》说："大便色黑虽曰瘀血，而热邪燥结之色未尝不黑也。但瘀血黏黑如漆，燥结则晦黑如煤，此为明辨也。"张氏从大便的色泽上辨阳明证与蓄血证，其说颇精当。然而同是黑粪，还需辨明虚实，蓄血证除黑粪外，当有少腹硬满，疼痛，如狂，发狂（精神状态不正常），脉沉实等症，方可用抵当汤下其瘀血，若是上消化道出血的黑粪，此方绝对不能用。

历来注家大多认为本条是阳明蓄血，似乎与太阳蓄血有所不同。其实蓄血

---

① 张锡驹《伤寒论直解·辨阳明病脉证》："不大便者，下焦不通，津液不得下也。"苍按：据药理研究柴胡有退热及调节胃肠道机能作用。

② 《资治通鉴·唐太宗贞观元年》："人善忘者，徙宅而忘其妻。"

一证，只有新瘀、久瘀之分，并无太阳、阳明之别①。《伤寒论》治新瘀轻证用桃核承气汤，治久瘀重证用抵当汤丸。治太阳蓄血用攻瘀法，本条证虽在阳明病，而用的还是攻瘀法，所以这种分类方法是不能成立的。蓄血证在太阳篇因须与蓄水互辨，所以着重在小便的利与不利；在阳明篇应须与燥屎互辨，所以着重与大便的色泽和大便的难易，这是完全符合逻辑的。

复习思考题

(1) 怎样从黑粪辨阳明证与蓄血证？怎样辨黑粪的虚实？

(2) 为什么说阳明蓄血的提法是不能成立的？

7. 辨胃气虚寒

√ 原文 243. 食谷欲呕，属阳明也，吴茱萸汤主之。得汤反剧者，属上焦也。

提要　辨胃气虚寒之呕。

分析　食谷欲呕，其病在胃，但有寒热虚实之分。吴茱萸汤是温胃降逆的主方。本条除食谷欲呕外，虽无其他脉证，但以方测证，可以肯定是指胃气虚寒之呕。此外，所谓"属阳明"，实系指胃而言，与阳明病胃家实的阳明是两个不同的概念。尤怡说："食谷欲呕，有中焦与上焦之别，盖中焦多虚寒，而上焦多火逆也。阳明中焦，客寒乘之，食谷则呕，故宜吴茱萸汤，以益虚而温胃。"于此可见《伤寒论》中将吴茱萸汤证放在阳明篇完全是为了相互辨证而设。若是上焦有热，胃失和降所导致的呕，非吴茱萸汤所主，所以说"得汤反剧者，属上焦也"②。

吴茱萸汤以吴茱萸温中降逆，生姜散寒之呕，人参、大枣补虚和中，善治胃中虚寒，浊阴上逆诸病。应与少阴篇 309 条的吐利，厥阴篇 378 条的干呕，吐涎沫联系起来看。舌淡，苔白滑，脉迟无力，为使用吴茱萸汤的辨证要点。黄竹斋《伤寒论集注·辨阳明病脉证并治》说："吴茱萸汤证与小柴胡汤证之呕，当以味之苦酸辨之，亦诊胃家寒热之法也。"此说可供参考。

8. 辨热在血分

原文 202. 阳明病，口燥，但欲漱水，不欲咽者，此必衄。

提要　辨热在血分之证。

分析　阳明病热在气分，化燥伤津，必然烦渴引饮。本条的"口燥，但欲

---

① 张志聪《伤寒论宗印·辨阳明病脉证篇》："此与《太阳篇》之抵当汤证相同，总属热在下焦而伤其血。太阳之气起于膀胱，故验其小便；阳明之气本于肠胃，故验其大便焉。"朱肱《类证活人书·问发狂》："大抵伤寒当汗不汗，热着在里，热化为血，其人喜忘而如狂，血上逆则喜忘，血下畜则内争。甚则抵当汤、抵当丸，轻者桃仁承气汤、犀角地黄汤。"

② 尤怡《伤寒贯珠集·阳明篇上》："若得汤反剧，则仍是上焦火逆之病，宜清降而不宜温养者矣。仲景于疑似之间，细心推测如此。"徐大椿《伤寒论类方·杂法方类》："上焦指胸中，阳明乃中焦也。"

漱水不欲咽"是热在血分,与阳明病的烦渴引饮不同,不提发热是省笔。本条是从相互辨证的角度上提出来的,所以只提不同点而不提相同点。可以设想仲景当时已经知道热入营血证与热在阳明气分证不同,应该区别对待。对于热入营血之证,也可能有相应的治疗法则。《伤寒论》原文虽然散佚不全,但从本条原文看,明明已有迹象可寻。

同是身热口燥,凡烦渴引饮,既燥且渴,舌苔黄燥,是热在阳明气分;若但欲漱水不欲咽,但燥不渴,舌绛而干,这是热在血分①。周扬俊、丹波元简均主张用犀角地黄汤,这是后世温病学说丰富了《伤寒论》的内容,值得一提。

衄血、吐血是热入血分的主症之一,血分热极(口鼻黏膜干燥,破裂出血),迫血妄行,损伤阳络,势必导致吐血衄血。"此必衄"一句是预测之词,如能及时采用凉血清营的方法治疗,衄血是可以避免的。如果已见吐衄,凉血清营一法更不可少。此种衄血与太阳病经久失汗所致的衄血(46、47条)不同,不得混为一谈。

(备用)根据临床体会,热入营血的患者,固然以口燥,但欲漱水不欲咽为多见。但亦有兼见口渴引饮的,这是温病学说中所称的"气营同病"或"气血两燔"证。和单纯的热在阳明气分也有明显的区别,应当用气营双清或气血双清的方法治疗,只顾一头是不行的。我曾治一病人,来诊时右鼻腔正在出血,询问病情,高热已四天,先是口渴引饮,后来只觉口燥而苦,但欲漱水不欲咽,舌红绛而干,脉虚数不静。便诊为气营同病,迫血妄行。用石膏、知母、生地、玄参、丹皮、山栀、茅根等清热凉血药。仅两剂而热退衄止,改用清热养阴数剂而愈。可见热在营血的病人,往往可以出现但欲漱水不欲咽的病情,这是前人的宝贵经验,不可忽视。

阳明辨证小结

本节着重讨论了以下五种情况:①阳明实热证与太阴虚寒证相互鉴别,如191、194条的胃中冷,243条的吴茱萸汤证,都属于这一类。②阳明实热的脉迟(208条)与寒湿发黄的脉迟(195条),四逆汤证的脉迟(225条),桂枝汤证的脉迟(234条)相互辨证。说明同一脉迟,有表里寒热虚实之别。③阳明与少阳证同时并见,一般应治从少阳(229、230条)。④阳明证与蓄血证相

---

① 喻昌《尚论篇·阳明经上篇》:"口干口燥与渴异,漱水不欲咽,知不渴也。"魏荔彤《伤寒论本义·阳明经上篇》:"漱水非渴也,口干黏也。"恽铁樵《伤寒论辑义按·辨阳明病脉证并治》:"口鼻黏膜干而胃中不干,故漱水不欲咽。"吴瑭《温病条辨·上焦篇》:"太阴温病,寸脉大,舌绛而干,法当渴,今反不渴,热在营中也,清营汤去黄连主之。"苍按:《金匮要略·瘀血病》篇云:"病人胸满,唇痿,舌青,口燥,但欲漱水,不欲咽,无寒热……为有瘀血。"此为内伤有瘀血之证,虽亦有口燥,但欲漱水,不欲咽,但并不发热当辨之。

互鉴别（237条），正因为是蓄血证，所以用抵当汤而不用大承气汤。⑤辨热在气分和热在血分（202条）的主要区别点。以上这些条文，非常突出地说明了《伤寒论》辨析疑似和相互鉴别的精神，其用意十分明显，我们应举一反三，触类旁通。如果因为有阳明病三字冠首而认为这些都是阳明病，或是说阳明病也可以服吴茱萸汤、四逆汤、桂枝汤和抵当汤治疗，有何辨证论治可言，这样的理论显然是脱离临床实际的。

（七）阳明发黄

发黄，指身黄或面目发黄。在外感热病过程中可以由某种原因而引起发黄，也有的它本身就是一个黄疸病。从辨证的角度看，黄疸分为湿热发黄与寒湿发黄两大类。湿热发黄即阳黄，属于阳明病范畴；寒湿发黄即阴黄，属太阴病范畴。本节着重讨论湿热发黄，也附带讨论一下寒湿发黄，以便相互鉴别。

1. 阳明发黄成因

√原文 199. 阳明病，无汗，小便不利，心中懊憹者，身必发黄。

√原文 200. 阳明病，被火，额上微汗出，而小便不利者，必发黄。

提要　阳明发黄的成因。

分析　这两条是泛论造成阳明发黄的原因。阳明病由于里热外蒸，一般多见汗出。若是发热无汗，小便不利，则热不得外越，湿不得下行。湿热郁蒸于里，势必引起心中懊憹，甚至造成发黄。无汗是热被湿遏的缘故，所以柯琴说："无汗，小便不利是发黄之源，心中懊憹是发黄之兆。"心中懊憹亦为湿热郁蒸所致，与邪热留扰胸膈的栀子豉汤证不同。阳明发黄，宜清宜下，理应属于阳明病范畴，但与阳明病不尽相同。阳明病多从燥化，阳明发黄则多从湿化，故阳明病属燥热，而阳明发黄则属湿热。

阳明发黄的另一个原因是误用火法。火法适用于沉寒痼冷之证，阳明实热证误用火法，犹如抱薪救火，火与热合，两阳相熏灼，身必发黄，当与太阳篇第111条（血气流经，失其常度，两阳相熏灼，其身发黄）参看。津液被火劫，所以身无汗而额上微汗出，与111条的"但头汗出，剂颈而还"的机理相同。小便不利，与"阴虚小便难，阴阳俱虚竭"亦同。

2. 茵陈蒿汤证

☆原文 236. 阳明病，发热汗出者，此为热越，不能发黄。但头汗出，身无汗，剂颈而还，小便不利，渴引水浆者，此为瘀热在里，身必发黄，茵陈蒿汤主之。

☆原文 260. 伤寒七八日，身黄如橘子色，小便不利，腹微满者，茵陈蒿汤主之。

提要　阳明发黄的病机、特征和治法。

分析　阳明病由于里热外蒸，所以发热汗出。发热、汗出、邪热得以外越，所以不能发黄。热越，是指邪热得以向外发泄的意思。

$$\left.\begin{array}{l}\text{发热，但头汗出}\\\text{身无汗，剂颈而还}\end{array}\right\}\text{热不得外越}$$

$$\left.\begin{array}{l}\text{渴饮，小便不利}\\\text{腹微满}\end{array}\right\}\text{湿不得下泄}$$

$$\left.\begin{array}{c}\\\end{array}\right\}\text{瘀热在里，身必发黄}$$

但头汗出，即 200 条的"额上微汗出"。身无汗，即 199 条的"无汗，小便不利，心中懊憹"，故本条应包括心中懊憹在内。剂颈而还，即齐颈而止，见太阳篇第 111 条（剂，《玉函经》《千金翼方》均作齐）。这是热不得外越。渴引水浆，小便不利，腹微满，这是湿不得下泄。湿热郁蒸，瘀热在里，故身必发黄①。腹微满，应是腹胀满。《金匮要略·黄疸病》篇："谷疸之为病，寒热不食，食即头眩，心胸不安，久久发黄为谷疸，茵陈蒿汤主之。"与这两条相互参看，可见黄疸病的起因，实与谷食不洁，病毒乘机入侵有密切关系。黄疸在起病时最先表现为寒热不食，恶心腹满，小便黄赤。还可出现胁下胀痛，神疲乏力，舌苔黄腻，脉象弦数等症。这些都是湿邪郁蒸的结果，为太阳表证所无。即使未见黄疸，亦应提高警惕，以免误诊。有一些黄疸病患者，在未发现黄疸以前，常先见高热，等到黄疸一出现，热度即开始下降，因此在高热时期容易误诊。黄疸病的口渴，大多渴不多饮，与阳明经热的烦渴引饮亦有不同。瘀热，即郁热。瘀者，瘀塞、瘀结之瘀，非瘀血之瘀。与 124 条蓄血证的瘀热在里亦不相同。

无汗、小便不利，是湿热发黄的因素之一，但不是唯一的因素。湿毒与热毒瘀结在里，也不一定发黄，因此发黄的病机，还在于脾胃湿热之毒导致的肝胆病变。肝失疏泄，胆道阻塞，使胆汁的排泄不能按常道进行，以致渗入血液，胆汁色素染着于皮肤、巩膜（即眼白）等处，所以身目发黄②。黄疸病以身黄、目黄、小便黄赤为特征。《素问·平人气象论》说："溺黄赤，安卧者黄疸。"又说："目黄者，曰黄疸。"这些话讲得非常扼要。

身黄如橘子色，是形容黄色鲜明有光泽，这是阳黄的特征。根据临床所见，典型的阳黄患者，简直面如装金，两目亦呈金黄色，和寒湿发黄的面色晦暗如烟熏者大不相同③。诊断黄疸当首先观察两眼白是否发黄，如果眼白发黄，便是黄疸无疑。相反，如果面色发黄而眼白不黄，那就未必是黄疸。其次，观察黄疸一定要在阳光下进行，在灯光下往往看不清楚，容易忽略过去，

---

① 吴瑭《温病条辨·中焦篇》："阳明温病，无汗，或但头汗出，身无汗，渴欲饮水。腹满，舌燥黄，小便不利者，必发黄。茵陈蒿汤主之。"
② 唐容川《金匮要略浅注补正·黄疸病证并治》："必血分湿热，乃发黄也。"
③ 钱潢《伤寒溯源集·阳明中篇》："此言阳明，发黄之色，状如阴黄如烟熏之不同也。"

这一点不可不加注意。

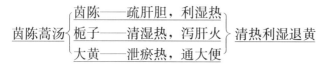

本方三味药，性味皆苦寒，苦能燥湿，寒能清热，是治疗湿热发黄的一首主方。吴又可称茵陈为治疸退黄之专药①，这一点已被大家所公认。根据药理研究，茵陈有明显的利胆作用，茵栀黄三味相合，能增加胆囊的收缩力，其利胆的作用亦更强。大黄能导热下行，既有利尿作用，又有通便作用。但本方之用大黄，则旨在使湿热之邪从小便下泄②。大黄只用二两，且不须后下这一点和大承气汤的用法不同③。方后云"分三服，小便当利，尿如皂荚汁状，色正赤，一宿腹减，黄从小便去"，可以为证。236 条的所谓小便不利，即指小便黄赤，浓得像皂荚汁一般，沾上衣服，可以染色，这是黄疸病的辨证要点。原文虽未言腹满，但方后云一宿腹减。可见腹满一症亦很重要，这是文字简练处，观上下文自然明白。

近年来用本方治疗急性传染性肝炎、胆囊炎、钩端螺旋体病等引起的黄疸之偏实者，效果十分显著。阻塞性黄疸大便如白陶土色，用茵陈蒿汤，大黄不可少。

复习思考题

(1) 试述阳明发黄的主要脉证、病机和治法。

(2) 阳明发黄和阳明腑实证有哪些区别？

3. 栀子柏皮汤证

○原文 261. 伤寒，身黄，发热，栀子柏皮汤主之。

提要　湿热发黄偏热的治法。

分析　伤寒，是外感热病的总称。伤寒，身黄，发热，这是指阳黄无疑。本条突出发热一症，属阳黄之偏于热重者。除发热外，当有心烦，懊恼，口渴，舌红苔黄，脉数等症，故用栀子柏皮汤清热解毒退黄④为主。

栀子柏皮汤用栀子十五枚清三焦之火，黄柏一两清下焦湿热，甘草一两清

①　吴有性《温疫论·发黄》："发黄疸是腑病，非经病也。疫邪传里，遗热下焦，小便不利，邪无输泄，经气郁滞，其传为疸，身目如金者，宜茵陈汤（即本方）。"自注云："茵陈为治疸退黄之专药……设去大黄而服山栀、茵陈，是忘本治标，鲜有效矣。"

②　喻昌《尚论篇·太阳经中篇》："方中用大黄者，取佐茵陈、栀子，建驱湿除热之功，以利小便，非用下也。"

③　柯琴《伤寒来苏集·伤寒论注·茵陈汤证》："身无汗，小便不利，不得用白虎。瘀热发黄，内无津液，不得用五苓，故制茵陈汤以佐栀子承气之所不及也。"

④　吴瑭《温病条辨·中焦篇》："阳明温病，不甚渴，腹不满，无汗，小便不利，心中懊恼，必发黄，黄者栀子柏皮汤主之。"

热解毒，适用于湿热发黄之偏于热重者[1]。李时珍说："栀子治五种黄，黄柏清肤间热，合则消肌膜之黄。"膜，指巩膜等黏膜而言。李时珍在当时已用"膜"字，说明黏膜一词，在中医学早已有之。《医宗金鉴》说："本方之甘草，当是茵陈蒿，必传写之误。"此说恐非。临床上本方常与茵陈蒿汤合用，则疗效更为显著，故偏热偏实，不宜截然划分。甘草取其清热解毒作用，不在于和中健脾，但以生用为宜。

4. 麻黄连轺赤小豆汤证

○原文 262. 伤寒，瘀热在里，身必黄，麻黄连轺赤小豆汤主之。

提要　湿热发黄偏表的治法。

分析　本条只说："伤寒，瘀热在里，身必黄。"对照 199 条的"无汗，小便不利，身必发黄"，236 条的"但头汗出，身无汗，剂颈而还，小便不利，渴饮水浆者，此为瘀热在里，身必发黄"，可见本条证应有无汗，小便不利，而且主要在于无汗。因病偏于表，故用麻黄连轺赤小豆汤清透散热为主，利湿退黄为辅。《金匮要略·黄疸病》篇说："诸病黄家，但利其小便，假令脉浮，当以汗解。"这说明黄疸病初起有发热，无汗等症而内热不甚者，可以适当使用表散药[2]。尤怡说："茵陈蒿汤是导热下行之剂，栀子柏皮汤是清热之剂，麻黄连轺赤小豆汤是散热之剂。"治阳黄不外乎下热、清热、散热三法，可谓要言不烦。

$$麻黄连轺赤小豆汤 \begin{cases} 麻黄、杏仁——透表宣肺 \\ 甘草、连轺——清热解毒 \\ 梓白皮、赤小豆——清热利湿 \\ 生姜、大枣——散热和中 \end{cases} 清透利湿$$

本方适用于黄疸发热，无汗而不渴者，单用麻黄一味，表证表脉不必悉具。连轺，《备急千金要方》《千金翼方》均作连翘，有消肿排脓，利湿退黄之效。梓白皮，今药铺不备，李中梓《医学入门》改用桑白皮，取其利水消肿之功。根据临床体会，麻黄与杏仁、甘草、连翘、赤小豆、桑皮等药相合，具有清透宣散和利湿解毒等作用，若再加茵陈则更合理想[3]。本方为两解表里之法（周扬俊语），《千金方》用麻黄醇酒汤治黄疸[4]，可见只要配合得当，麻黄可

---

[1]　尤怡《伤寒贯珠集·阳明篇下》："此热瘀而未实之证，热瘀故身黄，热未实故发热而腹不满。栀子彻热于上，柏皮清热于下，而中未及实，故须甘草以和之耳。"

[2]　程应旄《伤寒论后条辨·辨太阳病脉证篇》："凡伤寒瘀热在里者，由湿蒸而来，故身必发黄。此之瘀热未深，只从表一边开其郁滞，而散热除湿，佐以获效。"邹澍《本经疏证·连翘》："因瘀热在里句，适与连翘功用不异。"

[3]　徐大椿《伤寒论类方·杂法方类》："连轺即连翘根，气味相近。今人不采，即以连翘代可也。"

[4]　麻黄醇酒汤：麻黄三两，美酒五升。煮取二升五合，顿服尽。冬月用酒，春日用清水煮之。

以不忌。麻黄亦能利小便，日人汤本求真以此方治湿疹引起的肾炎，浅田宗伯用以治疮疡湿毒，浮肿发黄。几年来，国内用本方加地龙、僵蚕等药可治荨麻疹一身瘙痒难忍，有较好疗效。治急性肾炎，生姜可改用生姜皮、大枣则可用可不用。

方后煮服法中有"以潦（lǎo）水①一斗"云云。李时珍说："潦水乃雨水所积。"成无己说："潦水味薄，不助湿气而利热。"目前煮药不一定用天落水，故此说不必拘。

复习思考题

（1）阳黄在什么情况下适用麻黄连轺赤小豆汤？

（2）本条明言瘀热在里，为什么还用麻黄？

5. 寒湿发黄

原文 259. 伤寒发汗已，身目为黄，所以然者，以寒湿在里不解故也，以为不可下也，于寒湿中求之。

提要　辨寒湿发黄。

分析　寒湿发黄，后世称为阴黄②。本条指出寒湿发黄的病机和治疗原则。其目的在与湿热发黄相互鉴别。两类发黄放在一起讨论，正体现了《伤寒论》辨证论治的精神。

黄疸病发热，单纯用发汗解表的方法治疗是不符合病情的。今发汗后身目为黄，所以然者，是由于患者脾阳素虚，运化失常，寒湿在里不解的缘故。此证当有小便不利，因脾虚湿滞，影响了肝胆的疏泄功能，以致身目俱黄。寒湿发黄，属太阴不属阳明，当用温中、散寒、化湿的方法。不可误认为湿热发黄而用清热、攻下之剂。所以说："以为不可下也，于寒湿中求之。"于寒湿中求之一句，就是说要针对寒湿在里这一要点进行治疗。

阳黄与阴黄可以相互转化（187、278 条）。阳黄迁延不愈，可以转为阴黄。更有虚实夹杂之证，所以不可不辨。

<u>辨瘀热在里与寒湿在里之发黄</u>

<u>相同点——发黄、倦怠、厌食、呕恶、腹满、小便不利。</u>

---

① 《孟子·公孙丑上》："泰山之于丘垤，河海之于行潦。"韩退之诗："潢潦无根源，朝满夕已除。"

② 《诸病源候论》黄疸二十八候之一。《景岳全书·杂证谟》："凡病黄疸而绝无阳证、阳脉者，便是阴黄。"

$$不同点 \begin{cases} 瘀热在里——发热无汗、黄色鲜明、口渴欲饮、 \\ \qquad\qquad 大便不畅、舌苔黄腻、脉弦滑数 \\ 寒湿在里——形寒汗出、黄色晦暗、渴不欲饮、 \\ \qquad\qquad 大便不实、舌苔滑润、脉沉濡迟 \end{cases}$$

《伤寒论》对黄疸病的记载，详于阳黄而略于阴黄，有关寒湿发黄的条文，除本条外，尚有 187、195、278 条等，均未出方。后世诸家，治阴黄早期之偏于湿重者，一般多用《金匮要略》的茵陈五苓散通阳利水，健脾化湿；后期重证，则用茵陈术附汤（术附汤见《金匮要略·中风历节病》），或茵陈四逆汤（见罗谦甫《卫生宝鉴》）等方温补脾肾，兼利水湿[①]。以上治法，均可供参考（茵陈术附汤见《医学心悟》）。

复习思考题

略述湿热发黄与寒湿发黄的异同点及其治法。

阳明发黄小结

（1）阳明发黄，即湿热发黄，它的病机与阳明病经证腑证均不相同，不得混为一谈。阳明病多以燥化，阳明发黄则多以湿化，故阳明病属燥热，而阳明发黄则属湿热。

（2）阳明发黄的原因，主要是由于湿遏热伏而引起肝胆病变。从辨证论治角度看，湿热并重者用茵陈蒿汤清热利湿退黄为主；热重于湿者用桅子柏皮汤清热解毒为主；湿热兼表者用麻黄连轺赤小豆汤清透利湿为主。故治阳明发黄不外乎下热、清热、散热之法。

（3）阳明发黄相当于急性黄疸型肝炎，起病时常先见高热，并不立即发黄，但与一般表证不同，应注意患者神情倦怠、心中懊㤅、厌食呕恶、腹满胁痛，小便黄赤等症，以免误诊。

（4）发黄有湿热发黄与寒湿发黄两大类，一为瘀热在里，一为寒湿在里，不可不辨。《伤寒论》原文将两类发黄安排在一起讨论，其目的在于相互鉴别。这正体现《伤寒论》辨证论治的精神。

---

① 戴思恭《秘传证治要诀·诸伤门·伤风寒》："阴黄乃太阳经中湿，体痛发热，身如熏黄，终不如阳黄之明如橘子色。当叩其小便之利与不利，小便自利，术附汤；小便不利，大便反快者，五苓散。"

第三章 少 阳 病

《伤寒论》原文，辨少阳病脉证并治只有十条。为什么少阳病篇的条文这样少？这是因为少阳病的大、小柴胡汤证已经在太阳篇里讲的很多，所以没有再重复的必要了。那么大、小柴胡汤为什么都在太阳篇里叙述呢？这是因为太阳病不愈，病邪由表传里，或传阳明，或传少阳，因此在太阳病篇里提到大、小柴胡汤证，这是十分自然的事情。我们认为按照《伤寒论》原文的编排，可以清楚地看出外感热病的传经规律是多方面的，这个精神一定要掌握。这个精神掌握了，那么也可以按照有些注家的意见，将有关少阳病的条文，包括大、小柴胡汤证等集中在少阳病篇里一起讨论，使它联成一篇，这也未尝不可，所以我们目前也就这样办了。

外感热病在发展过程中，病邪既不在太阳之表，又不在阳明之里，而在胸胁之间，涉及胃部及肝胆病变的，《伤寒论》称之为少阳病。这些病变和少阳经络的分布有着密切的关系①。成无己首先提出少阳病为半表半里证，所谓半表半里，诸家见解不一②。我们认为半表半里并不是指病邪一半在里，一半在表，因为它的临床表现，既非发热恶寒的太阳表证，又非不恶寒，反恶热的阳明里证，而是往来寒热、胸胁苦满、嘿嘿不欲饮食、心烦喜呕，以及口苦、咽干、目眩、脉弦细等似表非表、似里非里的另一种证候类型。少阳病为三阳病之一，它既可有太阳传来，亦可由阳明传来，更可由本经自受。它的性质处于阴阳之交，虚实之界，有从阳出表或从阴入里的两种可能性，所以《内经》又称"少阳为枢"③。正因为病邪既不在表，又不在里，所以少阳病的治疗原则以和解少阳、扶正达邪为主。小柴胡汤为少阳病的主方，它属于八法中的和法。少阳病禁汗吐下，但兼见太阳表证的可以兼用汗法，兼见阳明腑证的可以兼用下法。

---

① 《灵枢·经脉》："胆足少阳之脉起于目锐眦，上抵头角，下耳后，循颈行手少阳之前，至肩上却交出手少阳之后，入缺盆。其支者从耳后入耳中，出走耳前至目锐眦后。其支者别锐眦下大迎，合于手少阳，抵于顿下加颊车，下颈合缺盆，以下胸中，贯膈，络肝属胆……"

② 黄元御《伤寒悬解·少阳经上篇》："少阳经在太阳阳明之里，三阴之表，表则二阳，故为半表；里则三阴，故为半里。半表者，居二阳之下，从阳化气而为热；半里者，居三阴之上，从阴化气而为寒。"

③ 《素问·阴阳离合论篇》："是故三阳之离合也，太阳为开，阳明为闭，少阳为枢。"程应旄《伤寒论后条辨·辨少阳病脉证篇》："少阳在六经中典开阖之枢机，出则阳，入则阴。"

第一节　少阳病纲要

1. 少阳病提纲

☆原文263. 少阳之为病，口苦，咽干，目眩也。

提要　少阳病提纲。

分析　少阳经脉，络肝属胆，邪犯少阳，胆热偏盛，上冲头目，所以出现口苦，咽干，目眩。

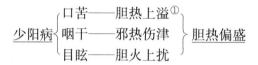

$$少阳病 \begin{cases} 口苦——胆热上溢① \\ 咽干——邪热伤津 \\ 目眩——胆火上扰 \end{cases} 胆热偏盛$$

口苦是少阳病常见的主症之一。《灵枢·经脉》篇说："胆足少阳之脉……是动则病口苦。"临床上常用黄芩治胆热口苦，效果很好。小柴胡汤用黄芩清少阳邪热，其理由即在于此。咽干是邪热耗伤津液所致。《针灸甲乙经》说："胆者中精之府，五脏取决于胆，咽为之使。""足少阳之脉起于目锐眦。"胆火上扰，故见目眩。柯琴说："苦、干、眩者，皆相火上走空窍而为病。"这里的所谓相火，指肝胆之火，有些注家亦称风火。

口苦，咽干，目眩都是病人的自觉症状，必须通过详细询问方可得而知之②。少阳病以此三症作为提纲，它主要说明少阳经络肝属胆，但这仅仅是少阳病证的一部分。少阳病除口苦，咽干，目眩外，尚有往来寒热、胸胁苦满、嘿嘿不欲饮食、心烦喜呕以及脉弦细等症，因此，必须与96等条结合起来看，方为全面。

复习思考题

少阳病为什么以口苦咽干目眩为提纲？它的病机如何？

2. 少阳病主脉及治禁

○原文265. 伤寒，脉弦细，头痛，发热者，属少阳。少阳不可发汗，发汗则谵语。此属胃，胃和则愈，胃不和，烦而悸一云躁。

提要　少阳病主脉及误汗变证。

分析　伤寒指外感热病而言，弦细是少阳病的本脉。弦本是肝脉，常见于

---

① 《医宗金鉴·订正伤寒论注·辨少阳病脉证并治全篇》："口苦者，热蒸胆气上溢也；咽干者，热耗其津液也；目眩者，热熏眼发黑也。"

② 柯琴《伤寒来苏集·伤寒论注·少阳脉证》："苦、干、眩者……人所不知，惟病人独知，诊家所以不可无问法。"

诸痛、肝郁、痰饮以及疟疾等病。头痛发热为三阳病所共有（56条：伤寒不大便六七日，头痛有热者，与承气汤），而脉弦细则为少阳病所独具，故凡伤寒，头痛发热而见脉弦细者，这是邪在少阳。

本条补充少阳病脉弦细，是为了和太阳、阳明之脉作区别。头痛，发热，脉浮属太阳，当以汗解；脉大属阳明，当清当下；脉弦细属少阳，法当和解。但脉证合参，最为紧要，除本条脉弦细，头痛发热外，还须与口苦、咽干、目眩等症联系起来看，方为全面①。

少阳邪在半表半里，故不可发汗。误汗则耗伤津液，如邪热入胃，则发谵语，所以说"此属胃"。这是因误汗而邪入阳明，与正常的传经不同，当调和胃气，胃和则愈。若胃气不和，不但可以发生谵语，还可以出现烦而悸等变证。烦而悸，别本作"烦而躁"，亦通。

本条未出方，成无己主张用调胃承气汤，这是病邪完全转属阳明的治法，如果少阳未罢，还宜慎用。王肯堂、丹波元简主张用大柴胡汤，可供参考②。

复习思考题

(1) 试述"脉弦细，头痛，发热者，属少阳"的机理。

(2) 少阳病为什么不可发汗，少阳误汗有哪些不良后果？

原文 264. 少阳中风，两耳无所闻，目赤、胸中满而烦者，不可吐下，吐下则悸而惊。

提要　少阳病不可吐下。

分析　少阳中风，指外邪中于少阳，并不是说少阳病亦有中风与伤寒之分③。"少阳中风"四字，康平本作"少阳病"三字，这是对的。"两耳无所闻"，即耳聋的互词（75条：未持脉时，病人叉手自冒心，师因教试令咳而不咳者，此必两耳无所闻也）。少阳经脉起于目锐眦，其支从耳后入耳中，并下胸贯膈。少阳受邪，热壅于经脉，风火上扰，故除口苦、咽干、目眩外，常可发生耳聋、目赤、胸满、心烦等症，其中尤以耳聋（内耳有炎症）、胸满为多见。胸中烦与心下悸，原是少阳病的或有之症。因其病不在膈上，故不可吐；又非阳明实证，故不可下。如果误认胸满而烦为痰实而用吐法，或误认为阳明

---

① 《医宗金鉴·订正伤寒论注·辨少阳病脉证并治全篇》："脉弦细，少阳之脉也。上条不言脉，此言脉者，补言之也。头痛，发热，无汗，伤寒之症也。又兼口苦、咽干、目眩少阳之症，故曰属少阳也。"

② 王肯堂《伤寒证治准绳·少阳病》："此少阳、阳明，宜重则小承气汤，轻则大柴胡汤。"丹波元简《伤寒论辑义·辨少阳病脉证并治》："愚以须用大柴胡，未知的当否。"

③ 尤怡《伤寒贯珠集·少阳篇》："此少阳自中风邪之证，不从太阳传来者也。"程应旄《伤寒论后条辨·辨少阳病脉证篇》："此与伤寒脉弦细条，皆是表邪直犯少阳，不从太阳逶迤来者，故总无四五日、六七日字。"陈念祖《伤寒论浅注·辨少阳病脉证篇》："此言少阳自受之风邪，戒其不可吐下也。"

实满而用下法，势必耗气伤阴而更加引起惊悸等症①。这都是少阳病误治后的变证，应与256条互看。这两条都是说明少阳病有汗吐下之禁。

本条未出方，少阳病邪在半表半里，只宜用和解一法②。耳聋是真性伤寒常见的重要症状之一，大多出现在第二、第三候，正当邪热鸱张或热势弛张阶段，临床上应配合主方重用清热解毒药。少阳误吐误下后出现的悸而烦，万密斋主张"治悸以小柴胡加茯苓、甘草；治惊以小柴胡加龙骨牡蛎"，均可供参考。

复习思考题

两耳无所闻，目赤，胸中满而烦，为什么不可吐下？

第二节　少阳病证治

小柴胡汤证

☆原文96. 伤寒五六日中风，往来寒热，胸胁苦满，嘿嘿不欲饮食，心烦喜呕，或胸中烦而不呕，或渴，或腹中痛，或胁下痞鞕，或心下悸，小便不利，或不渴，身有微热，或咳者，小柴胡汤主之。

提要　少阳病的主症和治法。

分析　太阳伤寒或中风，五六日不解③，见往来寒热，胸胁苦满，嘿嘿不欲饮食，心烦喜呕等症，这是邪传少阳的典型证候。

少阳病主症
{
往来寒热——正邪交争，互为进退
胸胁苦满——邪结胸胁，气机壅塞
嘿嘿不欲饮食
心烦喜呕
} 热郁胸中，胆热犯胃

往来寒热，是说寒与热交替发作，恶寒时不发热，发热时不恶寒，这是少阳病特有的热型。由于邪热交争在半表半里之间，正胜则热，邪胜则寒，故见往来寒热④。少阳病的往来寒热，其临床表现与疟疾不同⑤。疟疾是先寒战后

---

① 尤怡《伤寒贯珠集·少阳篇》："吐则伤阳，阳虚而气弱则悸，下则伤阴，阴虚而火动则惊。"

② 魏荔彤《伤寒论本义·少阳全篇》："仲景乃不出方，小柴胡中既有心下悸之加减，想可无事他求也……人既知汗吐下三法俱不可行，而和解之小柴胡汤为少阳经对证之药。"

③ 成无己《注解伤寒论·辨太阳病脉证并治法》："五六日，邪气自表传里之时，中风者，或伤寒五六日也。《玉函》曰，中风五六日，伤寒，往来寒热，即是。或中风，或伤寒，非是伤寒再中风，中风复伤寒也。"

④ 陈念祖《伤寒论浅注·辨太阳病脉证篇》："邪正不两立则分争，正胜则热，邪胜则寒。"

⑤ 钱潢《伤病溯源集·少阳全篇》："往来寒热者，或作或止，或早或晏，非若疟之休作有时也。"

发热，有定时，或间日一发，或三日一发，不发则如常人。少阳病的往来寒热，是一忽儿怕冷，一忽儿发热，反复发作无定时。我曾见一湿温伤寒患者，往来寒热一天达七八次之多，这是很典型的少阳病热型。

胸胁是少阳经的部位，邪热结于胸胁，气机不利，故见胸胁苦满。"苦"是动词，胸胁苦满，即病人苦于胸胁胀满的意思。

热郁胸中，胆热犯胃，故嘿嘿不欲饮食，心烦喜呕①。嘿同默，默默是形容病人沉默寡言，不想进食的意思。当与心烦喜呕联系起来看，单凭默默不欲饮食，尚不能断为少阳病，热郁胸中，所以心烦；胆火犯胃上逆，所以喜呕；再加胸胁苦满，嘿嘿不欲饮食，这便是少阳病无疑了。

以上是少阳病的主症，当与少阳病提纲的口苦、咽干、目眩、脉弦细等脉证联系起来看。至于胸中烦而不呕，或渴，或腹中痛或胁下痞硬，或心下悸，小便不利等，这些都是或有之症，大多是一种兼挟病②，放在后面再说。

小柴胡汤是和解少阳、扶正达邪的一首主方：

$$
小柴胡汤
\begin{cases}
柴胡、黄芩——清解表里郁热 \\
半夏、生姜——和胃降逆止呕 \\
人参、甘草、枣——扶正达邪
\end{cases}
和解少阳，扶正达邪
$$

什么叫和解少阳？临床上服小柴胡汤后，有得汗而解的，有得微利而解的，也有不汗不利而解的。这是因为本方能扶助人体的抗病力，达到扶正祛邪的作用，所以称之为和解少阳③。其次，少阳病的性质处于阴阳之交、虚实之界，有从阳出表或从阴入里的两种可能性，所以又称少阳为枢。在这种情况下，病邪既不在表，又不在里，既不可汗，又不可下，惟有扶正达邪一法，使病邪从里达外，不至于向三阴发展，这也是和解少阳的一个意义。

小柴胡汤中的柴胡黄芩，都有明显的退热作用，治少阳病往来寒热特别有效。由于肝胆病变引起的发热，亦为本方的主要适应症。此外，用本方加减治疗疟疾，产后发热以及热入血室等病，均有相当疗效。本方的适应范围较广，但应抓住本条的几个主要症状作为辨证要点，这是非常重要的一环。

本条的或有症，即兼见症。一般来说，只要主症具备，不重要的兼症就不一定都要管，治病要抓住主要矛盾。比较重要的兼症，当然应该随症加减，但不要有一症加一药，变成头痛医头，脚痛医脚，要避免造成喧宾夺主的局面，现在把方后的加减略述如下。

---

① 尤怡《伤寒贯珠集·少阳篇》："木火相通，而胆喜犯胃也。"
② 魏荔彤《伤寒论本义·少阳全篇》："或胸中烦而不呕，或渴……俱因其人平素气血偏胜。各有所兼挟以为病。"
③ 成无己《伤寒明理论·诸药方论·小柴胡汤方》："其于不外不内，半表半里，既非发汗之所宜，又非吐下之所对，是当和解则可矣，小柴胡汤为和解表里之剂也。"

胸中烦——加栝蒌实下气除烦热。

渴——加栝蒌根清热生津。

腹中痛——加芍药治挛结腹痛。

胁下痞硬——加牡蛎散结软坚。

心下痞
小便不利 } 加茯苓利水蠲（消）饮。

外有微热——加桂枝疏邪解表。

咳——加五味子、干姜温肺止咳。（肺热慎用）

复习思考题

（1）试述少阳病的主症与病机。

（2）何谓和解少阳？

○原文 97. 血弱气尽，腠理开，邪气因入，与正气相搏，结于胁下。正邪分争，往来寒热，休作有时，嘿嘿不欲饮食，脏腑相连，其痛必下，邪高痛下，故使呕也，小柴胡汤主之。服柴胡汤已，渴者属阳明，以法治之。

提要　补叙少阳病的机理及邪传阳明的见症。

分析　本条是上条的自注文字。"气尽"，古本作"气虚"，其意义较为明确。"血弱气尽，腠理开，邪气因入"，这就是《素问·评热病论》所说"邪之所凑，其气必虚"的意思。也就是说，外邪之所以能伤人致病，必因其人气血虚弱，不能抵抗外邪侵袭的缘故。"与正气相搏，结于胁下"，这是少阳受病的主要病机。邪结于胸下，所以胸胁苦满；正邪分争，相持不下，所以往来寒热，休作有时；邪郁胸中，胸胁苦满，所以嘿嘿不欲饮食。嘿嘿不欲饮食，与胸胁苦满有一定关系。往来寒热，休作有时，是说有时发冷，有时发热，有时休，有时作，和疟疾之战栗发热有定时者不同。

脏腑相连，即肝胆相连。其痛必下，指痛在胁下。胆附于肝而在胁下，故云脏腑相连；病在肝胆而痛在胁下，故云其后必下。少阳病的临床表现有口苦、咽干、目眩、心烦等症，所以称之为邪高；病邪结于胁下而作痛，所以称之为痛下[①]。所谓高与下，均指发病的部位而言。其病虽在肝胆，而胆热犯胃上逆，这是导致呕的主要原因，所以说"邪高痛下，故使呕也"。用小柴胡汤和解少阳，即所以清胆经邪热，故柯琴称小柴胡汤为"少阳枢机之剂，和解表里之总方"。

本条说："服柴胡汤已，渴者属阳明，以法治之。"所谓以法治之，就是说当用治疗阳明病的方法进行处理。96 条本有"或渴"一症，但柴胡汤证的渴，

---

① 顾观光《伤寒论补注》："胆附于肝而在膈下，故云脏腑相连，其痛必下。邪高口苦、咽干、目眩也。痛下，腹中痛也。"

是兼症的渴，只须加药治疗兼症。若服柴胡汤后少阳证罢，见大渴引饮，且身大热，脉洪大等症的，方可断为转属阳明。如少阳证未罢，则不得用阳明法治疗①。

《伤寒论》传经次序原不固定，有太阳传阳明再传少阳的，也有太阳经传少阳的，本条服柴胡汤已，渴者属阳明，这是少阳传阳明，说明三阳病传变的多样性，也是完全符合临床实际的。

原文 99. 伤寒四五日，身热恶风，颈项强，胁下满，手足温而渴者，小柴胡汤主之。

提要　证见三阳，治从少阳。

分析　伤寒四五日，正当病邪传里之时。身热恶风、颈项强，是太阳表证未罢；胁下满，是邪传少阳；手足温而渴，很可能是邪传阳明②。说明本条属于合病并病范畴，也说明外感热病传经的复杂性，并不是一经所能包括得了的。

证见三阳，为什么应该治从少阳？这是因为太阳表证虽然未罢，但已合并少阳、阳明。少阳禁用汗法，若单用发汗剂，便不符合少阳病的治疗原则。胁下满是少阳病的主症之一，渴虽属阳明，但少阳病亦有"或渴"一症，因此单凭口渴一症，亦很难肯定属阳明。阳明篇第 204 条："伤寒呕多，虽有阳明证，不可攻之。"少阳有汗下二禁，故凡证见三阳而少阳病证比较显著的，用小柴胡汤和解少阳，最为适合病情③。

阳明篇第 230 条："阳明病，胁下硬满，不大便，而呕，舌上白苔者，可与小柴胡汤。上焦得通，津液得下，胃气调和，身濈然汗出而解。"与本条互发，当参看。

在本条证情况下，钱潢认为用小柴胡汤当从方后加减法处理。如"太阳表证未除，宜去人参加桂枝；胁下满，当加牡蛎；渴则去半夏加栝蒌根。"其说可供参考。

○原文 100. 伤寒，阳脉涩，阴脉弦，法当腹中急痛，先与小建中汤。不差者，小柴胡汤主之。

提要　少阳病兼里虚，应先补后和。

① 郑重光《伤寒论条辨续注·少阳全篇》："少阳阳明之病机，在呕渴中分。渴则转属阳明，呕则仍在少阳。如呕多，虽有阳明证，不可攻之，因病未离少阳也。服柴胡汤渴当止，若服柴胡汤已加渴者，是热入胃腑，耗津液消水，此属阳明胃病。"

② 张志聪《伤寒论集注·辨太阳病脉证篇》引陆氏曰："手足温者，手足热也。乃病人自觉其热，非按而得之也。不然何以本论既云身热而复云手足温？有谓身发热而手足温和者，非也。"

③ 钱潢《伤寒溯源集·少阳全篇》："以太阳表证言之，似当汗解。然胁下已满，是邪气已入少阳。仲景原云，伤寒中风有柴胡证，但见一证便是，不必悉具，故虽有太阳未罢之证，汗之则犯禁例。"喻昌《尚论篇·阳明经下篇》："才兼少阳，即有汗下二禁。"

分析　本条的阳脉涩，指脉浮取涩而不流利；阴脉弦，指脉沉取弦而不和缓（汪琥语）。腹中急痛，指腹部挛急疼痛。弦脉本为少阳之脉，今阳脉涩，阴脉弦，弦主痛，涩主气虚血少，是少阳病兼里虚可知道。里虚而见腹中挛急疼痛，这是虚寒性疼痛，与大实痛（279 条）不同，当先与小建中汤温养中气，调其气血。这痛止而少阳证未罢，然后再用小柴胡汤和解少阳。这也是以里虚为急，当先治其里的治疗原则，与第 102 条"伤寒二三日，心中悸而烦者，小建中汤主之"同一意义。

"不差"二字，指少阳证不差，非谓腹中急痛不差，因此再用小柴胡汤和解少阳之邪。先用小建中汤，后用小柴胡，这是先补后和的方法，也是病情的需要。是一种正确的治疗步骤，并不是以药试病。如果说，投小建中汤后，腹中急痛虽已大定，但未完全消除的，可用小柴胡汤加芍药以止痛。腹中痛原是小柴胡汤证的或有症，第 96 条小柴胡汤方后云"若腹中痛者，去黄芩，加芍药"，所以少阳证未罢而腹痛未止的，可用小柴胡汤加芍药以止痛，黄芩去不去，可视具体情况而定，不必拘泥。

关于小建中汤的方解和用法，详见第 102 条，当参看。

复习思考题

试述少阳病脉弦涩、腹中痛应先补后和的机理。

第三节　少阳病兼证

1. 大柴胡汤证

☆原文 103. 太阳病，过经十余日，反二三下之，后四五日，柴胡证仍在者，先与小柴胡。呕不止，心下急，郁郁微烦者，为未解也，与大柴胡汤下之则愈。

○原文 165. 发热，汗出不解，心中痞鞕，呕吐而下利者，大柴胡汤主之。

提要　少阳兼阳明热结的证治。

分析　103 条"太阳病，过经十余日"，是说病邪已过太阳经而传入少阳[①]。若一再攻下，这是误治，故曰反。下后柴胡证仍在者，说明病情未变，仍当先与小柴胡汤和解少阳（《玉函经》小柴胡下有汤字）。若药后呕止为病已解；若呕不止，心下急，郁郁微烦者，为病未解。心下急，指脘腹部胀满而有拘急疼痛的感觉。郁郁微烦，是郁结烦闷的意思。第 136 条说："伤寒十余日，

---

① 丹波元简《伤寒论辑义·辨太阳病脉证并治中》："凡曰过经者，与此条共四条，并言过太阳经无表证，明矣。"

热结在里，复往来寒热者，与大柴胡汤。"前后联系起来看，可知病邪已兼并阳明，可能还有舌苔黄，不大便等症。此证少阳未罢不可下，但热结在里，又不得不下，故宜用大柴胡汤和解少阳，兼泄里热。

165条是补叙大柴胡汤的适应症。"伤寒发热，汗出不解，心中痞硬"，这是未经误下，病邪由太阳自然传为少阳。心中痞硬，《玉函经》作"心下痞硬"，较为合理。心下痞硬是少阳病胸胁苦满的重一等者（恽铁樵：心下痞硬必是连及胁下者）。心下急与心下痞硬在程度上亦有轻重不同，心下急是自觉症，心下痞硬则按之有硬满的他觉症。《金匮要略·腹满寒疝宿食病》篇说："按之心下满痛者，此为实也，当下之，宜大柴胡汤。"与本条联系起来看，有互文见义之妙。呕吐是少阳主症，今见呕吐而下利，这是兼阳明。由于气机不利，升降失常，气上逆故见呕吐，热下迫故见下利（临床上以不大便为多见）。此种下利属热利，大多泄利不爽，稠黏臭秽，苔黄，脉弦数，故亦用大柴胡汤和解少阳，兼下里热。

$$大柴胡汤\begin{cases}去人参、甘草——里不虚\\加枳、芍、大黄——有热结\\倍生姜——止呕吐\end{cases}和解少阳，兼下里热$$

宋本原文本方无大黄。方后云："一方加大黄二两，若不加，恐不为大柴胡汤。"观其语气，似是叔和旁注。根据《玉函经》本方有大黄二两。方后云，右八味。足证本方应有大黄。大黄有涤荡积热之功，103条明言下之则愈，与《玉函经》所说亦不谋而合，若无大黄，将何以下热结[1]。

本条由小柴胡汤及小承气汤二方加减组成，为两解少阳阳明立法[2]。里不虚，故去人参，甘草不用；里有热结，故加枳实、芍药、大黄以泄里热；呕不止，故倍用生姜以止呕。《金镜内台方议》说："枳实、芍药二者合用，而能除坚破积，助大黄之功而下内热。"有些注家认为芍药是酸收之品，遇此等方，便很难自圆其说。

近年来常用大柴胡汤加减治疗急性胆囊炎、胆道结石、急性胰腺炎以及急性单纯性肠梗阻等疾患，均有较好疗效[3]。生大黄一般均不可少。

复习思考题

---

① 《医宗金鉴·订正伤寒论注·辨少阳病脉证并治全篇》"许叔微曰：大柴胡汤一方无大黄，一方有大黄。此方用大黄者，以大黄有涤荡蕴热之功，为伤寒中要药。王叔和云：若不用大黄，恐不名大柴胡汤。且经文明言下之则愈，若无大黄，将何以下心下之急乎？应从叔和为是。"

② 徐大椿《伤寒论类方·柴胡汤类》："小柴胡去人参、甘草加枳实、芍药、大黄，乃少阳阳明合治之方也。"汪昂《医方集解》："此乃少阳阳明，故加减小柴胡小承气而为一方。少阳固不可下，然兼阳明腑证则当下宜小承气汤，轻则大柴胡汤。"

③ 天津南开医院清胰汤一号方由柴胡、黄芩、胡黄连、白芍、木香、延胡、生大黄、芒硝共八味药组成。又胆道排石汤由金钱草、茵陈、郁金、枳壳、木香、生大黄等组成。生大黄均不可少。

（1）试述大柴胡汤去人参、甘草，加枳实、芍药、大黄和倍用生姜的意义。

（2）为什么说大柴胡汤证是少阳兼并阳明？

2. 柴胡加芒硝汤证

○原文104. 伤寒十三日不解，胸胁满而呕，日晡所发潮热。已而微利，此本柴胡证，下之以不得利，今反利者，知医以丸药下之，此非其治也。潮热者，实也，先宜服小柴胡汤以解外，后以柴胡加芒硝汤主之。

提要　少阳兼阳明燥结的证治。

分析　本条分三段。自"伤寒十三日不解"至"日晡所发潮热"为第一段，说明误下前的原始证候是少阳兼阳明里实。自"已而微利"至"此非其治也"为第二段，是指医者误用丸药攻下后所引起的变证。第三段指出少阳兼阳明燥结的治法应先和后下。

十三日当活看，犹言患外感热病已十余日。胸胁满而呕是少阳未罢，日晡所发潮热是兼见阳明，这是少阳与阳明并病（柯琴、丹波元简语）。此时当视具体病情缓急而采取适当的治法。如少阳证急的，应治从少阳，先用小柴胡汤和解少阳，229、230条可以为证[①]；如阳明证急的，应两经兼治，用大柴胡汤和解少阳，兼下热结[②]。即使兼见轻微的下利，也是大柴胡汤证，如165条说"呕吐而下利者，大柴胡汤主之"，可以为证。

"此本柴胡证，下之以不得利。"这是说少阳兼阳明热结，一般多见大便秘结，故可用大柴胡汤两经同治。用大柴胡汤一般在畅利一二次后，当热退而下利自止。今反下利不止，而且不得畅利，知前医用的不是大柴胡，而是用丸药攻下（《伤寒论今释》语），这是一种不恰当的治疗方法[③]。丸药是当时医生习用的攻下药，许叔微称之为巴豆小丸[④]。因为这种丸药都以巴豆为主，性味燥烈，非伤寒热病所宜，服后不但燥热不能去，而且反伤正气，故仲景是竭力反对的。

第三段是说虽然治疗不当，但所幸柴胡证仍在，潮热亦未罢，知尚未变成

---

① 《伤寒论》229条："阳明病，发潮热，大便溏，小便自可，胸胁满不去者，与小柴胡汤。"230条："阳明病，胁下硬满，不大便而呕，舌上白苔者，可与小柴胡汤。上焦得通，津液得下，胃气因和，身濈然汗出而解。"

② 程应旄《伤寒论后条辨·辨少阳病脉证篇》："本证经而兼腑，自是大柴胡，能以大柴胡下之，本证且罢，何有于'已而'之下利？……"

③ 程应旄《伤寒论后条辨·辨少阳病脉证篇》："乃医不以柴胡之辛寒下，而以丸药之毒热下，虽有所去而热以益热，遂留中而为实……潮热者，实也。恐人疑攻后之下利为虚，故复指潮热以证之，此实得之攻后，究竟非胃实，不过邪热搏结而成，只须于小柴胡解外后，但加芒硝一洗涤之。"

④ 汪琥《伤寒论辩证广注·辨少阳病脉证并治法》："医用丸药，此是许学士所云巴豆小丸子药，强迫溏粪而下。夫巴豆辛烈，大伤胃气，若仍用大柴胡，则枳实、大黄之峻，胃中之气已不堪受其削矣，故易小柴胡加芒硝汤，用人参、甘草以扶胃气，且微利之后，溏者已去，燥者自留，加芒硝能胜热攻坚，又其性速下而无碍胃气，一举两得。"

坏病。故仍当用先和后下的治法，先宜服小柴胡汤以解外。如病仍不解，再用柴胡加芒硝汤和解少阳，兼下燥结。

这有两个问题需要讨论一下：

（1）既然下后微利，为什么还要用柴胡加芒硝汤？

这是因为潮热是阳明燥实未除，下后微利是不得畅利，自应设法再下。柴胡加芒硝汤只用小柴胡汤剂量的 1/3，加芒硝二两润燥软坚，是下剂中的轻剂，如果里实急的，就不必分两步走。

（2）本条证为什么不用大柴胡汤而用柴胡加芒硝汤？

大柴胡汤和解少阳，兼下热结，因正气未虚，故不用人参、甘草而用枳实、大黄；柴胡加芒硝汤和解少阳，兼下燥结，因下后正气已虚，故仍用人参、甘草而不用枳实、大黄。两方虽同治少阳兼阳明里热实证，但有一定区别①。

复习思考题

（1）在什么情况下宜用先和后下法？

（2）试述大柴胡汤与柴胡加芒硝汤的用法。

3. 柴胡桂枝汤证

☆原文 146. 伤寒六七日，发热微恶寒，支节烦疼，微呕，心下支结，外证未去者，柴胡桂枝汤主之。

提要　少阳兼表的证治。

分析　伤寒六七日，正当病邪由表传里时，发热微恶寒，四肢骨节烦疼，是太阳表证。微呕，自觉心下有支撑结聚感，是少阳半表半里证。太阳之证未罢，少阳之证已见，这明明是太阳与少阳并病，本条虽无并病之名，却有并病之实，可见《伤寒论》必须从无字处着眼，才能真正理解它的精神实质。

发热微恶寒，说明表证不太重，支节烦疼，亦较一身骨节疼痛为轻，这是太阳轻证；微呕，心下支结，亦较心烦喜呕、胸胁苦满、心下痞满为轻，故用小柴胡汤、桂枝汤各半合剂两解太阳少阳之邪②。

用柴胡桂枝汤的意义，在于和解少阳，兼散外邪。和解少阳是主要的，兼散外邪居从属地位，其目的是从少阳以达太阳③。《医宗金鉴》说："不名桂枝柴胡汤者，以太阳外证虽未去，而病机已见于少阳里也。故以柴胡冠桂枝之上，意在解少阳为主而散太阳为兼也。"《伤寒论》第 99 条证见三阳，治从少

---

①　柯琴《伤寒来苏集·伤寒论注·柴胡汤证》："不加大黄者，以地道原通；不用大柴胡者，以中气已虚。后人加大黄、桑螵蛸者，大背仲景法矣。"

②　柯琴《伤寒来苏集·伤寒附翼·少阳方总论》："此太阳少阳并病之轻者，故取桂枝之半，以解太阳未尽之邪，取柴胡之半以解少阳之微结。"

③　章楠《伤寒论本旨·太阳下篇》："主以柴胡桂枝，从少阳以达太阳。盖少阳为枢，太阳为开，转其枢机而使开泄外解也。"

阳；230 条邪郁少阳而见不大便的用小柴胡汤，都是以和解少阳为主，这个治疗原则应该好好体会。

方后"本云人参汤"以下二十九字，《玉函经》、成本均未录，恐系后人传抄时误入正文，不宜强解（见山田正珍语）。

复习思考题

为什么说柴胡桂枝汤证是太阳与少阳并病？

4. 柴胡桂枝干姜汤证

○原文 147. 伤寒五六日，已发汗而复下之，胸胁满微利，小便不利，渴而不呕，但头出汗，往来寒热，心烦者，此为未解也，柴胡桂枝干姜汤主之。

提要　少阳病兼水饮的证治。

分析　伤寒五六日，既汗复下，病仍不解而邪入少阳，与原有的水饮相结，遂成本证。往来寒热，胸胁满微结，心烦，是少阳本证；渴而小便不利，是水饮内停。由于水热郁蒸，故但头汗出而身无汗。这是少阳兼水饮之证，故用柴胡桂枝干姜汤和解少阳，兼化水饮。

$$
柴胡桂枝干姜汤\left\{\begin{array}{l}柴胡、黄芩、甘草——和解少阳\\桂枝、干姜————通阳化饮\\牡蛎、栝蒌根————行水开结\end{array}\right\}和解少阳，兼利水饮
$$

本方有小柴胡汤加减而成，为少阳兼水饮立法。柴胡、黄芩、甘草，和解少阳邪热。桂枝、干姜，通阳化饮，且柴胡、桂枝同用，亦有从少阳以达太阳之义。因胸中烦而不呕，故去半夏（96 条方后）、人参，加栝蒌根。胸胁满微结，与胁下痞硬、心下支结（146 条）同义[①]，故去大枣，加牡蛎。栝蒌根有生津止渴作用，牡蛎与栝蒌根同用，则有利水散结之效[②]。若见心悸，可加茯苓（见 96 条方后）。

桂枝干姜二味，适用于感受寒邪而尚未化燥者，若病已化燥，便不可用。有些注家如成无己等认为小便不利而渴，是汗下后亡津液内燥；但头汗出是津液不足而阳虚于上[③]。我们认为，若是亡津液内燥（应属阳明），恐非桂枝干姜所宜；若是阳虚于上，恐非柴胡黄芩所宜，因此这种说法是值得商榷的。

《金匮要略·疟病》篇载附方柴胡桂姜汤，治疟寒多微有热，或但寒不热

---

① 柯琴《伤寒来苏集·伤寒论注·柴胡汤证》："此微结对大结胸而言，是指心下痞，其病在胸胁，与心下痞鞕、心下支结同义。"

② 《伤寒论》395 条："大病差后，从腰以下有水气者，牡蛎泽泻散主之。"此方牡蛎栝蒌根同用，为利水而设。

③ 成无己《注解伤寒论·辨太阳病脉证并治法》："小便不利而渴者，汗下后亡津液内燥也……但头汗出而余处无汗者，津液不足而阳虚于上也。"汪琥《伤寒论辩证广注·辩少阳病脉证并治法》："小便不利者，此因汗下之后而津液少也。惟津液少非而非停饮，以故渴而不呕。"

者。除牡蛎用三两外，与本方完全相同。方后云："汗出便愈。"可见此方亦属于汗出一类。柴胡与牡蛎同用，能散结消肿治肝脾肿大有一定疗效①。本方亦可用于渗出性胸膜炎有寒热而胁痛者。

复习思考题

试述柴胡桂枝干姜汤证的病机及其意义。

5.柴胡加龙骨牡蛎汤证

○原文 107.伤寒八九日，下之，胸满烦惊，小便不利，谵语，一身尽重，不可转侧者，柴胡加龙骨牡蛎汤主之。

提要　少阳误治成坏病的救治法。

分析　伤寒八九日不解，病邪已入少阳，治疗少阳病只宜和解，禁汗吐下。今少阳误下后，见胸胁烦惊，小便不利，谵语，一身尽重，不可转侧等症。这不但邪热不解，而且津气俱虚，以致病证表里错杂，虚实互见，没有规律可循。胸满原是少阳本症；烦惊则是误下后肝胆心气俱虚怯（264 条：吐下则悸而惊；265 条：胃不和，烦而悸）；小便不利是热盛伤津；谵语是胃气不和，神明被扰；一身尽重，不可转侧，是邪热困与经络所致。上述诸症，已成坏病，故用柴胡加龙骨牡蛎汤和解泄热，镇惊安神（烦惊谵语，精神失常是辨证要点）。

柴胡加龙牡汤 { 小柴胡去草——和解少阳
龙骨、牡蛎、铅丹——镇惊安神
桂枝、茯苓——通脉宁心
大黄——清泻里热 } 和解泄热，镇惊安神

本方是小柴胡汤去甘草加龙骨、牡蛎、铅丹、桂枝、茯苓、大黄而成，纯为少阳救逆而设，与第 112 条桂枝去芍药解蜀漆牡蛎龙骨救逆汤同一意义②。所不同者，一为太阳救逆，一为少阳救逆而已。粗看本方，通涩并用，补泻兼施，似乎很杂乱，故有些注家提出怀疑而不敢用③。其实此方原为坏病救逆而设。原文第 16 条说："观其脉证，知犯何逆，随证治之。"这是外感热病误治后的治疗原则，病情复杂，药亦随之而复杂，打破常规，有何不可？再说，本方的柴胡疏肝解郁，龙骨、牡蛎镇惊安神，治情志抑郁、精神失常等疾病都有

---

① 尤怡《伤寒贯珠集·少阳篇》："牡蛎咸能软坚。好古云：以柴胡引之，能去胁下痞也。"

② 张璐《伤寒缵论·正方》："龙骨、牡蛎、铅丹以镇肝胆之怯，桂枝以通血脉之滞也，与救逆汤同义。彼以龙骨、牡蛎镇太阳火逆之神乱，此以龙骨、牡蛎、铅丹镇少阳误下之惊烦，亦不易之定法也。"

③ 丹波元简《伤寒论辑义·辨太阳病脉证并治中》："汪氏云：'是方也，表里齐走，补泻兼施，通涩并用，恐非仲景之旧'……汪氏此说，似有所见，然而今以是方治此证，而奏效者，不甚少，故未敢为得矣。"苍按：恽铁樵、汪氏之说，实非无见，丹波氏谓用之有效，鄙人未有此种经验，不敢苟同。

一定疗效①。铅丹，《玉函经》作黄丹，一般均不入煎剂，可用生铁落煎汤代水。

本方与救逆汤、桂枝甘草龙骨牡蛎汤三方，都用龙骨、牡蛎镇惊安神，都治烦躁惊狂之证。外感热病可因火逆或误下所致，亦可因惊恐或情志抑郁而得，故既可以治热病，亦可治杂病。一般来说，病从太阳来用桂枝甘草龙骨牡蛎汤或救逆汤；病从少阳来用柴胡加龙骨牡蛎汤，但不必拘泥。三方均治精神失常，治癫病可配合甘麦大枣汤、百合地黄汤。桂枝甘草龙骨牡蛎汤与救逆汤可治心律失常与心动过速。

复习思考题

柴胡加龙骨牡蛎汤、桂枝去芍药加蜀漆牡蛎龙骨救逆汤、桂枝甘草龙骨牡蛎汤三方，都有龙骨、牡蛎镇惊安神，都治烦躁惊狂，在用法上有何区别？

第四节　少阳辨证

1. 辨与阳微结区别

√原文 148. 伤寒五六日，头汗出，微恶寒，手足冷，心下满，口不欲食，大便硬，脉细者，此为阳微结，必有表，复有里也，脉沉亦在里也。汗出为阳微，假令纯阴结，不得复有外证，悉入在里，此为半在里半在外也。脉虽沉紧，不得为少阴病。所以然者阴不得有汗，今头汗出，故知非少阴也，可与小柴胡汤。设不了了者，得屎而解。

提要　少阳见阳微结的辨证论治。

分析　本条分三段。"伤寒五六日"至"必有表，复有里"为第一段。伤寒五六日，一般属阳证阶段。头汗出，发热，微恶寒，是表证未解，不言发热是省笔②。但太阳表证，脉当浮，手足当温，今此证手足冷，心下满，口不欲食，大便硬，脉细，这是少阳病见阳微结（心下满，口不欲食，脉细，是少阳证）。什么叫阳微结？热结在里而大便硬，《辨脉法》称为阳结③。此证热结尚浅，故称阳微结。由于表邪未解，所以说"必有表，复有里"。头汗出是热蒸于里；手足冷是阳郁不达（身无汗，故阳郁于里而不能外达）。总而言之，阳微结属于阳证，并非阴证，这是首先应该辨清楚的。

---

① 徐大椿《伤寒论类方·柴胡汤类》："此方能下肝胆之惊痰，以之治癫痫必效。"
② 陆渊雷《伤寒论今释·太阳下篇之上》："仲景有不举主症者，省文耳。抑惟其主症，然后可省，省主症而详他症，所以别嫌疑，定犹豫也。明乎此，然后可读仲景书。"
③ 《伤寒论·辨脉法》："其脉浮而数，能食，不大便者，此为实，名曰阳也……其脉沉而迟，不能食，身体重，大便反硬，名曰阴结也。"

"脉沉亦在里"至"此为半在里半在外"为第二段。脉沉为病在里，汗出为阳气微，此证如见汗出脉沉，就容易被误认为阴寒之证，所以有必要与少阴病的纯阴结作鉴别。什么叫纯阴结？凡<u>脉沉迟，不能食，身体重，大便反硬</u>者，《辨脉法》称为<u>阴结</u>。若是阴寒极盛，纯阴无阳，便是纯阴结。但假定是纯阴结，病邪当悉入于里，表现为纯阴之证，就不应该再有表证，所以再一次肯定说"此为半在里半在外也"①。

"脉虽沉紧"至"得屎而解"为第三段。少阳病有时可能出现沉紧脉（266条），但脉虽沉紧，亦不得误认为少阴病（283条：病人脉阴阳俱紧。287条：少阴病，脉紧）。因为少阴病阳虚阴盛，不应该有汗，有汗便是亡阳。今是头汗出，而且有恶寒发热，故知非少阴病。此证是少阳病见阳微结，故可用小柴胡汤和解内外之邪，使上焦得通，津液得下，胃气因和，而诸证自解。若服药后，诸证已差，但大便仍不通畅，病人的精神尚不爽适，这是表解里未和，可用大柴胡汤之类通其大便，得屎后自然病解。

本条纯为辨析疑似而设，故不举主症，但举疑点，这对临床复杂病例的讨论，颇有启发。

2. 辨少阳见脉沉紧及误治救逆法

○原文 266. 本太阳病不解，转入少阳者，胁下鞕满，干呕不能食，往来寒热。尚未吐下，脉沉紧者，与小柴胡汤。

√原文 267. 若已吐下发汗温针，谵语，柴胡证罢，此为坏病，知犯何逆，以法治之。

提要　辨少阳见脉沉紧及误治救逆法。

分析　据《玉函经》，这两条合为一条，今按其语气有连续性，故亦一并讨论。

本太阳病不解，亦未经误治，而见往来寒热，胁下硬满，干呕不能食，这是太阳表邪自然转入少阳，也就是 96 条的小柴胡汤证。胁下硬满，是胸胁苦满之重一等者，同是少阳证，故亦为小柴胡汤所主。但脉沉紧是一个疑点，诸家见解不一，例如：

（1）尤怡认为：少阳病，未经误治，脉虽沉紧，仍可与小柴胡汤和之，以证见少阳，当<u>舍脉而从证</u>。言下之意，少阳病是不该见脉沉紧的。

（2）徐大椿认为：少阳已渐入里，故<u>脉不浮而沉，紧则弦之甚者</u>，亦少阳本脉。

（3）《医宗金鉴》认为：<u>脉沉紧当是脉沉弦</u>。

---

① 尤怡《伤寒贯珠集·少阳篇》："伤寒，阴邪中于阴者，脉沉，阳邪结于里者，脉亦沉。合之于证，无外证者，为纯在里；有外证者，为半在表也。无阳证者，沉为在阴；有阳证者，沉为在里也。"

以上见解，似乎都有一定道理。不过我们认为，脉沉紧当是与脉浮紧相比较而言，由于邪初入里，脉已不浮，而紧未去，沉即不浮之意。证虽变而脉尚未全变，这是临床上常有的事，同时往来寒热，胁下硬满，干呕不能食等少阳证俱在，脉虽紧，其病仍属少阳，当以证为主，与小柴胡汤和解少阳。从这个角度上说，舍脉从证是完全合适的。

"尚未吐下，脉沉紧者"两句，应该连起来看，尤怡这个意见是正确的，正因为未经吐下，所以病邪在由表传里的过程中，证虽变而脉尚未全变，就完全有此可能。

267条是承上条而言，这是说少阳病若已经吐下，或经发汗、温针等法误治后，如果柴胡汤证已罢，是少阳脉证俱变，并出现谵语等症的，这往往是一种坏病，便没有规律可循。本条仅指出谵语一症，但单凭谵语，既有可能是阳明实证，也有可能是少阴虚证，因此只能分辨虚实，知犯何逆，以法治之。原文第16条说："观其脉证，知犯何逆，随证治之。"亦即此意。

复习思考题

你对少阳病尚未吐下见脉沉紧有何看法？

3. 小柴胡汤的灵活应用

原文 101. 伤寒中风，有柴胡证，但见一证便是，不必悉具。凡柴胡汤病证而下之，若柴胡证不罢者，复与柴胡汤，必蒸蒸而振，却复发热汗出而解。

提要 辨太阳少阳并病及发生战汗的证治。

分析 本条分两段。第一段着重指出不论太阳伤寒或太阳中风，凡是转入少阳的，只要见往来寒热，胸胁苦满，呕不能食等少阳主症之一，便是太阳与少阳并病，便当考虑治少阳或治从少阳（146条：少阳兼表，用柴胡桂枝汤），不必等待少阳病主症悉具，然后再用小柴胡汤[①]。"一证"二字当活看，总之有一二少阳主症，便当从少阳治。例如《伤寒论》第37条：太阳病，十日以去，设胸满胁痛者，与小柴胡汤。第99条：伤寒四五日，见胁下满，主以小柴胡，治从少阳。又如第149条：伤寒五六日，呕而发热者，柴胡汤证具，按理也应该用小柴胡汤。以上各条，都和他经病证有联系，特别是和太阳有联系，并不是单纯讨论少阳柴胡汤证，均可作本条的注脚。本条"伤寒中风，有柴胡证"两句，应连起来看，历来注家离开"伤寒中风"四字而谈"有柴胡证，但见一证便是"恐与本条原意不符。

第二段说明凡柴胡汤病证误下后，若柴胡汤证不罢，仍当用小柴胡汤治疗。这就是149条所说的"柴胡汤证具，而以他药下之，柴胡证仍在者，复与

---

① 苍按：但见一证便是，各家看法不一。成无己《注解伤寒论》指或有症；汪琥《伤寒论辩证广注》指口苦咽干目眩；恽铁樵《伤寒论研究》指往来寒热；陆渊雷《伤寒论今释》指胸胁苦满；山田氏《伤寒论集成》指少阳四症之一。

小柴胡汤，此虽已下之，不为逆"。只要脉证不变，治疗亦不变，这个治疗原则适用于六经病，不独少阳柴胡汤证如此①。所不同者少阳病处于阴阳虚实之交，误下后正气受伤而外邪不解，往往会引起蒸蒸而振，却复发热汗出的战汗现象。王叔和《辨脉法》云："此为本虚，故当战而汗出也。"关于战汗问题，说详149条（两条原文末两句内容相同）。

复习思考题

你对"有柴胡证，但见一证便是"有何看法？

第五节　少阳病预后

1. 辨阳去入阴

√ 原文 269. 伤寒六七日，无大热，其人躁烦者，此为阳去入阴也。

提要　辨阳邪入阴的征兆。

分析　邪在阳经当发热，邪入阴经便无热。发热而烦躁的属阳，无热而烦躁的属阴。这些都是辨别阳证和阴证的要点。

伤寒六七日，正当表邪传里之时，见无大热（61、63、162、169、269条），其人烦躁者（4、29、38、48、61、69、71、110、118、133、239、281、269、296、300、309、339、343条），在阳证多属阳明，在阴证多属少阴。由于本条文字简略，故历代注家见解不一。例如成无己认为：表为阳，里为阴，表邪传里，故曰阳去入阴。方有执认为：去，往也。言表邪去而入于里，所以外无大热而内则烦躁。柯琴更明确认为：此条是论阳邪自表入里之证……阴者指里而言，非指三阴也。以上各家，因条文中有"无大热"三字，所以把"入阴"二字释为入里。从表面来看，似乎有一定道理。但我们认为原文"阳去入阴"四字，语气带有结论性质，是阳邪入阴的意思，也就是指病邪从阳转阴，由实转虚的意思。如果把"阴"字与"里"字等同起来，恐与条文原意不符②。再说，本条原文在少阳篇，当从少阳出发立论，所谓伤寒六七日，当理解为外感热病在少阳阶段。少阳为枢，处于阴阳虚实之交，在正不胜邪的情况下，阳去入阴的可能性是很大的③。至于"无大热"一症，在阴证中原也有

---

① 徐大椿《伤寒论类方·柴胡汤类》："凡误治而本证未罢，仍用本证之方，他经尽同，不独柴胡证也。"

② 尤怡《伤寒贯珠集·少阳篇》："伤寒六七日，外无大热，而其人躁烦者，邪气去阳而之阴也。"《医宗金鉴·订正伤寒论注·辨少阳脉证并治全篇》："阳去入阴者，谓阳邪去表入里传于三阴也。"

③ 唐容川《伤寒论浅注补正·辨少阳病脉证篇》："此节言少阳从半里而入阴经也。"张志聪《伤寒论集注·辨少阳病脉证篇》："此病少阳而入于少阴也。"

之,《伤寒论》第61条干姜附子汤证,既有无大热,也有烦躁不得眠,就是一个最好的例证。本条的无大热,是处于阳证转阴的过程中,由往来寒热转为无大热,再由无大热转为无热,在临床上也是完全可能的。当然,辨别阳去入阴还须脉证合参,不可草率从事,第61条的"不呕,不渴,无表证,脉沉微"数语,当仔细领会,最为紧要。

2. 辨少阳病传经与欲愈

√原文270. 伤寒三日,三阳为尽,三阴当受邪,其人反能食而不呕,此为三阴不受邪也。

√原文271. 伤寒三日,少阳脉小者,欲已也。

提要 少阳欲愈的脉证。

分析 "伤寒三日,三阳为尽",虽是沿用《素问·热论》的旧说,但"三阳为尽,三阴当受邪"(汪琥语),却是常见的传经规律。上条说六七日,本条说三日,可见日数不可拘。邪在少阳,当呕而不能食,今反能食而不呕,且无其他不良现象,可见邪气已微,里气已和,这是少阳欲愈不传之征,所以说"三阴不受邪"[1]。上条说"阳去入阴",本条说"三阴不受邪"。可见上条"阳去入阴"之阴,是指三阴无疑[2]。

邪在少阳,其脉当弦。今其脉细小而不弦,少阳证亦渐消除,能食而不呕,这是少阳邪气已衰之象,故知其病欲已。欲已,即欲愈。与《伤寒论》第37条的"太阳病,十日以去,脉浮细而嗜卧者,外已解也"同一意义。《素问·离合真邪论》说:"大则邪至,小则平。"亦即此意[3]。

脉小的机理有两重性,脉小既有病邪衰退的可能,亦为正气不足的象征,若患者虚象毕露,即是阳去入阴,因此治病必须脉证合参,方为全面。

第六节　少阳类证——热入血室

○原文143. 妇人中风,发热恶寒,经水适来,得之七八日,热除而脉迟,身凉,胸胁下满,如结胸状,谵语者,此为热入血室也,当刺期门,随其实而取之。

提要 热入血室的证治之一。

---

① 柯琴《伤寒来苏集·伤寒论注·少阳脉证》:"此即伤寒三日,少阳证不见者,为不传也。"

② 唐容川《伤寒论浅注补正·辨少阳病脉证篇》:"上节言烦躁,是入厥阴、少阴,此节言不呕能食,是不入太阴。"

③ 成无己《注解伤寒论·辨少阳病脉证并治法》:"《内经》曰:'大则邪至,小则平。'伤寒三日,邪传少阳,脉当弦紧,今脉小者,邪气微而欲已也。"丹波元简《伤寒论辑义·辨少阳病脉证并治》:"此语《内经》中无所考。"苍按,明明有考,怎说无考,可谓贤者一失。

分析　热入血室，按其证候与治法，属于少阳病一类，故称少阳类证。讨论热入血室，必然要涉及血室的定义。何谓血室？历来注家见解不一，有的说是肝脏[①]，有的说是冲脉[②]，有的说是子宫[③]，言人人殊，莫衷一是。我们认为，根据本条及以下两条的论述，凡妇女感受外邪，见发热恶寒，经水适来或适断，以致邪热内陷，发生谵语等症的，成为热入血室。所谓血室，顾名思义，明明是一个脏器组织，根据《金匮要略》记载，血室的部位在少腹[④]，可见血室是指子宫而言。同时，肝为藏血之脏，肝脉绕阴器；而冲为血海，起于胞中，任脉通，太冲脉盛（见《素问·上古天真论》），则月事以时下。因此可以肯定，子宫与肝脏，冲脉三者之间是密切联系者，并无矛盾可言。

本条"经水适来"四字，山田正珍认为当在"得之七八日"之下，似较合理。妇人中风，发热恶寒，是病在表。经七八日后，经水适来，如热除而脉迟身凉，是为病愈。如热不除，脉不迟，身不凉，且见胸胁下满，如结胸状，此为热入血室无疑。邪热乘虚内陷，与血相结，络脉受阻，故胸胁下满，如结胸状；血热上乘，扰乱神明，故见谵语。热盛谵语与经水适来适断同时并见，这是热入血室的辨证要点。"热除而脉迟身凉"句，文字恐有错简，诸家以热除而脉迟身凉释为邪热深入，恐难指导临床[⑤]。

期门是肝经募穴，位两乳直下第二肋间。当刺期门，以泄肝经郁热，"随其实而取之"，后216条作"随其实而泻之"意义是一致的。

〇原文 144. 妇人中风，七八日续得寒热，发作有时，经水适断者，此为热入血室。其血必结，故使如疟状，发作有时，小柴胡汤主之。

提要　热入血室的证治之二。

分析　本条"经水适断"四字，张志聪、山田正珍都认为当在"七八日"之下，似较合理。妇人中风，至七八日，经水适断，这是说得病以后，经水适

[①]　柯琴《伤寒来苏集·伤寒论注·阳明脉证上》："血室者，肝也。肝为藏血之脏，故称血室。"钱潢《伤寒溯源集·阳明中篇》："肝为藏血之脏，邪既入血，则热邪实满于经脉。"
[②]　成无己《伤寒明理论·热入血室》："人身之血室者，荣血停止之所，经脉留会之处，即冲脉是也。"方有执《伤寒论条辨·辨太阳病脉证并治上篇》："即冲脉，所谓血海是也。"张志聪《伤寒论宗印·辨太阳病脉证篇》："妇人经水，乃冲任厥阴之所主。"吴有性《温疫论·妇人时疫》："血室者，一名血海，即冲脉任脉也。"
[③]　丹波元简《伤寒论辑义·辨太阳病脉证并治下》引《妇人良方》云："巢氏《病源》并《产宝方》，并谓之胞门子户，张仲景谓之血室。"《卫生宝鉴·补遗·外感伤寒等证》："血室者，《素问》所谓女子胞，即产肠也。"张介宾《类经图翼·类经附翼·求正录》："子宫也……俗名子肠……医家以冲任之脉盛于此，则月事以时下，故名之曰血室。"山田正珍《伤寒论集成·辨太阳病脉证并治下》："血室谓胞，即子宫也。"
[④]　《金匮要略·妇人杂病脉证并治》："妇人少腹满如敦状，小便微难而不渴，生后者，此为水与血俱结在血室也，大黄甘遂汤主之。"
[⑤]　程应旄《伤寒论后条辨·辨少阳病脉证篇》："经水适来，且七八日之久，于是血室空虚，阳热之表邪乘虚而内据之。阳入里是以热除而脉迟、身凉、经停。邪是以胸胁满如结胸状。"

来，因邪热内陷，与血相结，所以月经为之中断①。此时继续有寒热，而且由恶寒发热转为寒热往来如疟状，发作有时，这也是热与血相结的缘故。寒热往来如疟状，在热盛时同样可以影响神志，出现谵语，这是热入血室的另一种类型。因寒热往来如疟，正邪分争，故用小柴胡汤疏肝清热，扶正达邪。

柴胡有较好的退热作用，且能疏肝解郁，故善治肝气郁结所致的胁肋疼痛，月经不调。《本草经》治"寒热邪气，推陈致新"。《本草纲目》治"妇人热入血室，经水不调"。热入血室证除经水适来适断外，还包括产后发热、恶露不净等症。后世诸家治此等病证，多在小柴胡汤的基础上进行加减，如许叔微主张用小柴胡汤加地黄；杨士瀛用小柴胡加五灵脂；钱潢用小柴胡加牛膝、桃仁、丹皮之类；汤本求真认为小柴胡汤与桂枝茯苓丸合用有良效等。归结起来，可以得出两点：①偏于血热的可加凉血清热药；②偏于血瘀的可加活血化瘀药。惟临床治病，以辨证为主，以上诸说，仅供参考。

复习思考题

(1) 试述热入血室用小柴胡汤的机理。

(2) 热入血室的血结与蓄血证有何不同？

√ 原文145. 妇人伤寒，发热，经水适来，昼日明了，暮则谵语，如见鬼状者，此为热入血室，无犯胃气及上二焦，必自愈。

提要 热入血室的治禁。

分析 上两条说妇人中风，本条说妇人伤寒，总之可理解为外感热病的初起。凡妇女初病时即发高热，经水适来，白昼神志虽较清朗，暮则谵语如见鬼状，这便是热入血室无疑。本条的经水适来有两种可能性，一种是正当月经周期而发热，另一种是邪热迫使经水来潮，这两种都可以造成热入血室证。暮则谵语如见鬼状，与212条所谓的"独语如见鬼状"，同是因高热而引起的神志昏糊，但两者的病机并不相同。热入血室的谵语是热在血分，阳明胃家实的谵语是邪在气分。热在血分，不可妄用攻下，所以说"无犯胃气"②。无犯，是勿犯的意思。同时因邪不在表，所以禁用汗法；因邪不在膈上，所以禁用吐法。热入血室与胃气及上中二焦均不相关，所以汗吐下俱在禁忌之列。本条的上二焦云云，是指部位，与124、159条中焦、下焦的意义是一致的。

"必自愈"一句，是指无犯胃气及上二焦而言，并非不须治疗。以上三条，不但症状应合起来看，治法亦应合起来看。汤药与针刺，既可以单独使用，也

---

① 柯琴《伤寒来苏集·伤寒论注·柴胡汤证》："凡诊妇人，必问月事，经水适断寒热时是不当此而止也。必其月事下而血室虚，热气乘虚而入，其余血之未下者，干结于内，故适断耳。用小柴胡和之，使结血散则寒热自除矣。"

② 柯琴《伤寒来苏集·伤寒论注·阳明脉证上》："要知谵语多有不因于胃者，不可以谵语为谓实而犯其胃气也。"

可以同时并用。

○原文 216. 阳明病，下血谵语者，此为热入血室，但头汗出，刺期门，随其实而写之，濈然汗出则愈。

提要　热入血室与阳明胃家实的辨证与治法。

分析　本条的阳明病三字冠首，既未提妇人二字，亦未提经水适来适断，只说"下血谵语者，此为热入血室"，于是历代注家见解分歧，莫衷一是。我们认为本条原在阳明篇，虽以阳明病三字冠首，但讨论的内容不一定都是阳明病。《伤寒论》以辨证论治为主，独多辨析疑似的条文，本条亦为相互辨证而设，与237条辨蓄血是同一类型。

本条是妇人热入血室，与前三条是完全一致的，故在阳明篇是为了与阳明胃实作辨证，因两者都有谵语。阳明病的谵语属胃家实，热入血室的谵语是血热相结。两者的病机不同，治法亦各异，不得误认为阳明燥实而用攻下法，亦即145条"无犯胃气"的意思。此处"下血"二字，实指经水而言，与143、145条"经水适来"同义，不提"妇人"是省笔①。有些注家不知此义，竟认为热入血室是男女皆有的病，如成无己、喻昌、张志聪、张璐、柯琴、薛生白、章楠等均持此说，可谓贤者一失②。注家中惟汪琥能力排众议，指出"此条当亦是妇人病"，"热入血室，明系妇人之证，至此实不待言而可知矣"。真是独具慧眼，学而有得。叶桂在《外感温热篇》也说："热陷血室之证，多谵语如狂之象，防是阳明胃实，当辨之。"叶氏为一代名医，他明确指出热入血室应与阳明胃实相互鉴别，非有真知灼见，不克臻此。我现在着重指出两点：①不提"妇人"及"经水"是省笔法；用"阳明病"三字冠首是体例关系。阳明病在一定条件下可以引起热入血室证，但它并不是阳明病必具的证候。②以上四条，都见于《金匮要略·妇人杂病脉证并治》篇，而且四条连在一起，这就有力地证明了热入血室是妇女特有的病，本条是与阳明胃实相互辨证而设。

---

①　汪琥《伤寒论辩证广注·辨风池风府期门等穴针刺法》："按此条，当亦是妇人病，邪热郁于阳明之经，迫血从下而行，血下则经脉空虚，热得乘虚而入其室，亦作谵语……或问此条病，仲景不言是妇人，所以《尚论》诸家直指为男子。今子偏以妇人论之，何也？余答云：血室虽不分男女皆有，而热入血室之证，则惟妇人始有之……仲景于《太阳篇》中，一则云妇人中风云云，经水适来，此为热入血室。再则曰妇人中风云云，经水适断，此为热入血室。三则曰妇人伤寒云云，经水适来，此为热入血室。则是热入血室，明系妇人之证，至此实不待言而可知矣。且也，此条言下血，当是经水及期而交错妄行，以故血室有亏，而邪热得以乘之，故成热入血室之证。"

②　张志聪《伤寒论集注·辨阳明少阳病脉证篇》："此言阳明下血谵语，无分男女而为热入血室也。"张璐《伤寒缵论·阳明下篇》："男子阳明经下血而谵语者，亦为热入血室。"柯琴《伤寒来苏集·伤寒论注·阳明脉证上》："血室者，肝也，肝为藏血之脏，故称血室……阳明热盛，侵及血室，血室不藏溢出前阴，故男女俱有是证。"《医宗金鉴·订正伤寒论注·辨阳明病脉证并治全篇》："男子病伤寒，有下血谵语者，亦为热入血室也。"薛生白《湿热病篇》三十二："热入血室，男子亦有之。"

阳明病，法多汗，今但头汗出，余处无汗，是热不得外越而上蒸，此点亦与阳明病有别。

"刺期门"，《玉函经》及《金匮要略》作"当刺期门"，文字较顺。刺期门以泄血分之热，使遍身漐然而解[①]。

少阳病小结

（1）成无己提出少阳病邪在表里之间，故谓之半表半里证[②]。然而诸家对所谓半表半里有不同的看法[③]。我们认为，说少阳的病邪既不在太阳之表，又不在阳明之里，这是对的。但不一定在太阳之后，阳明之前，而是邪在胸胁之间，表现为往来寒热，胸胁苦满，嘿嘿不欲饮食，心烦喜呕，以及口苦，咽干，目眩，脉弦细等似表非表、似里非里的另一种证候类型。这些病证的出现，和少阳经络的分布有着密切的关系，它涉及肝胆的病变，并影响及于胃部所致。少阳病为三阳病之一，它既可以由太阳传来（96、103、266条），也可以由阳明传来（230条），更可以由本经自受（264条）。它的性质处于阴阳之交，虚实之界，有从阳出来或从阴入里的两种可能性，所以《内经》又称"少阳为枢"[④]。少阳病的转归，决定于邪正斗争的胜负。正气胜邪，可以漐然汗出而解；若正不胜邪，便可以向虚的方向发展。因此少阳病也是邪正分争，病渐进退的一个重要转折点。

（2）正因少阳病的性质处于阴阳之交，虚实之界，而且邪在胸胁之间，所以少阳病的治疗原则应以和解少阳、扶正达邪为主。小柴胡汤为治疗少阳病的主方，它属于八法中的和法。由于少阳病邪，既不在表，又不在里，故禁用汗吐下之法。但少阳病可以出现兼表、兼里的证候，因此在治疗上可以采用兼顾的方法，如兼太阳表证的可用柴胡桂枝汤（146条）两解法，兼阳明里证的可用大柴胡汤（136条）、柴胡加芒硝汤兼泄热实，但必须以和解为主，不得纯用汗下。实际上这些病证都属于合病、并病的范畴。此外，少阳病兼水饮的，可用柴胡桂枝干姜汤（147条）温通宣化；少阳误下邪陷见胸满烦惊等症的，可用柴胡加龙骨牡蛎汤（107条）和解泄热，镇惊安神。这些汤方不但适用于

---

① 汪琥《伤寒论辩证广注·辩风池风府期门等穴针刺法》："此条病，仲景虽出太阳治法之下，实则少阳之邪传入厥阴，血分实热，故作谵语等症，仲景恐人误认为阳明腑实证，轻用三承气，以伐胃气。故特出一刺期门法疗之。"

② 成无己《注解伤寒论·辨太阳病脉证并治法》："病有在表者，有在里者，有在表里之间者，此邪气在表里之间，谓之半表半里证……今邪在半表半里之间，未有定处，是以寒热往来也。"

③ 黄元御《伤寒悬解·少阳经上篇》："少阳经在太阳阳明之里，三阴之表，表则二阳，故为半表；里则三阴，故为半里。半表者，居二阳之下，从阳化气而为热；半里者，居三阴之上，从阴化气而为寒。"

④ 《素问·阴阳离合论》："是故三阳之离合也，太阳为开，阳明为阖，少阳为枢。"程应旄《伤寒论后条辨·辨少阳病脉证篇》："少阳在六经中典开合之枢机，出则阳，入则阴。"

外感热病，也同样适用某些杂病。

（3）热入血室属于少阳类证，以热盛谵语、经水适来或适断为特征，所以它是妇女特有的病。血室指子宫而言，因血热上乘，可以出现寒热如疟和胸胁下满等症，可用小柴胡汤加清热凉血药，也可以针刺期门以泄肝经郁热。

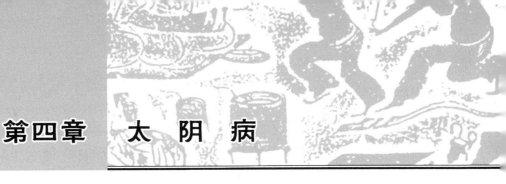

第四章　太　阴　病

太阴病属脾胃虚寒证，其临床表现多为消化道病变，故亦可称之为局部虚寒证。凡外感热病由实转虚，出现一系列脾阳不振，寒湿阻滞，运化失常的证候，或起病即见此种证候类型时，这便是太阴病。

太阴病既可见与外感热病，亦可见于内科杂病，前者多由传变而来，后者多为直中太阴。

《素问·至真要大论》"寒者热之"，《素问·调经论》篇"不足补之"，是太阴病的治疗原则。理中汤温中散寒，健脾燥湿，是太阴病的主方。

第一节　太阴病纲要

太阴病提纲

☆原文 273. 太阴之为病，腹满而吐，食不下，自利益甚，时腹自痛。若下之，必胸下结鞭。

提要　太阴病提纲。

分析　本条是太阴病的提纲，也是太阴病的主症和治禁。《医宗金鉴》引吴人驹云"自利益甚"四字，当在"必胸下结硬"句之下。其说甚是，否则"益甚"二字无着落。

太阴病属里虚证，它的病机主要是脾虚运化失常，寒湿内阻。它可以由三阳病传变而来，也可以由内伤生冷所引起①。《素问·至真要大论》说："诸湿肿满，皆属于脾"，"诸病水液，澄澈清冷，皆属于寒"，故凡消化系统的吸收运输功能发生障碍时，便表现为太阴病。

由于脾虚不运，寒湿阻滞，所以腹满时痛②。时腹自痛是指时时腹痛，时痛时止，喜按，得温则减。由于脾胃虚寒，升降失常，所以呕吐下利而食不

---

①　尤怡《伤寒贯珠集·太阴篇》："然太阴病，不特传经如是，即直中亦如是，即杂病亦如是。"朱肱《伤寒活人书》卷之四："大抵阴证者，由冷物伤脾胃，阴经受之也。"万全《伤寒摘锦·太阴经阴证治法》："凡病自阳经发者，为外感风邪，邪从表入，则太阳先受之。病自阴经起者，为内伤生冷，饮食过多，则太阴先受之。"

②　《灵枢·五邪》："阳气不足，阴气有余，则寒中肠鸣腹痛。"

下。湿胜则下利，寒凝则腹痛，故太阴病常以下利，腹满，时腹自痛为最多见，治法当以温运中宫为主①。

太阳与阳明，其部位同处中焦，同见腹满，腹痛以及下利等症（374 条：下利谵语者，有燥屎也，宜小承气汤），而寒热虚实不可不辨②。实则阳明，虚则太阴，其病机恰恰相反。太阴脾虚，若误认为阳明胃实而用苦寒攻下法，使脾阳更伤，阴寒更甚。虚气结于心下，势必引起胸下结硬，自利益甚③。"胸下结硬，自利益甚"即第163条的"下利不止，心下痞硬"，当互相参看。

(一) 辨腹满虚实

腹满 { 时减，按之柔软，不痛或时痛，喜按，苔薄，脉弱——属虚
　　　 不减，按之坚实，疼痛或硬痛，拒按，苔厚，脉实——属实

(二) 辨下利寒热

下利 { 完谷不化，小便清长，恶寒不渴，苔白，脉沉迟——属寒
　　　 污秽热臭，小便灼热，发热口渴，苔黄，脉滑数——属热

复习思考题

(1) 试述太阴病的病机，和阳明病有什么关系？

(2) 太阴虚寒证，为什么会误认为阳明胃实而用下法？误下后将引起哪些变证？

第二节　太阴病证治

1. 太阴病下利特征与治则

☆原文 277. 自利不渴者，属太阴，以其脏有寒故也。当温之，宜服四逆辈。

提要　太阴下利的特征及其治则。

分析　本条在273条提纲的基础上突出"自利不渴"一症，用以说明太阴病下利的特征、病机及治疗原则，可谓要言不烦。太阴病在临床上以下利为最多见，而且此种下利不因误下所致，故称自利④。自利一症，有寒有热，不可

---

① 丹波元简《伤寒论辑义·辨太阴病脉证并治》引黄仲理《伤寒类证》："宜理中汤，阴经少有用桂枝者，如此证。若脉浮，即用桂枝汤微汗之，若恶寒不已，非理中、四逆不可。"

② 吴绶《伤寒蕴要全书·伤寒自利治则》："大抵泻利，小便清白不涩，完谷不化，其色不变，有如鹜溏，或吐利腥秽，小便澄澈清冷，口无燥渴，其脉多沉，或细，或迟，或微而无力，或身虽发热，手足逆冷，或恶寒蜷卧，此皆属寒症。凡热症，则口中燥渴，小便或赤或黄……"

③ 程应旄《伤寒论后条辨·辨太阴病脉证篇》："曰胸下，阴邪结于阴分，异于结胸之在胸，而且按痛矣。曰结鞕，无阳以化气，则为坚阴，异于痞之濡而软也。"

④ 魏荔彤《伤寒论本义·太阴全篇》："自利二字乃未经误下、误汗吐而成者，故知其脏本有寒，而非药味之所致也。"

不辨。《医宗金鉴》说："凡自利而渴者，里有热，属阳也；若自利不渴，则为里有寒，属阴也。今自利不渴，知为太阴本脏有寒，故当温之。"① 脏有寒，指脾虚有寒；四逆辈，指四逆汤一类的方剂，它包括理中汤在内。脾喜燥恶湿，脾虚寒湿内聚，所以自利不渴，自当以理中、四逆辈温中补虚为主。但病有缓急，治有层次，太阴脾虚有寒，当先用理中。若病势急，由脾及肾，而见阳虚阴盛之证，便可进一步用四逆汤急救其里。《和剂局方》有附子理中丸，治脾肾阳虚，从方剂学的角度看是介乎两方之间；从六经辨证的角度看，是太阴少阴俱病。临床上应掌握病机，适当运用，便可无往而不利。

理中汤功能健脾燥湿，温中散寒，治太阴病下利，见舌淡，苔白滑，脉缓弱或迟者有卓效②。历来注家都一致公认理中汤是太阴病的主方，确有见地。但太阴篇未出理中汤，疑有错简。太阳篇159条提到"理中"二字（159条：理中者，理中焦），亦未出方。后霍乱篇386条、差后劳复篇396条出理中丸，均用人参、白术、干姜、甘草各三两。386条方后云"然不及汤"，且有理中汤加减法，可见当时既有理中丸，又有理中汤，可以随宜应用，而且太阴病用理中汤也是理所当然的。

理中汤，一名人参汤。太阳篇163条用桂枝人参汤治协热而利，即理中汤加桂枝（甘草用四两）；《金匮要略》用人参汤治疗胸痹之偏于阳虚者，应互相参看。

复习思考题

试述太阴病的病机和理中汤证的辨证要点。

2. 辨太阴发黄与转归

√原文187. 伤寒脉浮而缓，手足自温者，是为系在太阴。太阴者，身当发黄，若小便自利者，不能发黄。至七八日大便鞕者，为阳明病也。

√原文278. 伤寒脉浮而缓，手足自温者，系在太阴。太阴当发身黄，若小便自利者，不能发黄。至七八日，虽暴烦下利日十余行，必自止，以脾家实，腐秽当去故也。

提要　太阴寒湿发黄的机理及阳复自愈证。

分析　这两条都分两段读。从"伤寒脉浮而缓"至"不能发黄"为第一段，都是阐述太阴寒湿发黄的机理，文字亦基本相同，所以放在一起讨论。

"伤寒"二字，指外感病而言，与太阳无关。《千金翼》伤寒作"病"字，

---

① 尤怡《伤寒贯珠集·太阴篇》："自利不渴者，太阴本自有寒，而阴邪又中之也。其脏有寒，明非阳经下利及传经热病之比。法当温脏祛寒，如四逆汤之类。"舒诏《伤寒集注·太阴篇》："若为热邪伤津而作渴者，必小便短，大便硬。"陈念祖《伤寒论浅注·辨太阴病脉证篇》："以不渴一症认太阴，是辨寒热利之金针。"

② 王好古《此事难知·太阳六传·太阴证》："此条虽不言脉，当知沉迟而弱。"苍按：迟弱则有之，沉则未必。

其义更明。脉缓而弱（本条脉缓，280 条脉弱），是太阴病的本脉，这两条虽说脉浮而缓，但应理解为脉缓弱而不沉的意思，不可以辞害意。脉缓而弱，手足自温，这也是太阴病的特征。它既有别于阳明病的脉沉实和手足热，也不同于少阴病的脉沉微和手足冷，所以说"系在太阴"。这就是说和太阴病有着密切联系，既不属阳明，也不属少阴。

太阴寒湿在里，若小便不利，往往可以发为身黄（有可能，非绝对），这也就是寒湿发黄。若小便自利，因湿有出路，便不能发黄。关于寒湿发黄的机理，应与 195、259 条互相参看。

187 条下半段，是说太阴病至七八日，由大便下利转为大便硬的，这是从太阴转为阳明，从阴证转为阳证。虚则太阴，实则阳明，病情由虚转实，便是阳复自愈之兆。这种情况，《灵枢》称为"中阴溜腑"，亦称"脏邪还腑"[①]，是好事不是坏事，当以勿药为宜，即使多日不大便，也只能用温润的方法治疗，决不可用苦寒攻下药。

278 条下半段，是说太阴病由于内伤生冷，故腹满时痛。至七八日，虽见暴烦下利日十余行，但腹满时痛反而消失，精神食欲亦渐振作，这是因为脾胃功能能得以自复。脾阳既复，腐秽得以排除，故利亦自止[②]。脾家实，是指脾家正气自复，与胃家实的意义并不相同。

第三节　太阴病辨证

1. 太阴兼表证治

√ 原文 276. 太阴病，脉浮者，可发汗，宜桂枝汤。

提要　太阴病见表证表脉的治法。

分析　本条既称太阴病，当有腹满时痛，食不下以及自利等一二症[③]。脉浮者，病在表，当有头痛、身痛等症，不言表里证是省笔。从六经辨证的角度看，本条证显然是太阳、太阴两经合病，有表里证。根据《伤寒论》的治疗原则，阳经与阴经同病，必须表里兼顾，甚至急当救里[④]。例如太阴兼表，163

---

①　《灵枢·邪气脏腑病形》："身之中于风也，不必动脏。故邪入于阴经，则脏气实，邪气入而不能客，故还之于腑。故中阳则溜于经，中阴则溜于腑。"

②　汪琥《伤寒论辩证广注·辨太阴病脉证并治法》："成注云下利烦躁者死。此为先利而后烦，是正气脱而邪气扰也。兹则先烦后利，是脾家之正气实，故不受邪而与之争，因暴发烦热也。下利日十余行者，邪气随腐秽而得下泄也。以故腐秽去尽，利必自止，而病亦愈。"

③　《医宗金鉴·订正伤寒论注·辨太阴病脉证并治全篇》："有吐利不食，腹满时痛一二症，其脉不沉而浮，便可以桂枝发汗，先解其外，俟外解已，再调其内可也。于此又可知《论》中，身痛腹满下利，急先救里者，脉必不浮矣。"

④　舒诏《伤寒集注·太阴篇》："此言太阴病，是必腹满而吐，腹痛自利矣。证属里阴，脉虽浮亦不可发汗。即令外兼太阳表证，当以理中为主，内加桂枝，两经合治，此一定之法也。"

条用桂枝人参汤温中补虚，兼解外邪；又如 91 条"下利清谷不止，身疼痛"，提出"救里宜四逆汤，救表宜桂枝汤"均宜互相参看。

本条说"脉浮者，可发汗，宜桂枝汤"，有些注家认为本条是表证重于里证，故可用桂枝汤发汗（《医宗金鉴》语），先解其外，外已解，再调其内。其实这种说法就是先表后里的意思，但我们认为先表后里这一治疗原则只是针对实证而言的，虚证常不适用，惟舒诏主张两经合治，识见高人一筹。

从本条可以看出两个问题：①桂枝汤属于汗法，本条是有力的证明；②脉浮而缓，是太阳中风脉，187、278 条"伤寒，脉浮而缓"的浮字，只能理解为脉缓弱而不沉的意思，不可以辞害意。

2. 桂枝加芍药汤证、桂枝加大黄汤证

○原文 279. 本太阴病，医反下之，因而腹满时痛者，属太阴也，桂枝加芍药汤主之。大实痛者，桂枝加大黄汤主之。

提要 太阳误下后腹痛的虚实辨证。

分析 本是太阳中风证，医者不用汗法，而反下之，其为误治可知。腹满时痛原是太阴脾虚证，所以说"属太阴"。然而毕竟是太阳之邪未解，腹满时痛，是由于误下后虚其中气所造成，并非真的太阴病，故仍用桂枝汤以解外邪，倍芍药以缓急止痛。"因而"二字值得玩味。若是太阴病，当用理中汤[1]。

若太阳误下后出现大实痛，其痛拒按，这是表邪未解，里实未除，故用桂枝加大黄汤调和营卫，兼下里实。

桂枝加芍药汤证是太阳兼里虚，可说与太阴有关；桂枝加大黄汤证是太阳兼里实，这仍然属于阳证、实证，就根本不属于太阴。本条两段文字应分开来看，《伤寒论》之所以放在一起讨论，正是教人辨证论治之道。虽则同时太阳误下后腹痛，都是表里同病，但一虚一实，治法迥然不同。

许宏《金镜内台方议》因本条列在太阴篇，故强调桂枝加芍药汤证是脾虚，桂枝加大黄汤证是脾实[2]。独张志聪认为桂枝加芍药汤"即小建中汤治腹中急痛之义"（100 条）；汪琥认为桂枝加大黄汤"与大柴胡汤治少阳、阳明证义同"[3]。他们都没有强调本条证是太阴病，其识见可谓高人一等。

《名医别录》：芍药主通顺血脉。据药理实验芍药具有解除平滑肌痉挛的作用，故《方极》云：桂枝加芍药汤治桂枝汤证而腹拘挛剧者。《圣济总录》：芍

---

① 程应旄《伤寒论后条辨·辨太阴病脉证篇》："二证虽属之太阴，然来路实从太阳，则脉必有浮者存。"又："'因而'二字宜玩，太阴为太阳累及耳，非传邪也。"

② 许宏《金镜内台方议·桂枝加大黄汤》："若脉虚弱而腹满时痛者，乃脾虚也，不可再下。急与桂枝加芍药汤，以止其痛。若脉沉实，大实而痛，以手按之不止者，乃脾实也，急宜再下。与桂枝汤以和表，加芍药、大黄以攻其里。"

③ 汪琥《伤寒论辩证广注·辨太阴病脉证并治法》："桂枝加大黄汤，仲景虽入太阴例，实则治太阳阳明之药也。与大柴胡汤治少阳阳明证义同。"

药汤治疗产后血气攻心腹痛，即桂枝加芍药汤不用姜枣，均可供参考。

桂枝加大黄汤是桂枝汤倍芍药再加大黄二两，这是为治疗表证兼里实立法。也是太阳病先表后里、先汗后下这一治疗原则的极好补充。说明有表证的并不是绝对不能用下法，但纯用下法是违反太阳病治疗原则的。此等方也并不是误下后才能用。本方芍药与大黄共用，便成为攻里之剂（许宏：加芍药大黄以攻其里），于此可见方剂配伍的重要意义是不容忽视的。

复习思考题

桂枝加芍药汤证、桂枝加大黄汤证的病机。它们是否属于太阴病？为什么？

第四节　太阴病治禁

○原文 280. 太阴为病，脉弱，其人续自便利，设当行大黄芍药者，宜减之，以其人胃气弱，易动故也。

提要　太阴病治禁。

分析　脉弱自利，属太阴里虚寒证。续自便利，即持续下利。在这种情况下，凡苦寒攻下之药在所当禁。太阴脾胃虚弱，所以病人持续下利，由于脾胃运化失常而出现腹满时痛，不可误认为胃实而用大黄、芍药，以免更伤脾阳，造成"胸下结硬，自利益甚"的局面[1]。

当行，是当用的意思。本条说"设当行"，则不当行已可想而知[2]。前条桂枝汤加大黄汤证，原非太阴病，故可用大黄、芍药；本条脉弱自利是太阴病，便不当用大黄、芍药[3]。即便遇虚实夹杂之证，亦须考虑先后缓急，能不用尽量不用，若非用不可，则当减其药量，因其人胃气弱，易动，故以慎用为宜。

胃气弱，即脾胃虚弱，故见脉弱而自利。易动，有两种意思：①指容易伤动脾胃之阳气而造成下利不止[4]；②指容易引起病情的变动，可由脾胃阳虚发展为脾肾阳虚，更有转变为少阴重证的可能。

---

[1]　程应旄《伤寒论后条辨·辨太阴病脉证篇》："前二条之行大黄、芍药者，以其病为太阳误下之病，自有浮脉验之，非太阴为病也。若太阴自家为病，则脉不浮而弱矣。纵有腹满大实痛等症。其来路自是不同。"苍按：程氏之说有理。可见 278 条脉浮而缓。原非太阴本脉。

[2]　张锡驹《伤寒论直解·辨太阴病脉证》："曰便利，其非大实痛可知也。曰设当行，其不当行可知也。"

[3]　张志聪《伤寒论宗印·辨太阴病脉证篇》："按《本经》，凡下后皆去芍药，盖以芍药为苦泄也。"

[4]　程应旄《伤寒论后条辨·辨太阴病脉证篇》："大黄、芍药之宜行者且减之，况其不宜行者乎。诚恐胃阳伤动，则洞泄不止，而心下痞鞕之证成，虽复从事于温，所失良多矣。"

太阴病篇小结

（1）太阴篇只有八条原文，仅出三方。桂枝汤只适用于有表证者，桂枝加芍药汤、桂枝加大黄汤亦非太阴病的汤方。太阴病的主方理中汤丸，却不在本篇，所以必须掌握太阴病是脾胃虚寒证，主症有脉弱、自利不渴、腹满时痛、舌淡苔白滑等，治宜理中、四逆辈，便可得其要领。吴茱萸汤治脾胃虚寒呕吐（243 条）有卓效，当参看。

（2）太阴与阳明的部位同处中焦，而寒热虚实的性质则恰恰相反，所以不可不辨。虚者从太阴治，实者从阳明治；寒者从太阴治。热者从阳明治。这些都是十分重要的治疗原则。

（3）太阴与阳明两者之间可以相互转化。从太阴转阳明是由湿化燥，脏邪还腑，是病情好转的现象；从阳明转太阴是由实转虚，阳邪入阴，是病情好转的现象。太阴病的预后重在正气来复，所以脾阳得振，腐秽当去（278 条），其病亦易愈；若寒湿内蕴，小便不利，也可能发为身黄（187、278 条）。

（4）太阴脾虚，只宜温补，切忌攻下。如腹满时痛兼有太阳表证者，可用桂枝加芍药汤，里虚偏重者，可用桂枝人参汤。至于桂枝加大黄汤证，实为辨证而设，不得误认为太阴病。

第五章 少 阴 病

少阴病是全身虚寒证。凡外感热病由实转虚，出现一系列肾阳衰微、阴寒内盛的证候，或起病即见这种证候类型时，便称为少阴病。前者由传变而来，后者是直中少阴。

根据经络学说，少阴经统括足少阴肾和手少阴心。肾主水主寒，心主火主热，故传统的说法是少阴兼水火二气。《伤寒论》在少阴篇里，既重点讨论了肾阳衰微的一面，又附带述及了心阳偏亢的一面，这显然是从经络的概念出发的。但是必须指出少阴病的病机主要是肾阳衰微、阴寒内盛。这和《素问·调经论》所说的"阳虚则外寒""阴盛则内寒"的理论是一致的。目前，临床上只要一提少阴病三字，就理解为阳虚阴盛之证，所以我们把肾阳衰微、阴寒内盛之证称为少阴本证，把心阳偏亢、阴虚火旺之证称为少阴热证，以示严格的区别。此外，肾阳衰微之证，在一定情况下确实包含心力衰竭在内，理解这一点是重要的。但肾阳虚不等于就是心力衰竭。因此，有些学者直接称少阴病的心肾阳虚，把手足少阴、心肾两经的病牵扯在一起，造成寒热不分，看来和中医学的理论是不一致的。

温病学说对于热入营血，阴虚阳亢一类病证，在《伤寒论》的基础上有很大发展和补充。但另一方面，温病学说对于阳虚阴盛一类病证却又谈得很少。根据临床体会，温病后期每多阳虚阴盛或阴阳两虚之证，就不能不以少阴温经回阳的方法来治疗，因此在研究《伤寒论》时，少阴篇就显得特别重要。

第一节 少阴病纲要

1. 少阴病提纲

☆原文 281. 少阴之为病，脉微细，但欲寐也。

提要 少阴病提纲。

分析 阳虚阴盛是少阴病的主要病机；脉微细，但欲寐是少阴病主要脉证。少阴属肾，上交于心，由于肾阳衰微，不能鼓舞脉气，所以脉微细[1]；正

---

[1] 《医宗金鉴·订正伤寒论注·辨少阴病脉证并治全篇》："少阴肾经，阴盛之脏也。少阴受邪则阳气微，故脉细微也。"

气衰惫，阴寒内盛，所以但欲寐①。只此一脉一证已足概括少阴病阳虚阴盛的病理机制，《伤寒论》以此六字作为少阴病提纲，是教人抓住辨证要点早作提防，以及采用温经回阳的方法治疗，如果失此不治，则吐利、烦躁、厥逆等亡阳变证，便将接踵而至②。

太阳篇第7条说："发热恶寒者，发于阳也；无热恶寒者，发于阴也。"可见本条少阴病三字，实包括无热恶寒在内。脉微细，当是脉沉而微细（300条：少阴病，脉微细沉，但欲卧），且以脉微为主，因微必带细，细则不一定微，故细字不宜孤立起来看。但欲寐，是指病人昏沉欲睡、神志若明若昧，呼之则精神略振，须臾又恍惚不清。此外，病人常静卧畏光，面向床里，与正常人的嗜卧向不相同。

太阳篇第37条说："太阳病，十日以去，脉浮细（脉浮细，是细而不沉）而嗜卧者，外已解也。"当与本条但欲寐相互辨别。

嗜卧 $\left\{\begin{array}{l}\text{热退后脉细而嗜卧——熟睡舒适——邪去正复}\\\text{少阴脉微细但欲寐——衰惫迷蒙——阳虚阴盛}\end{array}\right.$

阳明病亦有嗜卧，这是热盛神昏，必有高热脉实大等症，不难辨别。

复习思考题

少阴病为什么用"脉微细，但欲寐"作为提纲？

2. 辨少阴病自利而渴

○原文282. 少阴病，欲吐不吐，心烦，但欲寐，五六日自利而渴者，属少阴也。虚故引水自救。若小便色白者，少阴病形悉具。小便白者，以下焦虚有寒，不能制水，故令色白也。

提要　辨少阴病自利而渴。

分析　本条承上条着重指出两点：①自利而渴者属少阴；②自利而渴加上小便清白是少阴病形悉具，是下焦虚寒，火衰不能制水。

少阴病 $\left\{\begin{array}{l}\text{欲吐不吐心烦——阴邪上逆}\\\text{但欲寐自利——阴寒内盛}\\\text{渴欲饮水自救——津液耗竭}\\\text{小便色白——下焦虚寒}\end{array}\right.$ 火衰不能制水

---

① 恽铁樵《伤寒论辑义按·辨少阴病脉证并治》："阴虚火旺者，恒苦竟夜不得寐；阴盛阳衰者，无昼夜但欲寐。阴虚火旺之不寐，并非精神有余不欲寐，乃五心躁扰不宁，虽疲甚，而苦于不能成寐；阴盛阳虚之但欲寐，亦非如多血肥人，头才着枕即鼾声雷动之谓。乃外感之寒胜，本身阳气微，神志若明若昧，呼之精神略振，须臾又惝恍不清，此之谓但欲寐。病入少阴，无有不如此者，故少阴篇首节标此三字。"苍按：惝恍读如敞恍，是迷迷糊糊、不清楚的意思。《楚辞·远游》："视倏忽而无见兮，听惝恍而无闻。"程应旄《伤寒论后条辨·辨少阴病脉证篇》："但欲寐者，阴气盛而无阳，邪乘之也。"

② 程应旄《伤寒论后条辨·辨少阴病脉证篇》："少阴病七日前，多与人以不觉，但起病喜厚衣近火，善瞌睡，凡后而亡阳发躁诸剧证，便伏于此处矣，最要提防。"

少阴病欲吐不吐，属阳气衰微，阴邪上逆之象。心烦，是欲吐不吐而生烦，与太阳篇 102 条小建中汤证因"心中悸而烦"同一机理。何况此种心烦与但欲寐同时并见，明系阳虚阴盛之证，与烦热之烦有根本的不同。若失此不治，至五六日后，出现自利而渴，这是阳气更虚，阴寒更盛，寒甚于下，故见自利，此属少阴病无疑，决不能因口渴而误认为热证。下利不止，津液耗竭，故渴欲引水自救，这是阳亡而津不继。更不能因口渴而误认为热证，若见上述诸症，再加小便清白，这是少阴病形悉具，就完全有理由断为下焦虚有寒，火衰不能制水①。下焦指肾而言，少阴病小便清白，则下焦虚寒之象必露（少阴病形悉具），与里热灼津的口渴大不相同。但单凭小便清白一症，是不能断为火衰不能制水的。

与太阴病辨自利

自利 {
自利不渴——寒在中焦，脾阳虚——属太阴
自利而渴——寒在下焦，肾阳虚——属少阴
}

太阴与少阴有自利一症，主要在渴与不渴上分。太阴篇 277 条云："自利不渴者，属太阴，以其脏有寒故也。"脏有寒，指中焦脾脏有寒，脾阳不振，故当温中散寒。"自利而渴者，属少阴"，下焦虚寒，肾阳衰微，津液不继，故渴而欲引水自救。渴欲引水自救，说明病情较不渴更为严重。其渴往往喜热饮，而且越热越好，嗜饮无度，这是辨证要点。若此时不给病人水喝，病人就会感到烦渴欲死，非常痛苦，甚至很快就是失音，这是一种严重脱水的现象。非但不应忌水，必要时还应输液。魏荔彤《伤寒论本义》注本条云："引水自救，以理论之，虽渴未必能多饮水。"证诸临床，恐未必如此。若是渴不多饮，便不叫引水自救了。但魏氏又说："少阴肾脏为病，内素寒者，十之六七，外寒乘之者，十之三四，无内寒则不能召外寒。"恽铁樵《伤寒论辑义按》也说："脉微细，但欲寐属少阴。若不见脉微细，其人自利而渴，但欲寐，亦属少阴。"二氏之说颇有理，值得深思。

复习思考题

（1）少阴病自利属阴证，为什么也会发生口渴？它的严重性在哪里？它与阳证的口渴有什么不同？

（2）怎样辨别少阴自利与太阴自利？

3. 辨少阴亡阳脉证

√ 原文 283. 病人脉阴阳俱紧，反汗出者，亡阳也。此属少阴，法当咽痛

---

① 程应旄《伤寒论后条辨·辨少阴病脉证篇》："烦证不尽属少阴，故指出但欲寐来。渴证不尽属少阴，故指出小便白来。结以下焦虚有寒，教人上病治在下也。盖上虚而无阴以济，总由下虚而无阳以温。二'虚'字皆由寒字得来。"

而复吐利。

提要　少阴亡阳的脉证。

分析　脉阴阳俱紧，既可见于太阳病，亦可见于少阴病。但太阳伤寒的脉阴阳俱紧是浮而紧，本条的脉阴阳俱紧是沉而紧。阴阳，都是之尺寸而言。沉紧是里寒极盛之脉，大多见于直中少阴。

少阴属里虚寒证，"寒则腠理闭"（《素问·举痛论》），按理不当有汗，今反汗出，这是真阳素亏，无阳以固其外，所以说"此属少阴"[1]。本条"亡阳"二字，当作"无阳"解，其义与大汗亡阳不同[2]。大汗亡阳之证，额上汗出如珠如油，面色苍白失神，脉沉微细如丝，这是正气虚脱之象，在这种情况下，脉沉紧是比较少见的。

咽痛与吐利并作，此种咽痛是虚阳上浮（寒逼阳于上）所致。其痛不红不肿，但干痛如裂，舌淡苔白，脉沉紧，宜用温药引火归元。切不可误认为阳证、热证而投凉药[3]。阴寒内盛，上逆则吐，下趋则利。吐利为太阴、少阴共有之症，但轻重缓急不同。

第二节　少阴病证治

（一）少阴本证

少阴本证，即少阴寒证。因少阴病以虚寒证为主，故称寒证为本证。少阴篇共有温法八方，今按八个汤方的不同性质，分主次逐一讨论，这样安排的目的，在使条理可以比较清楚一点。

1. 四逆汤证

原文 323. 少阴病，脉沉者，急温之，宜四逆汤。

提要　少阴寒证的治疗总则。

分析　脉微细，但欲寐是少阴病的主要脉证（281 条），本条虽只举脉沉，实包括微细在内。脉沉微细，为少阴阳虚阴盛之脉。正因阳虚阴盛，所以总的治疗原则应该急温。少阴病的阴寒盛，由于阳气微，阳气充沛则阴寒自然消

---

[1] 周扬俊《伤寒论三注·少阴上篇》："脉至阴阳俱紧，阴寒极矣。寒邪入里，岂能有汗，乃反汗出者，则是真阳素亏，无阳以固其外，遂致腠理疏泄，不发热而汗自出也。此属少阴，正用四逆急温之时，庶几真阳骤回，里证不作……"

[2] 亡阳，《脉经》作"无阳"。方有执《伤寒论条辨·辨少阴病脉证并治》："亡与无同，古字通用。"

[3] 孙鼎宜《伤寒杂病论章句》："诸证悉属虚寒，本为易见，独此咽痛一证，为寒逼阳于上，势必引火归元，不可以为热而投凉药。"李荫岚《伤寒论条析·少阴篇》："若见下利咽痛，白通甘桔合剂治之。"柯琴《伤寒来苏集·伤寒附翼·少阴方总论》："脉阴阳俱紧，反汗出而吐利者，此亡阳也，只回其阳，则吐利止而咽痛自除。"

散。王太仆云："益火之源，以消阴翳。"① 所以急温其阳，是治疗少阴寒证的第一要著。少阴寒证，温之宜早，否则吐利、厥逆、烦躁诸危证将接踵而至，所以少阴病一见脉沉，便当急温，四逆汤固不必等待四逆而后用之②。所谓见微知著，防患于未然，对此等病证特别应该注意。

$$
四逆汤\begin{cases}附子——振奋肾阳\\干姜——温中散寒\\甘草——和中补虚\end{cases}回阳救逆
$$

四逆汤是治少阴病阳虚阴盛的主方。方中用附子振奋肾阳为主药，肾阳即真阳，真阳出于肾中，故温肾阳即所以振奋各脏器衰竭的功能。干姜亦为辛热之品，能温中散寒振奋脾阳。佐以甘草和中补虚，三味相合，能共奏回阳救逆之功。

关于四逆汤证的条文，在少阴篇中只有两条（323、324 条），证候皆不完备。尚有七条，散在各篇（29、91、92、225、324、353、354、388、389条），归纳起来说，凡少阴病脉微细，但欲寐，恶寒，蜷卧，四肢厥冷，下利清谷，呕吐，烦躁，以及里寒外热，大汗亡阳等等都是四逆汤的适应症。

复习思考题

少阴病脉沉，为什么应该急温？

2. 白通汤证、白通加猪胆汁汤证

○原文 314. 少阴病，下利，白通汤主之。

☆原文 315. 少阴病，下利，脉微者，与白通汤。利不止，厥逆无脉，干呕烦者，白通加猪胆汁汤主之。服汤脉暴出者死，微续者生。

提要　少阴病通阳止利法，利不止病趋恶化的证治及预后。

分析　314 条仅以下利一症，而用白通汤，粗看似太简略。但观下条有"少阴病，下利脉微者，与白通汤"等语，可见白通汤证不但应包括脉微在内，而且当有恶寒、但欲寐等症。只说下利是突出重点，说明白通汤证应以下利为主。脉微细，但欲寐，已属阳虚阴盛，再加下利，说明阳气更微，阴寒更盛，火衰不能制水，故用白通汤温肾通阳，散寒止利。

$$
白通汤\begin{cases}干姜、生附子——温肾\\葱白——通阳\end{cases}温肾通阳，散寒止利
$$

---

① 《素问·至真要大论》："诸寒之而热者取之阴，热之而寒者取之阳，所谓求其属也。"王冰注："益火之源，以消阴翳；壮水之主，以制阳光。"

② 程应旄《伤寒论后条辨·辨少阴病脉证篇》："但见脉沉便是邪入脏而阴寒用事，温之一法，不须迟疑矣。四逆汤不必果四逆而后用之也。"汪琥《中寒论辩证广注·太阴少阴厥阴中寒脉证并治法》："少迟则恶寒身蜷，吐利躁烦，不得卧寐，手足逆冷，脉不至等死证立至矣。四逆汤之用，其可稍缓乎。"

本方即四逆汤去甘草加葱白，以姜附温肾、葱白通阳，其通阳止利之力，较四逆汤尤为迅速①。葱白辛温与表药同用则发汗，如葱豉汤，若与姜附同用，却能宣通上下之阳气。《医宗金鉴》说："君以葱白，大通其阳而上升。"②这也是通阳止利的意思。白通汤与四逆汤虽同治下利，但白通汤在四逆汤的基础上去甘草之和缓而加葱白，则通阳止利之力更专。《肘后方》白通汤疗伤寒泄利不已，口渴，不得下食，虚而烦。即本方，可见白通汤有预防阴盛格阳的功效。

315条是说服了白通汤后，如果下利不止，并出现厥逆无脉、干呕、心烦等症，这是阳衰阴盛之极，厥逆无脉当然与心力衰竭有关。利不止是阴欲下脱，干呕烦是阳欲上脱，阴阳两竭，故用白通加猪胆汁汤通阳止利，滋阴降逆③。

白通加猪胆汁汤是在白通汤的基础上加人尿五合，猪胆汁一合。人尿即童便，性味咸寒，大补元气，滋阴降逆，能引火下行；猪胆汁性味咸寒，能除烦呕，也有滋阴降逆的作用。方后云："若无胆，亦可用。"说明本方中人尿比猪胆汁更为重要（民间单方用童便一味止血）。根据临床体会，此证厥逆无脉，用本方宜加人参，参附并用，则疗效更好。注家如尤怡、柯琴、徐大椿等都认为这是由于阴寒太甚，上为格拒，故用人尿、猪胆汁的咸寒苦降以反佐，用阴药引导阳药下行，使阳药入口无格拒之患④（柯琴："从阴引阳。"徐大椿：引阳药达于至阴而通之）。此说也有一定道理。《素问·至真要大论》说："甚者从之""从者反治。"这也是一个十分重要的治疗原则（原文：微者逆之，甚者从之，逆者正治，从者反治）。

最后"服汤脉暴出者死，微续者生"两句，是从脉象来决定预后。这个经验非常宝贵。大凡厥逆无脉之证，服药后脉徐徐（微微）续出而柔和这叫做"有胃气"⑤，说明正气得药力之助，真阳渐复，便可能转危为安。相反，若脉

---

① 方有执《伤寒论条辨·辨少阴病脉证并治》："用葱白而曰白通者，通其阳则阴自消也。"钱潢《伤寒溯源集·少阴篇》："白通汤即四逆汤而以葱易甘草……葱则辛滑行气，可以通行阳气而解散寒邪，二者相较，一缓一速，故其治亦颇有缓急之殊也。"

② 《医宗金鉴·订正伤寒论注·辨少阴病脉证并治全篇》："少阴病，脉微细，但欲寐。已属阳为阴困矣。更加以下利，恐阴降极，阳下脱也。故君以葱白，大通其阳而上升，佐以姜附，急胜其阴而缓降，则未脱之阳可复矣。"

③ 张志聪《伤寒论宗印·辨少阴病脉证并治篇》："如利不止，阴气泄而欲下脱矣。干呕而烦，阳无所附，而欲上脱矣。厥逆无脉，阴阳之气不相交接矣。"又张志聪《伤寒论集注·辨少阴病脉证并治篇》："始焉下利，继则利不止。始焉脉微，继则厥逆无脉。更兼干呕心烦者，乃阴阳水火并竭，不相交济，故以白通加猪胆汁汤。"

④ 尤怡《伤寒贯珠集·少阴篇》："若服汤已，下利不止，而反厥逆无脉，干呕烦者，非药之不中病也。阴寒太甚，上为格拒……故即于白通汤中加人尿之咸寒，猪胆汁之苦寒。反其佐以同其气，使不相格而适相成。"柯琴《伤寒来苏集·伤寒论注·白通汤证》："服之利仍不止便厥逆，反无脉，是阴盛格阳也。"

⑤ 《素问·玉机真脏论》："脉弱以滑是有胃气。"又曰"五脏者皆禀气于胃，胃者五脏之本也。"

暴止而散乱，按之豁然而空，这叫做"无胃气"，这仅仅是由于药力所迫，药力尽则无根之阳气乃绝，故为不治（当心力极度衰竭时注射强心针，也有此种现象，好比鞭策疲马，欲其奔驰，促使倒毙）①。

复习思考题

（1）试述白通汤证、白通加猪胆汁汤证的病机和用方的意义。

（2）怎样理解"脉暴出者死，微续者生"？

3. 通脉四逆汤证

☆原文 317. 少阴病，下利清谷，里寒外热，手足厥逆，脉微欲绝，身反不恶寒，其人面色赤。或腹痛，或干呕，或咽痛，或利止脉不出者，通脉四逆汤主之。

提要　少阴病阴盛格阳的证治。

分析　本条是里真寒外假热的证候，历代注家都称为阴盛格阳。下利清谷，手足厥逆，脉微欲绝，是阴盛于里，里有真寒；身反不恶寒，其人面色赤，是格阳于外，外有假热。里有真寒，外有假热，故称"里寒外热"②。后世所谓"至虚有盛候"，即指此等病证而言③。

由于肾阳虚衰，阴寒内盛，所以下利清谷；阳气衰微，气血不能达于四肢，所以手足厥逆，脉微欲绝。少阴病在这种情况下，恶寒是势必所见的，面色也是苍白的，今身反不恶寒，其人面色赤，而且很可能出现烦躁，身微热等假象（316 条，检温不升高），这些都是阴盛格阳的辨证要点④。此种面赤，是指两颧微红（与阳明病面合赤色不同），中医术语称为戴阳⑤。戴阳是阴盛格阳的特征之一，格阳可以包括戴阳。

至于腹痛、干呕、咽痛、利止脉不出等症，虽然都是或有症（复见于《金匮要略·呕吐哕下利病》篇），但都很重要。腹痛是寒凝拘急；干呕是阴邪上逆；咽痛是虚阳上浮；利止脉不出是阴阳两竭，利无可利，与阳回利止迥然不同（若是阳回利止，何至脉不出）。此等病证显较四逆汤更为严重，故当用通脉四逆汤回阳通脉。

通脉四逆汤原方，即四逆汤倍干姜（原方一两半，今为三两），加重附子

---

① 徐大椿《伤寒论类方·四逆汤类》："暴出乃药力所迫，药力尽则气乃绝，微续乃正气自复，故可生也。"又云："暴出与即出不同，暴出，一时出尽。即出，言服药后少顷即徐徐微续也。须善会之。"

② 成无己《注解伤寒论·辨少阴脉证并治法》："下利清谷，手足厥逆，脉微欲绝，为里寒；身热不恶寒，面色赤为外热。此阴盛于内，格阳于外，不相通也。"《医宗金鉴·订正伤寒论注·辨少阴病脉证并治全篇》引林澜云："格，格拒也。亦曰'隔阳'，阴阳隔离。"

③ 《苏沈良方·脉说》："至虚有盛候，大实有羸状。"

④ 许叔微《伤寒百证歌·阴证似阳歌》："烦躁面赤身微热，脉至沉微阴作孽。"苍按：若是阳回之热，手足不当厥，更不至于脉微欲绝。"

⑤ 《医宗金鉴·订正伤寒论注·辨少阴病脉证并治全篇》引林澜云："戴阳，浮于上如戴也。"

剂量（大者一枚）。并无葱白，仅在方后加减法中提到"面色赤者，加葱九茎"，因此各家意见不一。方有执、喻昌、汪琥等均认为本方应有葱白，我们同意这种看法①，其理由如下：

（1）葱白能通脉，无葱白就不称通脉汤。白通汤和白通加猪胆汁汤都因有葱白而称白通，本方既称通脉四逆汤，自应有葱白。

（2）四逆汤方在《伤寒论》中复出多次（29、92、225、323、358、388条），方后都有"强人可大附子一枚，干姜三两"的话，若本方只倍加干姜之量而无葱白，则与四逆汤将毫无区别。所以四逆汤都不称通脉，独此方称通脉，于理难通。若因倍加干姜而另立方名，按仲景方体例，当云四逆加干姜汤，如桂枝加桂汤（117条）、桂枝加芍汤（279条）之类。

（3）方后云："面色赤者，加葱（《千金方》及《千金翼》葱下有白字）九茎。"但本条原文，面色赤是主症，并非或有症，故本方应有葱白。钱潢认为："方后加减法，词义浅陋，非仲景文字"。钱氏之说，不为无因。《玉函经》无"去葱、去芍药、去桔梗"等字，亦无"病皆"以下十字，可供参考。

通脉四逆汤证与白通加猪胆汁汤证的病机基本相同，故用药出入亦不大（一有甘草，一无甘草，一用葱白四茎，一用九茎）。通脉四逆汤证如果出现干呕、心烦，同样可以加猪胆汁，而成为通脉四逆加猪胆汁汤②（390条）。

疾病的现象与疾病的本质，有时是一致的，有时则并不一致。此证里寒是疾病的本质，外热是疾病的假象，我们必须透过假象摸清本质，千万不能被假象所迷惑。疾病的假象，多见于重病后期，临床上必须脉证合参，仔细辨别，此时用药，若寒温倒施，则生死立判。《伤寒论》第11条辨寒热真假，应互相参看（病人身大热，反欲得衣者，热在皮肤，寒在骨髓也）。

又，方后云："其脉即出者愈。"徐大椿说即出与暴出不同。暴出是一时出尽；即出，言服药后少烦，其脉即徐徐微续之意。其说可从（见315条注）。

复习思考题

（1）为什么说通脉四逆汤证是阴盛格阳？

---

① 汪琥《中寒论辩证广注·太阴少阴厥阴中寒脉证并治法》："据《条辨》云，通脉者，加葱之谓，其言甚合制方之意……则葱宜加入方中，不当附于方后，虽通脉之力不全在葱，实赖葱为引，而致始神。"喻昌《尚论篇·少阴经前篇》："其外反热，其面反赤，其身反不恶寒，而手足厥逆，脉微欲绝，明系群阴隔阳于外，不能内返也。故仿白通之法，以人阴迎阳而复其脉也。"柯琴《伤寒来苏集·伤寒附翼·少阴方总论》："其人面色赤是为戴阳，此下焦虚极矣。恐四逆之剂不足以起下焦之元阳，而续欲绝之脉。故倍加其味作为大剂，更加葱以通之。"钱潢《伤寒溯源集·少阴篇》："以四逆汤而倍加干姜，其助阳之力量或较胜，然既增通脉二字，当自不同，恐是已加葱白以通阳气，有白通之义，故有是名。"

② 陈念祖《伤寒论浅注·辨少阴病脉证篇》："阴盛于下，格阳于上，宜白通汤；阴盛于内，格阳于外，宜通脉四逆汤。"苔按：格阳于上，格阳于外，从病理上说，并无明显差别，白通汤证下利脉微，恐不能说阴盛格阳，白通加猪胆汁汤证的干呕烦，主要是格拒而非格阳，但有格阳的趋势，不能认为就是格阳。

（2）你认为通脉四逆汤是否应有葱白？

4. 附子汤证

☆原文 304. 少阴病，得之一二日，口中和，其背恶寒者，当灸之，附子汤主之。

☆原文 305. 少阴病，身体痛，手足寒，骨节痛，脉沉者，附子汤主之。

提要 少阳病阳虚外寒的辨证和治法。

分析 这两条相互关联，应合起来看。少阴病得之一二日，是寒邪直中少阴。口中和，是指口中不苦不燥，说明里无热象①。背为阳，"阳虚则外寒"（《素问·调经论》），所以有恶寒。恶寒原是少阴病的主症之一，今突出背恶寒，是说明背部恶寒特别厉害，像被冷水浇灌一般，这是阳虚外寒的一个特点。身体痛，骨节疼，大多见于太阳表证。今身体痛、骨节痛与手足寒、脉沉并见，此亦少阴阳虚外寒，不能温养四肢经脉骨节所致②。《灵枢·五邪》篇云："邪在肾，则病骨痛、阴痹。"即指此等病证而言。脉沉为在里，阳虚外感，其脉当沉微或沉紧。

背恶寒、身体痛、骨节痛、手足寒，虽然都是外寒现象，但其主要原因还在于阳虚阴寒内盛，故用附子汤温经补虚，并用灸法助阳散寒，药灸并施，则奏效更捷。

辨证：（1）与太阳病辨身体痛、骨节痛

身体痛骨节痛 { 发热、脉浮、手足温——邪在太阳之表
无热、脉沉、手足寒——寒在少阴之里

太阳伤寒麻黄汤证，亦有身体痛，骨节痛（见钱潢注），见太阳篇第 35 条，当参看。太阳与少阴虽同有身体痛、骨节痛，但麻黄汤证是发热恶寒，脉浮紧，本条证是无热恶寒，脉沉紧或沉微，脉证有显著的不同。太阳病即使有尚未发热者，脉亦不当沉，而且手足温，这是邪在太阳之表；无热、脉沉、手足寒，是肾阳虚衰，寒在少阴之里，虽见身体痛、骨节痛，亦不可误认为表证。

（2）与阳明病辨背恶寒

背恶寒 { 恶热、汗多、口烦渴、脉洪大——阳明热伤气津
无热、无汗、口中和、脉沉微——少阴里虚外寒

阳明病白虎加人参汤证亦有背恶寒，见太阳篇第 169 条，当参看。阳明病

---

① 成无己《注解伤寒论·辨少阴病脉证并治法》："少阴客热则口燥舌干而渴，口中和者，不苦不燥是无热也。"

② 钱潢《伤寒溯源集·少阴篇》："身体骨节痛，乃太阳寒伤营之表证也。然在太阳则脉紧而无手足寒之症，故有麻黄汤发汗之治。此以脉沉而手足寒，则知寒邪过盛，阳气不流，营阴滞涩，故身体骨节皆痛耳。"

与少阴病虽同有背恶寒，但程度上却大不相同①。阳明病因热蒸汗多，故有可能出现背微恶寒；少阴病则原有无热恶寒，故背恶寒甚剧。阳明病属阳盛，故口烦渴、脉洪大；少阴病属阳虚，故口中和、脉沉微，以此为辨是不难作出区别的。

$$附子汤\begin{cases}附子、人参——温补元阳\\白术、茯苓——健脾化湿\\白芍——和营通痹\end{cases}温经逐寒，益气补虚$$

本方重用附子温经散寒，人参大补元气，白术、茯苓健脾燥湿，白芍和营通痹，既能温经散寒，又能益气补虚，故柯琴认为是大温大补之方②。

本方与四逆汤相比，此证无吐利四逆，故不用干姜；与真武汤（82条）相比，本方用人参，功在温补元阳。真武汤用生姜，功在温肾制水，一味之差，适应症迥不相同③。

我治风寒湿痹而肾阳虚衰的患者，用本方加桂枝、甘草、当归有卓效。附子与当归同用，则镇痛之力更强，因归芍能活血止痛，得附子温经止痛而相得益彰，故治虚寒性痛经亦佳。辨肾阳虚衰，当以舌苔淡白，脉沉微细为准。

第304条云"当灸之"，但未言灸何穴，汪琥认为当灸膈关、关元二穴④，可供参考。

复习思考题

太阳病亦有身体痛、骨节痛，阳明病亦有背恶寒，试述其不同病机和辨证要点。

5. 真武汤证

☆原文316. 少阴病，二三日不已，至四五日，腹痛，小便不利，四肢沉重疼痛，自下利者，此为有水气。其人或咳，或小便利，或下利，或呕者，真武汤主之。

提要　少阴病阳虚水停的证治。

分析　真武汤证见太阳篇第82条，有些问题已经在太阳篇里讨论过，应互相参看，此处不再重复。

---

① 徐大椿《伤寒论类方·理中汤类》："按白虎加人参汤，亦有背微恶寒之症，乃彼用寒凉，此用温热，何也？盖恶寒既有微甚之不同，而其相反处全在口中和与烦躁之迥别，故欲知里证之寒热，全在渴不渴辨之，此伤寒之要诀也。"

② 柯琴《伤寒来苏集·伤寒附翼·少阴方总论》："此大温大补之方，乃正治伤寒之药，为少阴固本御邪之剂也。"

③ 柯琴《伤寒来苏集·伤寒论注·附子汤证》："与真武似同而实异，倍术附去姜加参，是温补以壮元阳，真武汤还是温散而利肾水也。"

④ 膈关穴，在第七胸椎下旁开三寸陷中，属足太阳经。关元穴，在脐下三寸，足三阴任脉之会，灸之温里助肾阳。

本条少阴病二三日不愈，至四五日而见腹痛、自下利、小便不利、四肢沉重疼痛，这是肾阳虚衰，水气内停。寒湿盛于里，故见腹痛；寒湿困于外，故见四肢沉重疼痛；肾不化气，气化不行，故小便不利；水谷不别，水渗肠间，故自下利。本条明言"此为有水气"，说明这四个主症的出现都是水寒之气侵淫内外所致，其关键在小便不利，而其病根则在于肾阳衰微，不能制水①。根据临床体会，真武汤证由于水湿泛滥，四肢浮肿沉重比较多见，疼痛则比较少见。

真武汤的功用是温肾以制水。水寒之气袭肺，可以引起咳喘；水寒之气犯胃部，可以上逆作呕，因此或咳、或呕虽是或有之症，但亦为真武汤所主。至于"或小便利"一句，不宜强解。因为如果小便畅通，则是纯寒无水，真武汤便不适用②。还有"或下利"一句，与上文"自下利"句重复，那显然是多余的③。

82条真武汤证是从太阳病转变而来，所以可能有发热；本条是直从少阴开始发病，所以无热。由于肾阳虚水湿泛滥，故心下悸、头眩、身瞤动、振振欲擗地以及肢体浮肿等症，都有可能发生。本方治肾脏性及心脏性水肿均有卓效。

本条方后加减法中有"去茯苓、去芍药、去附子"等语。钱潢、汪琥等认为加减法非仲景原文，咳加五味子、细辛、干姜，尚无不可，若去茯苓、附子，即无以治少阴水气，亦不得为真武汤矣。其说颇有见地。芍药与附子同用，一面温肾，一面和营，刚柔相济，对止痛散结有卓效，这一点在82条中已经述及。再如附子汤、桂枝加附子汤、芍药甘草附子汤，均是芍药、附子同用，既是温经养营法，亦是保阴回阳法④。

（1）与附子汤证辨异同

相同点：同治少阴阳虚证，同用苓、术、芍、附。

不同点 {
  附子汤证——背恶寒、手足冷、身体痛、骨节痛、脉沉——
    用人参治阳虚外寒
  真武汤证——腹痛、自下利、四肢沉重疼痛、小便不利——
    用生姜治阳虚水停
}

①　柯琴《伤寒来苏集·伤寒论注·真武汤证》："为有水气，是立真武汤本意，小便不利是病根，腹痛下利、四肢沉重疼痛，皆水气为患，因小便不利所致。"

②　《医宗金鉴·订正伤寒论注·辨少阴病脉证并治全篇》："设小便利，是纯寒而无水，乃附子汤证也。"

③　汪琥《中寒论辩证广注·太阴少阴厥阴中寒脉证并治法》："或下利者，谓前自下利，是二三日之症，此必是前未尝下利，指四五日后始下利者而言。"莶按：此说仅供参考。

④　张璐《伤寒缵论·少阴上篇》："若不用芍药固护其阴，岂能胜附子之雄烈乎。即如附子汤、桂枝加附子汤、芍药甘草附子汤，皆芍药、附子并用，其温经养营之法，与保阴回阳不殊。"

从辨证的角度看，两方证的主要不同点在于：真武汤证有小便不利，附子汤证并无小便不利，这是有水与无水的关键所在。从两方的配伍看，两方虽同用苓、术、芍、附，但附子汤用人参，真武汤用生姜，尽管只有一味之差，而其作用则大不相同。附子汤是参附相合，人参培生气之源，附子固真阳之本，故温经补虚之力特强。真武汤以附子配生姜，两味相合，便发挥温肾化水的作用。附子汤以苓术佐以人参培本，真武汤以苓术佐以生姜行水，故苓术的作用亦有不同。统观《伤寒论》治疗水气诸方，凡小便不利者，皆不用人参。有些注家认为附子汤亦治水气，大前提不能成立。

（2）与小青龙汤证辨水气

相同点：同为有水气。

不同点 { 小青龙汤证——发热恶寒，咳喘，干呕，或利，或小便不利，脉浮紧——表寒里饮
真武汤证——无热恶寒，或咳或呕，自利，小便不利，脉沉紧——阳虚水停 }

万全说："太阳表证有水气者，小青龙汤；少阴里证有水气者，真武汤。六经中惟有肾、膀胱主水，故二经有水气之证也。"黄竹斋说："真武汤之用，在温肾以行少阴之水，与小青龙汤为一表一里，一上一下之对子。"其说均符合实际。

复习思考题

真武汤与附子汤仅一味之差，两方证的异同点在哪里？治疗作用有什么不同？

6. 桃花汤证

☆原文306. 少阴病，下利，便脓血者，桃花汤主之。

○原文307. 少阴病，二三日至四五日，腹痛，小便不利，下利不止，便脓血者，桃花汤主之。

提要　少阴病虚寒下利便脓血的证治。

分析　下利，便脓血，有虚寒与实热之分，不可一概而论。这两条综合起来看，腹痛下利原是少阴本证。里寒凝滞，故见腹痛；若下利不止，则水并大肠，水谷不别，故小便不利。小便不利从下利不止来，其病机属下焦虚寒，与水饮内停的小便不利并不相同。今下利不止，且便脓血，此即肠出血，亦即钱潢所谓"大肠受伤，故皮坼血滞，变为脓血，滑利下脱"之病，其血必黯而不鲜，所下多胶黏样物，甚至如胶如漆，其中或挟有血星点点，故称为脓血。

肠出血属肠伤寒危候，可由于阳证突然变为阴证，患者多见面色苍白，四

肢厥冷，额汗如珠，脉细沉数（285 条）等亡阳虚脱的征象，与实热性的下利便脓血，其血色鲜，多见身热烦渴，腹痛里急后重者迥然不同①。

$$桃花汤 \begin{cases} 赤石脂——清肠固脱 \\ 干\ \ 姜——温中散寒 \\ 粳\ \ 米——养胃和中 \end{cases} 温中固脱（张志聪语）$$

本方中赤石脂色如桃花，故名桃花汤。桃花汤对久泻而虚寒滑脱者可用，对久痢而虚寒滑脱者亦可用。若是肠出血，本方宜加附子、阿胶等温肾止血之品，或与黄土汤、赤石脂禹余粮汤加减化裁，始能有效。《肘后方》云："疗伤寒若下脓血者，赤石脂汤。"其方即赤石脂、干姜、附子三味，脐下痛加当归、白芍。很有参考价值、危重病人，须加人参，或可有救。

复习思考题

怎样掌握桃花汤的适应症与使用方法？若是肠出血，应加哪些药？

7. 吴茱萸汤证

○原文 309. 少阴病，吐利，手足逆冷，烦躁欲死者，吴茱萸汤主之。

提要　寒邪犯胃的证治。

分析　少阴病而至于呕吐下利，手足逆冷，烦躁欲死，这是阴寒极盛，真阳欲绝的危候（296 条：少阴病，吐利，烦躁，四逆者死），用四逆、白通汤急救回阳犹恐不及。此等病用吴茱萸汤，似乎药不对证。其实本条病的重点在于呕吐，虽有下利，必不甚别②。第 243 条说："食谷欲呕，属阳明也，吴茱萸汤主之。"《金匮要略·呕吐哕下利病》篇说："呕而胸满者，茱萸汤主之。"均可为证。手足逆冷与烦躁欲死，都是由于呕吐频繁和剧烈所致，与真阳欲绝的肢冷、烦躁根本不同。凡呕吐剧烈的患者，由于胃气逆上，痛苦不可名状。"欲死"二字是形容病人的烦躁状态，并非真的欲死，不可以辞害意。同样情形，呕吐剧烈的患者，也可以出现手足逆冷。但此种逆冷是一时性的，逆冷亦仅限于指尖足趾，决不至如四逆汤证那样的冷过肘膝，这些都是鉴别要点③。此种呕吐，由于寒邪犯胃，浊阴上逆，故用吴茱萸汤温胃降逆止呕。方解见第 243 条，此处不再重复。

---

① 成无己《注解伤寒论·辨少阴病脉证并治法》："阳病下利便脓血者，协热也；少阴病下利便脓血者，下焦不约而里寒也。与桃花汤，固下散寒。"

② 丹波元简《伤寒论辑义·辨少阴病脉证并治》："要皆以呕吐逆气为主，与四逆之吐利厥逆自异。"恽铁樵《伤寒论辑义按·辨少阴病脉证并治》："吴茱萸之功效专能止呕，其止呕之理由，能使胃气上逆者下降，肝气拂郁者条达。"

③ 柯琴《伤寒来苏集·伤寒论注·附子汤证》："少阴病，吐利烦躁，四逆者死。四逆者，四逆厥冷兼臂胫而言。此云手足是指指掌而言，四肢之阳犹在。"苍按：柯氏以四肢手足分轻重，还是着重字面。

本条主要是为了与四逆汤证相互辨别而设。严格来说，应属太阴，不属少阴①。当然，如少阴病见胃寒呕吐剧烈时，吴茱萸汤自亦可用。

与四逆汤证辨异同

相同点：同见阴寒吐利。

不同点 $\left\{\begin{array}{l}\text{四逆汤证——下利为主，烦躁四逆严重，脉微细——急救回阳}\\\text{茱萸汤证——呕吐为主，呕吐剧烈时出现脉迟弱——温胃降逆}\end{array}\right.$

复习思考题

(1) 试述吴茱萸汤证的主症和病机。

(2) 吴茱萸汤证是否属于少阴病？为什么？

(二) 少阴热证

少阴本证，属阳虚阴盛，于法当温。然而外感热病由实证转为虚证时，既有伤阳的一面，也有伤阴的一面，尤其是素体阳虚的患者，热久不解，或大病之后，伤阴耗液，每多出现阴虚火旺之证，所以《伤寒论》在少阴篇中又立滋阴清火一法，实为后世开了一大法门。

少阴病分阳虚、阴虚两个方面，总而言之是指虚证，这一点必须首先肯定。虚证有阳虚、阴虚之分，更多阴阳两虚之证。《伤寒论》在少阴篇中指出虚证有两种不同的类型，两种不同的治法，完全符合临床实际②。若是虚实挟杂之证，便不得称为少阴病，否则就是概念不清，不合逻辑。有些注家认为少阴病也有实热证，这种观点是值得商榷的。

1. 黄连阿胶汤证

☆原文 303. 少阴病，得之二三日以上，心中烦，不得卧，黄连阿胶汤主之。

提要　少阴热化阴虚火旺的证治。

分析　少阴病，得之二三日以上，是说得病已不止二三日。心中烦，不得卧，是指患者心中烦热，不能成寐。其病机主要由于肾阴不足，心火偏亢所致。《素问·调经论》说："阴虚则内热。"张介宾说："阴不足则阳乘之，其变

---

① 成无己《注解伤寒论·辨少阴病脉证并治法》："吐利，手足厥冷，则阴寒气盛。烦躁欲死者，阳气内争，与吴茱萸汤，助阳散寒。"钱潢《伤寒溯源集·少阴篇》："阴阳不相顺接而厥逆，阳受阴迫而烦，阴盛格阳而燥，且烦躁甚而至于欲死，故用吴茱萸……"喻昌《尚论篇·少阴经前篇》："吐利厥冷，而至于烦躁欲死，肾中之阴气上逆将成危候，故用吴茱萸以下其逆气……"陈念祖《伤寒论浅注·辨少阴病脉证篇》："与通脉四逆汤、白通加猪胆汁汤三方鼎峙也。"苍按：以上诸家，随文解说，恐与临床不合。

② 《素问·热论》："五日少阴受之，少阴脉贯肾络于肺，系舌本，故口燥舌干而渴。"苍按：《热论》所说的少阴指实热，《伤寒论》所说的少阴热证是指虚热，这是一大发展。又《灵枢·经脉》：心手少阴"是动则病嗌干，心痛，渴而欲饮……所生病者……掌中热痛。"肾足少阴"是动则病饥不欲食……咳唾则有血，喝喝而喘，目䀮䀮如无所见……善怒，心惕惕……所生病者……口热，舌干，咽肿，上气，嗌干及痛，烦心，心痛……足下热而痛。"以上亦指热证。

为热。"都是指此等病证而言。

但欲寐是阳虚，心烦不得卧是阴虚。阳虚患者，往往恶寒蜷卧，昏沉欲睡；阴虚火旺的病人，则自觉心中烦热，常昼夜不得眠。此种不得眠，并非精神有余，而是由于心中烦乱所引起，故虽精神疲惫已极，却苦于不能成寐。这种病人除心中烦，不得卧外，常伴有口燥、咽干、舌红绛，脉细数等症，这些都是辨证要点①。

$$黄连阿胶汤 \begin{cases} 黄连、黄芩——清热降火 \\ 胶、芍、鸡子黄——滋阴养血 \end{cases} 滋阴清火$$

黄连阿胶汤是治疗阴虚火旺，泻有余补不足的代表方，后世称为泻南补北。吴瑭《温病条辨·下焦篇》说："少阴温病，真阴欲竭，壮火（即邪火）复炽，心中烦，不得卧者，黄连阿胶汤主之。"又说："邪少虚多者，不得用黄连阿胶汤。"于此可见黄连阿胶汤只为"一面补阴，一面搜邪"而设。若是邪少虚多，便不可能滥用②（大小定风珠都用阿胶、鸡子黄，大定风且用芍药，都从此方脱胎而来）。柯琴说："此少阴之泻心汤也。凡泻心必借芩连，而导引有阴阳之别。病在三阳，胃中不和，而心下痞硬者，虚则加参甘补之，实则加大黄下之。病在少阴而心中烦，不得卧者，既不得用参甘以助阳，亦不得用大黄以伤胃矣。"这一段话，讲得合情合理，与吴瑭所说有异曲同工之妙。

《张氏医通》："黄连阿胶汤治热伤阴血便红。"即本方。《类聚方广义》："黄连阿胶汤治久痢，腹中热痛，心中烦而不得眠，或便脓血者。"《榕堂疗指示录》："淋沥证，小便如热汤，茎中焮痛而血多者，黄连阿胶汤奇效。"以上这些临床经验，均可供参考。原方黄连用四两，比黄芩加一倍，按目前临床应用，似嫌太多。

与栀子豉汤证辨异同

相同点：心烦不得眠。

$$不同点 \begin{cases} 栀子豉汤证——有外热（228条：其外有热），苔白或黄， \\ \quad\quad\quad 脉浮（数）——余热留扰胸膈 \\ 黄连阿胶汤证——有内热，舌绛少津，脉细数——阴虚阳亢 \end{cases}$$

复习思考题

黄连阿胶汤证的主症和病机。与泻心汤证用芩连有何区别？与栀子豉汤证

---

① 舒诏《伤寒集注·少阴后篇》："外邪挟火而动者，心烦不眠，肌肤燠燥，神气衰减，小便短而咽中干，法主黄连阿胶汤分解其热，润泽其枯。"

② 张璐《伤寒缵论·正方·黄连阿胶汤证》："此汤本治少阴温热之证，以其阳邪暴虐伤犯真阴，故二三日以上更见心烦不得卧，所以始病之际，即用芩连大寒之药，兼芍药、阿胶、鸡子黄以滋养阴血也。"苍按：少阴邪少虚多者，黄连阿胶汤尚且不能用，还能用大承气汤急下吗？

虚烦不得眠有何区别？

2. 猪苓汤证

☆原文 319. 少阴病，下利六七日，咳而呕渴，心烦不得眠者，猪苓汤主之。

提要　辨阴虚兼水热互结的证治。

分析　少阴病下利，属虚寒者居多。本条下利，与咳而呕渴，心烦不得眠同时并见，这是阴虚兼水热互结的病证。阳明篇第 223 条说："渴欲饮水，小便不利者，猪苓汤主之。"（第一句"若脉浮，发热"，脉浮二字可疑）两条合起来看，可见猪苓汤证应有小便不利。渴而小便不利是水饮内停的辨证要点。

由于水热互结在里，水渗大肠，水谷不别，故见下利；水热犯肺上逆则咳；水热犯胃上逆则呕；水气不化，津不上承则渴；膀胱气化不行则小便不利；阴虚内热则心烦不得眠，故用猪苓汤滋阴利水，兼清里热[1]。本方滋阴而不碍邪，利水而不伤阴。故凡热伤阴液而又有水湿内停之证，本方最为适用。

（1）与黄连阿胶汤证辨异同

相同点：同是阴虚内热，同见心烦，不得眠。

不同点 { 黄连阿胶汤证——以心烦不得眠为主，无下利，
　　　　无停饮——阴虚阳亢
　　　　猪苓汤证——以咳而呕渴，小便不利为主有下利
　　　　有停饮——水热互结

（2）与真武汤证辨异同

相同点：同有水气内停，同见下利，咳呕，小便不利。

不同点[2] { 真武汤证——下利清稀，口不渴，恶寒，无心烦不眠——
　　　　阳虚寒饮
　　　　猪苓汤证——下利黏秽，有渴饮恶热，有心烦不眠——
　　　　阴虚热饮

复习思考题

（1）猪苓汤证与黄连阿胶汤证同是阴虚内热，应怎样辨别？

（2）猪苓汤与真武汤证同有水气内停，应怎样辨别？

3. 猪肤汤证

○原文 310. 少阴病，下利，咽痛，胸满，心烦，猪肤汤主之。

---

[1] 《医宗金鉴·订正伤寒论注·辨少阴病脉证并治全篇》："饮热相搏，上攻则咳，中攻则呕，下攻则利，热耗津液故渴，热扰于心，故烦不得眠，宜猪苓汤利水滋燥。"

[2] 《医宗金鉴·订正伤寒论注·辨少阴病脉证并治全篇》："凡少阴下利清谷，咳呕不渴，属寒饮也。今少阴病六七日，下利黏秽，咳而呕渴，烦不得眠，是少阴热饮为病也。"丹波氏举 282 条与本条对比说，可知此条下利，咳呕心烦同证，而有不得眠及小便不白之异，乃是寒热分别处。

　　提要　少阴下利伤阴见咽痛的证治。

　　分析　本条是下利日久见咽痛及胸满、心烦等症，这是下利后脾肾阴伤所致。阴津亏耗，虚火上炎，所以咽痛；虚热内扰，所以胸满心烦。根据经络学说，少阴脉循喉咙，挟舌本，络于心，布胸中，故历来注家称此等病证为"少阴咽痛"。

　　本条的下利咽痛，属阴虚内热，与317条通脉四逆汤证下利咽痛之属于阴盛格阳者迥然不同。本条的胸满心烦是虚满虚烦，与303条黄连阿胶汤证心烦不得卧之属于阴虚阳亢者亦不相同，故用猪肤汤滋阴润燥，和中培脾，而不用苦寒药[①]。

猪肤汤 $\begin{cases} \text{猪肤、白蜜——滋阴润燥} \\ \text{白粉——和中培脾} \end{cases}$

　　猪肤，即猪肉皮刮去膘白，用薄皮入药，通常用"一方"即可。白粉，即米粉，熬香后即为炒米粉[②]。《本草纲目》说猪肤"治少阴下利，咽痛"。《长沙药解》说"猪肤"清金而治痛，润燥而除烦。白蜜，《伤寒论》蜜煎导方称"食蜜"。《金匮要略》作"蜜"（见甘草粉蜜汤）。《本草纲目》说："蜂蜜入药之功有五，清热，补中，解毒，润燥，止痛。"本方三味相合，功能滋阴润燥，和中培脾，实为下利伤阴善后立法。试看本方的制作过程，是肉汤中加白蜜，炒米粉和服，实际上是一种营养疗法。因利久必伤脾，脾虚则下利难止，津亦难复，服汤后利止津复，则咽痛心烦自除。

　　薛生白《湿热病篇》说："湿热证，十余日后，尺脉数，下利，或咽痛，口渴，心烦，下泉不足（下泉，指肾水），热邪直犯少阴之证，宜仿猪肤汤凉润法。"他补出了猪肤汤证的病机和脉证，可供临床参考。后世温病学说用麦冬、玉竹养胃阴，用山药、茯苓培脾土诸方，皆师其意。本方治慢性咽炎而致失音者有一定疗效。

　　复习思考题

　　试述猪肤汤证的病机。在什么情况下适用猪肤汤？

第三节　少阴病治禁

　　○原文285.　少阴病，脉细沉数，病为在里，不可发汗。

　　○原文286.　少阴病，脉微，不可发汗，亡阳故也。阳已虚，尺脉弱涩者，

---

① 程应旄《伤寒论后条辨·辨少阴病脉证篇》："只宜猪肤汤润以滋其土，而苦寒在所禁也。"
② 王好古《汤液本草·玉石部》："仲景猪肤汤用白粉……即白米粉也。"

复不可下之。

　　提要　少阴病禁汗下。

　　分析　这两条说明少阴病可以出现几种脉象，并说明少阴病应当禁汗禁下。

　　脉浮而数，为病在表；脉沉而数，为病在里。病在表，可发汗；病在里，无论虚证实证，都不可发汗，这是外感热病总的治疗原则。第285条说"少阴病，脉细沉数。"这是少阴里虚证，所以说不可发汗。一般说来，脉沉主里，脉数主热。黄连阿胶汤证因为阴虚有热，脉多细数而沉，这是人所易知，亦不难理解。但这仅仅是一种情况。另一种情况是阳虚阴盛之极，同样可以出现脉细沉数，这是心力衰竭危候，与黄连阿胶汤证的脉细数并不相同。少阴热化证的脉细数，大抵数而不乱，按之不散，若是肾阳衰微之极，其脉必虚数无伦，按之即散。这个脉细即脉微细，且应以脉微为主。与一般的细脉不同。《素问·脉要精微论》说："有脉俱沉细数者，少阴厥也。"（苍按：厥是寒象，而从虚来）正和本条的意义相合。程应旄说："无论沉细沉数，俱是脏阴受邪，法当固密肾根①（固密，维护之意）。"他又引薛慎庵说："人知数为热，不知沉细中见数为寒甚。真阴寒证，脉常一息七八至，尽概此一数字中，但按之无力而散耳，宜深察也。"这些都是经验有得之言。相反，方有执、喻昌等皆以本条的脉数为热，认为此证是邪热入里。从这一点看，他们不及程应旄、薛慎庵远甚②。当然，临床上还须脉证合参，单凭脉象是不全面的。

　　第286条的少阴病"脉微"是阳气虚，"尺脉弱涩"是阴血少（50条："假令尺中迟者，不可发汗。何以知然，以营气不足，血少故也。"脉迟指脉迟而涩）。阳气虚，故不可发汗，发汗则亡阳；阴血少，故不可攻下，攻下则亡阴。若误用发汗攻下，则亡阳脱液之变，可立而待。亡阳，应作无阳解。《脉经》《千金翼》均作无阳。

　　以上两条，均为少阴禁汗禁下而设，故不出方。然则温补一法，已尽在不言中③。

　　复习思考题

　　(1) 少阴病在哪些情况下可见脉细沉数，病机如何？应如何处理？

────────────

　　① 程应旄《伤寒论后条辨·辨少阴病脉证篇》："何谓之里，少阴病脉沉是也。毋论沉细沉数，俱是脏阴受邪，与衰阳无相干，法当固密肾根为主。其不可发汗从脉上断，非从证上断，前法不可恃为常法也。"苍按：肾根者，生气之根本，俗称命根。《素问·五常政大论》："根于中者，命曰神机，神去则机息。"

　　② 丹波元简《伤寒论辑义·辨少阴病脉证并治》："按此条方、喻诸家以热邪入里为解，乃与《经》旨乖矣。"

　　③ 周扬俊《伤寒论三注·少阴中篇》："少阴本无发汗之理，今禁发汗者，恐人用麻黄附子细辛汤之属也……不可汗，用四逆加人参汤，不可下者，用蜜煎导。"汪琥《中寒论辩证广注·太阴少阴厥阴中寒脉证并治法》引《伤寒补亡论》云："并宜附子汤，以补阳气，散阴邪，助营血也。"

（2）少阴病禁下，与少阴三急下有没有矛盾？

√ 原文 284. 少阴病，咳而下利，谵语者，被火气劫故也。小便必难，以强责少阴汗也。

○ 原文 294. 少阴病，但厥无汗，而强发之，必动其血，未知从何道出，或从口鼻，或从目出者，是名下厥上竭，为难治。

提要　少阴病强发汗的变证。

分析　上两条是说少阴病禁汗禁下，这两条是说少阴病强发汗可以导致严重变证，所以列在一起讨论。

第 284 条的"咳而下利"为少阴病寒化、热化所共有之症。如 316 条真武汤证的"自下利"、"或咳"为阳虚水停；319 条猪苓汤证的"下利六七日，咳而呕渴"为阴虚水热互结。水气上逆则咳，下迫则利，与火逆无关。惟有谵语一症，这是被火法劫夺津液所致，为少阴病所不应有，因此原文咳而下利与谵语者应分成两句，不可连起来读①。

少阴热证，咳而下利，常伴有心烦不得眠而无恶寒，一般说来，不至于误用大法。少阴寒证，阳虚阴盛，原有灸法可用，亦不至强责少阴汗。所谓强责，就是强迫的意思。太阳病篇由火逆诸病，是误用火劫发汗（见 111、112等条），这是仲景所竭力反对的。本条的"被火气劫"，"强责少阴汗"恐亦是误用火攻所致。少阴寒证，咳而下利，只宜扶阳，不可发汗。今误用大法，强责少阴汗，以致阳愈虚而阴愈竭，肾阴竭而胃液干，势必引起谵语而导致小便难②（115 条被火必谵语）。这是火劫发汗所造成的坏病，其危殆自不待言。本条未出方，丹波元简主张用茯苓四逆汤，可供参考。

第 294 条的"少阴病，但厥无汗"，是由于肾阳衰败，既不能温煦肢体，更不能蒸发津液而为汗，所以但厥无汗是少阴寒证必然的征象（148 条："阴不得有汗"），而温经回阳亦为治疗少阴寒证的唯一法则。若见其无汗而强发其汗，则既伤其阳，复竭其阴，不但不能上行作汗，而且损伤脉络，迫血妄行，从上窍而出，或从口鼻，或从目出，这就叫做"下厥上竭"。何谓下厥上竭？阳亡于下，厥从下起，故称下厥；阴竭于上，血从上出，故称上竭③。这显然

---

① 尤怡《伤寒贯珠集·少阴篇》："少阴之邪，上逆而咳，下注而利矣。又复谵语，此非少阴本病，乃被火气劫夺津液所致。"张锡驹《伤寒论直解·辨少阴病脉证》引蒋宾侯曰："少阴下利极多，何尝皆是被火，且被火未必下利，惟谵语乃是被火。"

② 尤怡《伤寒贯珠集·少阴篇》："少阴不当发汗，而强以火劫之，不特竭其肾阴，亦并耗其胃液，胃干则谵语，胃燥则小便难也。"柯琴《伤寒来苏集·伤寒论注·麻黄附子汤证》："小便利者，其人可治，此阴虚，故小便难。"

③ 张锡驹《伤寒论直解·辨少阴病脉证》："此论少阴生阳衰于下，而真阴竭于上也。少阴病，但厥无汗者，阳气微也。夫汗虽血液，皆由阳气之熏蒸宣发而出也。今少阴生阳衰微，不能蒸发，故无汗强发之，不能作汗，反动其经隧之血，从空窍而出也。"

是阴阳两竭危候，所以说"难治"①。所谓难治，不等于不治，例如四逆加人参汤滋阴回阳并顾，可以取法。丹波元简主张用景岳六味回阳饮（即四逆加人参汤再加熟地、当归），亦可供参考。成无己、方有执、喻昌、魏荔彤以及《医宗金鉴》等均以本条证为热厥，恐非。观"但厥"二字，其为无热可知。

复习思考题

少阴里虚证误用汗法有哪些不良后果（一为亡阳，一为动血）？应如何处理？

第四节　少阴病兼证

麻黄细辛附子汤证、麻黄附子甘草汤证

☆原文301. 少阴病，始得之，反发热，脉沉者，麻黄细辛附子汤主之。

○原文302. 少阴病，得之二三日，麻黄附子甘草汤，微发汗，以二三日无里证，故微发汗也。

提要　少阴病兼表证的证治。

分析　这两条都是少阴病兼表证，亦即太阳与少阴同病，其病机基本相同，故应合起来看。邪入少阳，阳虚阴盛，按理不当发热，今见发热，所以说"反"。发热是寒邪在表，脉沉是阴寒在里，今少阴病始得（初起），证见发热恶寒而脉沉的②。这就是太阳与少阴两经同病③。

301条的"反发热，脉沉"，应与太阳篇第92条的"病发热头痛，脉反沉"相互参看。92条从太阳病出发立论，所以说"脉反沉"，本条从少阴病出发立论，所以说"反发热"。因所站的角度不同，所以说法不一样，实际上这两条都是发热、脉沉，都是太少两经同病，所以治法也应该是一样的。

麻黄细辛附子汤，《玉函经》作麻黄附子细辛汤，是。本方用麻黄（二两）发汗，附子（一枚，炮）温经，细辛（二两）散寒，功能温经发汗，表里兼顾。凡素体阳虚，正气衰弱的患者，虽是外感发热初起，其脉常不浮而沉，临床上遇此等病证，便是邪实正虚，往往开手即应麻黄与附子同用的，其道理就

---

①　程应旄《伤寒论后条辨·辨少阴病脉证篇》："太阳当汗之证，尺中一迟，辄不可汗，曰营气不足，血少故也。况强发少阴汗乎?"又："难治者，下厥非温不可，而上竭则不可用温，故为逆中之逆耳。"

②　柯琴《伤寒来苏集·伤寒论注·麻黄附子汤证》："本条当有无汗恶寒证。"《医宗金鉴·订正伤寒论注·辨少阴病脉证并治全篇》："此二证皆未曰无汗，非仲景略之也。以阴不得有汗，不须言也。"

③　成无己《注解伤寒论·辨少阴病脉证并治法》："少阴病，当无热恶寒。反发热者，邪在表也。脉虽沉，以始得，则邪气未深，亦当温剂发汗以散之。"尤怡《伤寒贯珠集·少阴篇》："少阴始得本无热，而外连太阳则反发热。阳病脉当浮而仍紧，少阴则脉不浮而沉。"

在于此。例如痰饮咳嗽见心肾阳虚征象的，用本方有较好疗效。《素问·热论》把阳经与阴经同病称为两感，它的原意是说，凡是阳经与阴经同病，病情就比较严重（《伤寒论·伤寒例》也有相关论述）。92 条与 301 条在阳经与阴经同病以及病情比较严重的意义上来说，这显然是一个十分重要的发病规律。如果不掌握这个发病规律，认为是一般的表证发热，单纯使用发汗药，往往可以造成大汗亡阳，这就是《伤寒论》所说的误汗了。

　　（此段适用于研究班、研究生）有些注家，因这两条均以"少阴病"三字冠首而用麻黄，于是在六经病原分表证、里证之外，将各经再分表里。所以对 301 条说成是"少阴之表"；又因少阴有表，于是又有细辛"能发少阴之汗"，"麻黄细辛附子汤乃治邪在少阴之表剂"的说法①。我们认为这种提法是值得商榷的。因为少阴主阴主里，哪能再有什么表证？哪能再用什么汗法？如果说 301 条是少阴表证，那么岂不等于说少阴病可以用汗法了！如果说细辛是发少阴之汗的，那么麻黄岂不也成为少阴病的发汗药了！根据这个逻辑，那么 92 条也就变成了太阳里证，太阳病岂不是也可以用四逆汤了吗？其说显然与临床实际不符，徒乱人意，很难信从。少阴禁汗，285、286 条有明文规定。至于 301 条之所以可用汗法，那是因为少阴病始得，兼见太阳表证，而且正气虽虚不甚，并无吐利厥逆等症，尚有可汗的条件之故。如果里虚为急，即当按 91、92 条"急当救里"之例，用四逆汤之类，就没有兼散表邪的条件了。原文虽然只说少阴病，未说太少同病，但六经分证的精神原不是各个孤立的，而是互相密切联系的，诸家的眼光被六经的框框限住了，跳不出少阴病冠首三字的圈子，也不知道《伤寒论》的编写体例，致有此失。

　　第 302 条是说少阴病兼表的微发汗法。上条说"反发热，脉沉"，本条说"无里证"，这是互文见义。可知上条原无里证，本条也是发热脉沉。少阴病得之二三日，发热恶寒无汗，且无吐利厥逆等症，可知邪入未深，同样应该表里兼顾。但得之二三日，与少阴病始得又有不同。少阴病始得之，阳虚不甚，表邪偏重，当以麻黄附子细辛汤发散风寒为主；今少阴病得之二三日，阳虚偏重，虽有表邪，当以温经扶阳为主，故用麻黄附子甘草汤温经微汗。麻黄附子甘草汤是在麻黄附子细辛汤的基础上，减去细辛之辛散，改用甘草（二两），以加强和中补虚的力量，故称微发汗②。

　　以上两方，皆为表实里虚而设，但有轻重不同，使用时应掌握以下几点：

---

　　① 喻昌《尚论篇·少阴经前篇》："脉沉为在里，证见少阴不当复有外热。若发热者，乃是少阴之表邪。"钱潢《伤寒溯源集·少阴篇》："此言少阴之表证也。曰始得之者，言少阴初感之邪也。始得之而称少阴病，则知非阳经传邪，亦非直入中脏，乃本经之自感也。"钱潢《伤寒溯源集·少阴篇》："细辛之气温味辛，专走少阴者。"

　　② 柯琴《伤寒来苏集·伤寒论注·麻黄附子汤证》："言无里证，则有表证可知。以甘草易细辛，故曰微发汗。"

（1）以无显著的里证为原则。

（2）都以微发汗为目的。

（3）只适用于两感初期。

（4）对有虚脱征象（如呼吸衰竭、循环衰竭等）的患者，应随时考虑加重温补药（如人参）。

复习思考题

（1）麻黄细辛附子汤证与92条的"病发热，头痛，脉反沉"有何区别？

（2）有些注家说麻黄细辛附子汤证是"少阴表证"，你的看法如何？

（3）麻黄细辛附子汤与麻黄附子甘草汤应如何分别应用？使用二方时应掌握哪几点？

第五节　少阴病预后

本节少阴病预后，是指少阴寒证的预后。少阴寒证预后的良否，全在于阳气之存亡，阳回则生，阳亡则死。《素问·生气通天论》说："阳气者，若天与日，失其所则折寿而不彰。"所以治少阴寒证以温经回阳为当务之急。

√原文287. 少阴病，脉紧，至七八日自下利，脉暴微，手足反温，脉紧反去者，为欲解也。虽烦下利，必自愈。

提要　少阴病下利，阳复者自愈。

分析　少阴病脉紧，是脉沉而紧，为阴寒之邪在里。至七八日而见自下利，看似病势加剧，但下利以后，手足之逆冷者反见温暖，脉象之沉紧者反见和缓，这是阳复阴退之兆，所以说"为欲解也"。

"脉暴微"，是指原来的脉紧忽然转为弛缓、柔和的意思。"脉紧反去"，是指紧脉已经不见。脉微相对脉紧而言，是寒去欲解，与少阴亡阳的脉微欲绝者不同，不可以辞害意[①]。此种自下利，为邪从下泄，与太阴病篇278条的"至七八日，虽暴烦下利日十余行，必自止，以脾家实，腐秽当去"同一机理，所以说"虽烦下利，必自愈"[②]。"必自愈"，是指心烦下利必能自止，但病未痊愈，尚须用温经之品以善其后，并非等待其自愈之谓。

√原文288. 少阴病，下利，若利自止，恶寒而蜷卧，手足温者，可治。

---

① 成无己《注解伤寒论·辨少阴病脉证并治法》："脉暴微者，寒气得泄也。若阴寒胜正，阳虚而泄者，则手足厥而脉紧不去，今手足反温，脉紧反去，知阳气复、寒气去，故为欲解。下利烦躁者逆，此正胜邪微，虽烦下利必自止。"

② 尤怡《伤寒贯珠集·少阴篇》："虽烦，下利必自止者，邪气转从下去，与太阴之腐秽当去而下利者同意。设邪气尽则烦与利亦必自止耳。"

√ **原文** 289. 少阴病，恶寒而蜷，时自烦，欲去衣被者，可治。

提要 少阴病阳气欲复者可治。

分析 这两条都是少阴病阳回可治之证，故合在一起讨论。这两条都有"恶寒蜷卧"，蜷卧指肢体卷曲而卧，是病人极度恶寒的一种临床表现。肾阳虚所以恶寒，恶寒甚所以蜷卧。《素问·至真要大论》说："诸寒收引，皆属于肾。"故恶寒蜷卧是少阴肾阳衰微的重要见症之一①。

第288条说"少阴病，下利，恶寒而蜷卧"，必然还有手足逆冷一症，这是少阴病阳虚阴盛的危候。若下利自止，同时手足逆冷者得以转温，这是阳气来复，阴寒渐退，即使还有恶寒蜷卧存在，病情必然有所减轻，所以说"可治"。此等病证可用四逆加人参汤，四逆汤治恶寒蜷卧，加人参治下利伤阴。

第289条是说但见恶寒蜷卧一症，便是肾阳衰微，病属少阴。光见恶寒蜷卧，继见时自烦，欲去衣服，且无其他危候，足见正气尚能与邪相争，阳气有来复之机，所以说可治②。本条的"时自烦"，是指病人时有烦热的感觉。"欲去衣被"，是指病人自觉衣被太多，想去掉一点，这些都是阳回之兆，因此预后大多较好。此等病证，可用芍药甘草附子汤益阴扶阳。

时自烦，欲去衣被，与少阴病恶寒身蜷而利（295条），手足逆冷者不同，与四逆恶寒而身蜷，脉不至，不烦而躁者亦不同（298条）③。本条《千金翼》作"不可治"，恐非。

√ **原文** 292. 少阴病，吐利，手足不逆冷，反发热者，不死。脉不至者，灸少阴七壮。

提要 少阴病阳不亡可治，脉不至者可灸。

分析 少阴病吐利交作，是阳虚阴盛之证，一般多见手足逆冷。今手足不逆冷，反发热，这说明患者手足温暖，阳气尚存，所以不至于死。本条可治的关键全在于手足温，与287、288条的精神是一致的。

"脉不至"，《脉经》《千金翼》作"脉不足"，与宋本原注同。凡吐利交作而手足不逆冷的，按理不至于脉不至。本条的脉不至，可能是由于吐利交作，正气暴虚，脉气一时不能接续所致，与阳气暴脱而脉绝者不同④。

---

① 钱潢《伤寒溯源集·少阴篇》："蜷卧者，蜷曲而卧，诸寒收引，恶寒之甚也。"

② 程郊倩《伤寒论后条辨·辨少阴病脉证篇》："少阴病，不必尽下利也。只恶寒而蜷，已知入脏深矣。烦而欲去衣被，阳势尚肯力争也。而得之时与欲，又非虚烦暴脱者比，虽前此失之于温，今尚可温而救失也。"

③ 方有执《伤寒论条辨·辨少阴病脉证并治》："恶寒而蜷，承上条而言也。时或自烦欲去衣被，阳热复也。犹之手足温，故亦可治也。"柯琴《伤寒来苏集·伤寒论注·少阴脉证》："阳盛则烦，阴极则躁……烦发于内，躁见于外。"

④ 尤怡《伤寒贯珠集·少阴篇》："脉不至者吐利交作，元气暴虚，脉乍不至也。灸少阴以引阳气，脉必自至。"程应旄《伤寒论后条辨·辨少阴病脉证篇》："脉之不至，由吐利而阴阳不相接续，非脉绝之比。"

"灸少阴"，朱肱《活人书》等都认为是灸少阴经的太谿二穴。《难经·六十六难》说："肾之原出于太谿"。太谿穴在足内踝后跟骨动脉陷中，主通阳复脉。魏荔彤说："七壮必非一穴，凡少阴之经，起止循行之处，皆可灸也[1]。仍须温中扶阳，自不待言。"其说可供参考。凡此等病证内服与艾灸可以并行不悖。

○原文 295. 少阴病，恶寒，身蜷而利，手足逆冷者，不治。

提要　少阴病纯阴无阳的危候。

分析　本条恶寒身蜷而利，与第 288 条的原始证候相同。但 288 条的下利得以自止，而且手足温，这是阳回正复，所以说可治。本条则下利不止，手足逆冷，这是纯阴无阳，真阳已败，所以说不治。

少阴病内外俱寒，纯阴无阳，其危重是肯定的，但不等于不能治。钱潢说："虽有附子汤及四逆、白通等法，恐亦不能挽回既绝之阳。"舒诏说："此证尚未至汗出息高（299、300 条），犹为可治，急投四逆汤加人参，或者不死。"前者反映了病情的严重性，后者说明对于危急病人应尽力进行抢救，医生要有救死扶伤的精神。此时此刻急需大剂人参、姜、附急救回阳，自不待言。

○原文 296. 少阴病，吐利，躁烦，四逆者，死。

提要　少阴病阴寒极盛，虚阳欲脱的危候。

分析　少阴病既吐且利，已是阴寒极盛的局面，若再加烦躁，四逆，则虚阳有欲脱之势，其危重可想而知。

本条与 309 条吴茱萸汤证的"吐利，手足逆冷，烦躁欲死"，在字面上基本一致，但实际病情完全不同，不可以辞害意。吴茱萸汤证是寒邪犯胃，以呕吐为主，烦躁与四逆多因呕剧所致，所以实际上不太严重。本条证则以下利四逆为主，再加烦躁不宁，是虚阳欲脱之候，所以说"死"。这两条原文都列于少阴篇，且均以"少阴病"三字冠首，有些注家不知道这完全是为了相互辨证而设，只在字面上打转，于是产生了疑问：同样是少阴病，证候也相同，为什么 309 条用吴茱萸汤，而本条却说是死证，认为不可理解，可谓贤者一失。像这样的条文在《伤寒论》中是很多的，如果不掌握这一辨证论治的特点，就很难融会贯通[2]。

---

① 苍按：足少阴肾经共二十七穴，左右共四十五穴，起于涌泉，止于俞府。涌泉在足底心，俞府在锁骨下。

② 周扬俊《伤寒论三注·少阴中篇》："此条与吴茱萸汤一条不异，彼以汤治，此则主死者，何也？所异者厥冷与四逆耳。厥冷专言手足，此则竟言四逆者，知其厥冷已过肘膝也。"张璐《伤寒缵论·少阴上篇》："此吐利，躁烦，厥逆与上条不殊，何彼可治而此不可治耶？必是已用温中，转加躁烦，故为死耳。"舒诏《伤寒集注·少阴后篇》："按此条与前吴茱萸汤证无异，彼证未言死，此证胡为乎？不主吴茱萸汤，而断之曰死，是何理也？"

本条"躁烦"二字，有些注家认为与"烦躁"不同，这也是在字面上打转并无多大意义①。我们认为"阳烦阴躁"在临床上应该区分，但必须和其他脉证综合起来诊断，才能做到正确无误。如果孤立地看先躁后烦，实际上很难解决问题。《伤寒论》本身，对烦躁二字的先后并无严格规定，例如太阳篇第4条"颇欲吐，若躁烦，脉数急者，为传也"，第48条"其人躁烦，不知痛处"，这说明阳证亦称躁烦；又如第61条干姜附子汤证的"昼日烦躁，不得眠"，第69条茯苓四逆汤证的"病仍不解，烦躁者"，这说明阴证亦称烦躁。因此，单凭躁烦或烦躁是无法肯定其为阳证或阴证的。少阴病的阴躁，常见于脉微细，但欲寐，神志迷蒙之际，此时患者如有一阵阵躁扰不宁的现象，那就是阴躁。若患者神志清醒，对答如常，身体转侧亦较灵活，在这种情况下，即使出现烦躁，那决不是阴躁，掌握这一点很重要。

本条的"四逆"，由于虚阳欲绝，其逆冷往往过肘过膝，按其胸腹亦不温，与一般的肢冷不同。《素问·阳明脉解》篇说："四肢者，诸阳之本。"古人常以四肢候阳气之存亡，此法简便有效，但决不能说四肢是阳气的发源地，这一点必须明确。

复习思考题

本条证与309条吴茱萸汤证应如何鉴别？

○**原文 297.** 少阴病，下利止而头眩，时时自冒者，死。

提要　少阴病阴竭于下，阳脱于上的危候。

分析　本条应与288条对看，虽然同是下利自止，而预后则完全相反。288条下利自止而手足温，是阳回利止，所以说可治；本条证下利虽止，而反头眩，时时自冒，这是阴竭于下，阳脱于上，阴阳离决，所以主死。喻昌说："阳回利止则生，阴尽利止则死。"那么怎么诊断阳回利止或阴尽利止呢？舒诏说：阳回利止，"必精神奕慧，饮食有味，手足温和"；"若利虽止，依然食不下，烦躁不安，四肢厥冷"，这是阴尽利止（这里叙述一例失败经验。这个经验是非常宝贵的）。

头眩，有轻重缓急的不同。真武汤证、苓桂术甘汤证的头眩，属阳虚水停，前者较重而后者较轻。本条的头眩与时时自冒联在一起，实际上是指病人头目眩晕，眼前发黑，时时要昏死过去。

以物蔽目谓之冒，冒是蒙冒昏晕的意思。阴尽利止，同时又时时昏晕，这就是阴竭于下，阳脱与上，其病情之危急也可想而知②。此等证除头眩，时时

---

① 成无己《伤寒明理论·烦躁》："所谓烦躁者，谓先烦渐至躁也，所谓躁烦者，谓先发躁而迤逦复烦者也。"

② 钱潢《伤寒溯源集·少阴篇》："头眩者，头目眩晕也。且时时自冒，冒者，梦冒昏晕也。虚阳上冒于巅顶，则阳已离根而上脱。"

自冒外，当有恶寒身蜷，手足逆冷，脉微欲绝等阳虚阴盛之证，本条不言是突出重点。

复习思考题

同是下利自止，有阳回利止，有阴尽利止，应怎样鉴别？

○原文 298. 少阴病，四逆，恶寒而身蜷，脉不至，不烦而躁者死。

提要　少阴病阴盛阳绝的危候。

分析　少阴病四逆，恶寒而身蜷，是阴寒极盛；脉不至，不烦而躁，是阳气败绝。有阴无阳，故属极危之候。

少阴病到此地步，除吐利外，危证几乎全备。与第 288、289、292 条仅是一二危证，且有阳回征兆的，不可同日而语，所以说"死"。又第 292 条的脉不至，是由于吐利交作，气血逆乱，脉气一时不能接续所致。本条的脉不至是由于真阳败绝，无以为继，原因不同，所以后果也不一样。成无己释本条脉不至为"真气绝"，黄坤载则释为"阳气绝"，因真气、真阳包含心气在内，心气已尽在不言中①。

烦是烦热烦闷，躁是躁扰不宁，所以烦轻而躁重。阳证多烦，阴证多躁，也是事实。但单凭烦与躁来辨别阴阳虚实是不够的，必须结合其他脉证，才能作出正确的判断。

○原文 299. 少阴病，六七日，息高者，死。

提要　少阴病肾气下绝，肺气上脱的危候。

分析　息高，指严重呼吸困难，气息喘促，有张口抬肩之状②。呼吸出于肺而根于肾，少阴病由于肾阳衰微，生气之源不足，所以一般多见气息微弱③。若病到末期，忽然呼吸短促，呼气多，吸气少，并出现张口抬肩之状，便是肾气下绝，肺气上脱的危候。本条虽不说四逆，脉不至，而肢冷脉伏，已尽在不言中。

"少阴病，六七日"云云，日数虽不必拘，但颇有深意。少阴病在六七日之前，尚未出现息高之时，即应作出适当措施，预为之防。这往往是关键性的一着。少阴病且不说息高者死，即便是四肢厥冷，脉微，也就非常危险。虽用大剂参附，往往死生参半，幸而获愈，也是焦头烂额。假使一见阳虚，即用温肾补肾之剂，见微知著，防患未然，可以保全很多生命。

---

①　陈念祖《伤寒论浅注·辨少阴病脉证篇》："阳气不通于经脉，故脉不至。"

②　《素问·本病论》："甚则喘嗽息高。"《脉经·诊五脏六腑气绝证候》："病人肺绝三日死，何以知之，口张但气出而不还。"

③　尤怡《伤寒贯珠集·少阴篇》："息高，气高而喘也。少阴为真气之源，呼吸之根。"程应旄《伤寒论后条辨·辨少阴病脉证篇》："夫肺主气而肾为生气之源，盖呼吸之门也，关系人之生死者最巨。"

第五章　少阴病　257

○原文 300. 少阴病，脉微细沉，但欲卧，汗出不烦，自欲吐，至五六日，自利，复烦躁不得卧寐者，死。

提要 少阴病阴盛阳脱极危之候。

分析 脉微细沉，但欲卧，是少阴本证。汗出不烦（里无热邪故不烦）是阳气外亡，自欲吐是阴邪上逆。此时正当急温，若失此不治，至五六日而见自利，再加烦躁不得卧寐，显然是阴盛阳脱，正不胜邪，故属极危之候。

本条"至五六日"云云，其意与上条相同，都是说治病要见微知著，早作预防，若待危象毕露而后进行挽救，势必事倍而功半。柯琴说："少阴病是生死关。"病至少阴，正气虚衰，死证独多，务必在此等处着力深究，是医者的最大责任。

第六节   少 阴 辨 证

1. 四逆散证

☆原文 318. 少阴病，四逆，其人或咳，或悸，或小便不利，或腹中痛，或泄利下重者，四逆散主之。

提要 辨阳郁四逆的证治。

分析 在少阴篇有两种不同性质的四逆，一种是四逆汤证的四逆，这是少阴本证，由于阳虚阴盛，阳气不能敷布四末，四肢逆冷如冰，故用四逆汤回阳救逆。这种病称为寒厥，亦称阴厥。另一种即本条四逆散证的四逆，此证由于邪热内郁，一时不能外达，四肢虽亦厥冷，但按其胸腹则热，故用四逆散宣通郁滞，这是热厥，亦称阳厥。《医宗金鉴》说："方名四逆散，与四逆汤均治手足逆冷，但四逆汤治阴邪寒厥，此则治阳邪热厥。"可谓要言不烦。

寒厥肢冷如冰，甚至冷过肘膝，同时伴见脉微细，但欲寐；热厥则肢冷不甚，一般仅觉指头微冷，同时伴有身热脉数，这些都是辨证要点。

热厥明明不属少阴，因有四逆一症，故列于少阴篇，其目的在与少阴病四逆相互辨证，以"少阴病"三字冠首，一望而知是体例关系，不可以辞害意。有些注家直认此证为少阴病，这是脱离实际的①。

本条的"或咳，或悸，或小便不利"，均非必见之症，惟腹中痛，泄利下重都因热郁积滞，气机不利所致，故亦为四逆散所主。

---

① 成无己《注解伤寒论·辨少阴病脉证并治法》："伤寒邪在三阳，则手足必热，传至太阴，手足自温，至少阴则邪热渐深，故四肢逆而不温也。"张锡驹《伤寒论直解·辨少阴病脉证》："凡少阴病四逆俱属阳气虚寒，然亦有阳气内郁不得外达而四逆者，又宜四逆散主之。"

四逆散 $\left\{\begin{array}{l}\text{柴胡——疏邪解郁}\\ \text{枳实——泻热导滞}\\ \text{芍药——和营止痛}\\ \text{甘草——和中缓急}\end{array}\right\}$ 宣通郁滞

本方属大柴胡汤变法，是一首宣泄与消导并用的方剂[1]。其主要适应症有二：一为热厥轻证，一为腹痛，泄利下重。四逆散证的四逆，多见于外感热病初起，特别是小儿，一有高热，就很容易出现肢冷，病家常误认为寒甚，加厚衣被，以致郁热更不得外越，往往引起热盛惊厥之变。我遇此等病证，常用四逆散宣散郁热，并用生姜、葱白加高粱酒炒热，布包擦手足胸背等处，每获良效。热厥有轻有重，阳明病热深厥深，为白虎汤所主（350条）；此证郁热未深，有外解之机（柴胡有解热作用），故用本方宣泄为主。

另一个适应症是腹痛，泄利下重。泄利包括泄泻与痢疾，下重即里急后重。本方宣泄与消导并重，对泄泻与痢疾之有邪热积滞者均有效。柯琴认为泄利下重是四逆散的重要适应症，不能作为或有症看待，这一点很正确。但他把泄利下重四字移至四逆二字之后，这就大可不必。因为热厥与泄利下重是两回事，不是一回事。在一般情况下，热厥与腹痛，泄利下重并不是同时并见的，如果把它们联在一起，作为一个病的两个主要症状，那就不符合实际。

"或咳，或悸，或小便不利"，都是或然症。感受外邪时便可作咳，高热泄泻时亦可致小便不利，悸则不常见。柯琴认为这些都是水气为患[2]，恐未必如此。方后加减法，疑是后人所撰。干姜、五味子治咳，本是小青龙法，对寒饮犯肺的咳喘有良效，若是热厥，即便有咳亦不宜滥用。悸加桂枝，腹中痛加附子，更非所宜。惟泄利下重加薤白，则又非常合拍，此药能下气散结，治泄利有良效。学习前人的间接经验，看来要有一分为二的观点。加减法中每味药的剂量多寡悬殊，恐有错误，柯琴疑之，甚是。

后世用四逆散治肝郁气滞之证，张介宾柴胡疏肝散即从此方脱胎而来。近来用本方治慢性肝炎，胃肠神经官能症，伴见胸胁脘腹胀痛，纳呆，便秘，脉弦等症者，有一定疗效。

复习思考题

（1）四逆散证与四逆汤证都有四逆，其病机与脉证有什么不同？

（2）四逆散的适应症及其临床应用。

---

[1] 汪琥《伤寒论辩证广注·辩少阴病脉证并治法》："方虽云治少阴，实阳明少阳药也。"

[2] 柯琴《伤寒来苏集·伤寒论注·四逆散证》："或咳，或利，或小便不利，同小青龙证，厥而心悸，同茯苓甘草证，或咳，或利，或腹中痛，或小便不利，又同真武证，种种是水气为患，不发汗利水者，泄利下重故也，泄利下重，又不用白头翁汤者，四逆故也。"

2. 辨急下证

√原文 320. 少阴病，得之二三日，口燥，咽干者，急下之，宜大承气汤。

√原文 321. 少阴病，自利清水，色纯青，心下必痛，口燥者，可下之，宜大承气汤。

√原文 322. 少阴病，六七日，腹胀，不大便者，急下之，宜大承气汤。

提要　辨阳明急下证。

分析　如所周知，大承气汤是适用于阳明腑实证的，少阴病用大承气汤急下，断无此理。因此以上三条实际上讲的都是阳明病，根本不属少阴。为什么大承气汤证要放在少阴篇里讨论？这有两个原因：①其病虽不属少阴而属阳明，但在病机方面却与少阴肾水密切相关。②阳明腑实重证，有脉迟，身重短气（208 条），直视喘满（210 条），循衣摸床，惕而不安（212 条），目中不了了，睛不和（252 条）以及烦躁（239 条）等症。很容易与少阴危候相混淆，如辨证不清，生死攸关，故列于本篇作为相互辨证，从辨证论治的角度看，显然十分重要。至于用"少阴病"三字冠首，纯属偏写体例关系，如果认为少阴篇的条文，讲得都是少阴病，那就没有辨析疑似可言了。

第 320 条是说热病得之二三日，即见口燥咽干的，这是由于阳明里热消烁，以致迅即产生肾水枯竭的现象，正因阳明胃实累及少阴之阴，故用大承气汤急下阳明之实，以救少阴之阴。本条只提口燥咽干是突出重点，说明如不急下，势必水源告竭，挽救莫及。然单凭口燥咽干究不足为急下的依据，必须伴有胃实之症与实热之脉，方可断言急下[①]。

第 321 条的"自利清水，色纯青"，按字面很象少阴虚寒证。但少阴下利，大多澄澈清冷，或下利清谷，口中和（304 条），腹不痛。本条所谓自利清水，当是青、黑色污水，且有心下痛，口干燥，这是燥实内结，属热结旁流[②]。心下痛，即腹满痛。如果失此不治，肾阴将随之消亡，故用大承气汤急下存阴，通因通用。本条"可下之"一句，《玉函经》、成无己《注解伤寒论》均作"急下之"，似较合理。

第 322 条是承上两条口燥咽干而言。口燥、咽干虽为热盛伤阴之症，但必见腹胀，不大便，舌糙苔黄，脉沉实等症，方可断为阳明胃实而用急下[③]。本

---

① 成无己《注解伤寒论·辨少阴病脉证并治法》："今少阴病得之二三日，邪气未深之时，便作口燥咽干者，是邪热已甚，肾水干也，急与大承气汤下之，以全肾也。"钱潢《伤寒溯源集·少阴篇》："此条得病才二三日，即口燥咽干而成急下之证者，乃少阴之变，非少阴之常也……然但口燥咽干，未必即是急下之证，亦必有胃实之证，实热之脉……方可急下而用大承气汤也。"舒诏《伤寒集注·少阴后篇》："少阴挟火之证，复转阳明，而口燥咽干之外，必更有阳明胃实诸证兼见，否则大承气汤不可用也。"

② 《医宗金鉴·订正伤寒论注·辨少阴病脉证并治全篇》："少阴病，自利清水，为下利无糟粕也。色纯青，谓所下皆污水也。"汤本求真《皇汉医学·阳明病篇·大承气汤之注释》："自利清水，色纯青者，《瘟疫论》所谓热结旁流也。"

③ 舒诏《伤寒集注·少阴后篇》："少阴复转阳明之证，腹胀不大便者，然必兼见舌苔干燥，恶热饮冷，方为实证。"

条突出腹胀，不大便，与上两条有互文见义之妙。

以上三条都是阳明热盛伤阴，急下存阴之法。此等症若用滋阴，是扬汤止沸，用攻下便是釜底抽薪，急下存阴的要义，即在于此。

（讨论，研究班用）少阴篇之急下，历来注家看法不一。有的认为是传经热邪入于少阴，有的认为是伏邪内发，也有认为是少阴复转阳明，中阴溜府。我们认为少阴热化证的定义是虚热而非实热，是伤阴而非燥结。所以大家公认黄连阿胶汤是治疗少阴热证的主方。至于张璐提出的温热发自少阴，历来温病学家，也不用大承气汤急下。吴瑭《温病条辨》说："少阴温病，真阴欲竭，壮火复炽，心中烦，不得卧者，黄连阿胶汤主之。"又说："邪少虚多者，不得用黄连阿胶汤。"可见黄连阿胶汤治少阴温病，只为"一而补阴，一而搜邪"而设，如果邪少虚多，黄连阿胶汤尚且不能用，还能用大承气汤急下吗？

有些注家心知少阴病没有用大承气汤之理，所以柯琴、舒诏认为是少阴复转阳明，钱潢认为是中阴溜府①。其言外之意，已经否定这是少阴病。但一般说来，阴证转阳是一件求之不得的好事。比如说，少阴下利转为大便秘结，可以称之为少阴复转阳明也可以称之为中阴溜府，但此种便秘由少阴下利转来，即使大便多日不通，只能用温润的方法来治疗，却不能用大承气攻下。《温病条辨·下焦篇》说："邪在阳明久羁，或已下，或未下，身热面赤，口干舌燥，甚则齿黑唇裂，脉沉实者，仍可下之。脉虚大，手足心热甚于手足背者，加减复脉汤主之。"自注云："若实证居多，正气未至溃败，脉来沉实有力，尚可假乎于一下，即《伤寒论》中急下以存津液之谓。"吴氏此论，说明无粮之师，利在速战，但决不是指少阴病而言。目前临床上用大承气汤治疗多种急腹症，取得满意的效果，但对于邪实正虚的病人，用下法必须倍加审慎，若是虚证居多，更不可孟浪从事。少阴病禁下，《伤寒论》有明文规定，原则上不容违反。

少阴急下三条，体现了《伤寒论》六经病之间反复辨证的精神含意十分深刻，不宜一笔抹煞。恽铁樵氏认为："此三条均不可为训。"② 他如果知道"少阴病"冠首之字是偏写体例关系，就不至于下这样的结论了。

---

① 柯琴《伤寒来苏集·伤寒论注·承气汤证》："热淫于内，肾水枯涸，因转属阳明……此必有不大便症，若非本有宿食，何得二三日便当急下？"钱潢《伤寒溯源集·少阴篇》："阴经之邪而能复归于阳明之脏者，即《灵枢·邪气脏腑病形》篇所谓邪入于阴经，其脏气实，邪气入而不能客，故还之于腑，中阴则溜于经，中阴则溜于腑之义也。然必验其舌，察其脉，有不得不下之势，方以大承气汤下之耳。"
② 恽铁樵《伤寒论辑义按·辨少阴病脉证并治》："此三条均不可为训，冠以少阴阴证而用大承气，病是少阴，药是阳明。注家虽疑之，不敢非之，曲为之说，本文又极简单，无可依据，乃依据注家之曲说，于是矛盾百出，而少阴病乃不可识矣。"

阳明腑实证与少阴病之间究竟有哪些疑似之处？这一点对临床来说实在太重要了。少阴病下利，属阴寒内盛，阳明病亦有下利，即所谓热结旁流。两者虚实悬殊，岂可不辨？更有甚者，"大实有羸状，至虚有盛候"。危重病人有时往往虚实难辨，审证不确，生死系之。《伤寒论》第 210 条说："实则谵语，虚则郑声。"谵语与郑声同属谵妄一类，大多出现在神志昏沉之际，而一虚一实，用药悬殊，岂可不辨？又如 208 条大承气汤证："若剧者，发则不识人，循衣摸床，惕而不安，微喘直视。脉弦者生，涩者死。"此条的循衣摸床，亦称捻衣摸床，与撮空理线同一意义。薛生白《湿热病篇》说："撮空一症，昔贤谓非大实即大虚。虚则神明涣散，将有脱绝之虞；实则神明被逼，故多撩乱之象。"余师愚《疫病篇》描写阳极似阴之证，提到"或四肢逆冷，或神昏谵语，或郁冒直视，或遗溺旁流，甚至舌卷囊缩，循衣摸床。"两氏之论，凡此种种恶候，在阳明大实之证固然可以出现，在少阴（包括厥阴）大虚之证亦多有之。在这样重要的关键时刻，如果不辨虚实，相互鉴别，其后果是不堪设想的。张锡驹《伤寒论直解》治一妇人伤寒，在阳明、少阴之间辨析疑似作出判断，此案可供参考①。

复习思考题

（1）少阴病究竟应不应该急下？你的看法如何？

（2）大承气汤证为什么要放在少阴篇里讨论？这样做有什么实际意义？

3.辨咽痛证

✓ 原文 311．少阴病，二三日，咽痛者，可与甘草汤。不差，与桔梗汤。

✓ 原文 312．少阴病，咽中伤，生疮，不能语言，声不出者，苦酒汤主之。

✓ 原文 313．少阴病，咽中痛，半夏散及汤主之。

提要　辨各种咽痛的治法。

分析　以上三条，是列举各种不同原因的咽痛，主要是为了与少阴咽痛作鉴别，不能因为有"少阴病"三字冠首而都认为是少阴病。第 310 条说："少阴病，下利，咽痛，胸满，心烦，猪肤汤主之。"这是少阴病下利伤阴而导致咽痛。这便是少阴虚热的咽痛（317 条：或咽痛）（283 条：法当咽痛而复吐利）。历来注家由于以上三条均以"少阴病"三字冠首而直指为少阴咽痛，这显然失去了相互辨证的精神②。

第 311 条只说"二三日，咽痛，可与甘草汤"，未及其他证候。以方测证，

---

①　张锡驹《伤寒论直解·辨少阴病脉证》："予治一妇人伤寒，发狂面白，谵语不识人，循衣摸床，口目瞤动，肌肉抽搐，遍身手足尽冷，六脉皆脱，死证悉具……因审视良久，闻其声重而且长，句句有力。乃曰：此阳明内实，热郁于内，故令脉不通，非脱也。若真元败绝而脉脱，必气息奄奄，不久即死，安得有如许气力，大呼痰声，久而不绝乎。遂用大承气汤启齿而下，夜间解黑粪满床，脉出，身热神清，舌燥而黑，更服小陷胸汤二剂而愈。因思此证大类四逆，若误投之立死。硝黄固不可以误投，参附又岂可以轻试也哉。"

②　喻昌《尚论篇·少阴经后篇》："此在二三日，他证未具，故可用之。若五六日，则少阴之下利呕逆，诸症蜂起，此法并未可用矣。"苍按：喻氏疑此方不能治少阴咽痛，故云。

仅是一般的风邪客热（方有执：甘草除客热）。而且病情较轻，所以只用甘草二两，取其清热解毒，且能缓急止痛，但甘草必生用，方有清热解毒之效。若服药后病仍未愈，可再加桔梗一两，取名桔梗汤（《伤寒证治准绳》名甘桔汤），功能宣肺豁痰，清利咽喉，对风热咽痛（急性咽喉炎）咳痰不爽有良效[①]。目前常用甘桔二味。通治咽喉诸病（张锡驹引语），其源即出于此。《金匮要略·肺痿肺痈咳嗽上气病》篇云："咳而胸满，振寒脉数，咽干不渴，时出浊唾腥臭，久久吐脓如米粥者，为肺痈，桔梗汤主之。"当互相参照。桔梗有排脓之效，但咳血者禁用（含桔梗皂碱）。

第312条的"咽中伤，生疮"，是指咽喉部肿痛破溃。"不能语言，声不出"，是指语言不利，声音嘶哑。这是由于痰火互结于咽喉部延及声带等处所致。故用苦酒汤稍稍含咽。苦酒，即米醋。本方用半夏涤痰散结，鸡子清润燥止痛，苦酒消肿敛疮，三味相合，具有涤痰消肿，止痛敛疮的作用，治慢性咽喉炎（喉痹）有效，治急性化脓性扁桃腺炎无效[②]。方后制法有可疑之处，当存以待考[③]。可用半夏5～10克加水煎成一茶杯，待温后再加米醋一小杯（视耐受力调成适量），调入鸡子清一枚，每日一剂，少少含咽（使经常接触局部病灶），15天为一疗程，有效再服。刀环，古钱名，其形狭长，柄端有环，可安鸡卵（丹波元坚语）。

第313条是客寒郁热咽痛的治法。本条只说"咽中痛"，以药测证，当是风寒外束，郁而为热所致。除咽痛外，当有头痛恶寒，痰多苔白等症，故用半夏散及汤疏邪散郁，涤痰止痛。半夏涤痰开结，桂枝疏邪散郁，甘草和中缓急（三味等分）。白饮，即白米汤[④]。《玉函经》及成无己本无"半夏有毒，不当散服"八字，恐是后人所加。恽铁樵说："观方中用桂枝、甘草，并无少阴药，意不必少阴症，但喉间多痰涎者亦可用之。"徐大椿说："《本草》半夏治喉咽肿痛，桂枝治喉痹（见牡桂条），此乃咽喉之主药，后人以二味为禁药，何也？"咽痛有寒热虚实之分，只要是外感风寒引起的咽痛，不红不肿的就可以用，如果一提咽痛，即用寒凉，便一无是处[⑤]。

---

① 柯琴《伤寒来苏集·伤寒论注·猪肤汤证》："咽痛而无下利，胸满心烦等症，但甘以缓之足矣。不差者，配以桔梗，辛以散之也。故用此轻剂耳。"陈念祖《伤寒论浅注·辨少阴病脉证篇》："甘草生用，能清上焦之火而调经脉，若不差与桔梗汤以开提肺气，于会厌狭隘之地也。"唐容川《伤寒论浅注补正·辨少阴病脉证篇》："近有硼砂能化痰清火，为治喉要药。其味颇甘……即仲景甘草汤意也。"《太平惠民和剂局方》如圣汤，即甘桔汤，治风热毒气上攻，咽痛喉痹肿塞。

② 徐大椿《伤寒论类方·杂法方类》："疑即阴火喉癣之类。咽中生疮，此必迁延病久，咽喉为火所蒸腐，此非汤剂之所能疗，用此药敛火降气，内治而兼外治法。"钱潢《伤寒溯源集·少阴篇》："今之优人，每遇声哑，即以生鸡子白啖之，声音即出。"

③ 苍按：鸡子一枚，去黄留白，以一个卵黄地位，要容纳半夏如枣核大十四枚，还要加米醋，事实上不可能。又鸡子清煮令三沸，早已凝结成块，岂能稍稍含咽。

④ 柯琴《伤寒来苏集·伤寒附翼·少阴方总论》："和以白饮之谷味。"

⑤ 唐容川《伤寒论浅注补正·辨少阴病脉证篇》："此言外感风寒，客于会厌，于少阴经而咽痛，此证尤见多矣。喉间兼发红色，并有痰涎，声音嘶破，咽喉颇痛。四川此病多有，皆知用人参败毒散即愈，盖即仲景半夏散及汤之意也。"

复习思考题

桔梗汤、苦酒汤、半夏汤皆治咽痛，它们的适应症有何不同？

少阴病篇小结

（1）少阴病有少阴寒证和少阴热证两个方面。《伤寒论》以脉微细，但欲寐为少阴病的提纲，这说明全身虚寒证在外感热病中所占的重要地位。少阴寒证的病机是肾阳虚衰，阴寒内盛，它在多数情况下包含心力衰竭在内，但肾阳虚不能认为就是心力衰竭。中医学有自己的理论体系，认识这一点十分重要。

（2）少阴寒证以无热恶寒，脉微细，但欲寐为最常见，失此不治。进一步见下利清谷，四肢逆冷，脉微欲绝等症者，便有亡阳之虞（亡阳者，亡肾阳），所以少阴寒证的治疗原则应以温经回阳为主。323 条四逆汤是治疗少阴寒证的代表方，如阴寒极盛而见下利脉微或厥逆无脉者，可用白通汤（314 条）及白通加猪胆汁汤（315 条）；若是阴盛格阳，里寒外热，可用通脉四逆汤（317 条）；阳虚外寒，身体痛，脉沉者，用附子汤（304、305 条）；肾阳虚衰，水气泛滥，用真武汤（82、316 条）。此外，如茯苓四逆汤、干姜附子汤、通脉四逆加猪胆汁汤等，都可用于少阴虚寒证，应领会有关各条精神，灵活适用。至于麻黄细辛附子汤证与麻黄附子甘草汤证，都属太少同病，用的是表里兼顾之法。此法之适用于两感初期，没有太阳表证的不能用，若里证显著的也不能用。

（3）当外感热病由实证转为虚证的时候，既能伤阳，又能伤阴，所以《伤寒论》在少阴病篇中既详述了少阴寒证的治法，又指出少阴热证应该用黄连阿胶汤等滋阴清热，为后世治疗阴虚火旺之证开了不少法门。至于四逆散证和大承气急下证，都是为了相互辨证而设，不得误认为少阴病，毫厘千里，当深思明辨。

（4）少阴病是生死关头，病至少阴，阳气衰微，其预后之良否，全在于阳气之存亡。大抵阳回则生，阳绝则死；手足温，反发热，其脉即出者，为阳回佳兆；厥不还，脉不至，躁不得卧者，为阳绝危候。凡津伤而阳不亡的，其津可以再生，阳亡而津不继的，其津不能自复。为什么治疗少阴虚寒证总以振奋阳气为当务之急，其道理就在于此。

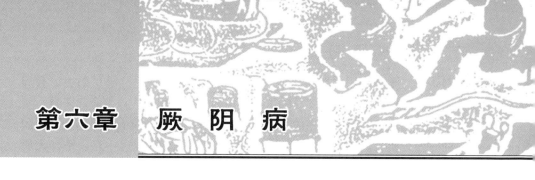

第六章 厥 阴 病

　　厥阴病篇是《伤寒论》六经辨证中的最后一篇，也是外感热病在发展过程中的最后阶段。《素问·至真要大论》称厥阴为"两阴交尽"，亦即三阴之终尽[①]，其病显然要比少阴病更为凶险。

　　厥阴主肝所生病，应该有它一定的证候类型。《素问·热论》说："厥阴脉循阴器而络于肝，故烦满而囊缩。"《难经·二十四难》说："足厥阴气绝，则筋缩引卵与舌卷。"《灵枢·经脉》作："唇青，舌卷，卵缩。"[②] 从这些文献资料来看，厥阴病由于阳衰阴竭，应有唇青、舌卷、囊缩、女子乳收等症。临床上不论热病或杂病也确实有此种种恶候，急须用救阳救阴的方法来治疗。而厥阴篇并未提及，所以山田正珍认为"厥阴篇亡而不传"，似乎是有些道理的。又本篇中称厥阴病的只有起首四条，其余52条都不称厥阴病，而且论证则寒热虚实纷呈，论方则温凉攻补齐全。历来注家就产生了两种不同的偏向，一种认为厥阴病篇是杂凑之文，另一种则把厥阴篇中所有内容都说成是厥阴病，于是厥阴病篇就成为不可理解的篇章了。

　　我们认为厥阴篇有残缺之处，但也有它的优点。厥阴篇的内容，首论寒热错杂，次论阴阳胜复，这些都属于厥阴病范畴，不应一笔抹煞。再次是论厥逆、下利、呕哕诸病，其中有的属于厥阴，有的不属厥阴。厥阴篇中相互辨证的条文特别多，因厥阴而辨厥，因上热而辨呕，因下寒而辨利，更因呕吐又旁及哕证，它突出了辨证论治的精神[③]。此外，厥阴病的预后要比少阴病更为险恶，故提到死证的条文也比少阴病多，如能仔细端详，厥阴篇的条理其实也是很清楚的。

　　厥阴病的性质问题，各家也有不同看法。例如程应旄、陈念祖、山田正珍等认为厥阴是"阴证之极，至深且急"[④]。柯琴认为"太阴主寒，厥阴主热，为阴中之阳"。舒诏认为"厥阴者，阴阳错杂，上热下寒"。《医宗金鉴》及张

---

　　① 高士宗《黄帝素问直解·至真要大论》："由太而少则终有厥阴。有太阴之阴，少阴之阴，两阴交尽，而有厥阴也。"

　　② 《灵枢·经脉》："……厥阴者肝脉也，肝者筋之合也。筋者聚于阴气，而脉络于舌本也。故脉弗荣则筋急，筋急则引舌与卵，故唇青舌卷卵缩。"

　　③ 《金匮玉函经》除起首四条外，其余则另立一篇，称为《辨厥利呕哕病形证治》。

　　④ 程应旄《伤寒论后条辨·辨厥阴病脉证篇》："厥阴者，两阴交尽，阴之极也。"山田正珍《伤寒论集成·辨厥阴病脉证并治》："厥阴者，阴证之极，至深而至急者也。"

志聪则认为"厥阴为阴尽阳生之脏"①。以上四种论点，除"阴尽阳生"有周而复始的意思外，其余三说都反映了厥阴病的一个侧面，应该综合起来看。实际上并不矛盾。厥阴病有虚寒的一面，也有虚热的一面，更有寒热错杂，阴阳胜复的一面，要看具体病情，不可执一而论，如果不领会这一点，便将无所适从。

第一节　厥阴病纲要

1. 厥阴病提纲

☆原文 326. 厥阴之为病，消渴，气上撞心，心中疼热，饥而不欲食，食则吐蛔。下之利不止。

提要　厥阴病寒热错杂证的提纲。

分析　历代注家都认为本条是厥阴病的提纲，按其文气而论确乎如此。但根据厥阴病应有的临床表现来看，本条只是寒热错杂的证候，并没有反映厥阴病的全部内容，因此作为厥阴病的提纲是不全面的。

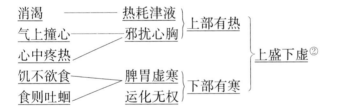

消渴，指口渴欲饮，与《金匮要略》的消渴证不同。上部有热，故消渴，气上撞心，心中疼热；下部有寒，故嘈杂似饥而不欲食③。因其人原有蛔虫，故食则吐蛔（89 条："胃中冷，必吐蛔"）。此证上热下寒，若因上热而误下，则上热未必即去，而下寒必更加甚，故下利不止（见程应旄、舒诏注）。末句"下之利不止"，可见厥阴病寒热错杂证是禁用下法的。

---

① 《医宗金鉴·订正伤寒论注·辨厥阴病脉证并治全篇》："厥阴者，为阴尽阳生之脏。"张志聪《伤寒论集注·辨厥阴病脉证篇》："厥阴者，阴之极也。夫两阴交尽，是谓厥阴，阴极而阳生也。"

② 舒诏《伤寒集注·厥阴篇》："此条阴阳杂错之证也。消渴者，膈有热也。厥阴邪气上逆，故上撞心疼。热者，热甚也。心中疼热，阳热在上也。饥而不欲食，阴寒在胃也。强与之食亦不能纳，必与饥蛔俱出，故食即吐蛔也……"

③ 沈尧封《伤寒论读·辨厥阴病脉证》："此厥阴证之提纲也。消渴等症外，更有厥热往来，或呕或利等症……厥阴病亦必内外证合见，乃是真厥阴。"恽铁樵《伤寒论辑义按·辨厥阴病脉证并治》："心中疼热，饥而不欲食，是病在胃。下之利不止，是病在肠。肠胃病不属之阳明，不属之太阴者，以其病之兼风化也……厥阴之风化，是内风，非外风，故阴阳不相顺接。"

观本条诸证，其病变部位在胃肠，何以称为厥阴？诸家亦有歧见。独张璐《伤寒缵论》引张卿子云："尝治厥阴消渴数症，舌尽红赤，厥冷，脉微，渴甚，服白虎、黄连等汤皆不救，盖厥阴消渴皆是寒热错杂之邪，非纯阳亢热之证，岂白虎、黄连等药所能治乎。"其中"舌尽红赤，厥冷，脉微"是厥阴病寒热错杂证的辨证要点。如果没有四肢厥冷，就无从辨为厥阴。

厥阴病上热下寒，上盛下虚，治宜清上温下，寒热并用。本条未出方，历代注家一致认为乌梅丸既能治蛔虫，又能治久利，为此证的对之方，方见后第338条。

复习思考题

（1）你对厥阴病提纲的意义是怎样理解的？

（2）本条寒热错杂证其病变部位多在胃肠，将何由辨为厥阴？

2．辨厥证主症与病机

√原文337．凡厥者，阴阳气不相顺接便为厥。厥者，手足逆冷者是也。

提要　论产生手足厥冷的机理。

分析　厥是一个症状，此处指手足逆冷而言。同一厥证，有寒厥与热厥之分，两者的病机，虽然大不相同，但总的说来都是由于阴阳之气不相顺接的缘故。

何谓阴阳之气不相顺接？各家意见不一[1]。我们认为，所谓阴阳气不相顺接，还应从寒厥、热厥的病机方面加以论证。凡阴寒在里，阳气衰微，阳气不能敷布四末，便为寒厥；若邪热深入，阳郁于里，阳气一时不能外达，便为热厥。这说明不论寒厥或热厥，都是因为邪正斗争剧烈，使内外阴阳之气失去相对平衡而造成不协调所致。

本条"阴阳"二字，亦可作"气血"解。气血不相协调，往往可以导致手足逆冷，临床上除寒厥、热厥外，还有因痛剧而厥的（例如蛔厥、各种绞痛），也有因情志拂逆而厥的（精神因素），都与气血不调有着密切的关系。从这个意义上讲，凡因气血不调而引起手足逆冷的病证，亦可以称之为阴阳气不相顺接。

"手足逆冷者是也"句，《玉函经》及成无己本均无"者"字，文理比较通顺。

---

[1]　成无己《注解伤寒论·辨厥阴病脉证并治法》："手之三阴三阳，相接于手十指，足之三阴三阳，相接于足十趾。阳气下陷，阳不与阴相顺接，故手足为之厥冷也。"黄元御《伤寒悬解·厥阴经全篇》："平人阳降而交阴，阴升而交阳，两相接，乃不厥冷。阳上而不下，因于而不上，不相顺接，则生逆冷。"陈念祖《伤寒医诀串解·厥阴篇》："阴阳之气相贯，如环无端，若寒厥则阳不与阴相接，热厥则阴不与阳相顺接也。"魏荔彤《伤寒论本义·厥阴全篇》："总由肝脏受病，而筋脉隧道，同受其患，非阴盛而阳衰。"《医宗金鉴·订正伤寒论注·辨厥阴病脉证并治全篇》："不相顺接交通，则阳自阳而为热，阴自阴而为寒。"

复习思考题

何谓"阴阳气不相顺接"？

第二节　厥阴病证治

1. 辨上热下寒证

☆原文 359. 伤寒，本自寒下，医复吐下之，寒格，更逆吐下。若食入口即吐，干姜黄芩黄连人参汤主之。

提要　上热下寒见吐利的证治。

分析　本条应分两段读。伤寒本自寒下，明系虚寒性下利，虽庸工亦不致误用吐下的方法。王肯堂认为"本自寒下，恐是本自吐下"，其说有一定道理[①]。此证原是上热下寒，故有上吐下泻，医者不辨虚实，见上热而复用吐下之法，于是造成寒格。寒格，指上热与下寒互相格拒[②]。吐下后脾虚下陷，则下利势必增剧；寒邪格热于上，胃气更加上逆，则呕吐势必更甚，所以说"更逆吐下"。

单纯的食入即吐，大多属于胃火[③]。《金匮要略·呕吐哕下利病脉证治》篇："食已即吐者，大黄甘草汤主之。"本条是吐利并作，属上热下寒证，故用干姜黄芩黄连人参汤清上温下。

$$
\text{干姜黄芩黄连人参汤}\left\{\begin{array}{l}\text{黄芩黄连——清上热止呕吐}\\\text{干姜人参——温下寒止下利}\end{array}\right\}\text{清上温下}
$$

本方用芩连清上热以止呕，干姜温下寒以止利，再加人参扶其正气，功能清上温下，治上热下寒之吐利有一定疗效。陈念祖说："凡呕家夹热，不利于橘半者，服此而晏如[④]。"若汤水不得入口，去干姜加生姜汁少许，徐徐呷之，此稍变古法，屡验。《勿误药室方函口诀》说："此方治膈有热，吐逆不受食者，与半夏生姜诸止呕吐药无寸效者有特效。又治噤口痢。"以上均可供参考。治呕吐有偏热与偏湿的不同：热重者用芩连；湿重者用香砂橘半；上热下寒有

---

① 王肯堂《伤寒证治准绳·少阴病》："案本自寒下，恐是本自吐下，玩复字可见。盖胃寒则吐，下寒则利，胃寒者不宜吐，医反吐之，则伤胃气，遂成寒格。"苍按：王氏释胃寒则吐，恐非。秦之桢《伤寒大白·呕吐》："言伤寒则为热病，若阴证自寒下利，吐下之即死矣，岂尚可用芩连乎！"

② 柯琴《伤寒来苏集·伤寒附翼·太阳方总论》："伤寒吐下后，食入口即吐，此寒邪格热于上焦也。"张志聪《伤寒论集注·辨厥阴病脉证篇》："若食入口即吐，即寒格之谓也。按《平脉篇》曰：'格则吐逆。'"苍按：王叔和云，邪气格拒上焦，使食不得入，故吐逆。

③ 王冰《素问·至真要大论》注文："食不得入，是有火也。"山田正珍《伤寒论集成·辨厥阴病脉证并治》："饮食有间而吐者，多因虚寒，入口即吐者，多因上焦有热。"

④ 晏如：平静，安逸貌。《汉书·诸侯王表》："海内晏如。"

水气者用半夏泻心或生姜泻心；上热下寒无水气者用本方。本方并不限于误吐误下才能用。

复习思考题

试述干姜黄芩黄连人参汤证的主症、病机和方义。本方与半夏泻心、生姜泻心均有芩连，在用法上有何区别？

2. 辨厥热胜复证

○原文 341. 伤寒，发热四日，厥反三日，复热四日，厥少热多者，其病当愈。四日至七日，热不除者，必便脓血。

○原文 342. 伤寒，厥四日，热反三日，复厥五日，其病为进。寒多热少，阳气退，故为进也。

○原文 336. 伤寒病，厥五日，热亦五日，设六日当复厥，不厥者自愈。厥终不过五日，以热五日，故知自愈。

提要　辨厥与热的多少，测阴阳消长与吉凶。

分析　厥阴病和少阴病同样以阳气为重，厥阴病邪正的进退，阴阳的消长，着重表现在厥热胜复的方面。所谓厥热胜复，是指阴胜则厥，阳复则热，所以根据厥阴病厥与热的多少，可以预测病情的吉凶。

第 341 条是说伤寒邪在厥阴，发热四日，厥反三日，复热四日，这是厥少热多，阳复阴退，正胜邪却，所以说"其病当愈"。当愈是容易治愈的意思，所以预后较好[①]。人体阴阳应该是相对平衡的，偏胜与偏衰，太过与不及，都可以出现病变。如果四日至七日，热仍不除，这是阳复太过，就有可能出现便脓血等诸热证。

第 342 条与上条正相反。伤寒邪在厥阴，厥四日，热反三日，复厥五日，这是厥多热少，阴长阳消，正不胜邪，所以说"其病为进"。进，是病情加重的意思（方有执语），所以预后不良。"寒多热少，阳气退，故为进也"三句，是自注文字。寒多热少，即厥多热少，说明阳消阴长，故为病进。

第 336 条是说伤寒邪在厥阴，厥五日，热亦五日，是厥热相等。至六日，当复厥而不再厥的，这是阴退邪解，正气得复，故知病能向愈。"厥终不过五日"以下三句，亦是上段的注脚，说明厥与热的日数相等，并无太过与不及，便是疾病向愈的征兆。

以上三条，旨在说明厥少热多为病退，厥多热少为病进，厥热相等为病向愈。凡言日数，都是假使之词，不必拘泥。病至厥阴，证多危重，即使病有向愈之机，亦应积极治疗，不可消极等待。程应旄说："言外见厥证虽已得热，

---

① 程知《伤寒经注·厥阴证治》："上明厥热胜复之机，此以阴阳进退之义，明厥证重阳之意，厥阴大旨昭然于此矣。"

尤须维护其得胜不为阴复，方保无虞。当厥不厥，制胜已在我，此后必不须过亢，不是厥热付之不理，一任病气循环之谓。"其说中肯之极。

复习思考题

何谓厥热胜复，应怎样理解它的实际意义？

√原文 331. 伤寒，先厥后发热而利者，必自止，见厥复利。

提要　厥热胜复与下利的关系。

分析　本条原文句读，恐有错误。当读如"伤寒先厥后发热，而利者必自止，见厥复利。"

伤寒邪在厥阴，见厥逆为阴胜，见发热为阳复，此为一定不易之理。此证厥逆与下利并见，其为阴寒下利可知。今先厥而后发热，这是阳复阴退，所以下利必能自止。厥为病进，热为病退，若热退后重复见厥，这是阳复不及，阴邪复胜，那就有再度下利的可能，所以说"见厥复利"。于此可见厥热胜复与下利的关系非常密切，同时说明下利的止与不止，也是阴阳消长，邪正进退的重要标志。张璐说："先厥后发热，而利必自止，乃厥阴之常候。下文见厥复利，乃预为防变之辞。"其说可从。

复习思考题

(1) 注意本条的读法。

(2) 厥热胜复与下利之间有何关系？

√原文 334. 伤寒，先厥后发热，下利必自止。而反汗出，咽中痛者，其喉为痹。发热无汗，而利必自止，若不止，必便脓血，便脓血者，其喉不痹。

提要　厥阴阳复太过的两种变证。

分析　伤寒邪在厥阴，凡先厥而后发热的，是阳气来复，虽有下利，亦必自止。这一点已详331条，此处是重出。331条的"见厥复利"，是阳复不及，本条后段是阳复太过，阳回变热，亦可以发生变证[①]。例如发热汗出，咽中痛剧，此因热伤津液，上攻咽喉，可以发展成喉痹。喉痹者，咽喉闭塞不通之谓。又如发热无汗，下利不止，这不但热伤津液，而且下迫大肠，如果伤及阴络，就有引起便脓血的可能。

"便脓血者，其喉不痹"两句，疑是衍文。果如所云，则热既盛于下，即不扰于上，便脓血者，必不再病喉痹，病喉痹者必不再便脓血。按之临床，恐不尽然。条文中几个"必"字，都应当活看。

---

① 汪琥《中寒论辩证广注·太阴少阴厥阴中寒脉证并治法》："阳回变热，热邪太过，而反汗出咽中痛者，此热伤上焦气分也。其喉为痹。痹者，闭也。此以解咽中痛甚，其喉必闭而不通。以厥阴经循喉咙之后上入颃颡故也。有热邪太过，无汗而利不止，便脓血者，此热伤下焦血分也。热邪泄于下，则不干于上，故云其喉不痹。"

第三节　厥阴病辨证

一、辨厥逆

（一）寒厥

1. 寒厥治禁

〇原文 330. 诸四逆厥者，不可下之，虚家亦然。

提要　寒厥的治禁。

分析　"诸四逆厥者"，指手足逆冷而言，见 337 条。但厥有寒厥、热厥之分，不可不辨。寒厥属虚，热厥属实，故热厥可下，而寒厥则不可下。

本条指寒厥而言，不是阳虚，便是血虚，大多脉沉微细，舌淡苔白，治宜温阳补虚，所以说"不可下之"。

"虚家"指正气素虚的患者。正气已虚，不论有无四肢厥逆，均不可下[①]。《难经·八十一难》说："无实实虚虚，损不足而益有余。"虚家误下，则犯虚虚之戒。

2. 血虚寒厥

☆原文 351. 手足厥寒，脉细欲绝者，当归四逆汤主之。

〇原文 352. 若其人内有久寒者，宜当归四逆加吴茱萸生姜汤。

提要　血虚寒厥的证治。

分析

$$\left.\begin{array}{l}\text{手足厥寒——血行不畅，不能温养四肢}\\\text{脉细欲绝——营血不足，不能充盈脉中}\end{array}\right\}\text{血虚寒厥}$$

平素血虚的患者，复感寒邪，气血被寒邪所遏，血行不畅，不能温养四肢，故见手足厥寒；营血不足，不能充盈脉中，故见脉细欲绝。同是寒厥，有脉细欲绝者，有脉微欲绝者，病机不同，治法亦异。脉微欲绝，多见于阳衰阴盛之证，常伴有汗多亡阳，下利清谷，当用四逆汤、通脉四逆汤（317、389、390 条）等急救回阳为主。脉细欲绝，多为血虚寒凝之证，既无汗出肤冷，亦无烦躁下利，故用当归四逆汤温通血脉，兼散寒邪[②]。

---

①　张锡驹《伤寒论直解·辨厥阴病脉证》："诸病而凡四逆厥者，俱属阴寒之证，故不可下。然不特厥逆为不可下，即凡属虚家而不厥逆者，亦不可下也。"

②　程知《伤寒经注·厥阴证治》："不因汗下而厥冷者用当归四逆；因汗下而厥冷者用四逆，此缓急之机权也。"

当归四逆汤 { 当归、芍药、甘草、大枣——养血和营 　　　　　　　　　　温通阳脉，兼散寒邪
　　　　　　桂枝、细辛、通草——温经散寒 }

本方用归、芍、草、枣养血和营，桂枝、细辛、通草温经散寒，是一首温通血脉、兼散寒邪的方剂①。通草指木通，《本草经》云："通利九窍、血脉、关节。"血虚有寒的患者，每到气候寒冷季节，手足就会感到冰冷，脉细欲绝，用本方有卓效。治冻疮不论已溃未溃，疗效亦好。有一些血虚寒凝的患者，自觉腹中或左或右有一块冷处，或一手一足冰冷，经久不愈者，用此方亦效。又本方治血虚寒凝导致的肢体痹病有良效，故近年来多用治血栓闭塞性脉管炎，但若非血虚有寒，本方便不适用。

"若其人内有久寒者，宜当归四逆加吴茱萸生姜汤。"这是在当归四逆汤的基础上加吴茱萸（二升）、生姜（半斤）和清酒（六升），其目的在于温肝胃而散寒邪。所谓内有久寒，当有肝胃不和，升降失常，浊阴上逆之证。如呕吐（243条）、下利，手足逆冷（309条）以及干呕、吐涎沫、头痛等症。用本方加减可治寒疝少腹冷痛，睾丸掣痛，此等疾患当属厥阴。

柯琴和钱潢都认为，当归四逆汤既名四逆，应该是四逆汤加当归，岂能无姜附②。这种见解显然是片面的。手足厥寒只是一个症状，它不一定都是寒厥，少阴病篇四逆散证同样称为四逆，它是治热厥而不治寒厥，如果按照柯、钱二氏的逻辑，难道四逆散亦应该用姜附吗？周扬俊说："四逆汤全以回阳起见，四逆散全以和解表里起见，当归四逆汤全以养血通脉起见。"唐容川说："此因脉细，知其寒在血分，不在气分，故不用姜附，而但用桂辛以温血也。"于此可见，当归四逆汤证与四逆汤证是有着明显区别的。

复习思考题

当归四逆汤证与四逆汤证都有手足厥逆，它们的主要脉证和病机有何不同？

3. 虚寒之厥

○原文 353. 大汗出，内拘急，四肢疼，又下利，厥逆而恶寒者，四逆汤主之。

○原文 354. 大汗，若大下利而厥冷者，四逆汤主之。

---

① 尤怡《伤寒贯珠集·厥阴篇》："脉细欲绝，血虚不能温于四末，故并不能荣于脉中也。夫脉为血之府，而阳为阴之先，故欲续其脉，必益其血。欲益其血，必温其经。方用当归、芍药之润以滋之。甘草、大枣之甘以养之。桂枝、细辛之温以行之，而尤借通草之入经通脉，以续其绝而止其厥。"

② 柯琴《伤寒来苏集·伤寒论注·四逆汤证下》："此条证在于里，当是四逆。本方加当归，如茯苓四逆之例。若及用桂枝汤攻表，误矣。既名四逆汤，岂得无姜附？"钱潢《伤寒溯源集·厥阴篇》："手足厥寒，即四逆也，故用四逆汤。而脉细欲绝，乃阳衰而血脉伏也，故加当归。是以名之曰当归四逆汤也。不谓方名虽曰四逆，而方中并无姜附，不知何以挽回阳气……是以不能无疑也。"

提要　辨亡阳脱液之厥。

分析　《伤寒论》提到四逆汤证的共 11 条，太阳篇有 3 条（29、92、92 条），阳明篇 1 条（225 条），少阴篇 2 条（323、324 条），厥阴篇 3 条（353、354、377 条），霍乱篇 2 条（388、389 条），而以厥阴篇的 3 条四逆汤证内容最为完备，因此必须前后互相参看，方为全面。大家知道四逆汤是治疗少阴病阳虚阴盛的主方，为什么厥阴病也用四逆汤？其实这道理很容易懂，厥阴病和少阴病一样，都以里虚寒证居多。少阴病的阳虚阴盛而见厥逆的，应该用四逆汤回阳救逆，厥阴病阳虚阴盛而见厥逆的，同样应该用四逆汤急救回阳。病机相同，治法也就自然一致。这两条的目的在于辨寒厥，放在此处讨论，这也是顺理成章的。

第 353 条的大汗出是亡阳之兆，热不去是阳浮于外。也就是真寒假热，而脉微欲绝已尽在不言中。"内拘急，四肢疼"，《千金翼》无"内"字。汪琥认为是腹内拘急，方有执认为是亡津液而骨节不利，《医宗金鉴》认为是拘急肢疼，均可作参考①。此证大汗出，又加下利，厥逆而恶寒，这是亡阳脱液之厥，故当用四逆汤急救回阳。由于阴液亏耗（失水过多）筋脉失于濡养，往往可引起四肢拘急疼痛，后世称为转筋，临床上最为多见。尤怡因本条有"大汗出"三字而认为过汗伤阳；徐大椿因本条有"热不去"三字而认为表邪未尽，恐未必如此②。

第 354 条"大汗"二字，《玉函经》《千金翼》均作"大汗出"，与上条文义俱同，较为通顺。大汗出或大下利而厥冷，也是亡阳脱液之厥，故亦以四逆汤急救回阳③。

4. 辨冷结膀胱关元

√原文 340.　病者手足厥冷，言我不结胸，小腹满，按之痛者，此冷结在膀胱关元也。

提要　辨冷结膀胱关元之厥。

分析　病人手足厥冷，自诉胸部无病痛④，但少腹满，按之痛，又无其他实热征象，可以断定这是厥阴寒邪冷结在膀胱关元部位。此证主要由于下焦肝

---

① 汪琥《中寒论辩证广注·太阴少阴厥阴中寒脉证并治法》："内拘急，此寒气深入于里，寒主收引，当是腹以内拘急。"方有执《伤寒论条辨·辨厥阴病脉证并治》："内拘急，四肢疼者，亡津液而骨属不利也。"《医宗金鉴·订正伤寒论注·辨厥阴病脉证并治全篇》："今大汗出，热不去，而更见拘急肢疼，且下利厥逆而恶寒，是阳亡于表，寒盛于里也。"

② 尤怡《伤寒贯珠集·厥阴篇》："此过汗伤阳，病本热而变为寒之证。"又注下条云："此亦阳病误治而变阴寒之证。"徐大椿《伤寒论类方·四逆汤类》："此条诸症皆属阴寒，因为易辨，惟'热不去'三字，则安知非表邪未尽。即恶寒亦安知非太阳未罢之恶寒。惟下利厥逆，则所谓急当救里，不论有表无表，而扶阳不可缓矣。"

③ 喻昌《尚论篇·厥阴经全篇》："此证较上条无外热相错，其为阴寒易明。然既云大汗大下利，则阴津亦亡。但此际不得不以救阳为急，俟阳回乃可徐救其阴也。"

④ 丹波元简《伤寒论辑义·辨厥阴病脉证并治》："《总病论》删'言我不结胸'五字，似是。"

肾不足，寒凝气滞，故小腹满，按之痛；阳虚不能敷布四末，故手足厥冷。

关元，是任脉穴位，在脐下三寸①。所谓"冷结在膀胱关元"部位，是指其病位在小腹，实与膀胱本身无关。《医宗金鉴》说："《论》中有小腹满，按之痛，小便自利者，是血结膀胱者；小便不利者，是水结膀胱证。手足热，小便赤涩者（《论》中无明文，或指293条），是热结膀胱证。此则手足冷，小便数而白，知是冷结膀胱证。"周扬俊也说："仲景恐人疑为五苓散及蓄血证，故曰此为冷结，则用温用灸，自不待言。"以上辨证均可供参考。

本条未出方，《活人书》《医宗金鉴》及唐容川等均主张用当归四逆加吴茱萸生姜汤，有一定理由。尤怡主张用四逆、白通之类；吴绶《伤寒蕴要全书》主张用真武汤；可根据临床实际，参酌应用。

5. 实邪结聚胸中致厥

○原文 355. 病人手足厥冷，脉乍紧者，邪结在胸中，心下满而烦，饥不能食者，病在胸中，当须吐之，宜瓜蒂散。

提要　辨实邪结在胸中致厥的证治。

分析　本条瓜蒂散证与厥阴病根本不相干，因瓜蒂散证可以出现手足厥冷，故列于厥阴篇作为相互辨证②。

瓜蒂散证，在太阳篇第166条有"胸中痞硬，气上冲喉咽不得息"。少阴篇第324条有"饮食入口则吐，心中温温欲吐，复不能吐，手足寒，脉弦迟"等症，应互相参看。

"邪结在胸中"，是指寒痰食积等有形实邪骤然结于胸中。由于胸中阳气为邪所遏（见《医宗金鉴》注），一时不能外达，所以手足厥冷。同时因胃气上逆，温温欲吐，也同样可以引起手足厥冷。邪实骤结，所以脉乍紧与手足厥冷同时并见，这都是由于病势急骤的缘故③。脉乍紧，《辨可吐》篇及《千金翼》均作"脉乍结"，手足厥冷同时出现歇止脉，这同样是病势急骤的缘故。"心下满而烦，饥不能食者"，心下属胃，实邪骤急，故心下满，烦是因满而烦；饥不能食，是想吃也不能吃。《辨可吐》篇作"欲食不能食"，足以互发。

《金匮要略·腹满寒疝宿食病》篇说："宿食在上脘，当吐之，宜瓜蒂散。"又说："脉紧如转索无常者，有宿食也。""转索无常"，是滑脉的形容词。其脉紧而兼滑，亦主宿食，故当用瓜蒂散涌吐胸中有形之实邪，亦即《素问·阴阳

---

① 汪琥《中寒论辩证广注·太阴少阴厥阴中寒脉证并治法》："《补亡论》庞安时云，宜灸关元穴，据《图经》云，关元一穴，系腹部中行，在脐下三寸，足三阴任脉之会，治脐下疗痛，灸之良。"

② 徐大椿《兰台轨范·厥》："《伤寒论》中厥证诸条，有寒有热，有虚有实，有寒热相乘，其变不一，随病异形非厥之正病也。"张志聪《伤寒论宗印·辨厥阴病脉证篇》："病人者，非厥阴之为病，而亦非外受之寒邪也，以手足厥冷，故列于厥阴篇中。"

③ 柯琴《伤寒来苏集·伤寒论注·瓜蒂散证》："紧则为寒，乍紧者，不厥时不紧，言紧与厥相应也。"

应象大论》所谓"其高者因而越之"的意思。

6. 水停心下之厥

○原文 356. 伤寒，厥而心下悸，宜先治水，当服茯苓甘草汤，却治其厥。不尔，水渍入胃，必作利也。

提要　辨水停心下之厥及其治法。

分析　本条应与太阳篇第 73 条结合起来看。茯苓甘草汤证是脾胃阳虚，水饮内停，与厥阴病亦不相干，因其证可见厥而心下悸，故一并列于此处，作为厥的相互辨证。

《金匮要略·痰饮咳嗽病》篇说："水停心下，甚者则悸。"本条厥而心下悸，属阳虚水停，已无疑义。水停心下，故见心下悸。阳虚与水气可以相互影响，正因阳虚，所以水停心下；水停则胸中阳气更加受阻，不能达于四末，所以出现手足厥冷。此证的厥冷，纯由水气而来，故用茯苓甘草汤温胃化饮，水去则厥自愈而悸自止。若药后水去而厥仍不愈，然后再治其厥（"却"是"再"的意思）以复其阳，亦不为晚，如不分主次，光治其厥，不治其水，则水饮渗入肠间，势必引起下利等变证。胃，指肠而言（215、238 条：胃中有燥屎）。

《医宗金鉴》说："此先水后厥之治也。盖停水者必小便不利，若不如是治之，则所停之水渍入胃中，必作利也。"又说："此证虽不曰小便不利，而小便不利之意自在，若小便利则水不停，而厥悸属阴寒矣。岂宜发表利水耶。"其说有一定道理。

（二）热厥

1. 热厥特征与治法

○原文 335. 伤寒，一二日至四五日厥者，必发热。前热者后必厥，厥深者热亦深，厥微者热亦微。厥应下之，而反发汗者，必口伤烂赤。

提要　热厥的病机、特征和治法。

分析　"伤寒一二日"，是指外感热病初起；"必发热"，是指外感初起必然要见发热。"至四五日厥者"，是指发热不退，继以手足厥冷，发热与厥冷同时并存，这就是热厥的特点。热厥的辨证关键在于：①"前热者后必厥"。这是说先热后厥，热在前，厥在后，也就是因热而厥。当然，发热的病不一定都会厥，因此"必厥"二字是针对热厥而言的。②"厥深者热亦深，厥微者热亦微。"这是说热厥的轻重，往往随着邪热的微甚而有所不同[①]。发热是主要的，没有发热就失去了构成热厥的条件，这一点和但厥不热的寒厥截然不同。厥深者热亦深，厥微者热亦微，反过来说也一样：热深者厥亦深，热微者厥亦微，

---

　　① 程应旄《伤寒论后条辨·辨厥阴病脉证篇》："热在前，厥在后，此为热厥。不但此也，他证发热时不复厥，发厥时不复热，盖阴阳互为胜复也。唯此证孤阳操其胜势，厥自厥，热自热，厥深则发热亦深，厥微则发热亦微。"

所以也可以称之为热深厥深①，热微厥微。

"厥应下之"一句，论其语气是热厥的治疗原则。但按之临床，治疗热厥应以清泄里热为主，用清法的机会较多，用下法的机会较少②。若见无汗（因无汗，故云"而反发汗"），手足寒冷，误以为表有寒邪，而用辛温发汗，则邪热更炽，津液更伤，大热上攻，势必引起口伤烂赤等变证。口伤烂赤，指口腔溃疡，咽喉红肿糜烂而言。

本条的"厥应下之"，粗看似与第330条有矛盾。其实330条的不可下，是指寒厥而言，本条是热厥，故可下。同一厥证，当分寒热虚实，《伤寒论》辨证论治的精神实质，就体现在这些地方③。热厥到底是否属于厥阴病？我们说不是。丹波元简《伤寒论辑义》说："汪云：此条系阳明篇错简，此说非也。此证因是阳明胃家实，然而其厥者，与厥阴之厥相似，故揭于此篇，与下白虎汤条同意。"汪琥与丹波元简均认为热厥是阳明病，这是一语中的，但丹波元简之说，更为简明扼要，可见高明之至。

复习思考题

（1）热厥有哪些特征？"厥应下之"是否与330条的不可下有矛盾？

（2）热厥是否属于厥阴病？为什么？

2. 热厥

☆原文350. 伤寒，脉滑而厥者，里有热，白虎汤主之。

提要　辨热厥的脉证并治。

分析　本条"伤寒"二字，指外感热病而言。"脉滑而厥"，是热厥的主要脉证。脉滑是里有真热，厥冷是外有假寒，此即335条热深厥深之证④。故用白虎汤直清里热，里热清则厥冷自除。

尤怡说："伤寒脉微而厥，阴邪所中，寒在里；脉滑而厥，阳邪所伤，热在里。阳热在里，阴气被格，阳反在内，阴反在外，设身热不除，则其厥不已。"可见本条只提脉滑而厥，是突出重点，而身热，烦渴等症已尽在不言中。《医宗金鉴》说："今脉滑而厥，滑为阳脉，里热可知，是热厥也。然内无腹满痛、不大便之症，是虽有热而里未实，不可下而可清，故以白虎汤主之。"可

---

① 叶桂《三时伏气外感篇·暑厥》："大凡热深厥深，四肢逆冷，但看面垢齿燥，二便不通，或泻不爽者为是，大忌误认伤寒也。"

② 柯琴《伤寒来苏集·伤寒论注·热厥利证》："下之清之，对汗而言。是胃热而不是胃实，非三承气所宜。厥微者当四逆散，芍药、枳实以攻里，柴胡、甘草以和表也。厥深者，当白虎汤，参、甘、粳米以扶阳，石膏、知母以除热也。"陶华《伤寒明理续论·厥逆》："……所以谓热深厥深者，此也。大柴胡汤、小承气选而用之。"

③ 吕震名《伤寒寻源·厥阴问答》："仲景言'诸四逆厥者不可下，虚家亦然。'又曰：'厥应下之。'其语似涉两歧。要知要认明病之来路，彼因四逆而厥，故不可下，此因发热而厥，故应下之，此中消息，言下本自跃然。"

④ 钱潢《伤寒溯源集·厥阴篇》："滑者，动数流利之象。无沉细微涩之形，故为阳脉……乃伤寒郁热之邪在里，阻绝阳气。不得畅达于四肢而厥，所谓厥深热亦深也。"

见热厥之证，必须兼见腹满痛、不大便等症，方可使用下法。

按之临床，热厥一证，大多汗出甚少，或仅头上有汗（朱肱语），因热不得外越而厥，若是汗出多，便不至于厥，这一点与阳明经病大汗出稍异。《伤寒论》第170条说："伤寒脉浮，发热无汗，其表不解，不可与白虎汤（236条：但头汗出，身无汗，剂颈而还）。"热厥汗虽不多，而其脉滑（朱肱注"脉虽沉伏，按之而滑"），口烦渴，犹是阳明热盛，而非表邪不解，故亦用白虎汤。

热厥属阳明，不属厥阴。彰彰明甚。张志聪《伤寒论宗印·辨厥阴病脉证篇第一》说："此章因厥，故复列于厥阴篇中，亦非厥阴之本病也。"本条纯为辨厥而设，张说极是。若移至他处，便失去辨证论治的意义。

复习思考题

热厥无汗，是否可用白虎汤，为什么？

（三）蛔厥

脏厥与蛔厥区分及证治

☆原文338. 伤寒，脉微而厥，至七八日肤冷，其人躁无暂安时者，此为脏厥，非蛔厥也。蛔厥者，其人当吐蛔。令病者静，而复时烦者，此为脏寒。蛔上入其膈，故烦，须臾复止，得食则吐，又烦者，蛔闻食臭出，其人常自吐蛔。蛔厥者，乌梅丸主之。又主久利。

提要　蛔厥与脏厥的辨证及蛔厥的证治。

分析　伤寒脉微而厥，属阳虚阴盛之候，至七八日不但厥冷不回，更见通身肤冷，而且躁无暂安时，这是真阳欲脱，是脏厥而非蛔厥。因内脏阳气衰竭而引起通身肤冷，故称脏厥。脏厥既是厥阴证（是阴厥、寒厥重证），也是少阴证，宜用四逆辈急救回阳[1]。

蛔厥有几个特征：①病人当吐蛔，或平时有蛔虫从大便排出；②蛔虫窜扰则心烦不宁，手足厥冷，烦与厥呈阵发性，所以病者时静时烦，时厥时不厥；③得食则吐，时吐清涎或苦水[2]；④发作时脘腹部剧烈疼痛，极汗出，这也是手足厥冷的因素之一。

《金匮要略·蛔虫病》篇说："腹中痛，其脉当沉若弦，反洪大，故有蛔虫。"又说："蛔虫之为病，令人吐涎心痛，发作有时。"可见心腹痛是蛔厥的

---

[1]　《医宗金鉴·订正伤寒论注·辨厥阴病脉证并治全篇》："伤寒脉微而厥，厥阴脉证也。至七八日不回，手足厥冷，而更通身肤冷，躁无暂安之时者，此为厥阴阳虚阴盛之脏厥，非阴阳错杂之蛔厥也。"程应旄《伤寒论后条辨·辨厥阴病脉证篇》："脉微而厥，纯阴之象，征于脉矣。至七八日尚自肤冷，无阳之象，征于形矣。厥极则发躁，无复阳援，是以扰乱无暂安时也。此自是少阴脏厥，为不治之证，厥阴中无此证也。"喻昌《尚论篇·厥阴经全篇》："脏厥用四逆及灸法。"

[2]　许宏《金镜内台方议·乌梅丸》"若病者时烦时静，得食而呕，或常吐清水，时又吐蛔者，乃蛔病也。又腹痛脉反浮大者，亦蛔证也，有此当急治，不治杀人。"

主要证候，而脉弦、脉紧、脉大都是蛔厥可能出现的脉象①。当蛔厥发作，腹痛呕吐剧烈时，亦有脉微而厥者，但并无肤冷、躁无暂安时等症，只是阴阳气一时不相顺接，与脏厥有严格的区别。

由于蛔虫的窜扰，痛极烦呕而引起手足厥冷，故称蛔厥。脏寒，犹言内脏虚寒，此处指肠寒而言。肠寒不适于蛔虫的生活条件，到处乱窜，即可导致蛔厥。"蛔上入其膈"这个"膈"的范围要看得大一些，似应包括胃、胆道、食道等器官在内。蛔虫阻塞胆道，可以引起黄疸；充塞胃肠道，可使人吐蛔；阻塞喉部，可令人窒息；甚至可使肠壁穿孔，危及生命。许宏所谓"不治杀人"，即指此等重证而言。

$$乌梅丸\begin{cases}梅椒连柏——驱蛔止痛\\桂附姜辛——温脏散寒\\人参当归——益气补血\end{cases}\text{温脏驱蛔}$$

本方寒温并用，虚实兼顾，功能温脏驱蛔，成无己称为温脏驱蛔，亦是本方酸苦辛合用，柯琴《伤寒附翼》说："蛔得酸则静，得辛则伏，得苦则下"，可谓要言不烦。柯氏又认为，厥阴病提纲中的"气上撞心，心中疼热，饥而不能食，食则吐蛔"与本条有互文见义之意，其说亦可从。乌梅丸既可治蛔厥，亦可治寒热错杂的厥阴病。因此说乌梅丸为厥阴病寒热错杂证的主方是对的，但不能说乌梅丸是治疗一切厥阴病的主方。

乌梅丸方后云："以苦酒渍乌梅一宿。"这一点十分重要。苦酒，即米醋，乌梅与米醋同用，制蛔虫有卓效。治蛔厥心腹剧痛，急切间可用单味米醋50毫升顿服，疗效很好，其法即本于此。

乌梅丸又主久利。柯琴说："久利则虚，调其寒热，扶其正气，酸以收之，其利自止。"其说亦很精当。目前乌梅丸的临床应用，除常用于胆道蛔虫病外，还可用于慢性结肠炎，慢性痢疾等病而久不愈者，如改作煎剂，可进行适当加减。

复习思考题

蛔厥与脏厥的辨证要点。蛔厥发作时有哪些特征？乌梅丸是不是厥阴病的主方？

二、辨下利

1. 辨下利先兆

√原文 358. 伤寒四五日，腹中痛，若转气下趣少腹者，此欲自利也。

---

① 张璐：《伤寒绪论·蛔厥》"凡人胃脘忽痛忽止，身上乍热乍凉，面上乍白乍赤，脉候乱候静，口中吐沫不食者，便是蛔厥之候。"

提要　欲作自利的先兆。

分析　"转气下趣"，趣同趋，指腹中有气向下转动。成无己本作"转气下趋"，亦是。

腹中痛，同时有气向下转动，趋于少腹，便是欲作自利的先兆。起病仅四五日，既不发热，亦不口渴，而见腹痛肠鸣，欲作自利者，以太阴脾脏虚寒为多①。第277条说："自利不渴，属太阴，以其脏有寒故也，当温之，宜四逆辈。"张璐说："腹痛多属虚寒，与实满不同，若更转气下趋少腹，必因寒而致下利。"亦即此意。陆渊雷说："此条似无深意，腹痛而转气下趣，其将自利，不问可知。"但本条列于厥阴篇，若是厥阴下利，当有手足厥冷，今手足不厥冷，作为太阴厥阴相互辨证，也有一定意义。

2. 辨虚寒下利的表里先后

√原文364. 下利清谷，不可攻表，汗出必胀满。（《金匮要略》复出）

原文372. 下利，腹胀满，身体疼痛者，先温其里，乃攻其表。温里宜四逆汤，攻表宜桂枝汤。（《金匮要略》复出）

提要　里虚禁汗，兼表者应先里后表。

分析　下利清谷，属脾肾阳虚，即使兼有表邪，亦当先温其里，后治其表。若误用汗法，汗出则阳气愈虚，里寒益甚，运化失常，浊阴内聚，势必引起虚胀虚满。

下利，腹胀满是里有虚寒，身体疼痛是外有表邪。凡里虚而兼有表证的，当以里虚为急。故宜先温其里，后解其表，温里宜四逆汤之类，解表宜桂枝汤之类。太阳篇第91条云："伤寒，医下之，续得下利，清谷不止，身疼痛者，急当救里，后身疼痛，清便自调者，急当救表，救里宜四逆汤，救表宜桂枝汤。"与本条互发②。温里即救里，攻表即救表。攻，也是专治的意思（见陈念祖注）。《伤寒论》一再举出"急当救里"这一治疗原则，在临床上具有十分重要的指导意义。

下利而见腹胀满，多属虚胀虚满，按其腹，当柔软，而且喜温喜按，与实热性腹胀满的坚实拒按者不同③。

3. 虚寒下利证治

√原文370. 下利清谷，里寒外热，汗出而厥者，通脉四逆汤主之。（《金匮要略》复出）

提要　辨虚寒下利的证治。

---

①　钱潢《伤寒溯源集·厥阴篇》："腹中痛，寒邪入里，胃寒而太阴脾土病也。转气下趋少腹者，言寒邪盛而胃阳不守，水谷不别，声响下奔，故为欲作自利也。"

②　喻昌《尚论篇·厥阴经全篇》："此与太阳中篇下利身痛用先表后里之法大同。彼因误下而致下利，此因下利而致腹胀，总以温里为急者，见晛曰消之义也。"苍按："见晛曰消"见《诗·小雅·角弓》之谓。

③　章楠《伤寒论本旨·太阴证治》："脾脏虚寒故下利，浊阴不化故胀满，所谓脏寒生满病也。若实热胀满，既下利其胀必消也。"

分析 下利清谷是阴寒在里，四肢厥冷是阳气大虚。阳虚阴盛，按理不当有热，今反见外热，显系阴盛格阳、真寒假热之象。若见汗出则真阳更有欲脱之势，故用通脉四逆汤急救回阳，以止其下利与厥汗[1]。

阴盛格阳除下利清谷，里寒外热外，尚有脉微欲绝，身反不恶寒，其人面色赤等症，应与少阴篇第 317 条合看。凡此等证既属少阴，亦属厥阴，故俱用通脉四逆汤[2]。方用生附子大者一枚，干姜三两，再加葱白九茎，其回阳通脉之力，较四逆汤尤甚。

《伤寒论辑义》引吴人驹云："有协热下利者，亦完谷不化，乃邪热不杀谷，其别在脉之阴阳虚实之不同。"丹波氏又说："今验之小儿患此者最多。"其说可供参考。小儿见完谷不化，多因伤食消化不良所引起，治宜消食导滞，不得以此例彼。有热者，可用四逆散。

4. 热利证治

☆原文 371. 热利下重者，白头翁汤主之。(《金匮要略》复出)

原文 373. 下利欲饮水者，以有热故也，白头翁汤主之。

提要 辨热痢证治。

分析 这两条文字虽较简略，但已突出了热痢的主症和病机。"热利"，"以有热故也"，都说明其病机属热；"下重"，即里急后重。古无"痢"字，在《内经》称为"肠澼"，至《诸病源候论》始有痢疾诸候，而《千金》《外台》等书则称为"滞下"。里急后重是由于湿热之毒下迫大肠，热伤气滞，其理正与滞下相同。

上条说里急后重，下条说渴欲饮水，其为热病，已无疑义，故用白头翁汤清热解毒，凉血燥湿。

白头翁汤 $\left\{\begin{array}{l}白头翁——清热凉血解毒\\秦~~皮——清热燥湿收涩\\连~~柏——清热解毒燥湿\end{array}\right\}$ 清热解毒 凉血燥湿

本方以白头翁清热凉血解毒，秦皮收涩大肠，黄连、黄柏清热燥湿，为治疗热痢、血痢、毒痢的主方[3]（陶弘景：白头翁止毒痢），其病以身热，腹痛，里急后重，下痢脓血，赤多白少，舌红苔黄，脉弦滑数为辨证要点。本方治细

---

[1] 尤怡《伤寒贯珠集·厥阴篇》："挟热下利者，伤在太阴之阴，中寒清谷者，伤在少阴之阳，里寒外热，汗出而厥，为阴内盛而阳外越之象，故于四逆加干姜一倍，以温里而胜寒邪。曰通脉者，盖欲使阳气内行，而厥与利俱止耳。"

[2] 张锡驹《伤寒论直解·辨厥阴脉证》："若寒伤厥少二阴，则阴寒气甚，谷虽入胃，不能变化其精微，蒸津液而泌糟粕，清浊不分，完谷而出，故下利清谷也。在少阴则下利清谷，里寒外热，手足厥逆，脉微欲绝，身反不恶寒。在厥阴则下利清谷，里寒外热，汗出而厥，俱宜通脉四逆汤启生阳之气，而通心主之脉也。"

[3] 《医宗金鉴·订正伤寒论注·辨厥阴病脉证并治全篇》："热利下重者，热伤气滞，里急后重，便脓血也。二者皆以白头翁汤主之者，以其大苦大寒，寒能胜热，苦能燥湿也。"

菌性痢疾有卓效，亦可用于肠炎而见便血者。热重，加马齿苋、白槿花；腹痛甚，加当归、白芍；血不止，加银花、地榆。《金匮要略·妇人产后病》篇说："产后下利虚极，白头翁加甘草阿胶汤主之。"产后气血两虚，下利不止，每多气阴大伤，变生不测，用白头翁汤清热解毒，加甘草、阿胶扶正救阴，可师其意而加减运用①。

复习思考题

辨热痢的主要脉证及白头翁汤的临床应用。

○原文 374. 下利谵语者，有燥屎也，宜小承气汤。（《金匮要略》复出）

提要　辨阳明腑实，热结旁流的证治。

分析　下利谵语，有虚有实，不可不辨。虚寒下利，多伴有脉微，肢厥，下利清谷等症，谵语即郑声，于法当急温②。阳明腑实证，有燥屎内结，因而引起谵语的，一般多见大便硬（213 条：大便必硬，硬则谵语）。今谵语有燥屎而反下利，这是热结旁流。此种下利，必不通畅，量亦不多，而且污秽热臭，腹痛拒按，苔黄燥，脉滑实，与虚寒下利截然不同。由于燥屎留着肠道，欲下不下，故用小承气汤下其燥屎，此即《内经》通因通用之法。列于厥阴篇，纯为相互辨证而设，不得直指为厥阴病③。

热结旁流，其燥实程度，有轻重缓急之分，轻而缓者宜小承气，重而急者宜大承气④。阳明篇第 242 条："病人小便不利，大便乍难乍易，时有微热，喘冒不能卧者，有燥屎也，宜大承气汤。"少阴篇第 321 条："少阴病，自利清水，色纯青，心下必痛，口干燥者，可下之，宜大承气汤。"这些都是阳明腑实，热结旁流之证，因所站角度不同，故语气不一样，互相参看，其义更明。本条用一"宜"字，寓有仔细斟酌之意。

√原文 375. 下利后更烦，按之心下濡者，为虚烦也，宜栀子豉汤。（《金匮要略》复出）

提要　辨下利后虚烦的证治。

分析　"下利后更烦"，是说下利时已有烦热，如邪热尽除，就不当再烦。今下利虽止，而烦热更甚，这是热利后邪热未尽，依然留扰胸膈所致。按之心

---

① 产后下利虚极，我常用《六科准绳》三奇散（黄芪，枳壳，蜜炙防风）加山楂炭、熬枯赤砂糖与白头翁汤配合应用，有良效。

② 舒诏《伤寒集注·厥阴篇》："下利谵语……若兼见舌苔滑而冷，恶寒多汗，声低息短者，乃为气虚阳脱，神魂无主，急当回阳止泄，以固其脱，承气大不可用也。"

③ 汪琥《伤寒论辩证广注·辨阳明病脉证并治法》："下利者，肠胃之疾也。若谵语则胃家实，与厥阴无与，主肠中有燥屎不得下也。治宜小承气汤者，此半利半结，止须缓之攻之也……要之此证须以手按脐腹，当必坚痛，方为有燥屎之征。"

④ 吴瑭《温病条辨·中焦篇》："阳明温病，纯利稀水无粪者，谓之热结旁流，调胃承气汤主之。"自注云："热结旁流，非气之不通，不用枳、朴，独取芒硝入阴，以解结热。反以甘草缓芒硝急趋之性，使之留中解结。不然，结不下而水独行，徒使药性伤人也。吴有性用大承气汤者非是。"苍按：吴说见《温疫论·大便》。

下柔软，可知是无形之邪热内扰，与上条小承气汤证之实热下利不同，所以说"为虚烦也"。虚烦，相对实热而言，是空虚之虚（柯琴语），不是虚弱之虚，故用栀子豉汤宣透解郁，清热除烦。参看太阳篇第76条。辨下利诸条，复习于《金匮要略·呕吐秽下利病》篇，其为相互辨证，十分明显。有些注家因热利诸条均在厥阴篇，不是说阴证转阳，便是说阳复太过，不敢直言辨证论治，仅供参考而已。

三、辨呕吐

1. 阳虚阴盛之呕

√原文 377. 呕而脉弱，小便复利，身有微热，见厥者难治，四逆汤主之。（《金匮要略》复出）

提要　辨虚寒呕吐，阴盛格阳的证治。

分析　呕吐而脉弱，多属太阴脾虚之证，不一定就是败象。但太阴呕吐，手足当温，今呕吐不止，四逆厥冷，这是阴寒极盛之候。寒邪上逆则呕，下焦不固则利，阴进阳退则厥，再加身有微热，是里寒外热，阴盛格阳，所以说"难治"。本条疑有缺文，应与第353、354条合起来看，当有下利，恶寒，脉微等症，才能用四逆汤[①]。

四逆汤是温经回阳之剂，少阴病见厥可以用，厥阴病见厥也可以用。本条证急与四逆汤，或者可治。若果微热不厥，便是阳复之兆，其呕亦必自止。

2. 肝胃虚寒之呕

☆原文 378. 干呕，吐涎沫，头痛者，吴茱萸汤主之。（《金匮要略》复出）

提要　肝胃虚寒，浊阴上逆的证治。

分析　干呕，吐涎沫，是由于脾胃虚寒，升降失常所致。严格地说应属于太阴病范畴。阳明篇第243条："食谷欲呕，属阳明也，吴茱萸汤主之。"少阴篇第309条："少阴病，吐利，手足逆冷，烦躁欲死者，吴茱萸汤主之。"这两条都是为了相互辨证而设，实际上都是脾胃虚寒之呕，故用吴茱萸汤温中补虚，和胃降逆。

本条是干呕、吐涎沫与头痛并见，这和前两条的病机有所不同。足厥阴肝经之脉循喉咙，连目系，与督脉会于巅顶。厥阴肝经受寒，浊阴上攻巅顶，清阳不升，故头痛；厥阴寒邪，横逆犯胃，浊阴不降，故干呕、吐涎沫。太阴、少阴无头痛，独厥阴有头痛，其痛多在巅顶，故后世称为厥阴头痛[②]。吴茱萸

---

①　汪琥《中寒论辩证广注·太阴少阴厥阴中寒脉证并治法》："诸条厥利证皆大便利，此条以呕为主病，然止小便利而见厥，即为难治之证……用四逆汤者，以附子散寒，下逆气，补命门之火，上以除呕，下以止小便，外以回厥逆……"

②　《医宗金鉴·订正伤寒论注·辨厥阴病脉证并治全篇》："三阳有头痛，必兼身热，至于太阴少阴二经，并无头痛，惟厥阴与督脉会于巅，故有头痛而无身热也。"

汤为三阴并用之方，故可用以暖肝温胃，散寒降逆。

干呕与吐涎沫是两个不同的症状，在临床上可以同时并见，也可以单独发生。柯琴说："干呕、吐涎沫是二症，不是并见。"前一句是对的，后一句则与实际不符。临床上经常看到的吐涎沫，病人自觉胸中有一股冷气，直往上冲，接着就有清涎冷沫从口中涌来，吐出时像长长的一条粉丝，连绵不断。这种现象，显然是唾腺分泌亢进，和干呕是两回事①，但与干呕同为脾胃虚寒所造成，在病机上是一致的。吴茱萸汤是温胃的主方，所以干呕与吐涎沫都是吴茱萸汤的适应症。吴茱萸汤善治虚寒性头痛，若兼见呕吐时，则收效更为显著。

根据临床体会，头痛与呕吐的先后，在治疗上应该有所区别。

（1）先呕吐，后头痛——因呕吐剧烈引起头痛——重在温胃止呕——本方加半夏、干姜。

（2）先头痛，后呕吐——因头痛剧烈引起呕吐——重在暖肝定痛——本方加半夏、天麻。

《金匮要略·呕吐哕下利病》篇："干呕，吐逆，吐涎沫，半夏干姜散主之。"《伤寒论》第29条，"烦躁，吐逆者，作甘草干姜汤与之，以复其阳。"又李东垣《兰室秘藏》载有半夏白术天麻汤，均可供参考。

复习思考题

试述干呕、吐涎沫与头痛之间的关系，对三条吴茱萸汤证作出分析。

3. 邪在少阳之呕

○原文 379. 呕而发热者，小柴胡汤主之。（《金匮要略》复出）

提要　辨邪在少阳之证。

分析　呕为少阳主症，呕而发热是邪在少阳，故宜以小柴胡汤和解枢机，扶正达邪。太阳篇第149条："伤寒五六日，呕而发热者，柴胡汤证具。"与本条正相同。徐大椿说："但发热而非往来寒热，则与太阳、阳明同，惟呕则少阳所独，故亦用此汤。"其说颇为中肯。

历来注家对本条有两种不同的见解。尤怡说："此邪在少阳之经，非厥阴本病。"钱潢则说是"脏邪还腑，自阴出阳"。这两种说法，因所站的角度不同，故说法不一。从辨证论治的角度看，呕的原因很多，有属少阳，有属太阴，有属少阴。呕而发热，并无厥逆下利等症，当是少阳柴胡证。有此证，用此药，所以说"邪在少阳之经，非厥阴本病"。邪在厥阴，惟恐其厥逆，下利（钱潢语）。若见呕而发热，便是厥阴之邪转出少阳，说它是"脏邪还腑，自阴出阳"，也有这个可能，临床上当按具体情况，进行具体分析。但以上各条，

---

① 陆渊雷《伤寒论今释·厥阴篇》："此证之吐涎沫，非从胃中翻出，乃干呕之际，口干自出酸冷之涎，不吐去则不快，故曰干呕、吐涎沫也。"

均复出于《金匮要略·呕吐哕下利病》篇,《伤寒论》长于辨证论治,说它是相互辨证的条文,其理由较为充分。

4. 痈脓之呕

√原文 376. 呕家有痈脓者,不可治呕,脓尽自愈。(《金匮要略》复出)

提要 内有痈脓,不可治呕。

分析 凡热聚肺胃,瘀结不行,日久则酿成痈脓而致呕。此等证当排脓消痈,治其致呕的病根,只要脓尽痈消,其呕自止。若强止其呕,则脓无出路,必生他变。这时候治病当先辨其致病之由,不可见呕治呕。治病必求其本,治呕如此,治其他病证亦莫不如此。

本条因为内有痈脓而呕,与厥阴病毫不相干[①]。《金匮要略·呕吐哕下利病》篇复出此条(《金匮要略》作"夫呕家有痈脓"),亦因辨呕吐而连类及之,其为相互辨证,彰彰明甚。

四、辨哕

原文 380:伤寒,大吐大下之,极虚,复极汗者,其人外气怫郁,复与之水,以发其汗,因得哕,所以然者,胃中寒冷故也。

提要 辨胃中虚冷之哕。

分析 哕,即呃逆。释在前第 194、226 条。呃逆一证,有虚有实,应针对不同原因予以适当治疗。伤寒大吐大下后,胃中阳气极虚,若复见极汗出(《玉函经》极汗后有"出"字),是卫外之阳气亦不固,如此则表里之阳气俱虚,已可想见。"其人外气怫郁",是指外有假热,虚阳已有浮越之虞。若误认为邪气怫郁在表,复饮多量的水,以发其汗,于是阳气更虚,胃中更冷,以致虚气上逆,便可产生呃逆。所谓"胃中寒冷",当是指胃及横膈膜的机能衰弱而言。《素问·宝命全形论》说:"病深者,其声哕。"凡重病后期见呃逆的,这是胃气将绝之候,预后大多不良。此等病当温当补,自不待言。程应旄主张用吴茱萸汤,钱潢主张用理中、四逆辈[②],后世多用丁香,柿蒂温胃止呃,均可供参考。

本条的"复与之水,以发其汗",是古代用以发汗的方法之一。阳明篇第 209 条:"欲饮水者,与水则哕。"第 226 条:"若胃中虚冷,不能食者,饮水则哕。"这些都是胃寒饮水多而引起呃逆的条文。王叔和《辨脉法》说:"医乃不知,而反饮冷水,令汗大出,水得寒气,冷必相搏,其人即𩚬(𩚬通噎)。"可见其所饮之水,当是指冷水无疑。钱潢说是暖水,恐与第 194 条"攻其热必

---

① 尤怡《伤寒贯珠集·厥阴篇》:"此胃痈杂病,当隶阳明,不当入厥阴也。"

② 程应旄《伤寒论后条辨·辨厥阴病脉证篇》:"点出胃中寒凉字,是亦吴萸汤之治也。"钱潢《伤寒溯源集·厥阴篇》:"治法当拟用五苓散,理中汤,甚则四逆汤可耳。"

哕"之说不符①。

○原文 381. 伤寒，哕而腹满，视其前后，知何部不利，利之即愈。（《金匮要略》复出）

提要 辨里实致哕及其治则。

分析 本条哕而腹满，其病机与上条适相反。哕而腹不满的属虚证，哕而腹满的属实证②。由于里实不通，气不得下泄，反上逆而见哕的，便当视其二便，知何部不利，利止则愈。这是哕证属实的治疗原则。前后，即指大小便而言。腹满而大便不通的，当通其大便，腑气得通，胃气得降，则呃逆自止。腹满而小便不通的，当利其小便，水湿得行，气不上逆，则呃逆亦能自止。若不问病情，见哕止哕，便一无是处。哕而腹满，有属于食积的，治宜消导为主；有属于腹水的，治宜逐水为主。腹水后期，往往邪实正虚，若见哕而腹满，预后大多不良。

凡哕证之属实者，大多见腹满二便不通，哕声响亮，连续发作，苔黄，脉大，口渴；哕证之属虚者，则腹不满，泄利气短，哕声低微，良久始作，舌淡，脉虚，不渴。掌握这些辨证要点，对分清虚实是很重要的③。至于哕而腹满的治法，根据前人经验，小便不利用五苓散、猪苓汤之类；大便不通用调胃承气汤之类④，但这不是一成不变的，重病后期，往往出现邪实正虚之候，寒热虚实之间，最宜斟酌，或先攻后补，或攻补兼施，不可执一。

复习思考题

怎样辨别哕证的虚实？

第四节 厥阴病预后

根据本篇的文字记载，厥阴病预后实际上和少阴病一样，以阳回正复为病情好转。若厥不还，利不止，其预后大多不良。因此，两者必须相互参看，则更为全面。

---

① 钱潢《伤寒溯源集·厥阴篇》："愚医尚未达其义，以其人外气拂郁，本是虚阳外越，疑是表邪未解，复与之暖水，以发其汗，因而得哕。"

② 《医宗金鉴·订正伤寒论注·辨阳明病脉证并治全篇》："伤寒哕而不腹满者，为正气虚，吴茱萸汤证也。哕而腹满者，为邪气实。视其二便，何部不利，利之则愈也。"

③ 《素问·玉机真脏论》："脉盛，皮热，腹胀，前后不通，闷瞀，此谓五实。脉细，皮寒，气少，泄利前后，饮食不入，此谓五虚。"又云："浆粥入胃，泄注止，则虚者活；身汗得后利，则实者活，此其候也。"

④ 郭雍《伤寒补亡论·厥阴经证治》常器之注："前部不利，宜猪苓汤；后部不利，调胃承气汤。"丹波元简《伤寒论辑义·辨厥阴病脉证并治》："前部不利，五苓散、猪苓汤；后部不利，宜三承气撰而用之。仲景不载主方，意在于此耶。"

1. 阴盛阳绝预后差

√原文 343. 伤寒六七日，脉微，手足厥冷，烦躁，灸厥阴。厥不还者，死。

提要　阴盛阳绝，厥不还者危。

分析　伤寒六七日，见脉微，手足厥冷，是阴寒极盛。若加烦躁不安，便是神气浮越，真阳欲脱①。本篇第 338 条云："伤寒，脉微而厥，至七八日肤冷，其人躁无暂安时者，此为脏厥。"本条证与 338 条极为相似，故吴谦、程应旄、恽铁樵等都认为本条即是脏厥。《医宗金鉴》说："厥冷日深，烦躁日甚，所用茱萸、附子、四逆等汤，恐缓不及事，惟当灸厥阴，以通其阳。"陆渊雷说："脉微，厥冷，烦躁，乃亡阳急证，汤药常不及救，灸法或可济急，固不必问其是否厥阴也。"其说颇为中肯。

"灸厥阴"，汪琥引常器之云："可灸太冲穴，以太冲二穴，为足厥阴脉之所注。"丹波元简说："今验气海、关元为得。"气海在脐下一寸五分，关元在脐下三寸，都是任脉的经穴。

在真阳欲脱的危急情况下，用灸法急救回阳可以补汤药之不足。若用灸法后厥仍不还，是阳气已绝，便无生望，所以说"厥不还者死"。

√原文 344. 伤寒发热，下利厥逆，躁不得卧者，死。

√原文 345. 伤寒发热，下利至甚，厥不止者，死。

提要　阴尽阳脱危证。

分析　这两条都是阴寒下利厥逆而见发热，原有阴证回阳的可能。但若是阴证回阳，下利当自止，手足当转温。本篇第 339 条云"伤寒，先厥后发热，而利者必自止"，可以为证。今反下利不止，厥逆不还，而且躁不得卧，便非阳回可比。此种发热，乃阴盛格阳，虚阳欲绝之候，其机理与少阴篇第 317 条"下利清谷，里寒外热，手足厥逆，脉微欲绝"的通脉四逆汤证相同，应互相参看。下利而手足厥冷，已属危候，加以发热而躁不得卧，此病阴躁，张璐称为虚阳发露，其危殆可想而知②。少阴篇第 296 条"吐利，烦躁，四逆者死"，第 300 条"至五六日，自利，复烦躁，不得卧寐者死"，都应互相参看。

第 345 条的证候与上条大致相同，虽未见躁不得卧，但下利与厥逆的程度，却比上条为重。反厥利止而发热的是阳复，厥利不止而发热的是阳脱，这是辨证要点。此证下利至甚，厥逆不止，显系纯阴无阳之证，发热时虚阳浮越于外其危殆亦可想而知。此等证投通脉四逆汤加人参回阳救阴，并兼用灸法，

① 汪琥《中寒论辩证广注·太阴少阴厥阴中寒脉证并治法》："今者六七日而阳不回，反加烦躁。成注云：'阳虚而争。'乃脏中之真阳欲脱，而神气为之浮越，故作烦躁。"

② 张璐《伤寒缵论·厥阴篇》："大抵下利而手足厥冷者，皆为危候，以四肢为诸阳之本故也。加以发热躁不得卧，不但虚阳发露，而真阴亦已烁尽无余矣，安得不死乎。"

尽力抢救，或有生望。

√原文 346. 伤寒，六七日不利，便发热而利，其人汗出不止者死，有阴无阳故也。

提要　有阴无阳，汗出不止者危。

分析　伤寒六七日，若是邪在厥阴，当有四肢厥逆一症，否则不当属于厥阴。汪琥说："寒中厥阴至六七日，当亦厥六七日矣，不言厥者，省文也。"其说可从。"便发热"，《玉函经》作"忽发热"。始则厥而不下利，今忽发热下利，汗出不止，知其发热为虚阳浮越，汗出为阳亡于外，有阴无阳，其危殆亦可想而知。周扬俊说："阳复发热，虽利且止，格阳发热，利汗兼至。"可谓要言不烦。

所谓"有阴"，不是说阴有余，而是说阴寒盛①。以上三条均为阴盛格阳证，阴盛于内，格阳于外，故主死。

2. 阳气回复及阳复太过

√原文 360. 下利，有微热而渴，脉弱者，今自愈。(《金匮要略》复出)

提要　阴寒下利，阳复自愈证。

分析　以下几条，讨论阳复自愈、阳复不及，以及阳复太过等证，实际上讲的都是阴阳胜复之理。这个道理，既适用于厥阴病，亦适用于少阴病。

本条下利，无疑是指阴寒下利。阴寒下利，大多四肢厥冷，若见微热，便是阳气来复，厥冷亦当自止。阴寒下利，多见紧脉②，若脉不紧而弱，是邪欲去而正可安，邪尽则下利亦当自止。病有向愈之机，所以说"自愈"。方有执说："微热，阳渐回也；渴，内燥未复也。"渴是下利伤阴所致，未必能不药而愈，宜用扶阳、益阴之品，以善其后。本条《玉函经》无"今"字似较通顺。

本条重在微热脉弱，故有可愈之望，若是虚热烦躁，下利不止，厥逆不还(344 条)，便当防其阴尽阳脱。

汪琥、魏荔彤、周扬俊等均认为此条证是传经热邪，丹波元简不同意这种说法。从文气讲，丹波氏的意见是对的。

√原文 361. 下利脉数，有微热汗出，今自愈。设复紧，为未解。

√原文 367. 下利脉数而渴者，今自愈。设不差，必清脓血，以有热故也。

提要　辨阳复不及与阳复太过。

分析　361 条承上条而来。上条说下利有微热脉弱的，为阳复欲愈；本条下利脉数，微热汗出，是阴证见阳脉，阳回阴消，故亦属可愈。设若脉复紧，肢复厥，则是阳复不及，阴邪还胜，故为未解③。本条"今"字，《玉函经》

---

① 方有执《伤寒论条辨·辨厥阴病脉证并治》："发热而利，里虚邪入也，故曰有阴。"
② 尤怡《伤寒贯珠集·厥阴篇》："夫脉弱者，脉紧去而转弱也。"
③ 成无己《注解伤寒论·辨厥阴病脉证并治法》："下利，阴病也，脉数，阳病也，阴病见阳脉者生。微热汗出，阳气得通也，利必自愈。诸紧为寒，设脉复紧，阴气犹胜，故云未解。"

《千金翼》均作"者"字，连在上句，亦较通顺。

367条的"下利脉数而渴"，与360条的"下利有微热而渴"、361条的"下利脉数，有微热汗出"，都是阳复阴退，其病机是相同的。设若脉数不解，下利不止，此乃阳复太过，热气有余，其热下迫大肠，损伤阴络，就有引起大便下血的可能。周扬俊说："数为热征，其脉必数而有力。"汪琥说："此条仲景无治法，《补亡论》引常器之云："可与黄芩汤。"其说均可供参考。

3. 厥利无脉的生死辨证

√原文362. 下利，手足厥冷，无脉者，灸之，不温，若脉不还，反微喘者，死。少阴负趺阳者，为顺也。（《金匮要略》复出）

√原文368. 下利后脉绝，手足厥冷，晬时脉还，手足温者生，脉不还者死。（《金匮要略》复出）

提要 厥利无脉的生死辨证。

分析 上条说"下利手足厥冷，无脉"，下条说"下利后脉绝，手足厥冷"，总之这两条都是厥利无脉，都是阳气将绝之证，与少阴篇第315条"利不止，厥逆无脉"基本相同，故亦可用白通加猪胆汁汤通阳止利[1]。但此等危候，亦宜用灸法急救回阳，以补汤药之不足，应与第343条互相参看。若灸之不温，脉亦不还，反见微喘，这是未尽之虚阳随呼吸而上脱[2]，现代称为呼吸衰竭，故预后大多不良。362条末两句"少阴负趺阳者，为顺也"，与上文不接，钱潢认为词不达义，疑有脱字，颇有识见[3]。《玉函经》及成无己本析为另条，尤怡、柯琴等径自删去，可谓直截了当。当大病垂危之际，两手无脉，可候足背的趺阳脉以决死生（少阴指太谿脉，趺阳即冲阳脉），这是有一定道理的，但有些注家随文解释，牵强附会，其说很难指导临床，不足为训。

368条的"下利后脉绝"，钱潢认为这是一时为暴寒所中，以致厥利脉伏，与久利后脉绝厥利不同，故阳气尚有来复之望。喻昌认为可用通脉四逆汤加人参。其说均可从。晬时，即一周时，亦即一昼夜，此处应理解为治疗后经过一段时间。其脉复出，手足转温的，知是阳气来复，生机尚在；如果手足不温，脉不还的，这是阳气已绝，便无生望。

○原文369. 伤寒，下利日十余行，脉反实者，死。

提要 阴寒下利，证虚脉实者危。

分析 阴寒下利，日十余行，是阴邪极盛，正气大虚，其脉当沉迟或微

---

① 柯琴《伤寒来苏集·伤寒论注·白通汤证》："此不呕不烦，不须反佐而用白通，外灸少阴及丹田、气海，或可救于万一。"

② 钱潢《伤寒溯源集·厥阴篇》："若脉不还，反见微喘，乃阳气已绝，其未尽之虚阳随呼吸而上脱，其气有出无入，故似喘非喘而死矣。"方有执《伤寒论条辨·辨厥阴病脉证并治》："喘，言息短而声不续，阳气衰竭也。"

③ 钱潢《伤寒溯源集·少阴篇》："'少阴负趺阳'句，疑有脱字，不然何至词不达义耶。"

弱，如此称为脉证相应。凡脉证相应的病，由于符合疾病的常规，即使病情严重，总还易于着手。实脉，原是长大有力之脉，多见于阳明实热之证，阳明篇240条"脉实者，宜下之"，可以为证。本条所谓脉反实，乃指脉搏坚实不柔和，失去弹性，传统的说法叫做"无胃气"，与实热证的脉实不同，不可混为一谈①。《素问·平人气象论》："人无胃气曰逆，逆者死。"《素问·玉机真脏论》："脉弱以滑，是有胃气。"又说："诸真脏脉见，皆死，不治也。"今正气极虚而脉无胃气，这是出现真脏脉。正虚是本质，脉实是假象，脉与证不相应，其危殆可想而知②。

复习思考题

《辨脉法》云"阴病见阳脉者生"，本条阴寒下利而脉实，为什么说是死证？

4. 辨除中病因

○原文333. 伤寒，脉迟六七日，而反与黄芩汤彻其热。脉迟为寒，今与黄芩汤，复除其热，腹中应冷，当不能食，今反能食，此名除中，必死。

提要　胃气败绝，除中危候。

分析　厥热胜复是厥阴病预后的重要关键，因此阴证而见厥热下利，既有可能是阳复，也有可能是格阳。本条的原始症状，除脉迟外，很可能还有下利和厥逆，至六七日阳气来复，开始发热，手足转温。只是下利尚未停止，如果医者不明厥热胜复之理，不顾脉迟为寒，一见发热下利，反与黄芩汤彻其热，以致阳气更虚，阴寒更甚，显然是属于误治③。

阴寒脉迟，厥而不利，即使阳复有望，亦当以温脏为主，反投凉药，必致内脏更冷，所以说"腹中应冷"。腹中虚冷，意指消化功能衰退，当不能食，今反突然能食，而且暴食，这是胃气败绝，欲引食以自救，此种现象，名为除中。除中，古病名，是中气消除的意思④。垂危的病人，突然出现暴食，暴食之后，中气立即消除，所以断其必死。

除中是一种反常的现象，临床上常见于弥留之际，除暴食外，还可见精神突然爽适，俗称回光返照，确实是必死之候，这个辨证要点不可不知。除中不

---

　　① 郑重光《伤寒论条辨续注·辨厥阴病脉证治法全篇》："脉实则全无胃气，失和缓之象，乃正虚邪实，故主死矣。"

　　② 成无己《注解伤寒论·辨厥阴病脉证并治法》："下利者，里虚也，脉当微弱，反实者，病胜脏也，故死。《难经》曰，'脉不应病，病不应脉，是为死病。'"

　　③ 汪琥《中寒论辩证广注·太阴少阴厥阴中寒脉证并治法》："脉迟为寒，不待智者而后知也。六七日反与黄芩汤者，必其病初起便发热而利，至六七日阳气回复，乃乍发热而利未止之时，粗工不知，但见其发热下利，误认以为太少合病，因与黄芩汤彻其热，彻即除也。"《医宗金鉴·订正伤寒论注·辨厥阴病脉证并治全篇》："伤寒，脉迟六七日之下，当有'厥而下利'四字。"

　　④ 成无己《注解伤寒论·辨厥阴病脉证并治法》："除，去也。中，胃气也。言邪气太甚，除去胃气，胃欲引食自救，故暴能食。"程知《伤寒经注·厥阴证治》："中气为阴寒革除，则必暴露于外，而反能食。"

一定由于误治所致，是临终时的一种临床表现，即使并不误治，也同样可以发生。

厥阴病篇小结

（1）厥阴为阴之尽。从这个意义上讲，厥阴病也就是邪正相争的最后阶段。它的病机是阳衰阴竭，所以厥阴病要比少阴病更为严重。厥阴病和少阴病一样是阴证、虚证、寒证，这是个大前提。即使出现热证，也是属于虚热，不是阴虚火旺，便是阴盛格阳。当然，寒热错杂证也包括在厥阴病的范围之内。只有明确这一点，才能正确理解厥阴病篇的所有条文。

（2）在《伤寒论》中，厥阴病着重论述寒热错杂的证候，主要分上热下寒与厥热胜复两个方面。上热下寒虽有一定的具体证候，但它只是厥阴病中的一个部分，不能以偏概全。例如上热下寒证有"消渴，气上撞心，心中疼热，饥而不欲食，食则吐蛔（326 条）"等，这些证候，寒热错杂，虚实互见，所以在治疗上应该清上温下，寒温并用。这些证候不但可见于急性热病，同样亦可见于各种杂病。根据目前临床研究，厥阴篇中乌梅丸治胆道蛔虫病，干姜黄芩黄连人参汤治肠道传染病，都有显著的疗效，可见掌握寒温并用这一治疗原则显然要比争论上热下寒证是否属于厥阴病重要得多。

（3）厥热胜复主要表现为厥与热的相互进退，阳胜则热，阴胜则厥，故厥多热少为病进（342 条），厥少热多为病退（341 条）。若热不除而便脓血，为阳复太过（341 条）；若厥利止而复见，为阳复不及（331 条）。总之，厥热胜复也只是疾病在发展过程中阴阳消长、邪正进退的一种表现方式，不能看作是某一种具体的病，所以它的治法亦应以扶阳抑阴为原则。

（4）厥阴病以厥逆、下利为多见，由于阴寒极盛，故死证特别多。但《伤寒论》在讨论厥逆、下利、呕、哕等条文中，有不少条文都是为了相互辨证而设，实际上不属厥阴。例如，"厥应下之"的"热深厥深"（335 条），"脉滑而厥"的白虎汤证（350 条），"厥而心下悸"的茯苓甘草汤证（356 条），都是和阳虚寒厥作鉴别的；又如"热利下重"的白头翁汤证（371 条），"下利谵语"的小承气汤证（374 条），都是和虚寒下利作鉴别的；又如"伤寒哕而腹满，视其前后，知何部不利，利之即愈"（381 条），它一望而知是与前条"胃中虚冷"的哕（380 条）相互辨证的。这正体现了《伤寒论》辨证论治的精神。其他如小柴胡汤证、栀子豉汤证也都是连类述及，无一不是为了辨证而设。而且这些条文，绝大部分复出于《金匮要略》，其为相互辨证，实不待烦言而解，如果认为这些条文都是厥阴病的话，那来《伤寒论》这一可贵的辨证论治精神，势必湮没而不彰，而厥阴病篇亦将成为不可理解的篇章了。

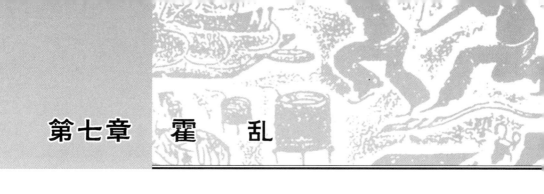

第七章 霍 乱

霍乱这一名词，最早见于《内经》。《素问·六元正纪大论》云："太阴所至为中满；霍乱吐下。"《灵枢·五乱》篇云："乱于肠胃，则为霍乱。"顾名思义，古代所称的霍乱，实际上是指夏秋间常见的急性胃肠炎等病。由于来势急暴，吐泻交作，挥霍撩乱，故名霍乱。这与霍乱弧菌引起的真性霍乱是两个不同的概念。真性霍乱起源于印度，至十九世纪在世界范围内造成几次大流行。清·王孟英著《霍乱论》，其中大部分医案都是指的真性霍乱，可供参考。

《伤寒论》398 条原文，除辨六经辨证外，复有"辨霍乱病脉证并治"，且独立成篇，可见其病种之多，所包者广，如果认为《伤寒论》只论伤寒，不及其他，或者认为《伤寒论》只论伤寒从皮毛而入，不讲病从口入，这种观点无疑是值得商榷的。

第一节 霍乱病纲要

霍乱主症

√原文 382. 问曰，病有霍乱者何？答曰：呕吐而利，此名霍乱。

√原文 383. 问曰，病发热头痛，身疼恶寒，吐利者，此属何病？答曰：此名霍乱，霍乱自吐下，又利止，复更发热也。

提要　辨霍乱的主症。

分析　根据古代文献记载，凡是夏秋间突然发生上吐下泻的病，就叫做霍乱。382 条说："呕吐而利，此名霍乱。"巢氏《诸病源候论·霍乱候》说："其乱在于肠胃之间者，因遇饮食而变，发则心腹绞痛。"成无己说："饮食不节，寒热不调，清浊相干，阴阳乖隔，遂成霍乱。轻者止曰吐利，重者挥霍撩乱，名曰霍乱。"综合以上资料来看，霍乱的主症为上吐下泻、心腹绞痛，其病变在肠胃，其发病原因与饮食不慎密切相关，因此古代所称的霍乱，实包括急性胃肠炎及食物中毒等病在内。

六经病传至三阴，都有吐利。霍乱也有吐利，但霍乱其病急骤，吐泻交作，挥霍撩乱，而三阴病吐利大多发生于热病后期，两者之间有一定区别，岂可不辨。《伤寒论》在六经辨证之后，复出辨霍乱病一章，这正体现了《伤寒论》既辨证又辨病的精神。《伤寒论今释》说："此篇是杂病之文，今不在《金匮要略》而在《伤寒论》，其撰次之意不可知。"我认为《伤寒论》除论述外感热病外，还包括不少杂病在内，两者本不宜截然划分。

霍乱病的发生大多由于饮食不洁，冷热失调所致，其临床表现有热有寒，所以后世有热霍乱、寒霍乱之称。383条除吐利外，更见发热头痛，身疼恶寒，这很可能是霍乱引起的全身症状，因有发热头痛，故应属于热霍乱的范畴。从辨证的角度看，既有里证，又有表证，所以在治疗上应表里兼顾①。如果霍乱吐泻已止，仍有发热头痛，这是里和表未解，可用解表的方法治疗。

第二节　霍乱病证治

1. 五苓散证、理中丸证

○原文386. 霍乱，头痛发热，身疼痛，热多欲饮水者，五苓散主之。寒多不用水者，理中丸主之。

提要　辨霍乱的寒热及其治疗。

分析　本条霍乱二字，代表着上吐下泻的证候，不言吐利是省笔。霍乱而见头痛发热，身疼痛，这就是383条所说的"发热，头痛，身疼，恶寒，吐利"的病证，本条是补出它的治疗方法。热多是指有发热的阳证，属热霍乱范畴，但并不是指热盛而言。证见发热恶寒，上吐下泻，渴欲饮水，可能还有小便不利，故宜用五苓散通阳化气，淡渗利水。五苓散又治水入即吐（74条），同时利小便即所以实大便，若能再加一些芳香理气和消导的药物，则更为理想。寒多，是指无热的阴证，寒多不欲饮水，属寒霍乱范畴，故宜用理中汤丸温中散寒。

本条"理中丸"三字，《玉函经》《千金翼》均作"理中汤"。徐大椿说："理中丸与汤本属一方，急则用汤。"霍乱是急病，自以用汤为宜。若是阴寒盛，更可用附子理中汤。本条方后云"日三四"，《玉函经》及成无己本均作"日三服"，是。方后又云："腹中未热，益至三四丸，然不及汤。"察其语气，似为后人所搀。钱潢说："后加减法，文理背谬，量非仲景之法。"理中汤以人参补中益气，白术健脾燥湿，干姜温中祛寒，炙草和中补虚，用以治疗太阴脾胃虚寒，腹满而吐，食不下，自利不渴，时腹自痛等症，可谓效如桴鼓。其辨证要点还有脉象沉迟，舌淡苔滑，畏寒肢冷，腹痛喜按等。若用以治疗寒霍

---

① 《医宗金鉴·订正伤寒论注·辨霍乱病脉证并治篇》："表甚则有头痛身痛、发热恶寒之症，里甚则有呕吐泻利、腹中大痛之症，寒甚则转筋、厥逆、冷汗，暑甚则大渴引饮不已，病既不同，治亦各异。"

乱，随证加用桂枝、生姜、附子、茯苓等药，原无不可，但一般不宜去术，以免影响疗效。理中汤丸本治腹满，今云腹满者去术，更不足为训。

理中者，理中焦（159条）。《金匮要略》名人参汤，治胸痹心中痞气，气结在胸，胸满，胁下逆抢心。理中汤加桂枝，《伤寒论》名桂枝人参汤（163条），治协热而利，利下不止，心下痞硬，表里不解者。又治病后脾虚，喜唾涎沫（396条），当前后参看。目前临床多用于急慢性胃肠炎、胃及十二指肠溃疡、胃扩张、胃下垂等病而属于脾胃虚寒者，又治小儿慢脾惊，用本方加味有一定疗效。

2. 四逆汤证

<u>原文</u> 388. 吐利汗出，发热恶寒，四肢拘急，手足厥冷者，四逆汤主之。

<u>原文</u> 389. 既吐且利，小便复利而大汗出，下利清谷，内寒外热，脉微欲绝者，四逆汤主之。

<u>提要</u> 霍乱见亡阳脱液的证治。

<u>分析</u> 这两条都是寒霍乱重证，都用四逆汤急救回阳，可以综合起来讨论。388条说："吐利汗出"，389条说"既吐且利，大汗出"，可见病情已是十分危急。手足厥冷是阳气外亡，四肢拘急是阴液内竭，此时亡阳脱液，可立而待。本病由于暴吐暴泻，体内水分可以迅速而大量的丧失，所以很容易引起筋脉失养而出现四肢拘急，此种抽筋现象，以两腿为最多见，医学上称为霍乱转筋[1]，俗称吊脚痧。亡阳脱液而见发热恶寒，这是阴盛于内，阳越于外，也就是389条所说的"内寒外热"。少阴病篇第317条说："少阴病，下利清谷，里寒外热，手足厥逆，脉微欲绝，身反不恶寒，其人面色赤……通脉四逆汤主之。"厥阴病篇第370条说："下利清谷，里寒外热，汗出而厥者，通脉四逆汤主之。"这几条相互参看，证候大同小异，机理基本一致，都是阳虚寒厥，真寒假热，四逆汤可用，通脉四逆汤自亦可用。

根据临床本病因水渗大肠，大多小便不利。389条说"小便复利"，诸家均释为阳气大虚、阴液大泄[2]，山田氏则认为小便复利当是小便不利，似更符合实际。

3. 四逆加人参汤证

☆<u>原文</u> 385. 恶寒，脉微而复利，利止，亡血也，四逆加人参汤主之。

<u>提要</u> 阳亡阴竭证治。

<u>分析</u> 霍乱病见恶寒，脉微而复利，这是阳气大虚。今下利虽止，但恶

---

[1] 《诸病源候论·霍乱病诸候》："霍乱而转筋者，由冷气入于筋之故也。"

[2] 成无己《注解伤寒论·辨霍乱病脉证并治法》："吐利亡津液，则小便当少，小便复利而大汗出，津液不禁，阳气大虚也。"吴人驹《医宗承启·温里》："既吐且利，而大汗出，则泄路尽开，而小便又复利。云复利者，反不欲其利而为收藏之地也。"

寒，脉微、四肢厥逆等症依然存在，并无丝毫阳回的征兆，这显然是阴尽利止，利无可利，病情已至阳亡阴竭地步，其危殆可想而知。

凡吐利交作，阴液耗竭的患者，血液的成分和数量亦必随之而发生改变。血浆减少，浓度增高，中医学称之为亡血，是非常恰切的[①]。四逆加人参汤以附子、干姜、甘草回阳救逆，加人参生津益血，为回阳救阴的代表方，用途很广，正不必局限于霍乱一病[②]。宋本人参为一两，《千金》《外台》人参作三两，利甚者加龙骨二两，可供参考。

《医宗金鉴》释本条云："利止亡血，如何用大热补药？利止当是利不止，亡血当是亡阳。"钱潢亦疑亡血为亡阳。他们认为阴竭不宜用姜附，其实不然。凡津伤不能自复，此等病是阳亡阴竭，如果只顾复阴，不回其阳，便一无是处。当然在这种情况下，复阴也很重要，有条件的可用输液的方法复阴，其效果将更为理想。

4. 通脉四逆加猪胆汤证

☆原文390. 吐已下断，汗出而厥，四肢拘急不解，脉微欲绝者，通脉四逆加猪胆汤主之。

提要　阴阳两竭危候及其治法。

分析　本条"吐已下断"，《千金方》作"吐下已断"，文气较顺，按《伤寒论》的语法，当云"吐利已止"。"猪胆"下，《玉函经》有"汁"字，亦是。

霍乱吐利已止，若是病势向愈，则阳气当复，阴邪当退。今反汗出而厥，四肢拘急不解，而且脉微绝，这显然是阴阳两竭危候，较以上两条四逆汤证更为凶险。吐利的停止，并非阳气来复，而是阴液涸竭。吐无可吐，利无可利，与四逆加人参汤证的利止亡血同一机理。因阴阳两竭，故用通脉四逆加猪胆汁汤既复其阳，又滋其阴。这是治疗阳亡阴竭危候的又一方法。

有些注家认为，本方用通脉四逆汤以救欲绝之阳，又恐辛热太过，易被阴寒所格而不受纳，故加猪胆汁之苦寒，以为向导，亦即《素问·至真要大论》"微者逆之，甚者从之"之意[③]，其说亦可从。

5. 桂枝汤证

√原文387. 吐利止，而身病不休者，当消息和解其外，宜桂枝汤小和之。

---

① 成无己《注解伤寒论·辨霍乱病脉证并治法》："恶寒脉微而利，阳虚阴盛也。利止则津液内竭，故云亡血。"《金匮玉函经》曰："水竭则无血，与四逆汤温经助阳，加人参生津液益血。"徐大椿《伤寒论类方·四逆汤类》："亡阴即为亡血，不必专脱血也。"

② 魏荔彤《伤寒论本义·霍乱》："凡病后亡血津枯者皆可用也。不止霍乱也，不止伤寒吐下后也。"张介宾《景岳全书·新方八阵》："四味回阳饮（即本方）治元阴虚脱，危在顷刻者。"

③ 成无己《注解伤寒论·辨霍乱病脉证并治法》："若纯与阳药，恐阳为格拒，或呕或躁，不得复入也。与通脉四逆汤加猪胆汁，胆苦入心而通脉，胆寒补肝而阴，引置阳药，不被格拒。《内经》曰：'微者逆之，甚者从之。'此之谓也。"

提要　霍乱善后的治法。

分析　本条吐利已止，并无其他危候，说明病有向愈之机，与阴阳两竭的"吐已下断"截然不同。

身痛不休，是营卫不和，当酌情稍与桂枝汤和解其外。消息，是斟酌的意思；小和，犹言微和；和，就是调和营卫。本篇第 386 条说："霍乱，头痛发热，身疼痛，热多欲饮水者，五苓散主之。"这是说霍乱吐利，有表证的用五苓散表里双解。若吐利虽止，而身痛如故，是里和表病，可用桂枝汤调和营卫。《外台秘要》说"里和表病，汗之则愈"，就是这个意思。根据临床，寒霍乱吐利之后，见身疼痛的，乃气血虚弱，筋脉失于濡养所致，就不一定是单纯的表证。太阳病篇第 62 条说："发汗后，身疼痛，脉沉迟者，桂枝加芍药生姜各一两人参三两新加汤主之。"这是里虚身痛的治法，可以适当采用。

霍乱病篇小结

（1）中医学历来把霍乱分为寒热两种。病人猝然而吐泻交作，并有发热恶寒，头痛等表证的，后世称为热霍乱，宜用五苓散一类汤方表里双解（后世多用藿香正气散之类）。若吐利交作，无表证，见舌淡苔白脉弱的，后世称为寒霍乱，宜用理中或附子理中一类汤方温中散寒。若见吐利汗出，手足厥冷，脉微欲绝，这是亡阳重证，宜用四逆汤急救回阳；若阳亡阴竭，见汗出而厥，四肢拘急，脉微欲绝，甚至出现里寒外热等症时，宜用四逆加人参汤或通脉四逆加猪胆汁汤等回阳救阴（上热下寒的可用干姜黄芩黄连人参汤），后世又有湿霍乱，干霍乱等名称，这些都是根据具体脉证从八纲辨证出发加以分类的。

（2）本病不论寒证热证，凡吐泻剧烈时，都足以伤津脱液，故不但热证可见渴欲饮水，即寒证亦多渴喜热饮，而且往往嗜饮无度，此即少阴篇第 282 条所谓"虚故引水自救"，必须根据其他脉证，分清寒热虚实，以免误治。

（3）急性胃肠炎的上吐下泻，大多伴有发热腹痛，一般比较易治，如果热不发，腹不痛，泻下物如米泔水样，病人迅速呈现失水状态的，当防真性霍乱，除急救处理外，必须进行隔离，严格消毒，以免传染。

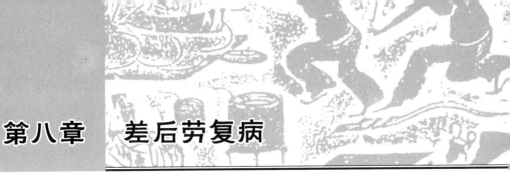

第八章　差后劳复病

　　大病新差，元气未复，如过度劳累，或饮食起居失调，都足以引起复病。本篇除差后劳复外，还包括食复、房劳复等病在内，这是告诫人们在大病之后，必须加意调护，不可轻忽的意思。至于治疗方法，都应根据当前具体情况，辨证论治，不可执一。

第一节　劳　复

　　○<u>原文</u> 393. 大病差后，劳复者，枳实栀子豉汤主之。

　　<u>提要</u>　差后劳复的治法。

　　<u>分析</u>　大病，指一切严重的外感热病。尤怡说："大病新差，血气未复，余热未尽，而强力作劳，因复发热者，名曰劳复。"日人浅田栗园说："差者，言病差解而未复常也，与愈不同。"这说明病后体虚，有必要善自调摄，以免复病。本条只说大病差后劳复，用枳实栀子豉汤，未言具体证候。以方测证，当有心中懊侬和烦热等症。枳实栀子豉汤，用枳实宽中行气，栀子清热除烦，香豉透邪散热，适宜于病后体虚发热及虚烦，亦治病后伤食，消化不良①，若兼有宿食停滞，大便秘结，脉来有力者，可加少量大黄，以消食导滞。因此本方亦治病后饮食不节而引起的食复②。《素问·热论》云："病热少愈，食肉则复，多食则遗，此其禁也。"大病后适当增加营养是必要的，所谓"糜粥自养"，即含有增加营养之意，但选料必须精当，多食油腻，却非所宜。清浆水，即淘米泔水（见徐大椿《伤寒论类方》），取其调中和胃作用。博棋子，即围棋子。五六枚，《千金》《外台》均作一枚。根据现代药理研究，少量大黄有健胃的作用。

　　《金匮要略·黄疸病》篇："酒黄疸，心中懊侬或热痛，栀子大黄汤主之。"其药味与枳实栀子豉汤加大黄者相同，但栀子大黄汤的大黄用一两，枳实用五

---

　　① 徐大椿《伤寒论类方·栀子汤类》："劳复因病后气虚，邪气又结于上焦，其证不一，故不著其病形，惟散其上焦之邪足矣。后人以峻补之剂治劳复，则病变百出矣。"

　　② 吴绶《伤寒蕴要全书·治劳复食复之剂》："枳实栀子汤治食复劳复，身热心下痞闷，如有宿食不下，大便秘实，脉中有力者，可加大黄如博棋子五六枚下之。"

枚，攻下的力量要大得多。栀子加大黄汤治阳黄酒疸，枳实栀子豉汤加大黄治病后劳复食复，药量不同，用法亦异。

《玉函经》云："病后劳复，发热者，麦门冬汤主之。"方与《金匮要略·咳嗽病》篇所载相同。《伤寒论辑义》认为此条今本遗脱，当是仲景旧文。麦门冬汤原治虚大喘逆，咽喉干燥不利，用以治疗病后劳复发热之属于肺胃之气阴两伤之证，补而不腻，颇为恰当。

第二节　食　　复

√原文 398. 病人脉已解，而日暮微烦，以病新差，人强于谷，脾胃气尚弱，不能消谷，故令微烦，损谷则愈。

提要　食复轻证的处理方法。

分析　"病人"，《玉函经》作"伤寒"。"脉已解"，谓病脉悉解。这是说大病新差，患者的症状均已消失，脉亦调和，此时当进富有营养的食物和饮料，并以少食多餐为宜①。"日暮微烦"的机理，本条原文已经讲得很清楚，那完全是因为强令多食的缘故。病后脾胃虚弱，消化不良，多食所以出现微烦，这是食复轻证，只要节制饮食，便可不药而愈。"损谷"，就是节减饮食的意思。"日暮"是傍晚的意思。若食复较重，出现发热烦满等症时，除损谷外，可用枳实栀子豉汤加减施治。

第三节　杂　　证

1. 小柴胡汤证

√原文 394. 伤寒差以后，更发热，小柴胡汤主之。脉浮者，以汗解之，脉沉实者，以下解之。

提要　辨差后再发热的脉证并治。

分析　伤寒差后再发热的原因不止一端，除劳复、食复外，更可因余热未尽或复感外邪而引起。本条提出和、汗、下三法以治差后发热，都是用的省笔法，言简意赅。可按当前的病因脉证，给予不同的治疗。小柴胡汤能和解半表半里之邪，亦为差后劳复的正治法（丹波元简语），因病后体虚，余热未尽，

---

① 王肯堂《伤寒证治准绳·劳复食复》："凡新差后，只宜先进白稀粥汤，次进浓者，又次进糜粥，亦须少少与之，常令不足则可，不可尽意过食之也。其诸般肉食等物，皆不可食。"

总宜以扶正达邪为原则，所以用小柴胡汤的机会是比较多的，若脉浮而有头痛发热等表证的，当是复感外邪，仍须用汗法以解外。若脉沉实而有腹满便秘等里实证的，亦可适当参用下法，但切忌过汗过下，以免损伤正气。朱肱《活人书》云："脉浮者以汗解，宜柴胡桂枝汤；脉实者以下解，宜大柴胡汤。"可供参考。阳明病篇第 240 条云："脉实者，宜下之，脉浮虚者，宜发汗。下之宜大承气汤，发汗宜桂枝汤。"与本条含义相同，但一治阳明腑实，一治大病差后，场合不同，大承气汤自当慎用。"脉沉实"，阳明篇无明文，却在此处补出，距离如此之远，这是一个非常典型的互文见义的笔法。

2. 牡蛎泽泻散证

○原文 395. 大病差后，从腰以下有水气者，牡蛎泽泻散主之。

提要　病后见实肿的治法。

分析　大病差后水肿，以脾肾两虚为最多见。本条所谓"水气"，即指水肿而言；"从腰以下有水气，牡蛎泽泻散主之"，这是治疗阳水实肿的方法，若是脾肾两虚所致的水肿，本方便不得轻用①。

水肿实证，大多由于湿热壅滞，下焦气化失常，当见小便不通，脉数有力，故可用牡蛎泽泻散逐水消肿。本方的牡蛎，咸能入肾，同泽泻软坚行水；栝蒌根主行水消瘀（见《本草便读》）；蜀漆主祛痰逐水；葶苈子利水消肿；商陆根通利二便；海藻咸能润下，下十二水（见《本草经》）。《金匮要略·水气病》篇说："腰以下肿，当利小便。"这就是治疗水肿实证的原则之一。

病后实肿，虽不多见，但亦有本虚标实之证，先逐其水，然后议补，自无不可。牡蛎泽泻散等分为末，方后云"白饮和服方寸匕，日三服，小便利，止后服"。这是用散剂少量服用，当衰其大半，适可而止②。

3. 理中丸证

○原文 396. 大病差后，喜唾，久不了了，胸上有寒，当以丸药温之，宜理中丸。

提要　病后脾虚唾涎沫的治法。

分析　"胸上"，《玉函经》作"胃上"，无"以丸药"三字。

大病差后，喜唾涎沫，日久不已，这是脾胃虚寒，运化失常，不能摄纳津液所致。喜唾涎沫的病变虽在口腔，而其病机则为胃寒，说明口腔与胃之间有着密切的关系③。证诸临床，脾胃虚寒的唾涎沫，所唾多是清涎冷沫，往往绵

---

①　《医宗金鉴·订正伤寒论注·辨差后食劳复阴阳易病脉证并治篇》："此方施之于形气实者，其肿可随愈也。若病后土虚不能制水，肾虚不能行水，则又当别论，慎不可服也。"

②　尤怡《伤寒贯珠集·厥阴篇》："饮服方寸匕，不用汤药者，急药缓用，且不使助水之气也。若骤用补脾之法，恐脾气转滞而水气转盛，宁于泛滥为患乎。"

③　张锡驹《伤寒论直解·辨霍乱病脉证》："大病差后喜唾者，脾气虚寒也。脾之精为唾，而开窍于口，脾虚不能摄津，故反喜从外窍而出也。"

延不断，如粉丝一般，口亦不渴，舌淡，苔白，脉迟，与胃阴不足，津液亏耗，口干欲饮，舌红，少苔，脉数者不同。《素问·至真要大论》："诸病水液，澄澈清冷，皆属于寒。"《诸病源候论·滞颐候》："脾冷不能收摄涎唾，渍于颐也。"即指出此等病证而言，且多见于杂病，不一定由于大病差后。

理中丸功能温中散寒，健脾燥湿，故善治脾胃虚寒的唾涎沫。此外，《伤寒论》378 条以吴茱萸汤治干呕，吐涎沫，头痛；《金匮要略·肺痿肺痈病》篇以甘草干姜汤治肺中冷，多涎唾，可互相参照，三方合而用之，每获显著疗效。

4. 竹叶石膏汤证

○原文 397. 伤寒解后，虚羸少气，气逆欲吐，竹叶石膏汤主之。

提要 气阴两伤，虚热烦扰的证治。

分析 外感病热久不退，或伤寒解后余热未清，出现虚羸少气，气逆欲吐等症，这是气阴两伤，虚热烦扰所致，当用竹叶石膏汤清热养阴，益气和胃。

竹叶石膏汤，即白虎汤去知母，加人参、麦冬、半夏、竹叶组成。方中以竹叶、石膏清热除烦，以人参、麦冬益气养阴，甘草、粳米维护胃气，半夏降逆止呕，变大寒之剂，为清补之方，用治气阴两伤之证，极为精当[1]。竹叶二把，据梁·陶弘景《本草经集注》："凡云一把者，重二两为正。"故二把即四两。人参二两，《玉函经》作三两为是。

本方除治病后气阴两伤，虚热烦扰外，《兰台轨范》亦治"伤暑，发渴，脉虚"。钱潢说："仲景虽未言脉，若察其脉虚数而渴者，当以竹叶石膏汤主之。"说明此方在临床上应用较广，正不必局限于病后[2]。若患者舌质红绛，少苔，脉虚数不静，口干唇燥者，为阴液耗伤过甚，半夏自以慎用为宜。

差后劳复病篇小结

（1）大病差后，气血未充，如劳累过度或饮食起居失调，都可以造成复病。差后劳复见发热及虚烦等症时，可用枳实栀子豉汤清热除烦，宽中行气。若是食复，除节制饮食外，可适当加用大黄等药消食导滞。差后再发热，如属新感外邪，可用小柴胡汤之类扶正达邪。脾虚有寒，喜唾涎沫，可用理中汤（丸）健脾燥湿，温中散寒。若伤寒解后，余热未清，以致虚羸少气，气逆欲吐的，宜用竹叶石膏汤清热养阴，益气和胃。若腰以下肿，有水气的，其病属

---

[1] 《医宗金鉴·订正伤寒论注·辨差后食复劳复阴阳易病脉证并治篇》："是方也，即白虎汤去知母，加人参、麦冬、半夏、竹叶也。以大寒之剂，易为清补之方，此仲景白虎变方也。"

[2] 《太平惠民和剂局方·治伤寒》："竹叶石膏汤治伤寒时气、表里俱虚，遍身发热，心胸烦闷，或得汗已解，内无津液，虚羸少气，胸中烦满，气逆欲吐，凡诸虚烦热，并宜服之。"

实,可用牡蛎泽泻散逐水消肿。

（2）凡病后劳复，一般以虚证居多，应重在调养。若是续发他病，亦应以照顾新虚为原则，攻伐之剂，如无必要，总以慎用为宜。以上治法，不过举例而已，临床上应根据具体情况，辨证用药，不可执一。

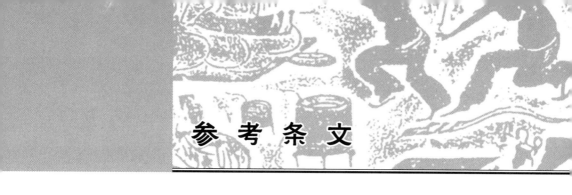

参 考 条 文

　　这是《伤寒论》原文的一小部分，每一篇中都有若干条。在这些条文中，有的疑是后人旁注而误入正文者，有的内容重复，并无深意存焉，有的文字晦涩，难于联系实际，故均列于各篇之末，不作详细讨论。无以名之，姑名之谓参考条文，其目的是为了保存原书的全貌，留待进一步研究。

　　这类条文，历代注家见仁见智，各有不同。这里先列前贤的注解，然后略加按语，提出一些不成熟的看法，以就正高明，条文按原文先后顺序排列，以便检索。

　　原文30. 问曰：证象阳旦，按法治之而增剧，厥逆，咽中干，两胫拘急而谵语。师曰：言夜半手足当温，两脚当伸，后如师言。何以知此？答曰：寸口脉浮而大，浮为风，大为虚，风则生微热，虚则两胫挛，病形象桂枝，因加附子参其间，增桂令汗出，附子温经，亡阳故也。厥逆，咽中干，烦躁，阳明内结，谵语烦乱，更饮甘草干姜汤，夜半阳气还，两足当热，胫尚微拘急，重与芍药甘草汤，尔乃胫伸，以承气汤微溏，则止其谵语，故知病可愈。

　　选注　尤怡《伤寒贯珠集·太阳篇上》："此即前条之意，而设为问答，以明所以增剧及所以病愈之故，然中间语意殊无伦次，此岂后人之文耶？昔人读《考工记》，谓不类于周官，余于此条亦云。"

　　按语　本条疑是后人对29条旁注而误入正文者，文字冗长繁琐，内容与29条亦不相对应，不宜曲为解说。舒诏、尤怡等都认为非仲景原文，柯琴《伤寒来苏集·伤寒论注》直删去此条，不为无因。

　　阳旦，是桂枝汤的别名。《金匮要略·妇人产后病》篇有阳旦汤方，原注云，即桂枝汤。《千金》《外台》另有阳旦汤，乃桂枝汤加黄芩，是名同而实异者。"师曰：言夜半手足当温"，《玉函经》作"师言"，无"曰"字。

　　原文75. 未持脉时，病人手叉自冒心，师因教试令咳而不咳者，此必两耳聋无闻也。所以然者，以重发汗，虚故如此。发汗后，饮水多必喘，以水灌之亦喘。

　　选注　张璐《伤寒缵论》："此示人推测阳虚之一端也。阳虚耳聋与少阳传经耳聋迥别，亟宜固阳为要耳。"

魏荔彤《伤寒论本义·太阳中篇》："轻则桂枝甘草，重则加参附矣。"

柯琴《伤寒来苏集·伤寒论注·麻黄汤证下》："汗出多则心液虚，故叉手外卫，此望而知之。心寄窍于耳[①]，心虚故耳聋，此问而知之。"

按语 本条分为两段，前后文气不续，《玉函经》及成无己本均析为两条。"发汗过多，其人叉手自冒心，心下悸，欲得按者，桂枝甘草汤主之"，已详《伤寒论》第 64 条，此处是重出。发汗过多，心阳虚，则心下悸而两耳聋，法当补心阳益心气，意义亦十分明白。本条因望诊而见叉手自冒心，从问诊而知两耳聋，辞气浅陋，疑非仲景之笔。惟喻氏指出阳虚耳聋与少阳传经的耳聋有别，这一点颇有启发。

太阳病发汗后，因津伤而欲得饮水者，当少少与饮之，见《伤寒论》第 71 条。因汗多伤津，阳亦不足，若饮水过多，势必水停中焦，饮邪迫肺，可以引起喘促。《伤寒论》第 141 条云："病在阳，应以汗解之，反以冷水潠之灌之，其热被劫不得去，弥更益烦，肉上粟起。"可见用冷水潠灌的方法来退太阳表热是错误的。发汗后再加以冷水潠灌，肺气被外寒所束，势将变证百出，喘乃是意料中事。汉时治病常用火攻水攻之法，故《伤寒论》在 141 条中极言水攻之弊，今此法虽已不用，而其弊则不可不知。

原文 93. 太阳病，先下而不愈，因复发汗，以此表里俱虚，其人因致冒，冒家汗出自愈。所以然者，汗出表和故也。里无和，然后复下之。

选注 舒诏《伤寒集注·太阳上篇》："原文云太阳病，则必头项强痛，恶寒发热矣。曰下之而不愈，是太阳病未解可知矣。因复发汗，不可谓不当，其病之解与未解置而不言，乃曰以此表里俱虚，其人因致冒，则其冒因汗而致明矣，何又云冒家汗出自愈？又曰：所以然者，汗出表和故也。其先已发汗矣，其表何以不和？且太阳病未兼阳明腑证，何又凭空插出二句曰得里未和而后下之？况早已下之矣，其里何以不和？叔和伪撰不通之至。"

张璐《伤寒缵论·太阳下篇》："冒为发汗过多，胃中清阳气伤……必补气，以助其作汗，宜小建中汤加参，频服乃瘥。若尺中迟弱者，更加熟附子三五分。可见昏冒耳聋，非大剂温补不能取效也。"

恽铁樵《伤寒论辑义按·辨太阳病脉证并治中》："冒而自汗出而愈者，体工自然恢复也。此非治法，乃误治未至大坏者。"

按语 太阳病兼见里实证，应先汗后下，或用表里双解的方法治疗，如果用"先下后汗"的方法是错误的，说见《伤寒论》第 90 条。今先下之而不愈，

---

① 《素问·金匮真言论》："南方赤色，入通于心，开窍于耳，藏精于心。"《素问·阴阳应象大论》："肾主耳……在窍为耳。"

因复发汗，这是汗下倒施，不合乎《伤寒论》的治疗原则，因此病人表里俱虚，以致引起昏冒①，这完全是由于误治的缘故。

从"冒家汗出自愈"句以下，辞气晦涩，不宜强解。《金匮要略·妇人产后病》："冒家欲解，必大汗出。"这是极汗，决非汗出表和。虚人致冒，法当温补，岂可坐待其汗出自愈，亦无再用下法之理，诸家疑其不合全书要旨，是有一定道理的。

原文 94：太阳病未解，脉阴阳俱停一作微，必先振栗汗出而解。但阳脉微者，先汗出而解；但阴脉微一作尺脉实者，下之而解。若欲下之，宜调胃承气汤一云用大柴胡汤。

选注 徐大椿《伤寒论类方·承气汤类》："脉法无停字，疑似沉滞不起，即下微字之义……"

唐容川《伤寒论浅注补正·辨太阳病脉证篇》："全书微脉均无当汗下者，而此处微脉独言当汗下，理殊难测。或由传写之误，或另有深意，尚须阙以待考。"

按语 停脉，在《内经》《难经》《脉经》均无可考。脉阴阳俱停的停字，有的注家说是调和的意思，有的说是停止的意思，也有说是沉伏的意思，言人人殊，莫衷一是②。在脉停与脉微之间，有的说脉停与脉微是同一意义的，有的说脉停与脉微是不相同的，总之都是猜测之词，不着边际。证之临床，病在太阳阶段而致振栗汗出如战汗状的，实不经见；在战汗之前虽偶有一时脉伏的，但脉伏决不是战汗病人的必见之脉，若据脉停以预测是否战汗是没有意义的。至于阳脉微者，汗出而解，阴脉微者，下之而解云云，实际上决没有这样指导临床的，万万不可信。

原文 98：得病六七日，脉迟浮弱，恶风寒，手足温，医二三下之，不能食而胁下满痛，面目及身黄，颈项强，小便难者，与柴胡汤，后必下重。本渴饮水而呕者，柴胡汤不中与也，食谷者哕。

选注 柯琴《伤寒来苏集·伤寒论注·柴胡汤证》："浮弱为桂枝脉，恶风寒为桂枝证。然手足温而身不热，脉迟为寒，为无阳，为在脏，是表里虚寒也。法当温中散寒，而反二三下之，胃阳丧亡，不能食矣。食谷则哕，饮水则

---

① 成无己《伤寒明理论·郁冒》："冒为昏冒而神不清也，世谓之昏迷者是也。"
② 成无己《注解伤寒论·辨太阳病脉证并治法》："脉阴阳俱停，无偏胜者，阴阳气和也。"周扬俊《伤寒论三注·太阳中篇》："停者，停匀也。"程应旄《伤寒论后条辨·辨太阳病脉证篇》："太阳病不解，脉阴阳俱停止而不见者，是阴极而阳欲复也。"汪琥《伤寒论辩证广注·辨太阳病脉证并治中》："大抵脉微二字当活看，此非微弱之微，乃邪滞而脉道细伏之义。"丹波元简《伤寒论辑义·辨太阳病脉证并治中》："据下文阴脉微，阳脉微推之，宋版注一作微者，极为允当。"

呕，虚阳外走，故一身面目悉黄……此太阳中风误下之坏病，非柴胡证矣。"

《医宗金鉴·订正伤寒论注·辨少阳病脉证并治全篇》："脉迟，太阴脉也；浮弱，太阳脉也；恶风寒，太阳证也；手足温，太阴证也。医不以柴胡桂枝汤解而和之，反二三下之，表里两失矣。"又按："'食谷者哕'四字，衍文，食谷呕者有之，从无哕者。"

王肯堂《伤寒证治准绳·少阳病》："不欲饮水而呕者，柴胡证也。若因水而呕者，水停心下也。"

按语　诸家对本条大多随文解说，认为此证是表里俱虚，误下后成为坏病，非柴胡证，故不可与小柴胡汤。看似言之成理，然总不能无疑，其理由如下：①脉浮弱，恶风寒，手足温，是病在表，就不一定不发热（99条）；阳证实证亦有脉迟者，不一定就是脉迟为寒。②若是明显的表里虚寒证，医者总不至于误用攻下法。③误下后发展成面目及身黄，在临床上毕竟很少见。喻昌、魏荔彤、张璐、周扬俊诸氏均舍此条不释，有一定道理。

证之临床，本条所述的症状极似急性肝炎，中医称为湿热发黄。急性肝炎初起，常出现表证而无黄疸，若不细心审察，往往容易误诊为他病。有经验的医者，大多由此体会，观此条更当引以为戒。脉迟，为急性黄疸型肝炎所常见，不可误以为脉迟为寒。小便难"康平本"（《伤寒论辑义》同）作小便黄。然则本条的"不能食，胁下满痛，面目及身黄，小便黄"，此非湿热黄疸而何？湿热黄疸详《伤寒论》第236、260等条，纯用攻下固非，投小柴胡亦非，王肯堂议用五苓加茵陈蒿汤，虽不中亦不远矣。

原文108条：伤寒，腹满谵语，寸口脉浮而紧，此肝乘脾也，名曰纵，刺期门。

选注　成无己《注解伤寒论·辨太阳病脉证并治法》："腹满谵语者，脾胃疾也；浮而紧者，肝脉也。脾病见肝脉，木行乘土也。《经》曰：水行乘火，木行乘土，名曰纵，此其类矣。期门者，肝之募，刺之以泻肝经盛气。"

《医宗金鉴·订正伤寒论注·辨太阳病脉证并治下篇》："伤寒脉浮紧，太阳表寒证也；腹满谵语，太阴阳明里热也。欲从太阳而发汗，则有太阴阳明之里，欲从太阴阳明而下之，又有太阳之表。主治诚为两难，故不药而用刺法也。虽然太阴论中，太阳表不解，太阴腹满痛，而用桂枝加大黄汤，亦可法也。此肝乘脾，名曰纵，刺期门，与上文义不属，似有遗误。"

按语　王叔和《辨脉法》云："脉浮而紧者，名曰弦也。"成氏注不破经，所以说"浮而紧者，肝脉也"。又《平脉法》云："水行乘火，金行乘木，名曰纵；火行乘水，木行乘金，名曰横。"根据五行学说，水克火，金克木，木克土，肝旺则侮其所胜，直犯脾土，故称为纵，纵是放纵自如的意思。水为金子，火为木子，若木火刑金，子行乘母，是为反克，故称为横。横是横行无忌的意思。以上都是叔和家言，与《伤寒论》六经辨证不是同一个概念。《医宗金鉴》认为上下文义不属，有一定理由。钱潢、周扬俊、张璐等均删此条不释，亦有见地。

期门，肝经募穴，见第143、216等条。

原文109：伤寒发热，啬啬恶寒，大渴欲饮水，其腹必满，自汗出，小便利，其病欲解，此肝乘肺也，名曰横，刺期门。

选注　成无己《注解伤寒论·辨太阳病脉证并治法》："伤寒发热，啬啬恶寒，肺病也；大渴欲饮水，肝气胜也……《经》曰：木行乘金名横，刺期门以泻肝之盛气，肝肺气平，水散而津液得通，外作自汗出，内为小便利而解也。"

《医宗金鉴·订正伤寒论注·辨太阳病脉证并治下篇》："伤寒发热，啬啬恶寒，无汗之表也；大渴欲饮水，其腹必满，停饮之满也。若自汗出，表可自解，小便利，满可自除，故曰其病欲解也。若不汗出，小便闭，以小青龙汤先解其外。外解已，其满不除，十枣汤下之，亦可愈也。此肝乘肺，名曰横，刺期门，亦与上文义不属，似有遗误。"

按语　"肝乘肺，名曰横"，即《平脉法》的"木行乘金，名曰横"，自是叔和家言，成氏曲为解说，对临床并无多大意义，还以存疑为是。

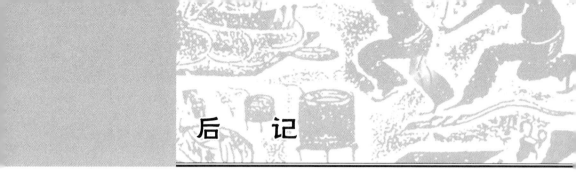

后　记

　　1980 年春节后，由学校安排我赴湖北中医学院进修。同年 5 月，时任伤寒温病学教研室主任的沈老来信，根据学校青老教师结合工作的要求，希望我成为他的助手。这是求之不得的大好事，我即刻回信欣然应允。还记得在我赴武昌进修前沈老赠送我笔记本并题字，鼓励我好好学习，这是一位前辈对后学的期望。

　　回校后填写了有关表格，与沈老结为师徒对子。除了一对一地进行《伤寒论》学习研究传授外，沈老不顾年事已高，决定重新进行停歇多年的医院门诊工作，每周二上午在附属岳阳医院青海路门诊部开设门诊，并于当年 9 月 2 日开始首次门诊，持续了 5 年时间。

　　当年，每逢周二的一清早，我骑着自行车到沈老位于顺昌路的家。然后陪伴沈老一起乘公共汽车去青海路的门诊部上班。结束后再乘公共汽车送沈老回家，然后骑自行车回学校。有时正值午饭时间就在沈老家里蹭饭。饭后就翻开《伤寒论》进行一对一地传授，平时也不定期地到沈老家里进行学习。当时沈老正在重新整理他的《伤寒论》讲稿，每次传授沈老总是先讲授他对条文与相关学术问题的看法，然后要求我谈学习认识与体会。但在学术观点方面从不要求我与他一模一样，只要言之有理，有根有据，自圆其说就可以。沈老认为如果什么都按老师的观点讲，学术方面就没有什么发展创新了。这种学术上生动活泼、不拘一格的传授方式使我受益匪浅。

　　《沈济苍讲伤寒》就是在那个时期，青老结合随师学习过程中抄录而成的，反映了沈老《伤寒论》方面的学术思想与治学特点。

　　1994 年 4 月，沈老因心脏不适而住上海中山医院内科病房治疗。我获悉后于下午医院探望时间去看望沈老。沈老躺在病床上，看上去有点疲劳感，但思路十分清晰。我将刊登在广东《新中医》上的《沈济苍教授应用经方经验介绍》一文请沈老审阅。沈老微笑着点了点头，并说："要继续总结。"当时得知校领导要来医院探望沈老，于是就匆匆告别。万万没想到这一别竟成永别。

　　20 多年过去了，"要继续总结"这句话深藏我心中，挥之不去。这情景记忆犹新。今天有条件了，有时间了，应该将沈老的学术思想、临床经验总结整理。它不单单是沈老个人的学术思想与临床经验，也反映了沈老这一代中医人的风貌。适逢今年是沈老诞辰 110 周年，本书的出版也是对沈老的纪念。

书稿整理成册交人民卫生出版社后，陈东枢、崔长存编辑进行了审阅，逐字逐句进行精心加工，在此深表感谢。

书稿整理过程中本科生杨昕宇、肖长芳、张凯熠三人将讲稿打印成文稿。在此一并表示感谢。

程磐基

2016 年 5 月

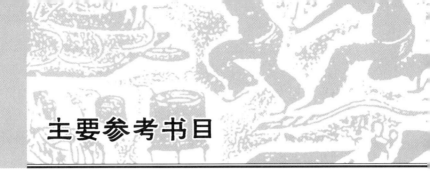

主要参考书目

1. 黄帝内经［M］. 北京：中华书局，2011.

2. （宋）朱肱. 类证活人书［M］. 天津：天津科学技术出版社，2005.

3. （日）山田正珍. 伤寒论集成［M］. 北京：人民卫生出版社，1957.

4. （汉）张仲景. 伤寒论［M］. 北京：人民卫生出版社，2011.

5. （清）张璐. 诊宗三昧［M］. 天津：天津科学技术出版社，1999.

6. （清）张璐. 伤寒缵论［M］. 刻本. 1667（康熙六年）.

7. （晋）王叔和. 脉经［M］. 北京：人民卫生出版社，1956.

8. （金）成无己. 注解伤寒论［M］. 北京：人民卫生出版社，2012.

9. （清）尤怡. 伤寒贯珠集［M］. 北京：中国医药科技出版社，2011.

10. （清）程应旄. 伤寒论后条辨［M］. 北京：中国中医药出版社，2009.

11. （金）成无己. 伤寒明理论［M］. 上海：上海科学技术出版社，1959.

12. （清）柯琴. 伤寒来苏集［M］. 上海：上海卫生出版社，1956.

13. （清）喻昌. 尚论篇［M］. 北京：学苑出版社，2009.

14. （清）钱潢. 伤寒溯源集［M］. 上海：上海卫生出版社，1957.

15. （明）方有执. 伤寒论条辨［M］. 北京：人民卫生出版社，1957.

16. （春秋）秦越人. 难经［M］. 北京：科学技术文献出版社，2010.

17. （清）吴瑭. 温病条辨［M］. 北京：人民卫生出版社，2012.

18. （清）沈金鳌. 伤寒论纲目［M］. 上海：上海卫生出版社，1958.

19. （清）陈念祖. 伤寒论浅注［M］. 北京：北京市中国书店，1985.

20. （清）高士宗. 黄帝素问直解［M］. 北京：科学技术文献出版社，1998.

21. （日）丹波元简. 伤寒论辑义［M］. 北京：人民卫生出版社，1983.

22. （清）邹澍. 本经疏证［M］. 北京：中国中医药出版社，2013.

23. 神农本草经［M］. 北京：人民卫生出版社，1955.

24. （民国）曹颖甫. 经方实验录［M］. 北京：中国中医药出版社，2012.

25. （民国）曹颖甫. 伤寒论辑义按［M］. 铅印本. 北京：1928.

26. （民国）陆渊雷. 伤寒论今释［M］. 北京：人民卫生出版社，1955.

27. （明）李时珍. 本草纲目［M］. 北京：人民卫生出版社，2004.

28. （清）张锡驹. 伤寒论直解［M］. 刻本. 1712（康熙五十一年）.

29. （清）魏荔彤. 伤寒论本义［M］. 北京：中国古籍出版社，2008.

30. （清）陆懋修. 世补斋医书［M］. 上海：中医书局，1931.

31. （清）吴谦等. 医宗金鉴［M］. 北京：人民卫生出版社，2011.

32.（日）浅田宗伯．伤寒论识［M］．上海：六也堂书药局，1931.

33.（日）汤本求真．皇汉医学［M］．北京：中国中医药出版社，2012.

34.（明）李中梓．内经知要［M］．北京：中国医药科技出版社，2011.

35.（清）徐大椿．伤寒论类方［M］．北京：人民卫生出版社，1956.

36.（宋）庞安时．伤寒总病论［M］．北京：人民卫生出版社，1989.

37.（明）黄元御．伤寒悬解［M］．长沙：湖南科学技术出版社，2013.

38.（清）舒诏．伤寒集注［M］．北京：人民军医出版社，2009.

39.（宋）许叔微．伤寒九十论［M］．长沙：湖南科学技术出版社，2013.

40.（清）张志聪．伤寒论集注［M］．北京：学苑出版社，2009.

41.（清）周扬俊．伤寒论三注［M］．刻本．1781（乾隆四十六年）.

42.（清）章楠．伤寒论本旨［M］．刻本．1835（道光十五年）.

《近现代名中医未刊著作精品集》已出版书目（第一至三辑）

1. 《本草经述义》　　　　　赵　桐　著
2. 《金匮述义》　　　　　　赵　桐　著
3. 《伤寒述义》　　　　　　赵　桐　著
4. 《赵仲琴诊籍四种》　　　赵　桐　著
5. 《门纯德中医临证要录》　门纯德　著
　　　　附：《名方广用》
6. 《杂病挈要》　　　　　　韩玉辉　著
　　　　附：《妇科挈要》
7. 《李翰卿伤寒讲义集要》　李翰卿　著
8. 《姚国美医学讲义合编》　姚国美　著
9. 《孟河陈耀堂医案》　　　陈耀堂　著
10. 《脏象学说与诊断应用的文献探讨——肾脏》　姚荷生　潘佛巖　廖家兴　编著
11. 《脏象学说与诊断应用的文献探讨——脾脏、肺脏、肝脏》　姚荷生　潘佛巖　廖家兴　编著
12. 《中医内科学评讲》　姚荷生　著

策划编辑：陈东枢

通讯地址：北京市朝阳区潘家园南里 19 号人民卫生出版社

电子信箱：xihusanren@163.com　1721554689@qq.com

12检